アクチュアル 脳・神経疾患の臨床

脳血管障害の治療最前線

総編集 ● 辻　省次
専門編集 ● 鈴木則宏

Actual Approach to Neurological Practice

中山書店

〈アクチュアル 脳・神経疾患の臨床〉

[総編集]

辻　省次　東京大学

[編集委員]（五十音順）

宇川義一　福島県立医科大学

河村　満　昭和大学

吉良潤一　九州大学

鈴木則宏　慶應義塾大学＊

祖父江元　名古屋大学

髙橋良輔　京都大学

西澤正豊　新潟大学

水澤英洋　東京医科歯科大学

＊本巻担当編集

シリーズ刊行にあたって

　近年，さまざまな診療ガイドラインが提供されるようになり，診断の進め方，治療法の選択などにおいて大変参考になるようになっています．このようなガイドラインの作成にあたっては，Evidence-based medicine（EBM）という考え方が積極的に取り入れられ，それがどの程度の根拠に基づくものか，という点が十分に吟味された上で診療ガイドラインに反映されています．このような資料は非常に有用であり，日々の診療に欠かせないものとなっていますが，一方で，一定のマニュアル的な位置づけになりやすく，診断の組み立て，疾患の成り立ち，治療法の機序などについて深く理解するという，本来，プロフェショナリズムの観点から求められることが，十分には達成しにくいという面もあります．

　同じ疾患であっても，患者さん一人一人は，その症状一つを取ってみても多様であるように，必ず特徴（variance）があり，それは，病態に関連する背景因子の個人差などを反映していると考えられます．すなわち，それぞれの患者さんが持っている病態の本質と，その特徴をよく把握して診療にあたることが求められるのです．EBMがgroup-oriented medicineと言われることもあるように，患者集団の平均的なところを把握して診療を進めるような考え方となっているのに対して，実際の診療の場では，患者さん個人の持つvarianceをよく把握して最適な診療を進めることが望まれることになります（individual-oriented medicine）．このような考え方は，医師の裁量部分に適切に反映されるため，われわれは，疾患の症候，病態，診断，治療についての深い理解と，それぞれの患者さんの持つ特徴をよく把握した上で，診療を進めることが必要になります．

　シリーズ《アクチュアル 脳・神経疾患の臨床》は，このような考え方に立って，神経内科医ならびに神経内科専門医を目指す方々，さらには神経内科専門医取得後の生涯教育に役立つシリーズとして企画したものですが，他の診療科の方々でも神経内科疾患の診療に際して参考となるような内容となっています．各巻でテーマを絞り，その"take-home-message"が何であるかを読者にわかりやすいものとして発信するように努め，巻ごとに編集担当者を決めて専門編集体制をとるとともに，随時編集委員会を開催してその企画内容などを十分に吟味検討し，充実した内容を目指しています．各テーマの"focus"としては，できるだけ最新の動向を反映したものとするようにし，特に，"神経内科医としてのプロフェショナリズムを究める"，という立場を重視して，そのような視点に立つ記述を少しでも多く盛り込むようにしました．

構成にあたっては，最新の進歩・知識の全体をバランスよく理解できること，実地診療に役立つように検査，診断，治療などの診療上のノウハウをできるだけ盛り込むことに留意し，さらに必要に応じてその科学的根拠について簡潔に記述するようにしました．冒頭に述べましたように，同じ疾患であっても，患者ごとの病態の特徴をどのようにして把握・理解するか，という視点を記述に含めるようにし，さらに，本文での記載に加えて，「Column」「Case Study」「Lecture」「Memo」「Key words」などの項目の活用やフローチャートやイラストを積極的に取り入れることで，読者が理解を深めやすいように工夫しています．

　本シリーズが，神経内科医のプロフェショナリズムを目指す方々に座右の書として活用されるものとなることを編集委員一同祈念しています．

2011年10月吉日

東京大学大学院医学系研究科 神経内科学教授
辻　省次

序

　神経内科の臨床は，幅広い疾患領域を守備範囲とする．てんかん，頭痛などのいわゆる「一般疾患（common diseases）」と，治療法の確立が待たれる「神経難病」と表現される神経変性疾患や代謝性疾患などに大別される．罹患患者数の多いのは前者であり，その中で，もっとも多いのは「脳血管障害（脳卒中）」であろう．したがって，神経内科の臨床研修で経験するきわめて頻度が高い疾患は，脳血管障害ということになろう．

　視点を転じて厚生労働省の人口動態統計を眺めてみると，かつてはわが国の死因の第1位であった脳血管障害（脳血管疾患）は，2011年以降，悪性新生物，心疾患，肺炎に次いで第4位となっている．これは，ここ数年の医療技術の発展により脳血管障害が直接死亡の原因となることが少なくなったことを如実に物語っている．

　本書は，この脳血管障害の治療における近年の医療技術の発展にスポットライトを当ててup to dateの知識と情報を簡潔にまとめて提示することにより，神経内科における脳血管障害の臨床の実践に直接役立つことを目的とした．

　脳血管障害の最近の動向と医療社会における位置づけと課題，神経救急に属する脳血管障害急性期の病態の解釈，重症度評価と至適治療の選択，さらに神経内科医に必要な血行再建術の適応と実際，脳出血とくも膜下出血の病態と治療，そして脳血管障害慢性期治療においては，再発予防治療と危険因子のコントロール，さらにリハビリテーションの最近の進歩も取り入れ，それぞれを脳血管障害の診療において第一線で活躍中の専門家にご執筆いただいた．さらに本シリーズの特徴である〈Case Study〉を利用して，脳血管障害の診療の実際の理解を深められるように工夫している．

　本書が，これから脳血管障害の臨床を修めようと志す若い神経内科医にとって，一つの道標となることを願ってやまない．

　最後に，本書の企画と構成における慶應義塾大学医学部神経内科専任講師（現 大阪市立大学大学院医学研究科老年内科・神経内科教授）伊藤義彰先生および慶應義塾大学医学部神経内科専任講師安部貴人先生の多大なご協力に感謝の意を表したい．

2014年4月

慶應義塾大学医学部神経内科教授
鈴木則宏

アクチュアル 脳・神経疾患の臨床
脳血管障害の治療最前線
Contents

I. 脳血管障害の疫学，社会医学，病型分類

- 脳血管障害の動向と危険因子の推移 ……………………………………… 清原　裕　2
- 脳血管障害の社会的負担と支援の取り組み ……………………………… 長谷川泰弘　9
    - **Column** 介護保険施設　12
- 脳血管障害の病型分類法と問題点 ………………………………… 上田雅之，片山泰朗　15

II. 脳血管障害の緊急評価，救急検査

- 脳血管障害の救急搬送システム …………………………………………… 高木　誠　24
- 救急外来でのバイタル評価・神経学的診察 ……………………………… 佐々木貴浩　31
- 脳卒中評価スケール ………………………………………………………… 寺山靖夫　40
- 頭部 CT と CT angiography ……………………………………………… 平野照之　49
- 頭部 MRI と MR angiography …………………………………………… 山田　惠　56
    - **ディベート** MRI vs CT　58
    - **ディベート** 灌流画像は必要？ それとも不要？　59
    - **Column** 新しい脳灌流画像　59
    - **Column** 再灌流の評価　59
    - **ディベート** microbleeds と血栓溶解療法　60
    - **Column** susceptibility weighted imaging（SWI）　60
- 緊急超音波検査 ……………………………………………………………… 金田　智　64
- 脳血管障害急性期の診断と治療に必要な血液検査 ……………………… 長尾毅彦　71
- 脳血管障害による脳死の臨床 ……………………………… 鳥居正剛，塩川芳昭　78

III. 脳梗塞・一過性脳虚血発作の治療

- 虚血性脳血管障害の病型と病態 …………………………… 佐々木貴浩，荒木信夫　84
- 一過性脳虚血発作 …………………………………………… 鈴木理恵子，峰松一夫　92
    - **Column** TIA の早期診断・治療，TIA クリニックの有用性　97
- 血栓溶解療法 ………………………………………………………………… 星野晴彦　99
    - **Column** ペナンブラ（penumbra）と diffusion perfusion mismatch　105
- 機械的血栓除去術の適応 …………………………………………………… 植田敏浩　106

- Column 内頸動脈閉塞に対する Merci® Retriever の効果　109
- ディベート Merci や Penumbra はもう古い？　111

急性期血管形成術・ステント留置術 ……… 早川幹人，松丸祐司　113
- Column 超急性期頭蓋内動脈閉塞に対する血管内治療　115

アテローム血栓性脳梗塞の急性期治療 ……… 棚橋紀夫　123

ラクナ梗塞の急性期治療 ……… 卜部貴夫　129
- Column ラクナ梗塞に潜む微小出血の病態　131
- Column 奇異性脳塞栓症の診断　132
- Column 急性期脳梗塞に対するシロスタゾールの有効性　133

心原性脳塞栓症の急性期治療 ……… 前田亘一郎，岡田 靖　136
- Column 奇異性脳塞栓症　142

急性期脳浮腫管理法と開頭減圧療法の適応 ……… 堀口 崇　144
- ディベート その他の治療法や管理法は有効か？ Do's & Don'ts　145
- Column 急性期脳梗塞におけるグリセロールおよびマンニトールの有効性　145
- Column 悪性中大脳動脈領域梗塞　146
- ディベート 年齢制限と手術のタイミング　147
- ディベート 開頭減圧術の有効性について　147
- Column 小脳梗塞に伴う脳浮腫の特徴　147
- ディベート 年齢制限，手術のタイミング，プロトコール　148

脳保護療法の適応と臨床効果 ……… 阿部康二　150

branch atheromatous disease（BAD） ……… 山本康正　157

動脈原性脳塞栓症および境界領域梗塞 ……… 伊藤義彰　164

頭蓋内・外の脳動脈解離 ……… 山脇健盛　171
- Column 血管画像所見の変化　175

奇異性脳塞栓症 ……… 松本典子，木村和美　181
- Column 右左シャント疾患と t-PA 静注療法　184
- Column 右左シャント疾患と突発性難聴　184
- Column 肺動静脈瘻（PAVF）　186
- Column AMPLATZER™ PFO Occluder　188

大動脈疾患と脳血管障害 ……… 濱田潤一　190

脳静脈・静脈洞血栓症 ……… 北川一夫　198

脳血管障害の治療最前線
Contents

トルーソー症候群 ……………………………………………………………………… 野川　茂　207
 ディベート NBTE がなくても，脳塞栓症は起きる？　209
 Column 担癌患者における脳梗塞発症機序　209
 ディベート ムチン産生（卵巣）腫瘍では DIC および NBTE を合併しやすい？　213

もやもや病（ウィリス動脈輪閉塞症） ………………………………………………… 黒田　敏　216
 Column 無症候性もやもや病　218
 Column 術後過灌流　222

若年性脳梗塞 …………………………………………………………………………… 北川泰久　225

再発予防のための抗血小板薬 ………………………………………… 山崎昌子，内山真一郎　234
 Column 抗血小板薬の薬効評価　236

再発予防のための抗凝固療法 ………………………………………………………… 高嶋修太郎　240

頸動脈内膜剥離術とステント留置術 ………………………………………………… 坂井信幸　248
 Column CEA / CAS 後過灌流　251
 ディベート staged CAS　252

EC-IC バイパス術 ……………………………………………………………………… 小笠原邦昭　255
 Column EC-IC バイパス術の概念の変遷　257
 Column 脳主幹動脈慢性狭窄病変の発症メカニズムによる分類　259

脳梗塞再発予防のためのリスク管理 ………………………………… 田口芳治，田中耕太郎　261
 Column リスク管理における脳卒中再発予防のエビデンス　265

無症候性脳梗塞および無症候性頸部頸動脈狭窄・閉塞 ……………… 三村秀毅，井口保之　269
 Column 無症候性脳梗塞と大脳白質病変　270

IV. 脳出血の治療

高血圧性脳出血の急性期非手術的治療法 …………………………… 宮城哲哉，豊田一則　278

脳出血の手術適応 …………………………………………………… 安井信之，鈴木幹男　284
 Column STICH　286
 Column ランダマイズ研究―被殻出血の自立度に対する定位的血腫除去術の効果　287

抗血栓療法・血栓溶解療法に伴う脳出血 …………………………… 芝原友也，矢坂正弘　288
 ディベート 遺伝子組換え活性型血液凝固第 VII 因子製剤（rFVIIa）　291
 Column HAS-BLED スコア　291

血管奇形による脳出血 ・・ 石原秀行, 鈴木倫保 294

脳アミロイドアンギオパチー ・・・ 浜口　毅, 山田正仁 303

  Column 脳卒中治療ガイドラインにおける脳アミロイドアンギオパチーの治療について　308

無症候性脳出血と microbleeds ・・・ 大星博明 312

V. くも膜下出血の治療

くも膜下出血の診断と治療法の選択 ・・ 林健太郎, 永田　泉 320

  ディベート 多発性に脳動脈瘤が認められた場合の治療　321

  Column 可逆性脳血管攣縮症候群

    （reversible cerebral vasoconstriction syndrome：RCVS）　322

脳動脈瘤の外科的治療 ・・ 遠藤英徳, 冨永悌二 326

  ディベート 開頭手術か，血管内手術か？　327

  Column 解離性動脈瘤と血豆状動脈瘤　329

脳動脈瘤の脳血管内手術 ・・ 片山正輝, 菅　貞郎 332

  Column ISAT（International Subarachnoid Aneurysm Trial）　333

  Column コイルの種類　337

  Column アンラベリングと SR（stretch-resistance）機構　337

  Column wide neck 型動脈瘤を治療する際のテクニック（adjunctive techniques）　339

遅発性脳血管攣縮の予防と治療 ・・・ 中込忠好 341

  Column 遅発性脳血管攣縮は大血管だけの現象か　343

  Column SAH 急性期の病態は遅発性脳血管攣縮とは無関係か　344

未破裂脳動脈瘤の治療指針 ・・・ 越智　崇, 斉藤延人 346

VI. リハビリテーション

急性期リハビリテーションの進め方 ・・ 中館陽恵, 里宇明元 354

  Column branch atheromatous disease（BAD）症例における離床　358

回復期・維持期リハビリテーションの進め方 ・・・・・・・・・・・・・・・・・・・・・・・・・・・・・・・・・・ 松嶋康之, 蜂須賀研二 360

  Column 新しいリハビリテーション　362

脳卒中のクリティカルパス・地域連携パス ・・・・・・・・・・・・・・・・・・・・・・・・・・・・・・・・・・ 橋本洋一郎, 徳永　誠 366

脳血管障害の治療最前線
Contents

Case Study

CASE 1 急性に局所神経徴候を発症し，MRにて右中大脳動脈閉塞が認められた65歳女性 ……………星野晴彦 374

CASE 2 軽度の麻痺，構音障害の一過性脳虚血発作（TIA）が先行し，その後麻痺が進行し，LSA領域に一致した梗塞を生じた83歳男性 ……………山本康正 377

CASE 3 突然の頭痛後，難治性の高血圧を呈した50歳女性 ……………山脇健盛 381

CASE 4 前立腺癌に罹患中，DIC，多発性脳梗塞を呈した85歳男性 ……………野川 茂 387

CASE 5 前頭部痛，右片麻痺の発作を繰り返す5歳女児 ……………黒田 敏 395

CASE 6 ワルファリン内服中に急性の左片麻痺，意識障害を起こした63歳男性 ……………浜口 毅，山田正仁 400

CASE 7 突然の頭痛で来院し，頭部CTでは異常を認めなかった66歳男性 ……………菅 貞郎 404

付録

脳卒中治療ガイドライン2009（概要） ……………安部貴人，髙橋愼一，鈴木則宏 408

脳梗塞治療に用いられる主な薬剤 ……………413

索引 ……………415

【読者への注意】

本書では，医薬品の適応，副作用，用量用法等の情報について極力正確な記載を心がけておりますが，常にそれらは変更となる可能性があります．読者には当該医薬品の製造者による最新の医薬品情報（添付文書）を参照することが強く求められます．著者，編者，および出版社は，本書にある情報を適用することによって生じた問題について責任を負うものではなく，また，本書に記載された内容についてすべてを保証するものではありません．読者ご自身の診療に応用される場合には，十分な注意を払われることを要望いたします．

中山書店

執筆者一覧（執筆順）

清原　裕	九州大学大学院医学研究院環境医学分野	松丸祐司	虎の門病院脳神経血管内治療科
長谷川泰弘	聖マリアンナ医科大学神経内科	棚橋紀夫	埼玉医科大学国際医療センター神経内科・脳卒中内科
上田雅之	日本医科大学大学院医学研究科神経内科学分野	卜部貴夫	順天堂大学医学部附属浦安病院脳神経内科
片山泰朗	日本医科大学大学院医学研究科神経内科学分野	前田亘一郎	国立病院機構九州医療センター脳血管・神経内科
高木　誠	東京都済生会中央病院院長	岡田　靖	国立病院機構九州医療センター脳血管・神経内科
佐々木貴浩	埼玉医科大学神経内科	堀口　崇	慶應義塾大学医学部脳神経外科
寺山靖夫	岩手医科大学医学部内科学講座神経内科・老年科分野	阿部康二	岡山大学大学院医歯薬学総合研究科脳神経内科学
平野照之	大分大学医学部神経内科学講座	山本康正	京都桂病院脳神経内科
山田　惠	京都府立医科大学放射線診断治療学講座	伊藤義彰	大阪市立大学大学院医学研究科老年内科・神経内科
金田　智	東京都済生会中央病院放射線科	山脇健盛	広島市立広島市民病院神経内科
長尾毅彦	東京女子医科大学医学部神経内科学	松本典子	川崎医科大学脳卒中医学
鳥居正剛	杏林大学医学部脳神経外科教室・脳卒中センター	木村和美	川崎医科大学脳卒中医学
塩川芳昭	杏林大学医学部脳神経外科教室・脳卒中センター	濱田潤一	北里大学医学部神経内科学／北里大学北里研究所病院神経内科
荒木信夫	埼玉医科大学神経内科	北川一夫	東京女子医科大学医学部神経内科学
鈴木理恵子	国立循環器病研究センター脳血管内科	野川　茂	東京歯科大学市川総合病院神経内科・脳卒中センター
峰松一夫	国立循環器病研究センター副院長	黒田　敏	富山大学医学部脳神経外科
星野晴彦	東京都済生会中央病院内科・神経内科・脳卒中センター	北川泰久	東海大学医学部付属八王子病院神経内科
植田敏浩	聖マリアンナ医科大学東横病院脳卒中センター脳卒中科	山崎昌子	東京女子医科大学医学部神経内科学
早川幹人	国立循環器病研究センター脳血管内科	内山真一郎	国際医療福祉大学臨床医学センター

高嶋修太郎	富山大学附属病院神経内科	林健太郎	長崎大学大学院医歯薬学総合研究科神経病態制御外科学
坂井信幸	神戸市立医療センター中央市民病院脳神経外科	永田　泉	長崎大学大学院医歯薬学総合研究科神経病態制御外科学
小笠原邦昭	岩手医科大学脳神経外科学講座	遠藤英徳	広南病院脳神経外科
田口芳治	富山大学附属病院神経内科	冨永悌二	東北大学大学院医学系研究科神経外科学分野
田中耕太郎	富山大学附属病院神経内科	片山正輝	東京歯科大学市川総合病院脳神経外科／脳卒中センター
三村秀毅	東京慈恵会医科大学内科学講座神経内科	菅　貞郎	東京歯科大学市川総合病院脳神経外科／脳卒中センター
井口保之	東京慈恵会医科大学内科学講座神経内科	中込忠好	帝京大学医学部脳神経外科
宮城哲哉	国立循環器病研究センター脳血管内科	越智　崇	東京大学医学部脳神経外科
豊田一則	国立循環器病研究センター脳血管内科	斉藤延人	東京大学医学部脳神経外科
安井信之	仙台東脳神経外科病院名誉院長	中館陽恵	慶應義塾大学医学部リハビリテーション医学教室
鈴木幹男	仙台東脳神経外科病院院長	里宇明元	慶應義塾大学医学部リハビリテーション医学教室
芝原友也	国立病院機構九州医療センター脳血管・神経内科	松嶋康之	産業医科大学医学部リハビリテーション医学
矢坂正弘	国立病院機構九州医療センター脳血管・神経内科	蜂須賀研二	産業医科大学医学部リハビリテーション医学
石原秀行	山口大学医学部脳神経外科	橋本洋一郎	熊本市立熊本市民病院神経内科
鈴木倫保	山口大学医学部脳神経外科	德永　誠	熊本機能病院神経内科
浜口　毅	金沢大学大学院医薬保健学総合研究科脳老化・神経病態学(神経内科学)	安部貴人	慶應義塾大学医学部神経内科
山田正仁	金沢大学大学院医薬保健学総合研究科脳老化・神経病態学(神経内科学)	髙橋愼一	慶應義塾大学医学部神経内科
大星博明	福岡歯科大学総合医学講座内科学分野	鈴木則宏	慶應義塾大学医学部神経内科

I. 脳血管障害の疫学, 社会医学, 病型分類

I. 脳血管障害の疫学，社会医学，病型分類

脳血管障害の動向と危険因子の推移

> **Point**
> - わが国では1980年代以降に脳血管疾患死亡率の減少は緩やかとなり，人口の高齢化によってその患者数は逆に増加している．
> - 福岡県久山町の疫学調査では，1970年代以降に脳卒中の発症率・死亡率は大幅に減少し脳卒中患者の生命予後は大きく改善したが，近年その傾向が鈍化している．
> - 時代とともに高血圧治療が普及し喫煙率が減少したが，近年肥満，糖代謝異常，脂質異常症など代謝性疾患が急増し，脳卒中（脳梗塞）の新たな危険因子となっている．

わが国における脳血管疾患の死亡率と受療率の動向

　わが国の死因統計によれば，かつて脳血管疾患はわが国の死因の第1位を占めていたが，1970年代以降より一貫して減少傾向を示し，1980年代に悪性新生物と心疾患に，2011年には肺炎に抜かれ，現在は死因の第4位まで後退した[1,2]．病型別に脳血管疾患の年齢調整死亡率をみると，1950年代から1960年代にかけて最も高かった脳内出血の死亡率は1970年代から減少しはじめ，1990年代以降にほぼ横ばいとなった（ **1** ）[1,2]．脳梗塞の死亡率は1950年代から上昇しはじめ，その後1980年代から緩やかな減少傾向となった．この間，くも膜下出血の死亡率に大きな変化はなかった．1995年に死亡率がいったん大きく上昇しているのは，この年に日本の死因統計で使われる国際疾病分類（ICD）が第9版から10版に切り替わった際に，死亡診断書を記載するうえで直接死因を原死因としないように指導がなされた影響である．一方，患者調査では，脳血管疾患の受療率（対人口10万人）は1970年の118人から2011年には279人と2倍以上に増加した[1,2]．

　わが国では1980年代以降に脳血管疾患死亡率の減少は緩やかとなり，人口の高齢化によって脳血管疾患の患者は増えていると考えられる．

久山町研究

　死亡統計はその基盤となる死亡診断書の精度に問題があることや，発症の情報がないことなど，いくつかの問題がある．したがって，地域住民における脳卒中の動向を正確に把握するには精度の高い疫学調査が不可欠である．福岡市の東に隣接する久山町は人口約8,000人の比較的小さな町であるが，この町では1961年より精度の高い生活習慣病の疫学調査（久山町研究）が進行中である．久山町の年齢・職業構成および栄養摂取状況は，調査開始時点から現在に至るまで日本全国のそれとほとんど変わりなく，町住民は日本

1 わが国における脳血管疾患の年齢調整死亡率の動向

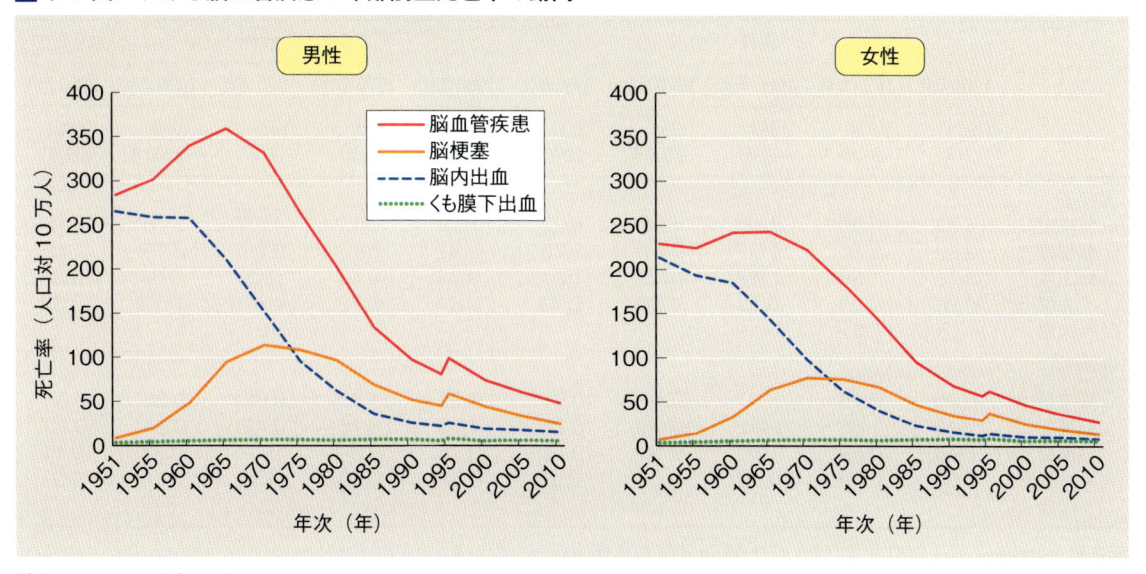

男性 / 女性

凡例：脳血管疾患／脳梗塞／脳内出血／くも膜下出血

基準人口：1985年モデル人口

（厚生労働省「人口動態統計」より）

人の標準的なサンプル集団といえる．久山町では2～5年ごとに40歳以上の全住民を対象にスクリーニング健診を繰り返し，時代の異なる追跡集団を設定している．

脳卒中発症率・死亡率の時代的推移

　久山町では1961年，1974年，1983年，1993年，2002年の健診受診者から心血管病の既発症者を除いてそれぞれ1960年代（1,618人），1970年代（2,038人），1980年代（2,459人），1990年代（1,983人），2000年代（3,108人）の集団を設定している．ここではこの5集団をそれぞれ7年間追跡した成績を比較し，年齢調整後の脳卒中発症率の時代的推移を病型別に検討した（ 2)[3]．

　その結果，全脳卒中発症率（対1,000人年）は，男性では1960年代の14.34から1970年代の6.99まで51％，女性はそれぞれ7.19から4.07まで43％大幅に低下したが，その後2000年代の男性4.22，女性2.12まで発症率の低下は緩やかであった．脳卒中を病型別にみると，男女の脳梗塞発症率と男性の脳出血発症率は全脳卒中発症率と同様の傾向を示したが，女性の脳出血発症率には明らかな時代的変化は認めなかった．くも膜下出血発症率は女性でわずかながら時代とともに減少傾向にあったが，有意な変化ではなかった．全脳卒中および病型別にみた死亡率も同様の傾向を示した．

　久山町の5集団の全脳卒中発症率を年齢階級別にみると，発症率はいずれの集団でも加齢とともに上昇したが，1960年代から2000年代にかけて特に60歳以上の高齢層における発症率が大幅に低下した（ 3)[3]．

　以上より，1960年代から1970年代にかけて脳卒中の発症率が低下したのは，おもに男女の脳梗塞発症率と男性の脳出血発症率が有意に低下したこと

2 脳卒中死亡率および発症率の時代的推移—久山町5集団，40歳以上，追跡各7年，年齢調整

	男性					女性				
	1960年代	1970年代	1980年代	1990年代	2000年代	1960年代	1970年代	1980年代	1990年代	2000年代
	(1961〜68年)	(1974〜81年)	(1983〜90年)	(1993〜2000年)	(2002〜09年)	(1961〜68年)	(1974〜81年)	(1983〜90年)	(1993〜2000年)	(2002〜09年)
発症率										
脳卒中	14.34	6.99*	5.45*	4.38*	4.22*	7.19	4.07*	4.29*	3.76*	2.12*
脳梗塞	9.50	5.61*	4.33*	2.51*	2.70*	5.31	2.87*	2.99*	2.75*	1.45*
脳出血	3.75	1.38*	1.00*	0.58*	1.04*	0.78	0.48	0.69	0.64	0.35
くも膜下出血	0.70	0.00	0.12	1.29	0.41	0.84	0.72	0.60	0.37	0.32
死亡率										
脳卒中	6.96	2.15*	1.70*	0.40*	0.61*	3.20	1.45	0.82*	0.85*	0.37*
脳梗塞	2.49	1.32*	1.24*	0.09*	0.28*	1.79	0.76	0.40*	0.34*	0.20*
脳出血	3.44	0.69*	0.34*	0.10*	0.11*	0.75	0.34	0.07	0.37	0.11
くも膜下出血	0.67	0.00	0.12	0.21	0.23	0.53	0.35	0.35	0.15	0.06

死亡率・発症率：対1,000人年，*$p < 0.05$ vs 1960年代

(Hata J, et al. *Circulation* 2013[3] より)

3 年齢階級別にみた脳卒中発症率の時代的推移—久山町5集団，40歳以上，追跡各7年

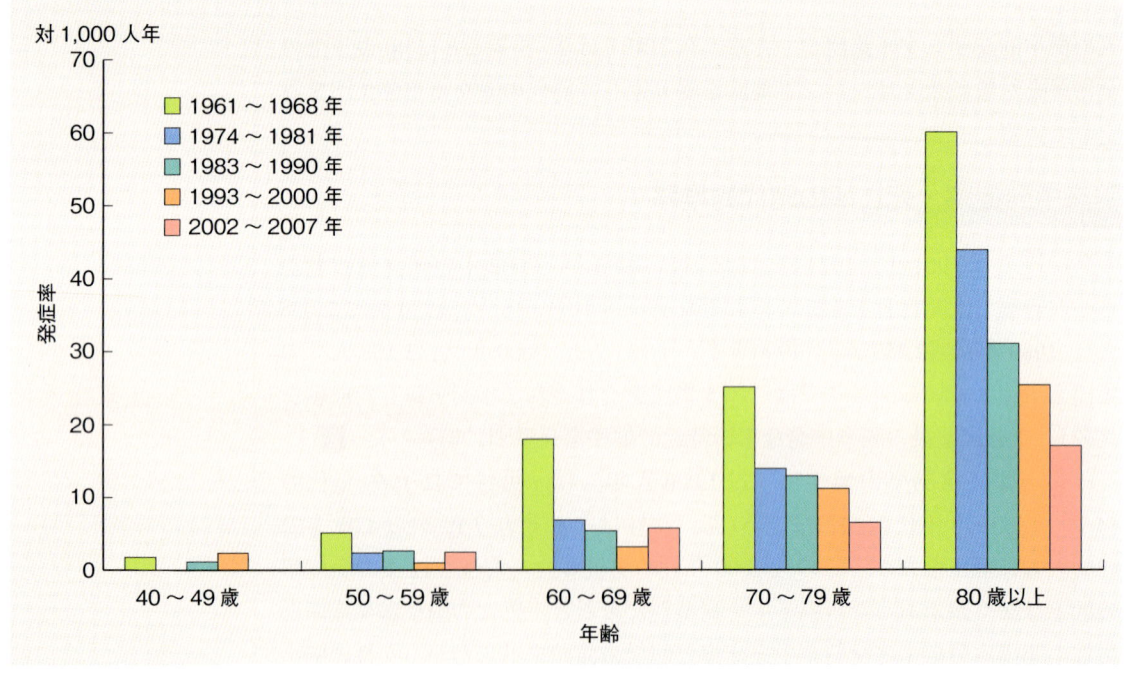

(Hata J, et al. *Circulation* 2013[3] より)

に起因していた．一方，1970年代以降に脳卒中発症率の低下が鈍化したのは，男女ともすべての脳卒中病型の発症率が低下しなくなったことによるといえる．それが脳卒中死亡率の動向にも反映されたことがうかがえる．

4 脳卒中発症者の生命予後の時代的推移─久山町5集団，40歳以上，追跡各5年

傾向性 $p<0.001$
$* p<0.05$ vs. 1961〜1968年

- 1961〜1968年
- 1974〜1981年
- 1983〜1990年
- 1993〜2000年
- 2002〜2007年

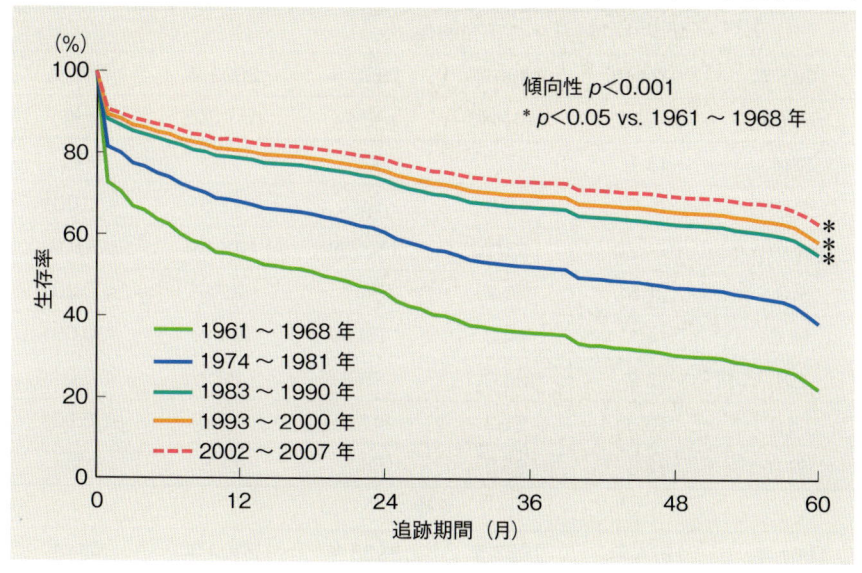

（Hata J, et al. *Circulation* 2013[3] より）

脳卒中発症者の生命予後の時代的推移

　久山町5集団の脳卒中発症者について，発症から5年間の生存率曲線を求めてその時代的変化を検討した．脳卒中発症者の生存率は1960年代の22.2％から1980年代の55.3％にかけて大幅に上昇したが，その後2000年代の63.0％にかけて生存率の改善は小さくなった（**4**）[3]．1980年代までの脳卒中患者の生命予後の改善は主に脳卒中の軽症化により，その後の緩やかな改善は治療・管理法の進歩によると推察される．このような脳卒中患者の生命予後の推移もその死亡率の動向に影響したと思われる．

脳卒中の危険因子の時代的推移

　脳卒中の時代的変化には，その危険因子が時代とともに変動していることが大きく関与していると考えられる．そこで，久山町の5集団の健診成績で脳卒中危険因子の頻度を年齢調整して比較し，その時代的変化を検討した（**5**）[3]．

高血圧

　脳卒中の最大の危険因子といわれている高血圧を 140 / 90 mmHg 以上または降圧薬服用と定義してその頻度の時代的推移をみると，男性では1961年から2002年にかけて40％前後でほとんど変化なく，女性ではこの間35.9％から30.8％へ有意に減少したものの大きな変化ではなかった．降圧薬服用者の割合は，1961年では男女とも約2％ときわめて低かったが，2002年には男性17.5％，女性16.6％と高血圧者の半数ほどに増加した．その結果，高血圧者の血圧平均値は，男性では1961年の 161 / 91 mmHg から2002年の

5 脳卒中危険因子の時代的推移―久山町5集団，40歳以上，年齢調整

男性

	1961年 n=705	1974年 n=855	1983年 n=1,048	1993年 n=747	2002年 n=1,305	傾向性 p値
高血圧，%	38.4	43.1	47.7	43.7	41.3	0.71
降圧薬服用，%	2.0	8.4	10.9	14.7	17.5	<0.001
高血圧者の血圧値，mmHg	161/91	157/90	152/92	152/88	148/89	<0.01
肥満，%	7.0	11.6	20.2	26.7	29.2	<0.001
糖代謝異常，%	11.6	14.1	14.3	29.9	54.0	<0.001
高コレステロール血症，%	2.8	12.2	23.0	25.2	22.2	<0.001
喫煙，%	75.0	73.3	57.2	47.0	47.4	<0.001
飲酒，%	69.6	63.8	65.2	64.6	71.8	0.004

女性

	1961年 n=913	1974年 n=1,183	1983年 n=1,411	1993年 n=1,236	2002年 n=1,803	傾向性 p値
高血圧，%	35.9	40.1	41.2	34.6	30.8	<0.001
降圧薬服用，%	2.1	7.4	11.5	15.2	16.6	<0.001
高血圧者の血圧値，mmHg	163/88	161/87	155/87	155/84	149/86	<0.001
肥満，%	12.9	21.5	23.5	26.2	23.8	<0.001
糖代謝異常，%	4.8	7.9	7.0	21.0	35.1	<0.001
高コレステロール血症，%	6.6	19.9	33.5	35.7	35.3	<0.001
喫煙，%	16.6	10.2	7.4	4.6	8.5	<0.001
飲酒，%	8.3	5.7	7.8	12.9	29.3	<0.001

高血圧：血圧140/90 mmHg以上または降圧薬服用
肥満：body mass index（BMI）25 kg/m² 以上
高コレステロール血症：血清総コレステロール220 mg/dL以上

(Hata J, et al. Circulation 2013[3] より)

148/89 mmHgに，女性ではそれぞれ163/88 mmHgから149/86 mmHgに有意に低下した．つまり，わが国の地域住民では，1960年代から2000年代にかけて高血圧の頻度には大きな変化はみられなかったが，高血圧治療の普及により高血圧者の血圧レベルが着実に低下したことがうかがえる．しかし，最近でも高血圧者の収縮期血圧の平均値は降圧目標の140 mmHgを超えており，高血圧管理はいまだ不十分といえる．

代謝性疾患

代謝性疾患の時代的変化をみると，肥満（body mass index〈BMI〉≧25.0 kg/m²）の頻度は男性では1961年の7.0%から2002年には29.2%と約4倍に一貫して増加し，女性では1961年の12.9%から1993年の26.2%まで約2倍に増えて，その後2002年では23.8%とわずかながら減少した．この間，糖尿病および境界型にほぼ対応する糖代謝異常は男性では11.6%からは54.0

%に，女性では4.8％から35.1％に有意に増加した．高コレステロール血症（総コレステロール≧220 mg／dL）も男性では1961年の2.8％から1993年の25.2％へ9倍に増え，その後2002年には22.2％とやや低下傾向となった．女性でも同様の変化が認められ2002年には35.3％となった．高コレステロール血症が2000年代に低下に転じたのは，スタチンなどによる治療の影響と思われる．

喫煙・飲酒

男性の喫煙頻度は，1961年の75.0％から2002年の47.4％に，女性ではそれぞれ16.6％から8.5％にいずれも有意に低下した．男性の飲酒者は1961年の69.6％から1993年の64.6％まで減少傾向にあったが，2002年には71.8％まで再び増加した．この間，女性の飲酒者は8.3％から29.3％に着実に増えた．

以上より，わが国の地域住民では，1970年代以降に高血圧治療が普及し喫煙率が減少したことが脳卒中の発症予防に大きく貢献したことがうかがえる．しかし，近年肥満，糖代謝異常，脂質異常症といった代謝性疾患の増加が高血圧管理と禁煙の予防効果を相殺したことにより，脳卒中，特に脳梗塞の発症率が減少しなくなった大きな要因となっている．また，高血圧管理の普及によって動脈硬化を有する者が高齢まで生存するようになったが，その高齢層における高血圧管理が不十分であることより脳出血のリスクが増大し，集団全体における脳出血のリスクが近年減少しなくなったと推測される[4]．

おわりに

脳卒中は加齢と密接な関連があり，超高齢社会を迎えたわが国ではその予防は今まで以上に大きな課題となっている．いまだ日本人の高血圧管理は十分とは言い難く，男性の喫煙率は欧米先進諸国に比べ高い．加えて近年，肥満，糖代謝異常，脂質異常症などの代謝性疾患が脳卒中（脳梗塞）の新たな危険因子として台頭している．脳卒中を今後さらに予防するためには，高血圧管理をさらに徹底して行い禁煙を奨励するとともに，増え続ける代謝性疾患を是正することが必要不可欠になったといえよう．

〔清原　裕〕

文献

1) 厚生労働統計協会（編）．国民衛生の動向2012／2013（厚生の指標 増刊 第59巻第9号）．東京：厚生労働統計協会；2012．
2) 厚生労働省．平成23年（2011）人口動態統計（確定数）の概況．http://www.mhlw.go.jp/toukei/saikin/hw/jinkou/kakutei11/（2013年8月アクセス）
3) Hata J, et al. Secular trends in cardiovascular disease and its risk factors in Japanese: Half century data from the Hisayama Study (1961-2009). *Circulation* 2013；128：1198-1205.
4) Kubo M, et al. Trends in the incidence, mortality, and survival rate of cardiovascular disease in Japanese community: The Hisayama Study. *Stroke* 2003；34：2349-2354.

Further reading

- Kubo M, et al. Secular trends in the incidence of and risk factors for ischemic stroke and its subtypes in Japanese population. *Circulation* 2008 ; 118 : 2672-2678.
- Fukuhara M, et al. Impact of lower range of prehypertension on cardiovascular events in a general population : The Hisayama Study. *J Hypertens* 2012 ; 30 : 893-900.
- Hata J, et al. Combined effects of smoking and hypercholesterolemia on the risk of stroke and coronary heart disease in Japanese : The Hisayama Study. *Cerebrovasc Dis* 2011 ; 31 : 477-484.
- Yonemoto K, et al. Body mass index and stroke incidence in a Japanese community : The Hisayama Study. *Hypertens Res* 2011 ; 34 : 274-279.
- Doi Y, et al. Proposed criteria for metabolic syndrome in Japanese based on prospective evidence : The Hisayama Study. *Stroke* 2009 ; 40 : 1187-1194.
- Imamura T, et al. Low-density lipoprotein cholesterol and the development of stroke subtypes and coronary heart disease in a general Japanese population : The Hisayama Study. *Stroke* 2009 ; 40 : 382-388.
- Doi Y, et al. Impact of glucose tolerance status on development of ischemic stroke and coronary heart disease in a general Japanese population : The Hisayama Study. *Stroke* 2010 ; 41 : 203-209.

I. 脳血管障害の疫学，社会医学，病型分類

脳血管障害の社会的負担と支援の取り組み

> **Point**
> - 総医療費は年々増大し（2010年度37.4兆円），その約3割が生活習慣病で占められ，脳卒中医療費は1.8兆円を占めている．
> - これまでの出来高払い方式に加え，DPC（診断群分類別包括評価）による包括支払い方式が導入され，DPC対象病院は次第に増加しつつある．
> - 維持期の脳卒中医療は医療保険ではなく介護保険により賄われる．介護保険の給付対象は通常65歳以上であるが，脳血管障害など加齢に起因する疾患が原因となって要支援・要介護状態になった場合は，40歳以上から給付対象となる．

脳血管障害の社会的負担

　2012年中に救急搬送された全急病者329万6,582人中，脳卒中（脳血管疾患）を含む脳疾患は，全体の1割（31万8,730人）を占める[1]．現在脳卒中によって継続的に医療を受けている患者数は約123.5万人と推計され[2]，年間約12.4万人が脳卒中を原因として死亡し，死亡数全体の9.9％を占め，死亡順位の第4位である[3]．脳卒中は，死亡を免れても何らかの後遺症を残すことが多く，要介護となる原因疾患の第一位は脳卒中（21.5％）である（**1**）[4]．

　わが国の65歳以上の高齢者人口はすでに3,000万人を超え，総人口の24.1％を占めると推測されている．この老齢人口の割合は世界最高であり，さらに増加し続けると予想されている．人口の高齢化に伴い，独居老人の数も人口の22.5％，老齢二人世帯も人口の22.6％に達し，これらの世帯の割合もさらに増加すると予測されている．増え続ける医療費の打開策として2000年から介護保険制度が導入され，在宅介護が進められてきたが，独居，老老世帯の増加による在宅介護，在宅医療が困難となる可能性も指摘されている．

　世界に目を向けると，初発脳卒中は毎年1,600万件発症しており，570万人が脳卒中で死亡している．1990年に4億8,800万人であった世界の60歳以上の人口は2020年までに10億人に，2050年までには20億人に達し，その多くは開発途上国の住民で占められるものと予測されている．これまで開発途上国では感染症や乳幼児死亡が問題となってきたが，脳卒中は開発途上国においてもすでに死因の第3位を占めており，脳卒中は世界の共通した健康の脅威と考えるべき疾患となっている[5,6]．

1 要介護となった原因疾患

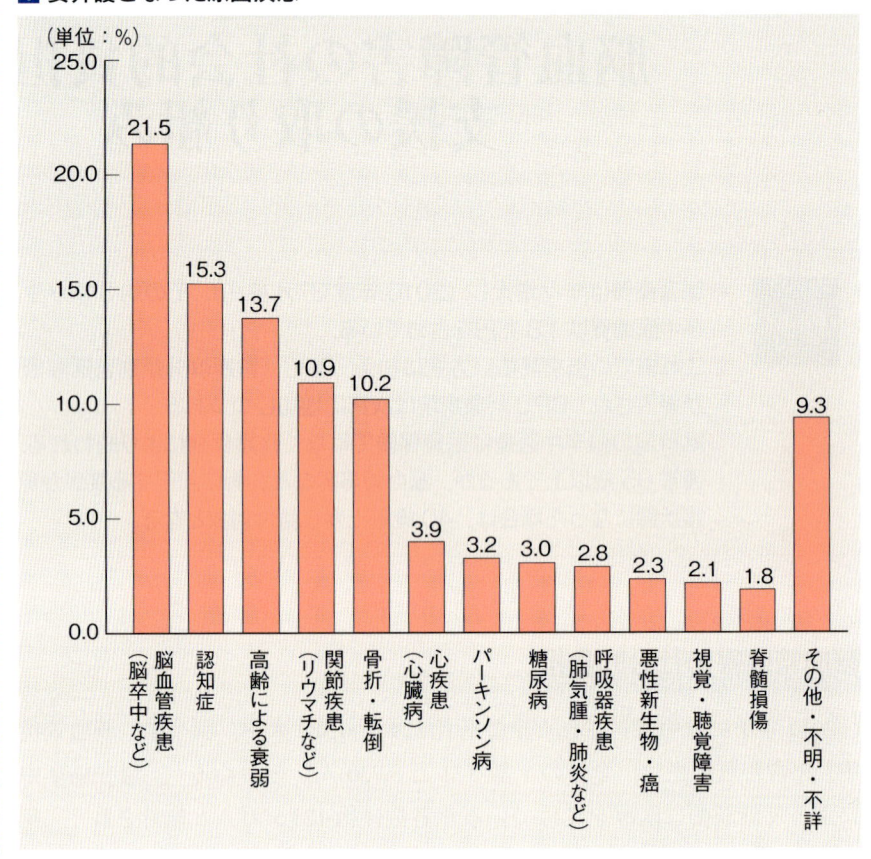

（単位：%）

原因	%
脳血管疾患（脳卒中など）	21.5
認知症	15.3
高齢による衰弱	13.7
関節疾患（リウマチなど）	10.9
骨折・転倒	10.2
心疾患（心臓病）	3.9
パーキンソン病	3.2
糖尿病	3.0
呼吸器疾患（肺気腫・肺炎など）	2.8
悪性新生物・癌	2.3
視覚・聴覚障害	2.1
脊髄損傷	1.8
その他・不明・不詳	9.3

（厚生労働省「平成22年国民生活基礎調査の概況」[4]より作図）

増え続ける医療費

　わが国の総医療費は1973年には3.9兆円であったが，同年施行された老人保健法で高齢者医療費が無料となって以来，高齢者医療費の伸びが顕著となり，医療費は急上昇していった（**2**）．このため1983年には無料化を撤廃し一部自己負担が導入されたが，その後も医療費は伸び続け，わが国の保険制度は1994年以降ついに赤字財政に陥った．2000年以降医療費の伸びはやや鈍化しているが，これは同年4月から導入された介護保険制度により，医療保険の一部が福祉の範疇に移ったことによる．その後2002年には老人医療給付対象年齢は75歳に引き上げられたが医療費の増加はつづき，2010年度の国民医療費は37兆4,202億円，人口一人あたりの国民医療費は29万2,200円，国民医療費の国内総生産（GDP）に対する比率は7.81%，国民所得（NI）に対する比率は10.71%となっている．65歳未満の人口一人あたり国民医療費は16万9,400円であるが，65歳以上は70万2,700円と高齢者医療は高額となっている．わが国の総医療費は人口の高齢化を反映してその約3割が生活習慣病で占められ，脳卒中医療費は1.8兆円となっており，高齢人口の増加とともに今後もさらに増加するものと予測されている．

2 増え続ける医療費

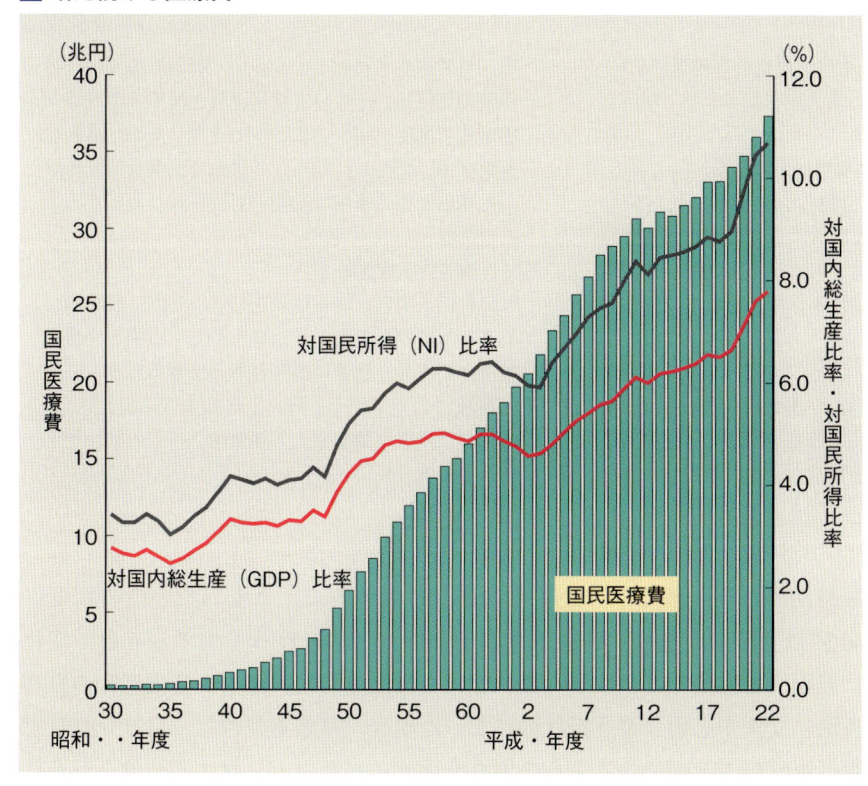

(厚生労働省「平成22年度国民医療費の概況」より)

包括医療制度

　これまでわが国の診療報酬体系は，投薬，注射，処置，検査，X線等の診療行為ごとに定められた点数を加算していく「出来高払い」が原則であった．すなわち診療すればするほど収入が増える仕組みであったため，過剰診療に傾きやすい傾向が指摘されていた．この欠点を打開すべく，2003年から包括医療制度（Diagnosis Procedure Combination／Per-Diem Payment System：DPC／PDPS）が導入され，全国7,528病院中1,496病院がDPC対象病院となっている（2013年4月1日現在）．

　入院期間が長くなるほど1日の点数は低く設定されているので，過剰な長期入院のインセンティブはなくなる．診断群分類ごとの点数は過去2年間のデータ等をもとに決定されるので，極端な収益低下に陥ることを懸念した過小診療も防げるよう工夫されている．また，これまでDPCで蓄積されてきたデータは公表され，各施設の在院日数や手術件数等をインターネット上で参照することもできるようになっている．

介護保険制度

　脳卒中医療は，急性期，回復期，維持期の3期に分類される．かつてはこのすべてを医療保険で賄ってきたが，2000年の介護保険制度の導入以降，

介護保険施設 Column

介護保険における施設サービスには次の3種類があり，「要介護（1～5）」に認定された人が利用できる．利用者が直接申し込んで契約を結ぶ．

①介護老人福祉施設（特別養護老人ホーム）
　65歳以上で在宅介護が難しい要介護者が入所し，食事，入浴，排せつなど日常生活の介護や健康管理を受ける施設．特養と略されることも多い．入居希望者が多く，入所待機期間が年単位となることもある．

②介護老人保健施設
　リハビリに重点をおいた介護を行う施設．家庭復帰を目指すことを目標とする施設であり，定期的に行われる入退所に関する判定により入所期間は異なる．老健と略されることが多い．老健施設では介護保険の包括払いとなり，介護保険と医療保険を同一施設内で同時に用いることができないため，高額な薬剤が用いにくく，何らかの理由で医療機関を受診した場合もその費用は全額，老健施設が負担することとなる．

③介護療養型医療施設
　急性期を脱し，病状は安定しているが，長期間にわたる療養が必要な人を対象とした，医療と介護を提供する施設．療養型病院とも呼ばれる．すべて包括医療となっている．2017年度までに廃止され，新型の「介護療養型老人保健施設」への転換が予定されている．

維持期の医療の多くが介護保険により賄われることとなった．この制度は40歳以上の人が加入する強制保険であり，加齢に伴って生ずる心身の変化に起因する疾病等により要介護状態になった場合や，家事や身支度等の日常生活に支援が必要な要支援状態になった場合，尊厳を保持し，自立した日常生活を営むことができるよう必要な介護サービスなどに対する給付を行うもので，脳血管障害患者にとって重要な制度となっている．利用者が介護保険サービスを受けたとき，訪問看護ステーションやデイサービスセンターなどのサービス提供機関に費用の1割を自己負担として支払う．自己負担分を除いた額の半分は公費，半分は保険料で賄われる．公費は国が25％，都道府県が12.5％，市町村が12.5％を負担している．

介護保険の被保険者は，①65歳以上の者（第1号被保険者）と②40～64歳の医療保険加入者（第2号被保険者）から成る．第1号被保険者は原因の如何を問わず要支援・要介護状態になったときは介護保険サービスを受けることができるが，第2号被保険者は末期癌や脳血管障害等，加齢に起因する疾患（特定疾病，**3**）が原因となって要支援・要介護状態になった場合に限り，介護保険サービスを受けることができる．保険料は高齢化率等を勘案して決定され，市町村により異なる．第1号被保険者の保険料は原則年金から差し引かれる．

要介護認定は，保険者である市町村に設置される要介護認定審査会で主治医意見書と認定調査の結果に基づいて行われる．客観的で公平な要介護認定を行うため，全国共通の基準と方法に基づいて，要支援1～2，要介護1～5までの7段階に判定される（**4**）．要介護認定が決まったら，なお要介護認定は，一定期間（おおむね6か月）ごとに見直しが行われる．

介護保険サービスには，要介護に対する介護給付（①居宅サービス，②施設サービス，③各市区町村が独自に行う地域密着型サービス）と要支援に対する予防給付（①介護予防サービス，②各市区町村が独自に行う地域密着型

3 特定疾病

1. 癌［癌末期］ 　（医師が一般に認められている医学的知見に基づき回復の見込みがない状態に至ったと判断したものに限る） 2. 関節リウマチ 3. 筋萎縮性側索硬化症 4. 後縦靱帯骨化症 5. 骨折を伴う骨粗鬆症 6. 初老期における認知症 7. 進行性核上性麻痺，大脳皮質基底核変性症およびパーキンソン病［パーキンソン病関連疾患］ 8. 脊髄小脳変性症	9. 脊柱管狭窄症 10. 早老症 11. 多系統萎縮症 12. 糖尿病性神経障害，糖尿病性腎症および糖尿病性網膜症 13. 脳血管疾患 14. 閉塞性動脈硬化症 15. 慢性閉塞性肺疾患 16. 両側の膝関節または股関節に著しい変形を伴う変形性関節症

（厚生労働省「特定疾病の選定基準の考え方」より）

4 介護保険認定の流れと介護サービス

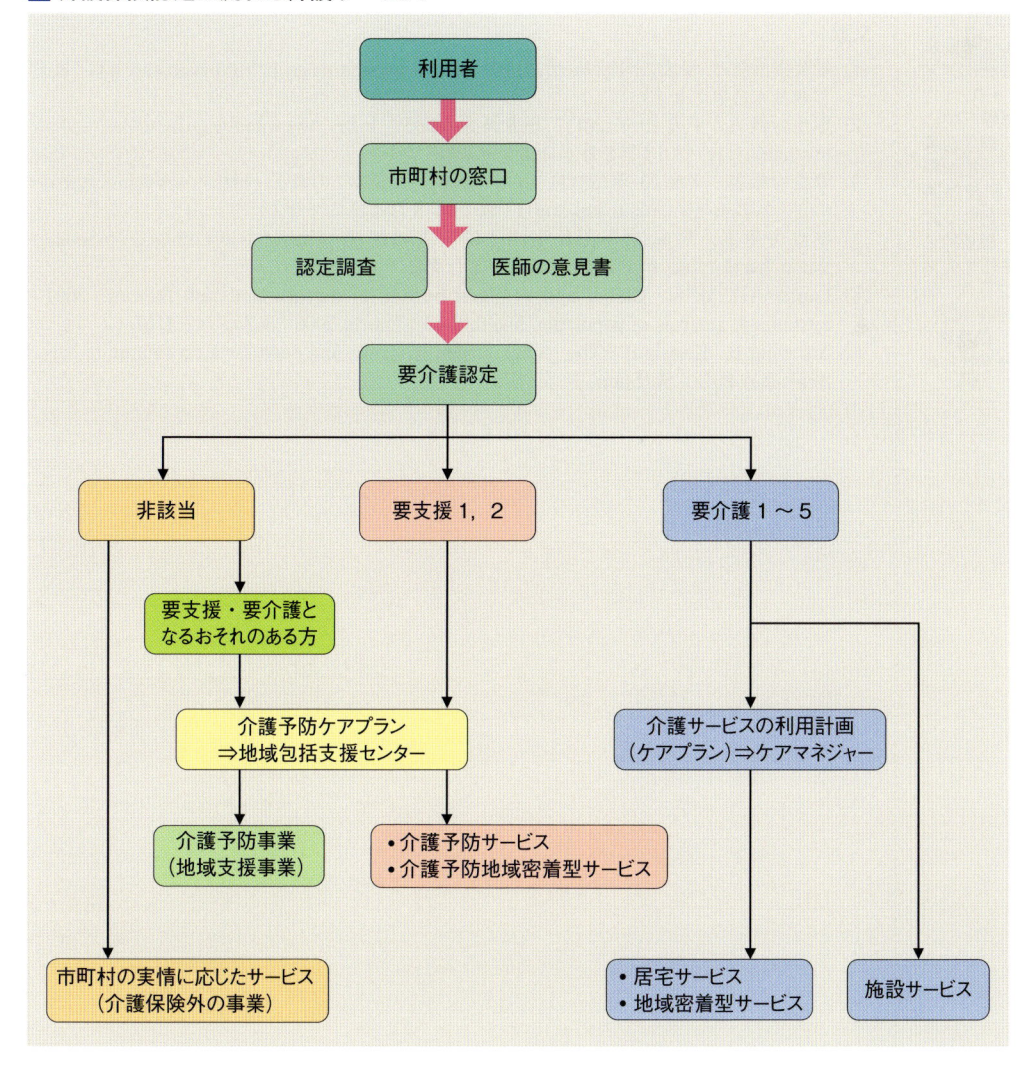

```
利用者
  ↓
市町村の窓口
  ↓
認定調査　　医師の意見書
  ↓
要介護認定
  ├─────────────┬─────────────┐
非該当         要支援1, 2      要介護1〜5
  ↓             ↓               ↓
要支援・要介護と
なるおそれのある方
  ↓             ↓               ↓
介護予防ケアプラン          介護サービスの利用計画
⇒地域包括支援センター       （ケアプラン）⇒ケアマネジャー
  ↓             ↓               ↓
介護予防事業    ・介護予防サービス
（地域支援事業） ・介護予防地域密着型サービス
  ↓                             ↓
市町村の実情に応じたサービス    ・居宅サービス      施設サービス
（介護保険外の事業）            ・地域密着型サービス
```

介護予防サービス）がある．主な居宅サービスには，訪問介護，訪問入浴介護，訪問看護，訪問リハビリテーション，通所介護（デイサービス），通所リハビリテーション（デイケア），短期入所生活介護（ショートステイ），特定福祉用具販売，短期入所療養介護（ショートステイ），特定施設入居者生活介護,福祉用具貸与（車いす・ポータブルトイレなど),住宅改修費支給（てすりの取り付け・段差の解消など）などがある．要介護1〜5では，介護老人福祉施設（特別養護老人ホーム），介護老人保健施設，介護療養型医療施設などに入所して，介護，看護，リハビリテーション，療養などのサービスを受けることもできる．

　自宅退院後もリハビリの継続が望ましい場合は，ケアマネジャーを通じて通所リハ，または訪問リハが受けられる．要支援に認定された場合のケアプランは，地域包括支援センターが窓口となって行う．

（長谷川泰弘）

Keywords

地域包括支援センター

2006年の介護保険法改正により，地域住民の心身の健康の維持，生活の安定，保健・福祉・医療の向上と増進のため必要な援助，支援を包括的に担う地域の中核機関として，各市町村に設置された．設置主体は市町村．原則市町村に1か所以上設置することになっているが，定数に決まりはなく市町村によりさまざま．専門職員として社会福祉士・保健師・主任ケアマネジャーが配置され，「介護予防」（保健師等を中心に，予防給付，介護予防事業の計画を作成），「総合相談・支援」，「権利擁護事業」（社会福祉士を中心に対応），「包括的・継続的マネジメント」（主任ケアマネジャーを中心に行う，ケアマネジャーの相談・助言，支援困難事例等への指導・助言）などの事業が行われる．

文献

1) 総務省消防庁. 平成23年度版 消防白書. http://www.fdma.go.jp/html/hakusho/h25/（2013年8月4日アクセス）
2) 厚生労働省. 平成23年(2011)患者調査の概況. http://www.mhlw.go.jp/toukei/saikin/hw/kanja/11/（2013年8月4日アクセス）
3) 厚生労働省. 平成23年(2011)人口動態統計(確定数)の概況. http://www.mhlw.go.jp/toukei/saikin/hw/jinkou/kakutei11/（2013年8月4日アクセス）
4) 厚生労働省. 平成22年国民生活基礎調査の概況.（http://www.mhlw.go.jp/toukei/saikin/hw/k-tyosa/k-tyosa10/（2013年8月4日アクセス）
5) Lopez AD, et al. Global and regional burden of disease and risk factors, 2001：Systematic analysis of population health data. *Lancet* 2006；367：1747-1757.
6) Norrving B, Kissela B. The global burden of stroke and need for a continuum of care. *Neurology* 2013；80(Suppl 2)：S5-S12.

I. 脳血管障害の疫学，社会医学，病型分類
脳血管障害の病型分類法と問題点

> **Point**
> - NINDS-III 分類は脳梗塞分類の基本概念であり，アテローム血栓性脳梗塞，心原性脳塞栓，ラクナ梗塞，その他の臨床病型に分類される．
> - TOAST 分類は基本的に NINDS-III 分類に準じているが，明確な臨床診断基準を有する．
> - A-S-C-O 分類も基本的に NINDS-III 分類に準じているが，それぞれの病型診断の確からしさのグレードがつくことが特徴である．
> - NINDS-III 分類や TOAST 分類では，branch atheromatous disease (BAD)，大動脈原性脳塞栓，動脈解離の分類ができないが，A-S-C-O 分類は大動脈原性脳塞栓と動脈解離の概念を有する．
> - 新規 CISS 分類には大動脈原性脳塞栓と動脈解離に加えて BAD の概念も含まれるが，有効性の検証はこれからである．

　脳血管障害には出血性脳血管障害と虚血性脳血管障害があり，これらのなかで症候性のものが脳卒中である．脳卒中は，病因・病態によって急性期の治療方針のみならず再発率や予後も異なり得るため，脳血管障害を病因・病態別に分類することはきわめて重要である．本稿では，脳血管障害の病型分類として広く用いられている米国国立神経疾患・脳卒中研究所（NINDS：National Institute of Neurological Disorders and Stroke）の脳血管疾患分類第 II 版（NINDS-III）[1]，TOAST（Trial of ORG10172 in Acute Stroke）分類[2]，および A-S-C-O 分類[3]について特徴と問題点を概説する．

NINDS-III 分類

　1990 年に米国国立神経疾患・脳卒中研究所が発表した脳血管障害の病型分類が，NINDS-III 分類である[1]．この NINDS-III 分類では，脳血管障害を無症候性と局所性脳機能障害に分け，さらに局所性脳機能障害を一過性脳虚血発作，脳卒中に分類しており（**1**），その後の脳血管障害病型分類の基本概念として国際的に支持されている．

　NINDS-III 分類の特徴として虚血発生機序による分類があり，アテローム硬化などの血管病変により病変局所に血栓が形成される血栓性，血流の上流部分から血栓が流入して脳血管を閉塞する塞栓性，および血圧低下などにより末梢の灌流圧の低い分水嶺領域に虚血が発生する血行力学性に分けられ，さらに脳梗塞の原因・病態を考慮した臨床病型としてアテローム血栓性脳梗塞，心原性脳塞栓，ラクナ梗塞，その他に分類される．アテローム血栓性脳梗塞は頭蓋内外の主幹動脈のアテローム硬化によって起こる脳梗塞であり，

血栓性虚血，塞栓性虚血，血行力学性虚血のいずれも来し得る．心原性脳塞栓では塞栓源となる心疾患があり，血栓が心臓から血流で頭蓋内まで運ばれて脳血管を閉塞する．塞栓源として心臓弁疾患，心房細動，心筋梗塞などの左心系血栓に加えて，卵円孔開存などの右左シャントを介して深部静脈血栓などの右心系血栓が脳動脈に流入する奇異性塞栓も考えられる．

　このNINDS-III分類は脳血管障害の概念としては広く受け入れられているが，実際の臨床の現場では具体的な診断基準がないことが問題点であった．

TOAST分類

　NINDS-III分類が概念的で臨床診断基準をもたないことから，1993年に臨床試験に際して脳梗塞を分類する方法論としてTOAST分類が提唱され[2]，その後の多くの臨床試験で用いられるようになった．このTOAST分類は基本的にNINDS-III分類に準じており，大血管アテローム硬化（large-artery atherosclerosis＝アテローム血栓性脳梗塞），心塞栓（cardioembolism＝心原性脳塞栓），小血管閉塞（small-vessel occlusion＝ラクナ梗塞），その他の原因，および原因不明の5つに分類され，原因不明のカテゴリーは「2つ以上の原因」，「異常所見なし」，「検査不完全」から成る（**2**-A）．

　TOAST分類における臨床診断は，神経徴候，CTあるいはMRIを含む画像所見およびその他の検査所見に基づいてなされる．大血管アテローム硬化では主幹動脈に50％以上の狭窄あるいは閉塞が認められること，心塞栓では高リスク塞栓源あるいは中等度リスク塞栓源となる心疾患が認められることが必要である（**2**-B）．小血管閉塞では，古典的ラクナ症候群を示すことと画像検査での直径1.5 cm未満の病巣に加え，塞栓源となる心疾患がないことと頭蓋外主幹動脈に50％以上の狭窄を認めないことが必要である．

　TOAST分類における評価者間の病型診断の一致率は比較的良好であり，心塞栓で91％，大血管アテローム硬化で89％，小血管閉塞で83％と報告されている[4]．このように小血管閉塞における評価者間の不一致がやや目立つこと，50％狭窄に至らない頸動脈狭窄では大血管アテローム硬化の診断ができないこと，古典的ラクナ症候群を示さない小病巣は小血管閉塞には含められないことなどがTOAST分類の問題点として考えられ，診断基準を厳格に適応すると原因不明のカテゴリーに多く分類されてしまう問題がある．

　TOAST分類における病型診断は，神経徴候・画像所見・その他の検査所見により行われるため，初療時の病型診断は必ずしも正確ではなかった．実際にAdamsらの原著では，初療時診断と最終診断との一致率は65％とされている[2]．しかし，発症24時間以内にMRI検査を受けた脳卒中患者においてTOAST分類を評価した検討では，初療時・最終診断の一致率が48％であったものが，MRA所見を加えると56％まで，拡散強調画像所見を加えると83％まで，そして両者を加えると94％まで改善したと報告されている[5]．特に小血管閉塞では，初療時・最終診断の一致率が35％から100％まで改善した．すなわち，拡散強調画像所見とMRA所見を診断基準の必須項目とす

1 NINDS-III 分類

A. 無症候性
B. 局所性脳機能障害

1. 一過性脳虚血発作
    a. 頸動脈系
    b. 椎骨脳底動脈系
    c. 両者
    d. 部位不明
    e. 一過性脳虚血発作の可能性
  2. 脳卒中
    a. 時間的プロフィール
      1) 改善
      2) 悪化
      3) 安定
    b. 脳卒中病型
      1) 脳出血
      2) くも膜下出血
      3) 脳動静脈奇形からの頭蓋内出血
      4) 脳梗塞
        a) 機序
          (1) 血栓性
          (2) 塞栓性
          (3) 血行力学性
        b) 臨床分類
          (1) アテローム血栓性
          (2) 心原性塞栓
          (3) ラクナ
          (4) その他
        c) 部位による症状と症候
          (1) 内頸動脈
          (2) 中大脳動脈
          (3) 前大脳動脈
          (4) 椎骨脳底動脈系
            (a) 椎骨動脈
            (b) 脳底動脈
            (c) 後大脳動脈

C. 血管性認知症
D. 高血圧性脳症

(National Institute of Neurological Disorders and Stroke Ad hoc Committee. *Stroke* 1990[1] より)

2 TOAST 分類

A. 脳梗塞病型分類

1. 大血管アテローム硬化(large-artery atherosclerosis)*
2. 心塞栓(cardioembolism)*
3. 小血管閉塞(small-vessel occlusion)*
4. その他の原因(stroke of other determined etiology)*
5. 原因不明(stroke of undetermined etiology)
  a. 2つ以上の原因(two or more causes identified)
  b. 異常所見なし(negative evaluation)
  c. 検査不完全(incomplete evaluation)

*補助検査所見により "possible" あるいは "probable" に分類.
B. 心原性脳塞栓における塞栓源

1. 高リスク塞栓源(high-risk sources)
  人工弁, 心房細動を伴う僧帽弁狭窄, 心房細動(孤立性を除く), 左房血栓, 洞不全症候群, 心筋梗塞(4週未満), 左室血栓, 拡張型心筋症, 左室壁運動消失, 左房粘液腫, 感染性心内膜炎
2. 中等度リスク塞栓源(medium-risk sources)
  僧帽弁逸脱, 僧帽弁輪石灰化, 心房細動を伴わない僧帽弁狭窄, 左房もやもやエコー, 心房中隔瘤, 卵円孔開存, 心房粗動, 孤立性心房細動, 生体弁, 非細菌性血栓性心内膜炎, うっ血性心不全, 左室壁運動障害, 心筋梗塞(4週以上6か月未満)

(Adams HP Jr, et al. *Stroke* 1993[2] より)

ることで TOAST 分類の初療時診断精度が改善するわけである. この改変 TOAST 分類(**3**)は, 実際の脳卒中診療の現場で行われている診断アルゴリズムに即していると考えられる.

一方, 近年の画像診断技術の進歩により診断が可能になった概念で NINDS-III 分類や TOAST 分類では区別できないものが知られている. 主幹動脈壁のアテローム硬化により穿通枝起始部が閉塞する病態の branch atheromatous disease(BAD)[6]である(**4**-A〜C). レンズ核線条体動脈領域に長径 1.5 cm を超える病巣を呈することと進行性の経過を示すことが問題であり, TOAST 分類ではその他の原因に分類される. また, 大動脈弓の壁在血栓由来の塞栓性脳梗塞として提唱された大動脈原性脳塞栓[7]は(**4**-D〜F), TOAST 分類ではその他の原因あるいは複数の原因に分類される. さらに, 若年者の脳梗塞の原因として知られる動脈解離も TOAST 分類で抽出

3 MRI 拡散強調画像およびMRA 所見を加味したTOAST分類の診断アルゴリズム

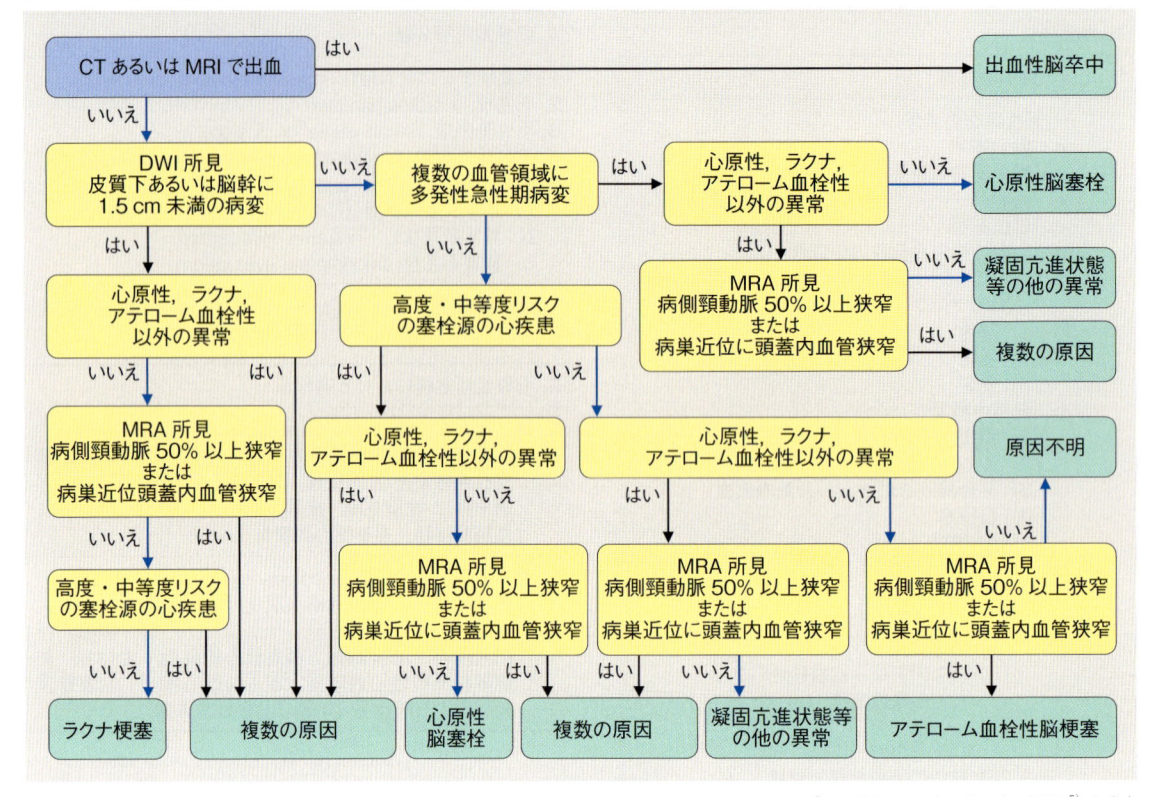

(Lee LJ, et al. *Stroke* 2000[5] より)

できない病態であり，本邦で多い頭蓋内椎骨動脈解離はワレンベルク症候群（Wallenberg syndrome）やくも膜下出血の原因として知られている（**4**-G〜I）．

A-S-C-O 分類

TOAST 分類を含めた脳卒中病型分類の問題点に対処するため，2009 年にA-S-C-O 分類が提唱された[3]．この分類では，アテローム血栓性脳梗塞（Atherosclerosis）を A，小血管病（Small vessel disease＝ラクナ梗塞）を S，心原性脳塞栓（Cardiac source）を C，その他の原因による脳梗塞（Other cause）を O とし，それぞれの病型診断の確からしさによってグレードをつけることが特徴である（**5**）．この分類は最近の日常診療に即した分類であり，病型分類後も多くの臨床情報を保持し，診断根拠における確からしさの情報も含むという利点があるが，各病型のグレードについての対応表（**5**）を確認する必要があるなど，TOAST 分類などと比較するとかなり煩雑であることは否めない．A-S-C-O 分類では，大動脈原性脳塞栓はアテローム血栓性脳梗塞に分類され，動脈解離はその他の原因による脳梗塞に記載があるが，BAD については依然として分類できない．

なお，TOAST 分類や A-S-C-O 分類では区別できない BAD を穿通動脈疾

4 TOAST 分類で分類不能の病態

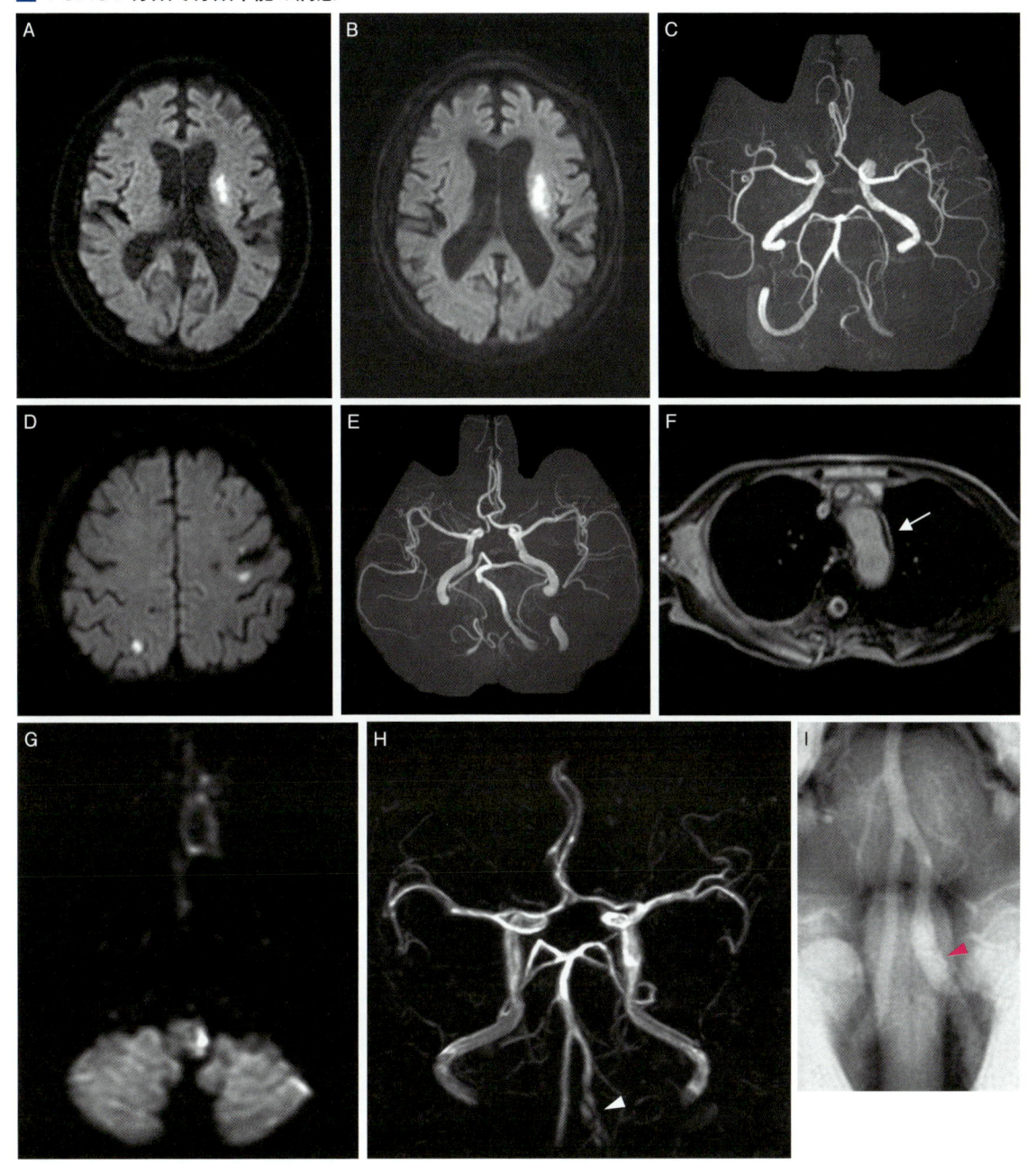

上段：BAD（branch atheromatous disease）
　入院時（A）および入院1週間後（B）の拡散強調画像では左被殻の急性期脳梗塞巣の拡大を認め，MRAでは頭蓋内主幹動脈狭窄を認めない（C）．

中段：大動脈原性脳塞栓
　拡散強調画像では脳動脈支配領域の異なる左右半球に複数の急性期脳梗塞巣を認め（D），MRAでは頭蓋内主幹動脈狭窄は認めないが（E），胸部MRI BTFE（balanced turbo field echo）画像では大動脈弓部に壁在血栓を認める（F：→）．

下段：椎骨動脈解離によるワレンベルク症候群
　拡散強調画像（G）では延髄左外側に急性期脳梗塞を認め，MRAにおける左椎骨動脈の血流信号低下（H：▷）とBPAS（basiparallel anatomical scanning）における左椎骨動脈の拡張（I：▶）を認める．

5 A-S-C-O 分類の各病型のグレード対応表

A：アテローム血栓性脳梗塞（atherosclerosis）

1	確実	(a) 虚血領域の頭蓋内外動脈に 70～99％のアテローム硬化性狭窄（A・B レベル） (b) 虚血領域の頭蓋内外動脈に血管内血栓を伴う 70％未満の狭窄（A・B レベル） (c) 大動脈弓に可動性血栓 (d) 虚血領域の頭蓋内外動脈にアテローム硬化性閉塞
2	疑い	(a) 虚血領域の頭蓋内外動脈に 70～99％のアテローム硬化性狭窄（C レベル） (b) 虚血領域の頭蓋内外動脈に血管内血栓を伴う 70％未満の狭窄（C レベル） (c) 大動脈弓に 4 mm を超える可動性のないプラーク
3	直接の原因とは考えにくい	(a) 狭窄を伴わない頸動脈・椎骨動脈のプラーク (b) 大動脈弓に 4 mm 未満のプラーク (c) 梗塞の対側あるいは他領域の脳血管の狭窄 (d) 心筋梗塞・冠動脈血行再建術・末梢動脈疾患の既往

S：小血管病（small vessel disease ＝ラクナ梗塞）

1	確実	(a) 症状を説明し得る領域に MRI（CT）で 15 mm 未満の深部穿通枝梗塞および下記のいずれかを認める (b) 別の灌流領域に陳旧性・無症候性ラクナ梗塞 (c) 画像検査で白質病変，微小出血，血管周囲腔拡大 (d) 最近の繰り返す同じ症状の一過性脳虚血発作
2	疑い	(a) 単発の深部穿通枝梗塞 (b) 画像検査で梗塞巣はないが深部穿通枝梗塞を示唆する臨床症候群
3	直接の原因とは考えにくい	白質病変，微小出血，血管周囲腔拡大，別の灌流領域の無症候性・陳旧性ラクナ梗塞

C：心原性脳塞栓（cardiac source）

1	確実	(a) 僧帽弁狭窄，(b) 人工弁，(c) 4 週間以内の心筋梗塞，(d) 左心室壁在血栓，(e) 左心室瘤，(f) 持続性・一過性心房細動，(g) 洞不全症候群，(h) 拡張型心筋症，(i) 35％未満の心駆出率，(j) 心内膜炎，(k) 心臓内腫瘍，(l) 血栓を伴う卵円孔開存，(m) 脳梗塞に先行する肺塞栓，深部静脈血栓を伴う卵円孔開存
2	疑い	(a) 卵円孔開存と心房中隔瘤，(b) 肺塞栓・深部静脈血栓を伴う卵円孔開存，(c) もやもやエコー，(d) 左心室心尖部壁運動停止と心駆出率低下（35％以上），(e) 心筋梗塞や動悸の既往および複数の脳血管支配領域の多発性梗塞，(f) 脳梗塞に加えて下肢への塞栓・全身臓器梗塞
3	直接の原因とは考えにくい	卵円孔開存，心房中隔瘤，心臓弁ストランド，僧帽弁輪石灰化，大動脈弁石灰化，左心室心尖部壁運動停止のうち 1 つ

O：その他の原因の脳梗塞（other cause）

1	確実	(a) 動脈解離（A，B レベル），(b) 動脈瘤を伴う動脈延長拡張症，(c) 真性多血症，血小板増多症（8 万/mm³ 以上），(d) 全身性エリテマトーデス，(e) DIC，(f) 抗リン脂質抗体症候群，(g) ファブリ病（Fabry disease），(h) 髄膜炎，(i) 鎌状赤血球症，(j) 動脈瘤破裂，(k) 高ホモシステイン血症
2	疑い	(a) 動脈解離（C レベル），(b) 線維筋性異形成
3	直接の原因とは考えにくい	(a) 動脈瘤を伴わない動脈延長拡張症，(b) 動静脈奇形・囊状動脈瘤，(c) 血小板増多症（4.5～8 万/mm³），(d) 抗リン脂質抗体陽性，(e) 軽度ホモシステイン血症

病態グレードと診断の確からしさのレベル

病態のグレード	診断レベル
1．確実	A．ゴールドスタンダード検査で直接確認
2．疑い	B．間接的証拠あるいは感受性／特異性の低い検査で確認
3．直接の原因とは考えにくい	C．弱い証拠
0．当てはまる項目なし 9．不十分な検査のため評価不可	

(Caplan LR. *Neurology* 1989[5] より)

患の一つに分類する CISS 分類（Chinese Ischemic Stroke Subclassification）も 2011 年に提唱されているが，有効性の検証はこれからである[8]．

（上田雅之，片山泰朗）

文献

1) National Institute of Neurological Disorders and Stroke Ad hoc Committee. Special report from the National Institute of Neurological Disorders and Stroke. Classification of cerebrovascular diseases III. *Stroke* 1990 ; 21 : 637-676.
2) Adams HP Jr, et al. Classification of subtype of acute ischemic stroke. Definitions for use in a multicenter clinical trial. TOAST. Trial of Org 10172 in Acute Stroke Treatment. *Stroke* 1993 ; 24 : 35-41.
3) Amarenco P, et al. New approach to stroke subtyping : The A-S-C-O (phenotypic) classification of stroke. *Cerebrovasc Dis* 2009 ; 27 : 502-508.
4) Gordon DL, et al. Interphysician agreement in the diagnosis of subtypes of acute ischemic stroke : Implications for clinical trials. *Neurology* 1993 ; 43 : 1021-1027.
5) Lee LJ, et al. Impact on stroke subtype diagnosis of early diffusion-weighted magnetic resonance imaging and magnetic resonance angiography. *Stroke* 2000 ; 31 : 1081-1089.
6) Caplan LR. Intracranial branch atheromatous disease : A neglected, understudied, and underused concept. *Neurology* 1989 ; 39 : 1246-1250.
7) Toyoda K, et al. Aortogenic embolic stroke : A transesophageal echocardiographic approach. *Stroke* 1992 ; 23 : 1056-1061.
8) Gao S, et al. Chinese ischemic stroke subclassification. *Front Neurol* 2011 ; 2 : 6.

II. 脳血管障害の緊急評価, 救急検査

II. 脳血管障害の緊急評価，救急検査

脳血管障害の救急搬送システム

> **Point**
> - 2008（平成20）年度に東京都脳卒中医療連携協議会が設置され，脳卒中の急性期医療を担う医療機関の認定基準，救急搬送プロトコル，および，二次医療圏単位での輪番制の受け入れ体制を策定した．
> - 2009（平成21）年度からは協議会の中に評価検証部会が設置され，脳卒中救急搬送体制がうまく機能しているかどうかについての評価検証を行っている．
> - 2010（平成22）年2月22日から3月1日までの1週間，都内の救急隊と二次救急医療機関の協力のもとに，都内の脳卒中以外の症例も含めた救急搬送患者の全例調査が行われ，救急隊の脳卒中判断の感度と特異度，脳梗塞に対するt-PA治療の実施率，脳卒中患者の救急搬送時間や選定回数に関して，本搬送体制の有効性を裏づけるデータが得られた．
> - 今後の課題として，引き続き一般住民に対する脳卒中の啓発活動を行っていくこと，米国における一次脳卒中センター・複合脳卒中センターのような施設の認定やセンター間の連携体制づくりをわが国でも検討する必要があること，などがあげられる．

Keywords

t-PA静注療法
t-PAは血栓溶解薬の一つで，わが国では2005（平成17）年に発症3時間以内の脳梗塞に対してt-PAを点滴静注で投与する治療法が認可された．3時間という時間制限があるため，実際に脳梗塞のうちt-PA静注療法が可能な症例は4～5％程度とされている．2012（平成24）年9月より時間制限が4.5時間に延長された．
→本巻III.「血栓溶解療法」（p.99）参照．

急性期脳卒中診療体制構築の必要性[1]

2005（平成17）年10月に発症3時間以内の脳梗塞に対するt-PA静注による血栓溶解療法がわが国でも認可され，脳卒中における超急性期治療の重要性が認識されるようになった．t-PA静注療法は適応や使い方を誤ると逆に予後を不良にすることもある治療法なので，地域ごと（主に二次医療圏単位）に急性期脳卒中患者をt-PA静注療法が可能な専門施設へ的確に，かつ迅速に搬送するための体制づくりが検討されるようになった．本稿では東京都における脳卒中救急搬送システムを中心に解説する．

東京都では以前から心筋梗塞についてはCCUネットワークが構築されており専門施設に搬送する体制ができていたが，脳卒中患者は他の疾患と同様に，特に疾患特異性を考慮することなく，直近の救急医療機関を選定するというプロトコルで搬送されていた．このため，都内には脳卒中に関する専門施設が多数あるにもかかわらず，t-PA適応患者が必ずしもそれらの施設へ搬送されず，t-PA治療の実施率も全国的に低いことが指摘されていた．

一方，わが国では2006（平成18）年度の医療法改正により各都道府県は4疾病5事業に対する医療計画を策定することが義務づけられ，4疾病の一つとして取り上げられた脳卒中も各地域で医療計画が検討されることになり，東京都もようやく救急搬送体制を含めた脳卒中医療の確立に向けて本格的に動き出した．

東京都脳卒中医療連携協議会の設置[2]

　2008（平成20）年度になって東京都は都全体で脳卒中医療連携を推進するための協議会を設置した．福祉保健局が事務局となり，各二次医療圏の中核病院の代表，学識経験者，東京都医師会，東京都病院協会，消防関係，行政関係の代表など総勢32名の委員から構成され，脳卒中関係者が一堂に会した協議会となった．そして，前述した課題である脳卒中急性期患者の救急搬送体制を年度末までの1年間で確立することを目標に，精力的に協議が進められた．

急性期医療機関の認定

　協議会がまず取り組んだことは，脳卒中の急性期治療を担う医療機関の認定であった．日本脳卒中学会は2005（平成17）年にt-PA静注療法の施設基準として4つの推奨基準を発表していたが，協議会ではこの基準をもとに東京都独自の脳卒中急性期治療機関の認定基準を策定した（**1**）．4つの必須項目を満たす施設をB施設，さらにt-PA静注療法を実施するための条件として3項目を加えた7項目を満たす施設をA施設とした．そして，すべての二次医療機関についてこれらの基準を満たしているかどうか，満たしている場合は救急搬送体制に参画する意志があるかどうかを調査し，この調査をもとに東京都脳卒中急性期医療機関を認定した．認定施設名とt-PA治療の可否は東京都のホームページ[*1]に公開されており，2013（平成25）年4月現在，都内では161施設が急性期医療機関として認定され，このうち116施設（72.0％）でt-PA治療が可能である．

救急搬送プロトコルの策定

　次に協議会では救急隊が脳卒中を疑ったときに上記の急性期医療機関を選定するためのプロトコルの策定を行った．上述のように，それまでは東京消防庁は脳卒中にかかわらず，救急搬送患者は直近の救急医療機関を選定するプロトコルを採用していたが，これを脳卒中が疑われた場合は直近の施設をバイパスして，上記の脳卒中急性期医療機関を優先的に選定するというプロトコル（ストロークバイパス）を策定した．原案は東京都メディカルコントロール協議会で作成され，脳卒中医療連携協議会に諮られ承認された．
　このプロトコルでは，まず救急隊によって重症度が判断され，重症例（意識障害3桁以上など）の場合は三次救急医療機関へ搬送，中等症以下の症例で脳卒中が疑われる場合は，発症24時間以内は上述したA施設，すなわちt-PA治療を含む治療が可能な施設に，24時間以上経過している場合はB施設に搬送するということになった（**2**）．また，救急隊が脳卒中の疑いがあるかどうかを判断するためのツールとして，Cincinnati Prehospital Stroke Scale（CPSS）を使用することも決定された．CPSSはすでに海外では多くの使用実績と有効性が確認されており，顔面麻痺，上肢の麻痺，言語障害の

[*1]
東京都福祉保健局HP
東京都脳卒中急性期医療機関リスト
http://www.fukushihoken.metro.tokyo.jp/iryo/iryo_hoken/nousottyuutorikumi/index.files/260401.pdf

Key words
Cincinnati Prehospital Stroke Scale（CPSS）
脳卒中の有無を判断するために開発されたスケール．顔面麻痺，上肢の麻痺，言語障害の3つの徴候の有無をチェックするもので，このうち1つでも陽性であれば脳卒中の可能性は72％とされている．すでに海外では多くの使用実績と有効性が確認されているが，局在症候の有無をチェックするスケールなので，脳梗塞，脳出血の判断には優れているが，くも膜下出血では問題がある．

1 東京都脳卒中急性期医療機関の認定基準

	認定基準項目	必須項目	超急性期の脳梗塞患者に対してt-PA治療を実施する場合の必須項目
1	急性期脳卒中に対する十分な知識と経験を有する医師およびコメディカルスタッフが対応できること	○	○
2	頭部CTやMRIなどの画像検査や必要な臨床検査が来院から速やかに実施できる院内体制が整備されていること	○	○
3	脳卒中急性期患者を収容する専門の病床または病棟を有し，急性期リハビリを行えるPTまたはOTが常勤していること	○	○
4	脳神経外科的な処置が必要な患者に対して速やかに脳神経外科専門医の診療を受けられる体制が整備されていること（脳神経外科医が常駐していない場合でもオンコール体制や連携病院への転送などにより，必要時，迅速に脳神経外科専門医にコンサルテーションできること）	○	○
5	脳卒中医療の質を確保するため，日本脳卒中学会の承認するt-PA使用のための講習会を受講し，その証明を取得している医師が1名以上配置されており，t-PAの使用にあたっては当該医師の指導の下に実施すること		○
6	t-PA静注療法の適応のある患者に，来院から1時間以内に治療を実施できる院内体制が整備されていること		○
7	t-PA静注療法を施行した場合，その後の患者管理の観点から，最短でも治療後36時間まで，副作用の発現に速やかに対応できるよう，必要な観察を継続できること		○

（東京都福祉保健局．東京都脳卒中救急搬送体制実態調査，第1回調査報告書[3]，p.79, 平成23年3月より）

2 東京消防庁—脳卒中急性期医療機関選定のプロトコル

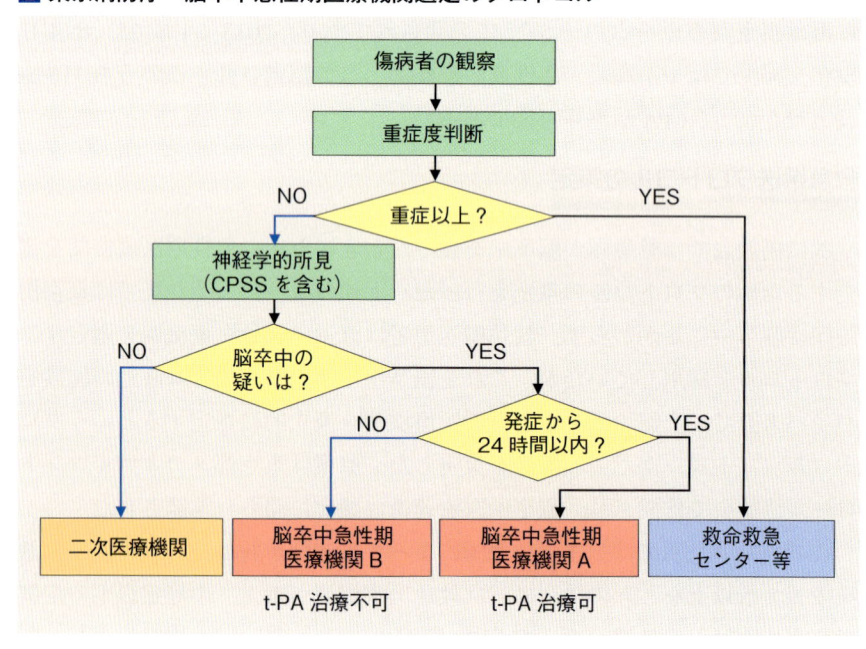

3つの徴候の有無をチェックするもので，1つでも陽性であれば脳卒中の可能性は72％であるとされている．

輪番制の受け入れ体制の確立

上記のように都内には数多くの急性期医療機関があるが、すべての病院が24時間365日脳卒中患者を受け入れられるとは限らず、また、逆にすべての病院が常時受け入れ体制を完備することは効率的ではないとも考えられる。そこで、協議会では二次医療圏単位で輪番制の受け入れ体制を敷くことに決定し、一日を日勤帯（9時～17時）、夜勤帯（17時～翌朝9時）の2つの時間帯に分け、曜日ごと、時間帯ごとに受け入れ可能な医療機関のリストをカレンダー形式で作成することにした。2011（平成23）年3月からは救急医療機関に設置されている救急端末に脳卒中AおよびBという項目が新たに掲載され、各医療機関の脳卒中患者の受け入れ可能状況はリアルタイムに表示できることになり、カレンダー方式は廃止された。

脳卒中救急搬送体制の開始とその評価検証

評価検証部会の設置

2008（平成20）年度の協議により救急隊が脳卒中疑いありと判断した患者を専門医療機関に搬送するための救急搬送体制ができあがり、2009（平成21）年3月9日より都内一斉にこの体制により脳卒中患者が救急搬送されるようになった。2009（平成21）年度からは協議会の中に評価検証部会が設置され、この搬送体制がうまく機能しているかどうかについての評価検証を行っている。その結果、二次医療圏ごとに多少の濃淡はあるものの、脳卒中患者はこの体制のもとに、特に大きな問題なく、脳卒中急性期医療機関に搬送されていることが明らかになっている。月による変動はあるが、およそ毎月1,000例前後の脳卒中疑い患者がこの体制のもとに搬送されている。

東京都脳卒中救急搬送体制実態調査

協議会では脳卒中救急搬送体制の有効性を検証するために、一定期間内に都内の脳卒中以外の症例も含めた救急搬送患者の全例調査を行い、脳卒中患者の搬送状況、救急隊の脳卒中疑いの判断の感度と特異度、また搬送された脳卒中患者に行われたt-PA治療や外科的治療の実施率などを検証した。2010（平成22）年2月22日から3月1日までの1週間、都内の救急隊と二次救急医療機関の協力のもとに全例調査が行われた。この調査結果は評価検証部会で分析され、報告書[3]の全文は東京都のホームページに掲載されているので参照していただきたい。ここでは結果の概略を提示する。

■搬送例の内訳

期間中の全搬送数は10,182例で、このうち救急隊が脳卒中の疑いの有無について判断した例は10,109例であった。10,109例のうち、救急隊が脳卒中疑いとして搬送した例は503例（搬送例の5.0%）であった。全搬送例中、医療機関にて脳卒中と確定診断された症例は413例（4.1%）で、内訳は脳

3 救急隊の脳卒中判断

	医療機関の1週間後の確定診断 脳卒中	医療機関の1週間後の確定診断 脳卒中以外	計	的中率
救急隊が脳卒中疑いと判断	300件	203件	503件	陽性的中率 59.6%
救急隊が脳卒中非該当と判断	64件	9,542件	9,606件	陰性的中率 99.3%
計	364件	9,745件		
感度・特異度	感度 82.4%	特異度 97.9%		

(東京都福祉保健局. 東京都脳卒中救急搬送体制実態調査, 第1回調査報告書[3], p.48, 平成23年3月より)

梗塞62.5%, 脳出血28.3%, くも膜下出血9.2%であった.

■ 救急隊の脳卒中疑いの判断

　救急隊が脳卒中の疑いの有無を判断した例を対象に, 救急隊の脳卒中疑いの判断の感度, 特異度を計算すると, 感度82.4%, 特異度97.9%といずれも高率であり, 救急隊の判断の正確さが確認された (3). 救急隊が脳卒中非該当と判断したが, 医療機関で脳卒中と診断された偽陰性64例ではくも膜下出血の比率が高く, CPSSを主な判断基準とした場合, くも膜下出血が見逃される可能性が高いことが指摘された.

■ 脳卒中患者の搬送状況

　脳卒中と確定診断された例のうち発症時間が明らかな270例を対象に, 発症から覚知 (119番通報) までの時間をみると, 平均値3時間22分, 中央値42分であった. 病型別では脳梗塞で最も長く, 覚知までに発症後3時間以上経過しているものが25.8%と約1/4を占めた.

　救急隊が脳卒中の疑いありとした503例の覚知から病着 (医療機関到着) までの時間は, 平均43.1分, 中央値は40.0分であった. 医療機関の選定回数は平均2.1回で, 1回が58.1%, 2回が16.5%, 3回以上が25.4%であった.

　発症時間が明らかな270例における発症から病着までの時間は, 平均3時間58分, 中央値は1時間25分であった.

■ t-PA静注療法の実施率

　脳梗塞258例では発症3時間以内のt-PA静注療法が可能となる2時間30分以内の病着は108例 (62.3%), t-PA静注療法の許容時間を4.5時間以内とすると発症後4時間までの病着は15.2%増えて77.5%であった.

　実際に脳梗塞でt-PA治療が実施されたのは18例 (7.0%), 発症時間が明らかな170例では10.1%であった. 2時間30分以内の病着例で実際にt-PA静注療法ができたのは18/108 (17.0%) であった. 発症から病着までの時間とt-PA静注療法の実施率をみると, 病着までの時間が短いほど, 実施率が高い (4).

■ 結果の評価

　今回の検証では救急隊の脳卒中判断の感度と特異度, また脳梗塞に対する

4 脳梗塞の発症から病院着までの時間とt-PA実施率

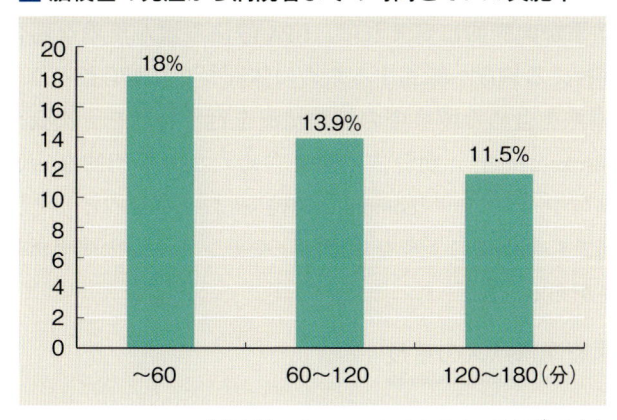

- ～60: 18%
- 60～120: 13.9%
- 120～180(分): 11.5%

（高木誠. *Progress in Medicine* 2012[2]より）

t-PA治療の実施率は，いずれも当初予測していた数字よりも高く，また脳卒中患者の救急搬送時間や選定回数もおおむね問題はないことがわかり，本搬送体制の有効性を裏づけるデータであるといえる．なお，2011（平成23）年4月より導入された救急端末制度により発症から病着までの時間が短縮されたかどうか，また2年間の本体制の稼働後にt-PA静注治療の実施率が増加したかどうかなどを検証するために，2012（平成24）年2月の1週間に再度，全救急搬送例の調査が行われた．その結果は東京都福祉保健局のホームページに掲載されているので，ご参照いただきたい[4]．

今後の課題

一般住民に対する脳卒中の啓発活動

救急搬送実態調査の結果では，脳卒中の発症から病着までの最も大きな要因は，発症から覚知までの時間であった．この時間を短縮するためには脳卒中の症状についての知識を広めること，脳卒中かと思ったらすぐに119番して救急車を要請することが必要である．現在，各二次医療圏域で組織する地域脳卒中医療連携協議会や日本脳卒中協会の東京都支部が中心となって都民に対する啓発活動を進めているが，今後もこの点が大きな課題となるのは間違いない．

脳血管内治療と複合脳卒中センター

わが国でも海外と同様にt-PA静注療法の治療開始までの許容時間は平成24年9月より3時間から4.5時間に延長されたが，t-PA静注療法の効果は治療開始までの時間が早ければ早いほど大きいことが明らかとなっている[5]．一方，最近の世界的な趨勢は血栓除去デバイスを用いた脳血管内治療による再開通療法である．現段階ではまずt-PA静注療法を行い，治療無効例に引き続き血管内治療を加えるという方法がとられることが多いが，その有効性は現段階では国際的に必ずしも定まってはいない[6]．この治療法はt-PA静

Keywords

血栓除去デバイス
閉塞動脈の血栓を機械的に破砕，回収するためのデバイス．脳梗塞急性期（発症8時間以内）に血管内治療による閉塞動脈の再開通を目的として使用される．現在わが国ではMerci®リトリーバー（日本ストライカー〈2014年4月センチュリーメディカルより継承〉），Penumbraシステム®（メディコスヒラタ）などのデバイスが使われているが，今後も新しいデバイスの導入が計画されている．国際的に有効性についてのエビデンスは固まってはおらず，今後のさらなる検証が必要である．

注療法が行えるすべての施設で実施可能なわけではないので，もし今後，血管内治療の効果が国際的に定まれば，t-PA静注療法が無効な場合にさらに血管内治療が行える施設へ転送するための体制づくりが必要となる．米国ではt-PA静注療法を含めた脳卒中の初期治療を行う施設を一次脳卒中センター（primary stroke center），血管内治療を含めたより専門的な治療を行える施設を複合脳卒中センター（comprehensive stroke center）として区別しているが，わが国でも今後このような施設認定やセンター間の連携体制づくりを検討する必要がある．

脳卒中地域医療連携パスの普及

東京都では上述した救急搬送体制については整備が進んだが，急性期後の回復期リハビリ，維持期施設との連携は十分ではない．東京都には現在10を超える脳卒中地域連携パスが運用されているが，地方都市に比べ，パスの普及は進んでいない．そのため東京都脳卒中医療連携協議会の地域連携パス部会ではこの一本化に取り組み，2011（平成23）年度に23区内の共通パスとして東京都脳卒中地域連携診療計画書を作成した．今後，このパスを利用して，急性期から回復期，維持期施設への連携を促進することも大きな課題の一つである．

（髙木　誠）

本稿は，第38回日本脳卒中学会シンポジウム「地域連携システムの現状　東京都脳卒中救急搬送体制を中心として」(2013年) の講演[7]をもとに再構成した．

文献

1) 髙木誠．脳卒中診療ネットワーク(3) 東京都．ICUとCCU 2008；32：369-372.
2) 髙木誠．急性期脳卒中診療体制構築の現状と課題．PROGRESS IN MEDICINE 2012；32：2063-2066.
3) 東京都福祉保健局医療政策部医療政策課．東京都脳卒中救急搬送体制実態調査，第1回調査報告書．平成23年3月．
   http://www.fukushihoken.metro.tokyo.jp/iryo/iryo_hoken/nousottyuutorikumi/nousottyuuhoukokusyo.html
4) 東京都福祉保健局医療政策部医療政策課．東京都脳卒中救急搬送体制実態調査，第2回調査報告書．平成25年3月．
   http://www.fukushihoken.metro.tokyo.jp/iryo/iryo_hoken/nousottyuutorikumi/nousottyuuhoukokusyo_2.html
5) Saver JL, et al. Time to treatment with intravenous tissue plasminogen activator and outcome from acute ischemic stroke. *JAMA* 2013；309：2480-2488.
6) Broderick JP, et al. Endovascular therapy after intravenous t-PA versus t-PA alone for stroke. *N Engl J Med* 2013；368：893-903.
7) 髙木誠．地域連携システムの現状―東京都脳卒中救急搬送体制を中心として．脳卒中 2014；36：90-95.

II. 脳血管障害の緊急評価，救急検査

救急外来でのバイタル評価・神経学的診察

> **Point**
> - 救急隊から連絡を受けたら，発症の仕方，時間経過，危険因子の有無，内服薬の内容をできるかぎり聴取し，脳卒中の可能性，病型・病態を検討する．
> - 患者を前にしたらまずバイタルサインを確認し，内科的診察を行う．
> - 脳血管の支配領域を含めた神経解剖を理解し，神経学的診察法を用いて部位診断を行う．NIHSSに沿った診察も行いスコア化する．
> - 治療開始時期を遅らせないために，速やかな診察と病態把握を心がける．

問診

　診断のためには可能なかぎり速やかに，①危険因子の有無（年齢，動脈硬化の危険因子：高血圧，脂質代謝異常，糖尿病，喫煙，心原性脳塞栓症の原因となる心疾患），②発症の仕方（塞栓症では症状が突発完成，血栓症では症状が階段状に増悪，痛みを伴う場合は動脈解離を考慮），③内服薬の内容，を確認する．救急隊による搬送など事前に患者情報を得られる場合は，救急外来到着前に問診を開始することが可能である．

内科的診察—バイタルサイン

　患者を前にしたらまずバイタルサインを確認する．一般身体診察に加えて，頸部雑音を認めれば内頸動脈起始部狭窄，四肢の脈の欠落は塞栓症，末梢動脈疾患（peripheral arterial disease：PAD）を疑う．

呼吸

　脳の生存のためには十分な酸素供給が必要であり，無酸素状態では，数秒以内に脳機能低下，数分以内にニューロン死が始まる．呼吸のガス交換の状態と呼吸パターンを確認するため，胸部の聴診で両肺基底部での換気状態と呼吸数を確認する．酸素不足を示すチアノーゼの有無，オキシメータによる経皮的動脈血酸素飽和度の持続的測定も有用である．

　延髄腹外側部神経回路は呼吸の開始とリズムの中枢である．血中の酸素と二酸化炭素濃度の情報を伝える化学受容器の求心性線維であり呼吸の速度と深さを増加させる舌咽神経頸動脈洞枝と，肺伸展受容器からの求心性線維であり肺の膨張を抑制する迷走神経が孤束核に投射し[1]，延髄腹外側部にある網様体部に中継されて，吸気と呼気の開始を調節している[2]（＝延髄背側呼吸群）．一方，腹側延髄セロトニン作動性神経（＝延髄腹側呼吸群）は化学

1 呼吸異常の神経病理学的相関

前脳損傷	てんかん性呼吸抑制 深呼吸の失行または呼吸停止 「偽性球麻痺性」の笑いまたは号泣 過換気後無呼吸 チェーン・ストークス呼吸
視床下部－中脳損傷	中枢性反射性過呼吸（神経原性肺浮腫）
橋基底部損傷	随意調節の偽性球性麻痺
橋下部被蓋損傷または機能不全	持続性吸息呼吸 群発呼吸 短周期無酸素－高二酸化炭素血性周期性呼吸 失調性呼吸（Biot呼吸）
延髄機能不全	失調性呼吸 緩徐規則性呼吸 随意調節の保持された自律性呼吸の消失 あえぎ

（Posner JB, et al. Plum and Posner's Diagnosis of Stupor and Coma, 4th edition. New York：Oxford University Press；2007／太田富雄〈監訳〉. プラムとポスナーの昏迷と昏睡. 東京：メディカル・サイエンス・インターナショナル；2010, p.49 より）

受容体として，呼吸リズムを生成する隣接の神経回路へ直接作用し，呼吸リズムを形成している[3]．

延髄腹外側部神経回路は，呼吸に関する感情反応や代謝的要求などを受けて嚥下などの脳幹反射を担う傍小脳脚核（＝橋呼吸群）によって促進され，呼吸の速度と深さが増強される[4]．視床下部は行動または感情と共同して呼吸の形を変え，前頭前野は代謝性要求がなくとも呼吸リズムを維持する前頭神経回路を持つと考えられている．

以上の生理的背景から，呼吸と中枢神経の障害部位には相関が認められ，病巣診断に有用なものとして主に以下の異常呼吸パターンが知られている（**1**）．

■ チェーン・ストークス呼吸―前脳損傷，脳幹（中脳－橋）障害

過呼吸の位相から徐々に無呼吸になる周期性呼吸パターンである（過呼吸期のほうが無呼吸期より長い）．生理的な脳幹呼吸反射において，肺胞換気を受けた新鮮な血液は頸動脈の化学受容器に至ると延髄の呼吸中枢に十分な酸素と二酸化炭素分圧を感知させ，呼吸速度とその深度を減少させて動脈血中の二酸化炭素分圧を上昇させる．この脳幹呼吸反射にかかる数秒間のズレにより，動脈血中の二酸化炭素分圧が十分に上昇して脳が呼吸速度と深度を増加することを決めた時点で肺胞二酸化炭素分圧はさらに増加しており，これを是正するために呼吸速度と深度が増強し続けることになる．

いったん，二酸化炭素分圧の低下を感知すれば逆に呼吸速度と深度の低下・停止へと向かう（過換気後無呼吸）．しかし，健常者では代謝要求がなくとも呼吸リズムを維持する前頭神経回路が働いており，過換気後無呼吸は抑制されて日中に生じることはない．睡眠，両側前頭葉損傷，両半球の広範な代謝障害など前頭神経回路を障害した場合には過換気後無呼吸は抑制されず，

チェーン・ストークス呼吸の異常パターン

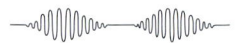

律動変化（＝チェーン・ストークス呼吸）をきたすことになる[5]．他に，心疾患を有する患者でも，肺から頸動脈および脳内化学受容器までの血液の循環時間が非常に延長するために同様にチェーン・ストークス呼吸を生じる．

澤田ら[6]による障害部位別異常呼吸パターンの検討によれば，大脳半球・間脳などの前脳損傷時にみられる平均周期1分以上のチェーン・ストークス呼吸は，生命予後とは直接の関係はない．前頭神経回路の障害が必ずしも生命予後に影響を与えないためと解釈できる．一方，平均周期30秒以下の周期性呼吸は脳幹上部障害で生じるといわれ，予後不良のことが多い．

■ 中枢性神経原性過換気―中脳下部，橋上部被蓋障害

持続性過換気は，代謝性脳症では循環する化学物質による代謝性アシドーシス，髄膜炎患者では髄液中のpH変動による脳幹化学受容器の刺激[7]，神経原性肺水腫などでみられる．虚血性脳血管障害による傍小脳脚核領域（＝橋呼吸群）や他の呼吸中枢における刺激によって生じる可能性があるが[4]，脳血管障害発症時でも上記の代謝性・全身性要因を検討すべきである．

中枢性神経原性過換気の異常パターン

■ 持続性吸息呼吸―両側性橋障害

最大吸気で呼吸が停止するもの．傍小脳脚核領域（＝橋呼吸群）の損傷で生じることが，動物実験ならびに少数の臨床例における報告により支持されている[8,9]．脳底動脈閉塞による橋梗塞の所見として有用である．

持続性吸息呼吸の異常パターン

■ 失調性呼吸（ataxic breathing）―橋延髄接合部病変

不規則であえぐような呼吸．延髄腹外側部神経回路障害による呼吸リズム発生器の損傷と考えられる[10]．

失調性呼吸の異常パターン

なお，低酸素血症が明らかでない脳卒中患者に対してルーチンに酸素を投与することが有用であるという科学的根拠はない[11]．発症後24時間以内の脳卒中患者に100％酸素3L／分を入院後24時間投与しても，1年間の生存率ならびに機能障害スコアの改善は対照と差がなかった[12]．

循環

脳が十分な血流を受けているか否かを判断することが重要である．血圧計にて5分ごとに間欠的に血圧をモニターする．また心電図を測定し不整脈の出現を確認する．特に心房細動の出現に注意する．血圧は左右で測定し，明らかな左右差があれば大動脈解離を必ず除外する．脳血流は全身血圧から頭蓋内圧を差し引いた値である脳灌流圧を脳血管抵抗で除したものとして規定され，脳血管抵抗の主体となる血管口径の変化が脳循環調節の主役である．脳循環は主に自律神経系を介して全身血圧を調整し，脳血流の自動調節が可能となる範囲に血圧を維持することで管理されている．脳循環自動調節能は，正常の状態では全身血圧が著しく変化しても脳血流が一定に保たれる現象である[*1]．

虚血性脳血管障害によって自動調節能が破綻すると脳血流は全身血圧に依存することになり，適切な脳血流を維持するためには一般に収縮期血圧が220 mmHgまたは拡張期血圧が120 mmHgを超えないかぎり降圧を行わない．

*1 本巻Ⅲ.「虚血性脳血管障害の病型と病態」(p.84)参照.

しかし著しい心不全・腎不全・大動脈解離・急性心筋梗塞などを合併している場合は，降圧することがある．経静脈的血栓溶解療法（t-PA：tissue-plasminogen activator〈組織プラスミノゲンアクチベーター〉療法）にあたっては収縮期血圧＞ 185 mmHg または拡張期血圧＞ 110 mmHg は禁忌であり，降圧療法が必要となる．

脈拍の変化，頸動脈拍動の左右差の有無，頭・頸部での血管雑音の聴取，心臓の異常所見の有無も重要である．

その他

他の一般状態の観察として，体温異常，発汗の有無，膀胱の充満，尿失禁の有無も確認する．

神経学的診察

病巣部位を診断するために神経学的診察を行う．NIHSS [*2] に従って診察しスコア化すると同時に，病態把握のために必要な診察を速やかに行う．意識障害がある場合には患者の協力が得られないため，下記の 2．，3．にあげる簡素化した神経学的診察を行う．

*2 本章「脳卒中評価スケール」（p.42 2）参照．

1. 意識レベル・高次機能の診かた

患者のバイタルサインが安定した後に，意識状態の評価を行う．コーマスケールとしては主に Japan Coma Scale（JCS）と Glasgow Coma Scale（GCS）が用いられている．JCS は「開眼」反応のみに着目していて簡便であり，トリアージ・タグに相応しているため（JCS 1 桁は緑，2 桁は黄，3 桁は赤）救急現場での当事者（医師，看護師，救急救命士など）間の意思疎通にも有用である．

意識を「自己および自己と周囲との関係が十分にわかっている状態」とすると，意識は覚醒と認知という 2 つの要素から構成される．覚醒は上行性網様体賦活系と呼ばれる主に自己内部の固有感覚を司る上位脳幹の傍正中領域と外界からの各種感覚の価値記憶を司る視床－皮質回路から成っており（原意識），認知は意味能力と言語能力によって自己や時間の概念を司る言語野－皮質回路（高次の意識）から成ると考えられる [13]．JCS 1 桁は覚醒しているが認知が損なわれている状態，JCS 2 〜 3 桁は認知はもとより覚醒が損なわれている状態といえる．名前と日付・場所を尋ね，刺激せずに開眼していて名前を答えられなければ JCS I-3，名前は答えられるが見当識障害（日付・時間・場所）があれば JCS I-2 となる．アルツハイマー型認知症などの認知症患者では普段から見当識障害を呈していることが多い．認知症は慢性の意識障害ともとらえられ，普段の ADL や病歴を確認して急性期病変を見落とさないことが重要である．

高次機能の評価は覚醒していることを前提に行う．

失語の評価には古典的分類が有用であり以下の 6 項目を確認する．「どう

しましたか？」と自発話を促して発語の流暢性を観察する．物品呼称，聴覚理解，復唱の可否，必要に応じて書字と読字も確認する．発話が非流暢で聴覚理解と読字が良好，復唱・書字が障害されていれば運動性失語である．ミニメンタルステートテスト（MMSE）には上記のうち自発話を除く5つの項目が含まれており，簡易な失語症検査としても有用である[14]．

　失行は学習された動作の遂行障害であり，評価には，神経系の求心路・遠心路の両者が保たれ，注意障害がなく，協力的なことが必要である．「バイバイしてみてください」と観念運動失行を確認する．複数物品の使用障害があれば観念失行であり，いずれも優位半球頭頂葉の病巣を示唆する．

　失認は意味を取り去られた正常な知覚，と表現できる．物品を見ても呼称できないが，手に取るとそれが何か理解できれば視覚失認であり，後頭葉から言語野への腹側皮質視覚路（what経路）の障害と考えられる．対象の空間位置関係に支障をきたす場合は頭頂葉への背側皮質視覚路（how経路）の障害である．聴診器のゴム管の部分を両手で持ちながら「（ゴム管の）真ん中を指差してください」と指示して線分二等分試験を行う．左側を多く余らせて中点よりも右側を指差せば左半側空間失認/無視を認め，右頭頂葉を中心とする頭頂後頭側頭葉境界部（how経路）の病変が疑われる．

　MMSEの100−7課題で暗算を指示する．計算力以外にも注意力や作動記憶の評価になる．失語を認めない場合，失書，失算に加えて，左右失認，手指失認を認めればゲルストマン症候群（Gerstmann syndrome）であり，優位半球角回あるいは縁上回の病変を示唆する[15]．MMSEの3単語想起を用いて言語性記憶（近時記憶）を診る．MMSEを施行した場合には，模写した図形をしばらくしてから（干渉課題後）想起させて視覚性記憶を評価する．言語性記憶障害は優位半球の，視覚性記憶障害は劣位半球の病巣を示唆する．発症前の出来事を具体的に思い出せるか否かで逆向性健忘を判断する．以上，患者の状態に合わせて可能な範囲でMMSEを行いながら高次機能を診察することができる．

2. 脳神経の診かた（意識障害時）

■視神経
- 視野は左右のいずれかから，患者の目に向かって急に手を動かし（手刀），瞬きするか否かによって半盲の有無を確認する．

■動眼神経，滑車神経，外転神経
①眼瞼裂狭小，眼瞼後退
　眼瞼裂狭小は動眼神経麻痺による眼瞼下垂[*3]とホルネル症候群（Horner syndrome）の場合があり，ホルネル症候群では下眼瞼の軽度上昇を認める他，随伴症状として縮瞳・眼球陥凹・前額部半側の発汗低下を認める．

　眼瞼後退は強膜が角膜上に認められる状態（コリエー徴候〈Collier's sign〉）であり，中脳水道付近の病巣を疑う．

[*3] 随伴症状として，散瞳・患側眼球の軽度外下方偏倚と内・上・下転障害．

②片眼の偏倚，共同偏倚，斜偏倚

片眼の偏倚としては動眼神経麻痺による患側眼球の外下方偏倚，外転神経麻痺による患側眼球の内方偏倚がある．

共同偏倚も病巣診断に有用である．テント上の破壊性病変が前頭葉側方注視中枢を傷害すると病巣をにらむような共同偏倚を認め，反対側の外耳道に冷水を注入すると共同偏倚の向きが逆転する（カロリック・テスト陽性）．脳幹の破壊性病変が橋の側方注視中間中枢を傷害すると病巣と反対を向く共同偏倚を認め，カロリック・テストが陰性のことが多い．下方ないし下内方に向かう共同偏倚は視床出血の特徴的所見として知られている．上方へ向かう共同偏倚はチェーン・ストークス呼吸の無呼吸期，てんかん発作時，眼球回転発作，失神などでみられる．

斜偏倚（skew deviation）は通常，内下方を向いた眼の側の橋に病巣があることが多い．他に小脳虫部出血，虚血性脳血管障害，中大脳動脈閉塞などでみられるが，いずれも予後不良の徴候である．

③眼球彷徨，一眼半水平注視麻痺症候群，眼振，眼球浮き運動，頭位変換眼球反射

眼球運動の自発的な運動を観察することで多くの情報が得られる．

眼球が水平方向にゆっくりと往復する運動は眼球彷徨（roving eye movement）と呼ばれ，脳幹機能が保たれていることを示す．

片側の水平運動がまったくみられず，他眼が中央よりも外側へのみ往復する場合は一眼半水平注視麻痺症候群（one-and-a-half syndrome）であり，内側縦束（MLF）と傍正中橋網様体（PPRF）の障害を意味する橋障害の所見である．

眼振は眼球の自発的な異常運動であるが，眼球が眼窩内へ引き込まれるように急に陥入してゆっくり元に戻る後退性眼振（retraction nystagmus）は中脳水道周辺灰白質の障害による．片眼が上昇・内旋し，他眼が下降・外旋する急速な振り子様の眼振をシーソー眼振と呼び，MLF上部を含む後交連の障害などで生じる．

両側の眼球が間欠的に速やかに下方に偏倚し，やや停滞した後にゆっくりと正常位に戻る眼球浮き運動（ocular bobbing）は下部脳幹（橋）病変を意味する．

頭部を受動的に左右上下に動かした際にみられる頭位変換眼球反射（oculocephalic reflex〈OCR〉；人形の頭・目現象）が両側性に出現しない場合は脳幹障害を示唆する．なお，頭部を前屈した際に瞳孔が散大する場合は脳ヘルニアを生じている可能性が高いため，OCRの確認は行わない．

④対光反射消失

瞳孔の対光反射（副交感神経瞳孔収縮反射）は交感神経（散瞳）と副交感神経（縮瞳）のバランスによって制御されており，解剖学的に上行性網様体賦活系と関係している．瞳孔の神経路は代謝性障害に対して抵抗性があり，代謝性疾患による意識障害では縮瞳傾向にあるものの対光反射は末期まで保

たれている．対光反射消失は器質的疾患の存在を示唆する．一般に瞳孔径2.5〜4 mmを正常とし，0.5 mm以上の左右差を瞳孔不同とするが，健常者の8〜18％に0.4 mm以上の瞳孔不同があると報告されている．

対光反射の求心路は，網膜，視神経，視索を経て中脳の視蓋前域核に至り，後交連を経て両側の動眼神経副交感神経核（エディンガー・ウェストファル核）に終わる．ここからの遠心路は外眼筋に向かう動眼神経線維とともに走行し眼窩内で毛様体神経節に至る副交感神経節前線維，節後線維である短毛様体神経を経て瞳孔括約筋と毛様体筋に分布するため，副交感神経路の障害をきたす中脳病変で散瞳と対光反射の消失をきたす．

瞳孔の交感神経系の遠心路は，視床下部に始まり中脳および橋被蓋の外側を下降し脊髄中間外側核（C8，Th1，Th2：バッジ中枢）に達する交感神経中枢路（第1ニューロン），ここから前根より脊髄を出て星状神経節を介して上頸部交感神経節に入る節前線維（第2ニューロン），さらに内頸動脈周囲で神経叢を形成し，三叉神経第1枝を介して鼻毛様体神経と吻合し長短毛様体神経として瞳孔散大筋に分布する節後線維（第3ニューロン）から成る．上記の経路を傷害する視床下部，橋，延髄，内頸動脈周囲神経叢の病変では同側に縮瞳を認める．

広範な橋病変ではpinpoint pupil（針先瞳孔）を認め部位診断に有用である．

交感神経系と副交感神経系（動眼神経）がともに走行する海綿静脈洞病変では軽度の散大と対光反射の消失を認める．

縮瞳のために対光反射がみづらいときには頸部の皮膚をつねることで毛様体脊髄反射を確認する．求心路は頸部の脊髄神経や三叉神経から脳幹の自律神経制御領域に至り，遠心路は頸部の交感神経（第2ニューロン）であるため，毛様体脊髄反射が正常であれば，橋中部から脊髄への経路に病変がないことがわかる．

■三叉神経と顔面神経

眼窩上縁内側を強く圧迫することで疼痛刺激を与え，顔のしかめ具合・手で払いのける動作などの左右差を確認する．角膜反射は三叉神経第1枝を求心路，顔面神経を遠心路とするため，三叉神経障害では障害側の刺激では両側とも瞬目反射がなく，健常側の刺激では両側とも瞬目反応がみられる．顔面神経障害では左右どちらの角膜への刺激でも，障害側の瞬目が弱い．

瞬目反射時の両眼の上転（ベル現象）も重要である．中脳レベルの障害では瞬目反射は保たれるがベル現象が消失することがある．橋レベルの障害ではベル現象と瞬目反射が障害される．

麻痺側の鼻唇溝は浅く，麻痺側の頬は呼気とともに膨らむことが多い．眼窩上縁内側を指で強く圧迫すると，麻痺側の顔面に反応がない．両側眼瞼を指で持ち上げて離したとき，麻痺側の閉眼が遅れる．

■聴神経

拍手など大きな音に対する反応で聴覚障害の有無を推定する．

■舌咽・迷走神経

舌圧子などで舌を押さえ，綿棒などを用いて咽頭反射の有無，左右差をみる．口の中に少量の水をたらして嚥下運動の有無をみる（誤嚥性肺炎には気をつける）．

■舌下神経

口唇の左右を舌圧子で擦ることで，舌を出して舐める動作を誘発し，麻痺の有無を推定する．

3. 運動系・反射・感覚系・髄膜刺激徴候の診かた（意識障害時）

- 自発運動がみられない場合，痛覚刺激に対する反応で麻痺の有無を推測する．麻痺側上肢は回内位，下肢は外転・外旋位をとる．この際，顔が麻痺側の反対側を向いていれば大脳半球病変，麻痺側を向いていれば橋の病変であることが多い．内包・基底核・視床など比較的高位の広範な障害では，上肢の内転，肘・手・指関節の屈曲，下肢の伸展・回内，足の底屈を示す（除皮質硬直）が，予後は必ずしも不良ではない．中脳～橋の重篤な障害により，上下肢の伸展・内転，足の底屈，躯幹の過伸展位をとり（除脳硬直），予後は不良である．
- 上下肢の麻痺については腕・手首・下腿・膝の各部位で各々落下試験を行う．片側舞踏運動などの不随意運動の有無にも気をつける．
- 反射・髄膜刺激徴候については通常と同様に所見をとる．感覚系については疼痛刺激に対する反応の有無を確認する．

おわりに

救急外来での診察手順とその意義について，主だった所見を概説した．脳血管障害の救急外来での診療において画像診断の有用性は明らかであるが，知識と経験に基づいた速やかな診察と病態把握が，適切な治療を行ううえで有用である．

（佐々木貴浩）

文献

1) Wallach JH, Loewy AD. Projections of the aortic nerve to the nucleus tractus solitarius in the rabbit. *Brain Res* 1980；188：247-251.
2) Feldman JL, Ellenberger HH. Central coordination of resp-iratory and cardiovascular control in mammals. *Annu Rev Physiol* 1988；50：593-606.
3) Richerson GB. Serotonergic neurons as carbon dioxide sensors that maintain pH homeostasis. *Nat Rev Neurosci* 2004；5：449-461.
4) Chamberlin NL, Saper CB. Topographic organization of respiratory responses to glutamate microstimulation of the parabrachial nucleus in the rat. *J Neurosci* 1994；14(11 Pt 1)：6500-6510.
5) Rubin AE, et al. Elimination of central sleep apnoea by mitral valvuloplasty：The role of feedback delay in periodic breathing. *Thorax* 2004；59：174-176.
6) 澤田徹，東保肇．呼吸異常に対する処置．診断と治療 1982；70：936-940.
7) Vespa PM, Bleck TP. Neurogenic pulmonary edemaand other mechanisms of impaired oxygenation after aneurysmal subarachnoid hemorrhage. *Neurocrit Care* 2004；1：157-170.

8) Hilaire G, Pásaro R. Genesis and control of the respiratory rhythm in adult mammals. *News Physiol Sci* 2003；18：23-28.
9) El-Khatib MF, et al. Buspirone treatment for apneustic breathing in brain stem infarct. *Respir Care* 2003；48：956-958.
10) Gray PA, et al. Normal breathing requires preBotzinger complex neurokinin-1 receptor-expressing neurons. *Nat Neurosci* 2001；4：927-930.
11) 篠原幸人ほか, 脳卒中合同ガイドライン委員会(編). 脳卒中治療ガイドライン 2009. 東京：協和企画；2009.
12) Rønning OM, Guldvog B. Should stroke victims routinely receive supplemental oxygen? A quasi-randomized controlled trial. *Stroke* 1999；30：2033-2037.
13) Edelman GM. Wider than the Sky：The phenomenal gift of consciousness. New Haven：Yale University Press；2004 ／冬樹純子（訳）, 豊嶋良一（監修）. 脳は空より広いか―「私」という現象を考える. 東京：草思社；2006.
14) 鈴木匡子. 高次脳機能障害の診方. 臨床神経学 2009；49(2)：83-89.
15) 佐々木貴浩, 荒木信夫. ゲルストマン症候群. 内科 2012；109(6)：924-945.

参考文献
- 厚東篤生ほか. 脳卒中ビジュアルテキスト, 第3版. 東京：医学書院；2008.
- Posner JB, et al. Plum and Posner's Diagnosis of Stupor and Coma, 4th edition. NewYork：Oxford University Press；2007 ／太田富雄（監訳）. プラムとポスナーの昏迷と昏睡. 東京：メディカル・サイエンス・インターナショナル；2010.

II. 脳血管障害の緊急評価, 救急検査

脳卒中評価スケール
脳卒中スケールと予後スケール

> **Point**
> - 脳卒中評価スケールは, 脳卒中患者の神経脱落症状に基づく神経学的重症度を評価する脳卒中スケール (stroke scale) と, 機能障害の予後評価を行う予後スケール (functional scale) に分けられる.
> - 汎用されている脳卒中スケールとして NIH Stroke Scale, Japan Stroke Scale, 脳卒中運動機能障害重症度スケール (JSS-M) など, 予後スケールとして modified Rankin Scale (mRS), Barthel Index, Glasgow Outcome Scale などがある.
> - 理想的なスケールであるためには reliability, validity, responsiveness, quantitativeness などが検証されている必要がある.

脳卒中スケールと予後スケール

　脳卒中患者の臨床症状の変化, 予後の予測, 治療の効果を判定するためには患者の神経学的症状にもとづく重症度や, ADL (activities of daily living) に基づく機能的重症度を評価する必要がある.

　近年, 組織プラスミノゲンアクチベーター (tissue plasminogen activator: t-PA) などの抗血栓薬や脳保護薬, 血管内手術など脳卒中急性期の治療法の進歩に伴い, 適切な治療の選択が患者の予後に大きな影響を与えるようになったことと, これらの薬効を科学的根拠に基づいて評価することの重要性が認識されてきたことで脳卒中患者の客観的な重症度評価がいっそう求められている.

　神経学的重症度は, 意識障害や麻痺などの神経学的脱落症状をもとにして評価される. なかでも脳卒中患者のいくつかの神経脱落症状を評価・採点し集計して総合的な脳卒中重症度とするスケールは脳卒中スケール (stroke scale, ストロークスケール) と呼ばれ, 急性期脳卒中患者の重症度評価に用いられる.

　脳卒中患者の機能障害の予後評価を行うスケール (いわゆる予後スケール) には ADL や転帰を指標として採点を行う機能評価スケール (functional scale) が用いられる.

　1に既存の脳卒中評価スケールを示し, 以下に代表的な脳卒中スケールと予後スケールの概略を解説する.

脳卒中スケール―脳卒中神経学的重症度評価スケール (stroke scale)

■ Mathew Stroke Scale (1972)[1]

　システム化された脳卒中スケールのなかでは最も古いスケールとしての意

1 代表的な脳卒中評価スケール

I. 脳卒中スケール (Physical Deficit or Stroke Impairment Scales)	1. Scoring system of Tuthill et al 2. Mathew Stroke Scale 3. Fugl-Meyer Assessment Scale 4. Oxbury Initial Severity Scale 5. Toronto Stroke Scale 6. Scoring system of Fawer et al 7. Outcome assessment of Allen 8. Scandinavian Stroke Scale (SSS) 9. Canadian Neurological Scale 10. Hemispheric Stroke Scale 11. Modified Mathew Scale of Gelmers et al 12. NIH Stroke Scale 13. Orgogozo Scale (the middle cerebral artery Neurological Score, the Unified Form for Neurological Stroke Scoring; UFNSS) 14. Stroke Impairment Assessment Set (SIAS) 15. European Stroke Scale

II. 予後スケール
(Functional Scales)
	A. Global Outcome Scales
	  1. Rankin Scale
	  2. Modified Rankin Scale
	  3. Glasgow Outcome Scale
	B. Activities of Daily Living Scales
	  4. Katz Index of ADL
	  5. Kenny Self-Care Evaluation
	  6. Barthel Index
	  7. Scoring system of Patten et al
	  8. Scoring system of Mulley et al
	  9. Rivermead Stroke Assessment
	  10. Sickness Impact Profile (SIP)
	  11. Physical Assessment for Stroke Patients
	  12. Admission Activity Index
	  13. Motor Assessment Scale (MAS)
	  14. Activity Index
	  15. London Handicap Score

義があるのみ．グリセロールの治療効果を判定する目的で開発された．精神機能，言語，脳神経，運動能力，作業能力，反射及び感覚を評価し重症度との相関が高いとされるが，スケールの作成方法に関する記載がない．順序尺度．

■ Fugl-Meyer Assessment Scale (1975)[2]

脳血管障害後の片麻痺患者の運動機能，平衡機能，感覚機能および関節可動域の評点からリハビリテーション前後の運動機能改善度を評価することを目的としたスケール．現在でも時々用いられることがある歴史の古いスケールであるが，複雑かつ冗長であり判別に役立たない評価項目を含んでいるという批判がある．順序尺度．

■ NIH Stroke Scale (NIHSS) (1989[3], 1994[4]; 2)

このスケールは当初脳梗塞急性期のナロキソンとデキストラン治療の薬効評価を目的として開発された．米国 Cincinnati 大学内で使用されていたスケール (Cincinnati scale) と従来からある2つのスケール (Toronto Stroke Scale, Oxbury Initial Severity Scale) をもとにして作成された．その後いくつかの改訂が加えられ現在のスケールになっている．意識レベル，注視，視野，

2 NIH Stroke Scale (NIHSS)（1994 年版）

項目	スコア	
意識レベル	0＝覚醒 1＝簡単な刺激で覚醒	2＝反復刺激や強い刺激で覚醒 3＝（反射的肢位以外は）無反応
意識レベル　質問	0＝2問とも正答 1＝1問に正答	2＝2問とも誤答
意識レベル　従命	0＝両方の指示動作が正確に行える 1＝片方の指示動作のみ正確に行える	2＝いずれの指示動作も行えない
注視	0＝正常 1＝部分的注視麻痺	2＝完全注視麻痺
視野	0＝視野欠損なし 1＝部分的半盲（四分盲を含む）	2＝完全半盲（同名半盲を含む） 3＝両側性半盲（皮質盲を含む全盲）
顔面麻痺	0＝正常 1＝軽度の麻痺	2＝部分的麻痺 3＝完全麻痺
左腕	0＝下垂なし（10秒間保持可能） 1＝10秒以内に下垂 2＝重力に抗するが10秒以内に落下	3＝重力に抗する動きがみられない 4＝全く動きがみられない
右腕	0＝下垂なし（10秒間保持可能） 1＝10秒以内に下垂 2＝重力に抗するが10秒以内に落下	3＝重力に抗する動きがみられない 4＝全く動きがみられない
左脚	0＝下垂なし（5秒間保持可能） 1＝5秒以内に下垂 2＝重力に抗するが5秒以内に落下	3＝重力に抗する動きがみられない 4＝全く動きがみられない
右脚	0＝下垂なし（5秒間保持可能） 1＝5秒以内に下垂 2＝重力に抗するが5秒以内に落下	3＝重力に抗する動きがみられない 4＝全く動きがみられない
運動失調	0＝なし 1＝1肢にあり	2＝2肢にあり
感覚	0＝正常 1＝軽度～中等度の障害	2＝高度の障害
言語	0＝正常 1＝軽度の失語	2＝高度の失語 3＝無言または全失語
構音障害	0＝正常 1＝軽度～中等度の障害	2＝高度の障害
消去／無視	0＝正常 1＝軽度～中等度の障害	2＝高度の障害

合計点＝　　　／42

（Lyden P, et al. *Stroke* 1994[4] より）

顔面麻痺，四肢筋力（左右），運動失調，感覚，言語，構音障害，消去／無視から成る 15 の項目の評価を行い，あらゆる虚血性脳血管障害の重症度の評価に使用できるようにデザインされている．

このスケールの特徴は簡便で non-neurologist でも評価が容易であるという点である．評価の均一性を高める目的で診察方法を説明したビデオの配布，インターネットなどのメディアを利用した教育，評価スケールの配布などにより現在も汎用されている代表的スケール．

スコアは0（神経学的に正常）から42（最も重篤）の間を変動するが，各評価項目の重みづけがなされておらず評価の尺度は順序尺度であることに留意すべきである．また各項目の評価段階が少ないため軽微な変化や急性期の変化がとらえにくく，感度も低いという欠点がある．1994年と2001年にLydenらにより改訂版が発表されたが，わが国ではt-PA治療指針に基づいて旧版（**2**[4]）が用いられている．

■急性期 Japan Stroke Scale（JSS）（1997；**3**）[5]

既存のストロークスケールの問題点を克服しスケールとしての必要条件をすべて満たす理想的なスケールの作成をめざして，日本脳卒中学会が作成した定量的急性期脳卒中重症度スケールである[6]．科学的な重みづけが行われ，reliability, reproducibility, validity, responsiveness のすべてが多数の医師，看護婦，患者によって検証され，定量性が確保された唯一のストロークスケールといえる．

10項目の評価項目から成り，医師，看護師を問わずある程度の神経学の知識のあるものなら誰でも検査可能で，所要時間も短時間ですむ．各評価項目の点数を合計してそれに定数の－14.71を加えた値が重症度を表すスコアである．スコアは－0.38（神経学的に正常）から27.86（最も重篤な深昏睡）の間を変動し，得られた値はNIHSSなどの従来のスケールとは異なり，比例尺度であることが特記すべき特徴である．

■脳卒中運動機能障害重症度スケール（JSS-M）（1999）[7]

上記JSSは急性期の使用を目的としてつくられたため，当然意識障害の占める重みが大きい．本スケールは意識障害の軽度なあるいは意識障害のない脳卒中や慢性期脳卒中患者を対象に，脳卒中の主症状である運動機能障害の評価を目的として作成されたスケールである．8つの評価項目からなり，スコアは－0.26（神経学的に正常）から31.29（最も重篤な運動障害）の間を変動し，得られた値は比例尺度である．

■ Stroke Impairment Assessment Set（SIAS）（1994）[8]

Chinoらにより開発されたわが国独自のscale．10項目のneurological deficits（上肢運動機能，下肢運動機能，筋緊張，感覚，関節可動域，疼痛，体幹バランス，視空間認知，言語および健側肢機能）を評価した合計点により，脳血管障害後の機能改善度の評価を行う．validity, reliabilityともに良好であり歩行能力との間に良好な相関がある．

予後スケール—脳卒中機能障害度評価スケール（functional scale）

慢性期の機能障害度を評価するためのスケールである．

■ Rankin Scale（1957）[9], modified Rankin Scale（mRS）（1988；**4**）[10]

この知名度の高いスケールはRankinらが脳卒中患者の機能回復の程度を評価するために開発したもので，患者の神経症状あるいは重症度を評価するスケールとは基本的に異なっている．Rankin Scaleは患者の機能回復の程度

II. 脳血管障害の緊急評価，救急検査

3 Japan Stroke Scale 調査票

患者名： 　　年齢： 　歳　男・女　　発症日時：　／　／　　時頃　　検査日：　／　／
診断名： 　　麻痺側（右，左，両）　　利き手（右，左，両）　　　　　　　　　　検者：

1. Level of Consciousness（意識）
　a) Glasgow Coma Scale

開眼（Eyes Open）	言語（Best Verbal Response）	運動（Best Motor Response）
4 自発的に開眼する	5 見当識良好	6 命令に従う
3 呼びかけにより開眼する	4 混乱した会話	5 疼痛に適切に反応
2 痛み刺激により開眼する	3 不適切な言葉	4 屈曲逃避
1 全く開眼しない	2 理解不能の応答	3 異常屈曲反応
	1 反応なし	2 伸展反応（除脳姿勢）
		1 反応なし

E＋V＋M＝Total
（　）＋（　）＋（　）＝□
　　A：15　　B：14〜7　　C：6〜3

☐ A ＝ 7.74
☐ B ＝ 15.47
☐ C ＝ 23.21

　b) Japan Coma Scale：
　　Ⅰ 刺激しなくても覚醒している状態
　　　9 全く正常
　　　8 大体意識清明だが，今一つはっきりしない（Ⅰ−1）
　　　7 時・人・場所がわからない（見当識障害）（Ⅰ−2）
　　　6 自分の名前，生年月日が言えない（Ⅰ−3）
　　Ⅱ 刺激すると覚醒する状態
　　　5 普通の呼びかけで容易に開眼する（Ⅱ−10）
　　　4 大きな声または体を揺さぶることにより開眼する（Ⅱ−20）
　　　3 痛み・刺激を加えつつ呼びかけを繰り返すとかろうじて開眼する（Ⅱ−30）
　　Ⅲ 刺激しても覚醒しない状態
　　　2 痛み刺激に対しはらいのける様な動作をする（Ⅲ−100）
　　　1 痛み刺激で少し手足を動かしたり顔をしかめる（Ⅲ−200）
　　　0 痛み刺激に全く反応しない（Ⅲ−300）
　　　　A：9　　B：8〜3　　C：2〜0

2. Language（言語）
　1. 口頭命令で拳をつくる（両側麻痺の場合は口頭命令で開眼する）
　2. 時計を見せて"時計"と言える
　3. "サクラ"を繰り返して言える
　4. 住所，家族の名前が上手に言える
　　　A：All　　B：3/4 or 2/4　　C：1/4 or 0/4（None）

☐ A ＝ 1.47
☐ B ＝ 2.95
☐ C ＝ 4.42

3. Neglect（無視）：（可能な限り裏面の線分を使用のこと）
　A. 線分二等分試験正常
　B. 線分二等分試験で半側空間無視
　C. 麻痺に気がつかない．あるいは一側の空間を無視した行動をする

☐ A ＝ 0.42
☐ B ＝ 0.85
☐ C ＝ 1.27

4. Visual Loss or Hemianopia（視野欠損または半盲）
　A. 同名性の視野欠損または半盲なし
　B. 同名性の視野欠損または半盲あり

☐ A ＝ 0.45
☐ B ＝ 0.91

5. Gaze Palsy（眼球運動障害）
　A. なし
　B. 側方視が自由にできない（不十分）
　C. 眼球は偏位したままで反対側へ側方視できない（完全共同偏視または正中固定）

☐ A ＝ 0.84
☐ B ＝ 1.68
☐ C ＝ 2.53

6. Pupillary Abnormality（瞳孔異常）
　A. 瞳孔異常（対光反射 and/or 瞳孔の大きさの異常）なし
　B. 片側の瞳孔異常あり
　C. 両側の瞳孔異常あり

☐ A ＝ 1.03
☐ B ＝ 2.06
☐ C ＝ 3.09

7. Facial Palsy（顔面麻痺）
　A. なし
　B. 片側の鼻唇溝が浅い
　C. 安静時に口角が下垂している

☐ A ＝ 0.31
☐ B ＝ 0.62
☐ C ＝ 0.93

8. Plantar Reflex（足底反射）
　A. 正常
　B. いずれとも言えない
　C. 病的反射（Babinski または Chaddock）陽性（1回でも認めたら陽性）

☐ A ＝ 0.08
☐ B ＝ 0.15
☐ C ＝ 0.23

3 Japan Stroke Scale 調査票（つづき）

9. Sensory System（感覚系）
   A. 正常（感覚障害がない）
   B. 何らかの軽い感覚障害がある
   C. はっきりした感覚障害がある

   □ A = － 0.15
   □ B = － 0.29
   □ C = － 0.44

10. Motor System（運動系）（臥位で検査する）
    Hand（手）　　　　　　　　　　　　　　A：1　B：2or 3　C：4or 5
    1. 正常
    2. 親指と小指で輪を作る
    3. そばに置いたコップが持てる
    4. 指は動くが物はつかめない
    5. 全く動かない

    □ A ＝ 0.66
    □ B ＝ 1.31
    □ C ＝ 1.97

    Arm（腕）　　　　　　　　　　　　　　A：1　B：2or 3　C：4or 5
    1. 正常
    2. 肘を伸ばしたまま腕を挙上できる
    3. 肘を屈曲すれば挙上できる
    4. 腕はある程度動くが持ち上げられない
    5. 全く動かない

    □ A ＝ 1.15
    □ B ＝ 2.31
    □ C ＝ 3.46

    Leg（下肢）　　　　　　　　　　　　　A：1　B：2or 3　C：4or 5
    1. 正常
    2. 膝を伸ばしたまま下肢を挙上できる
    3. 自力で膝立てが可能
    4. 下肢は動くが膝立てはできない
    5. 全く動かない

    □ A ＝ 0.33
    □ B ＝ 0.66
    □ C ＝ 0.99

    TOTAL ＝
    CONSTANT　　　－ 14.71
    SCORE ＝

（日本脳卒中学会 Stroke Scale 委員会．脳卒中 1997[5]）より）

4 modified Rankin Scale

Grade	
0	症状も障害もない
1	症状はあるが特に障害はなく，すべての日常の仕事や活動に支障がない
2	軽度の障害があり，発症前のすべての活動を行うことができないが，日常生活は介助なしで可能である
3	中等度の障害があり，日常生活に軽度の介助が必要であるが，独歩可能である
4	高度の障害があり，日常の身の回りのことに介助が必要で，歩行にも介助が必要である
5	重度の障害があり，椅子またはベッド上での生活で，失禁もあり，常に介護・介助が必要である
6	死亡

（van Swieten JC, et al. *Stroke* 1988[10]）より）

を機能的に5段階に分けたものである．このスケールは van Swieten らにより6段階に修正され modified Rankin Scale として多用されている．順序尺度．

■ Barthel Index（1965；5）[11]

神経筋疾患患者の自立度を評価する目的で開発された．30年たった今なお使用される機会が多い．Maryland Disability Index とも呼ばれる．10項目（食事，入浴，身繕い，着衣，排便コントロール，排尿コントロール，トイレ動作，車いす－ベッド間の移動，水平歩行および階段昇降）を重みづけされた評点で評価し判定する．簡便で医師以外でも正確に速やかに評価できるのが利点であるが，重みづけに理論的根拠がなく順序尺度の域を出ない．

5 Barthel Index

食事	10：自立，自助具などの装着可．標準的時間内に食べ終える 5：部分介助（たとえばおかずを切って細かくしてもらう） 0：全介助
車いすからベッドへの移乗	15：自立，ブレーキ，フットレストの操作も含む（歩行自立も含む） 10：軽度の部分介助または監視を要する 5：座ることは可能であるがほぼ全介助 0：全介助または不可能
整容	5：自立（洗面，整髪，歯磨き，ひげそり） 0：部分介助または全介助
トイレ動作	10：自立，衣服の操作，後始末を含む．ポータブル便器などを使用している場合はその洗浄も含む 5：部分介助．身体を支える，衣服・後始末に介助を要する 0：全介助または不可能
入浴	5：自立 0：部分介助または全介助
歩行	15：45 m 以上の歩行．補装具（車いす，歩行器は除く）の使用の有無は問わない 10：45 m 以上の介助歩行．歩行器の使用を含む 5：歩行不能の場合，車いすにて 45m 以上の操作可能 0：上記以外
階段昇降	10：自立．手すりなどの使用の有無は問わない 5：介助または監視を要する 0：不能
着替え	10：自立．靴，ファスナー，装具の着脱を含む 5：部分介助．標準的な時間内，半分以上は自分で行える 0：上記以外
排便コントロール	10：失禁なし．浣腸，坐薬の取り扱いも可能 5：時に失禁あり．浣腸，坐薬の取り扱いに介助を要する者も含む 0：上記以外
排尿コントロール	10：失禁なし．尿器の取り扱いも可能 5：時に失禁あり．尿器の取り扱いに介助を要する者も含む 0：上記以外

（Mahoney FI, et al. *Md Med* J 1965 [11]）より）

6 Glasgow Outcome Scale

Death（D）	死亡	
Persistent vegetative state（V）	植物状態	
Severe disability（SD）	重度障害	・意識はあるが障害は重度 ・身体的ないし精神的障害により日々の生活に介助を要する
Moderate disability（MD）	軽度障害	・障害*はあるが自立 ・ある程度の環境的整備により仕事や社会生活ができる ・日々の生活は自立 　*言語障害，片麻痺，失調などによる身体的障害ならびに記憶障害，性格変化などの精神的障害を含む
Good recovery（GR）	良好	・多少の神経学的ないし精神的障害はあるが正常の生活ができる

（Jennett B, et al. *Lancet* 1975 [12]）より）

■ Glasgow Outcome Scale（1975；6）[12]

　頭部外傷による脳障害の機能予後を5段階に分けて評価するスケールで，脳血管障害のために開発されたものではないが，意識障害患者の機能予後評価に使用されることが多い．名義尺度．

7 Stroke Scale の必要条件

1. reliability (or reproducibility)	信頼性	inter-observer (inter-rater) reliability intra-observer (intra-rater) reliability test-retest reliability（κ値） internal consistency（α値）
2. validity	妥当性	
3. responsiveness (or sensitiveness)	反応性または感受性	
4. quantitativeness	定量性	尺度の定量性（比例尺度） 尺度相互の重みづけ（weighting）

8 評価尺度の種類

- 名義尺度（nominal scale）
- 順序尺度（ordinal scale）
- 間隔尺度（interval scale）
- 比例尺度（proportional scale）

脳卒中評価スケールの問題点

　これまでに客観的な臨床評価，特に定量的評価を目指して数々の評価スケールが生みだされてきた．理想的なスケールであるためには 7 に示すような条件が要求される．要約すれば，reliability, validity, responsiveness 等が検証されていることである[13,14]．つまり，スケールの均一性，整合性，再現性が保たれていること，評者間のばらつきが少ないこと（reliability, reproducibility），得られた結果が目的とする現象を言い当てていること（validity），臨床的に意味のある症状の変化を認めたとき評点もそれに対応して応分に変化すること（responsiveness, sensitiveness），などが重要な条件である．

　定量性に関しては既存のスケールではほとんど解決されていない問題である．定量的なスケールは各評価項目に適切な重みづけが行われていることが必要で，スケールとしての評点が真の数量として示される比例尺度でなければならない（8）．得られた評点が比例尺度でなければ平均値や標準偏差を求めて比較したり parametric analysis などを行うことは正しくない．従来のスケールの大部分は順序尺度である．見かけ上数量的表現をとるものが多いが実際には順序尺度であることに留意すべきである．

（寺山靖夫）

文献

1) Mathew NT, et al. Double-blind evaluation of glycerol therapy in acute cerebral infarction. *Lancet* 1972；2：1327-1329.
2) Fugl-Meyer AR, et al. The post-stroke hemiplegic patient. 1. a method for evaluation of physical performance. *Scand J Rehabil Med* 1975；7：13-31.
3) Brott T, et al. Measurements of acute cerebral infarction：A clinical examination scale. *Stroke* 1989；20：864-870.
4) Lyden P, et al. Improved reliability of the NIH Stroke Scale using video training. NINDS TPA Stroke Study Group. *Stroke* 1994；25：2220-2226.
5) 日本脳卒中学会 Stroke Scale 委員会．日本脳卒中学会・脳卒中重症度スケール（急性期）Japan Stroke Scale（JSS）．脳卒中 1997；19：2-5.
6) Gotoh F, et al. Development of a Novel, Weighted, Quantifiable Stroke Scale：Japan Stroke Scale. *Stroke* 2001；32：1800-1807.
7) 日本脳卒中学会 Stroke Scale 委員会．日本脳卒中学会・脳卒中運動機能障害重症度スケール Japan Stroke Scale（Motor Function）（JSS-M）．脳卒中 1999；21：353-356.

8) Chino N, et al. Stroke impairment assessment set (SIAS): A new evaluation instrument for stroke patients. Jpn J Rehabil Med 1994; 31: 119-125.
9) Rankin J. Cerebral vascular accidents in patients over the age of 60. II. Prognosis. *Scott Med J* 1957; 2: 200-215.
10) van Swieten JC, et al. Interobserver agreement for the assessment of handicap in stroke patients. *Stroke* 1988; 19: 604-607.
11) Mahoney FI, Barthel DW. Functional evaluation: The Barthel Index. *Md Med J* 1965; 14: 61-65.
12) Jennett B, Bond M. Assessment of outcome after severe brain damage: A practical scale. *Lancet* 1975; 1: 480-484.
13) 後藤文男. 脳循環・代謝改善薬の薬効をどう評価するか. 循環科学 1993; 13: 1252-1258.
14) 寺山靖夫. 後藤文男ほか(編). Annual Review 神経1995. 東京:中外医学社;1995, p.124.

II. 脳血管障害の緊急評価，救急検査

頭部 CT と CT angiography

> **Point**
> - 脳卒中急性期には，画像診断による病型診断（脳出血，くも膜下出血，脳梗塞）は必須である．
> - rt-PA 静注療法では，頭部 CT で頭蓋内出血と広範な早期虚血性変化（EIC）を除外する．
> - EIC 範囲判定には ASPECTS（10 点法）を用い，6 点をカットオフとする．
> - CT 血管造影（CT angiography：CTA）は，血管閉塞部位および側副血行の評価に役立つ．
> - CTA-SI（元画像）を用いると EIC の診断精度が向上する．

　脳卒中の救急検査として画像診断を欠くことはできない．臨床症状のみで脳梗塞か脳出血を区別することは不可能であり，遺伝子組み換え型組織プラスミノゲンアクチベーター（rt-PA）による血栓溶解療法の適否[1]の判断や，急性期の血圧管理（高めを維持するのか積極的に降圧するのか）など，その後の全身管理も大きく異なってくる．ここでは急性期に一般に行われる頭部 CT と CT 血管造影について述べる．

脳卒中の CT 診断

　脳卒中が疑われる場合，一般的にまず CT が行われる．脳出血（**1**-A）やくも膜下出血（**1**-B）は MRI より CT が診断しやすいためである．原則として出血は高吸収域，虚血は低吸収域として描出される．しかし，脳梗塞発症早期（およそ 6 時間以内）に CT で明らかな異常を示す例は少なく，早期虚血性変化（early ischemic change：EIC）という軽微な所見（**2**）を見極める．

　EIC とは，灰白質の軽微な濃度低下と大脳皮質の軽微な腫脹に伴う変化であり，正確な判定には CT の撮像条件を最適化し，鮮明なコントラストを得る工夫が必要である[2]．最新の CT であっても画像が良いとは限らず，特にマルチスライス CT（multidetector-row CT：MDCT）は検出器の特性上，コントラストがつきにくいので注意を要する．また，訓練プログラム（melt.umin.ac.jp，asist.umin.jp）などで読影に十分習熟したうえで判定する必要がある．

　代表的な EIC として，レンズ核陰影の不明瞭化（obscuration of the lentiform nucleus），島皮質の不明瞭化（loss of insular ribbon），皮髄境界の不鮮明化（loss of gray-white differentiation），脳溝の消失（effacement of the cortical sulci）が知られている．EIC の有無や発現時期は，閉塞血管部位，閉塞機序，側副血行の多寡，虚血（低血流）の程度と時間[3]によって影響され，一般に不可逆性と考えられる．近年，「脳溝の消失」の中には皮質 X 線吸収

Keywords

早期虚血性変化
虚血早期にみられる脳実質の画像所見．代表的なものに「レンズ核構造の消失」，「島皮質の消失」，「皮髄境界不鮮明化」，「脳溝の消失」がある．病理学的には前 3 者が細胞傷害性浮腫，最後は血管原性浮腫を主因として生じると考えられている．

Keywords

MDCT
CT 検出器を体軸方向に二次元的に拡張した "多列検出器" を有する．従来のヘリカル CT と比べ撮影時間が大幅に短縮される．1mm 以下の厚さで広範囲を撮影できるため X，Y，Z 軸方向に同じ分解能を持つ容積データが取得できる．脳血管三次元画像の作成には有利な特性を持つ．

1 脳出血とくも膜下出血のCT

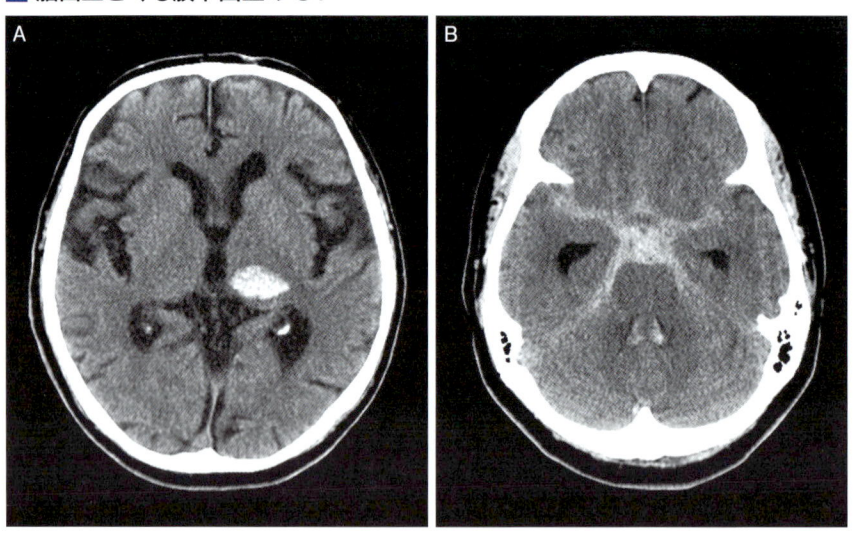

左視床出血（A）とくも膜下出血（B）を示す．出血部位は高吸収域となる．

2 急性期脳梗塞のCT

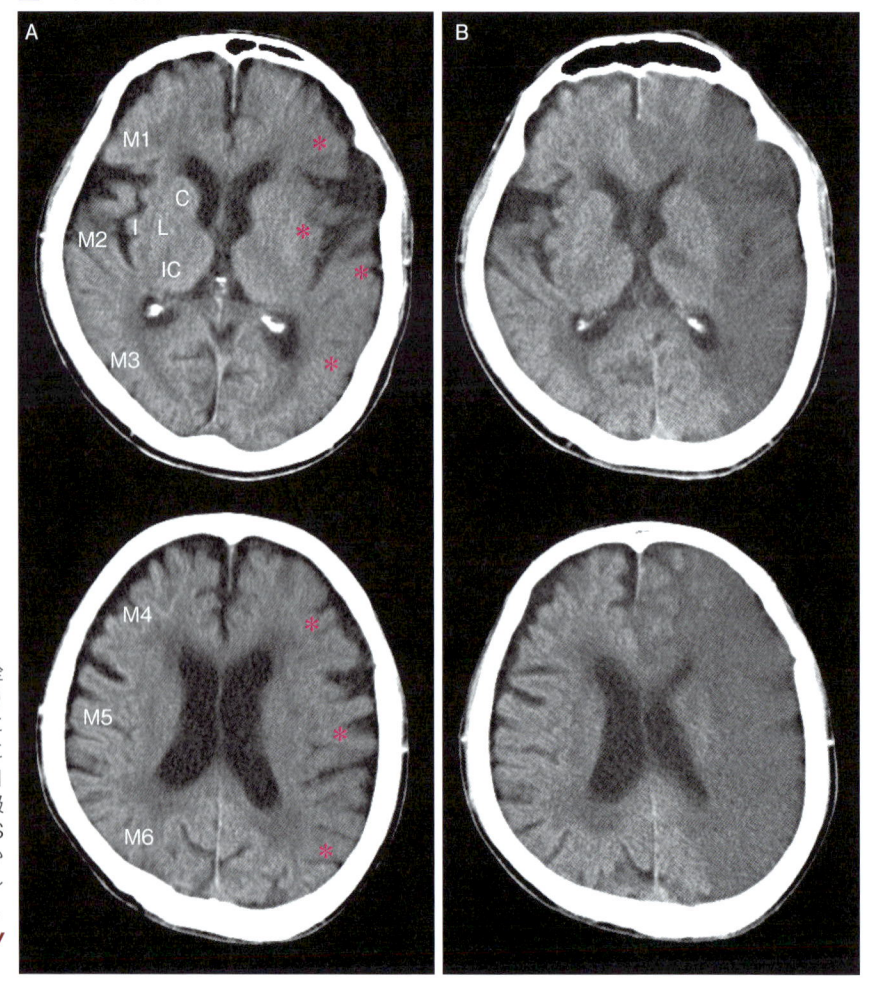

左内頸動脈の心原性脳塞栓症．発症2時間のCT（A）では，左中大脳動脈領域に早期虚血性変化を広範囲に認める（＊）．同部は翌日のCT（B）で明瞭な低吸収域となった．ASPECTSは中大脳動脈領域の10か所（C，I，IC，L，M1〜M6）を減点法で採点する．AでASPECTS（p.51 *Key words* 参照）は3点となる．

3 早期虚血性変化のサブタイプ―皮質吸収値低下の有無

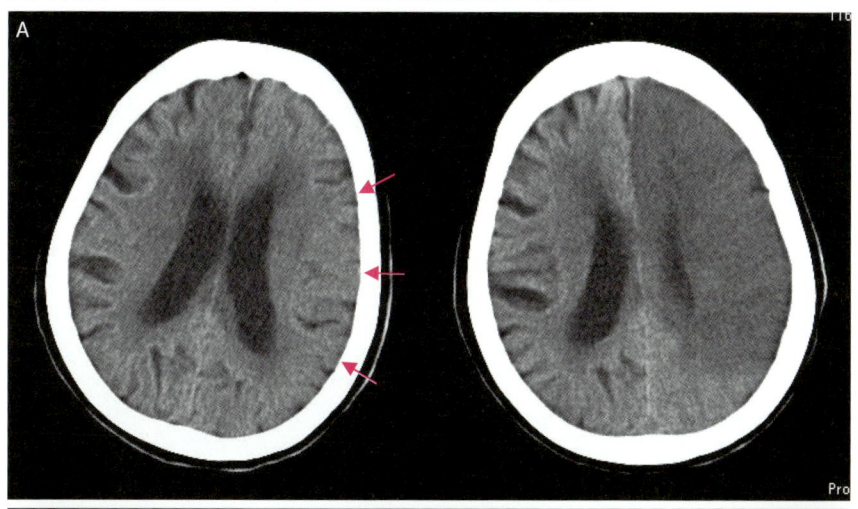

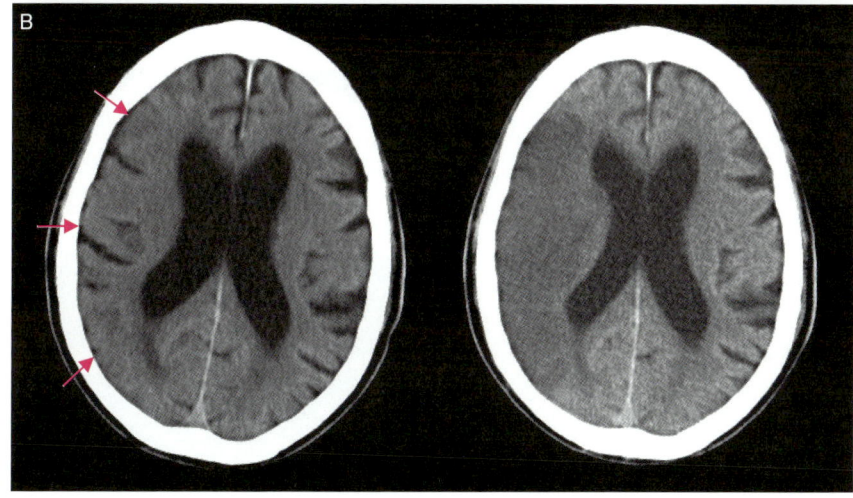

中大脳動脈領域の脳塞栓症 2 例．いずれも脳溝が消失しているが，A では皮質吸収値が低下しておらず（A 左），B では低下している（B 左）．両者とも血行再建療法の適応とはならず翌日の CT で皮質梗塞を生じた（A 右，B 右）．A は isolated cortical swelling とされ，可逆性の組織が含まれることが示唆されている．B のような parenchymal hypoattenuation とは区別して扱う．

値が低下していないもの（isolated cortical swelling：3 -A）と，低下しているもの（parenchymal hypoattenuation：3 -B）があり，前者の一部には可逆性組織が含まれると報告されている[4]．

頭蓋内血管にみられる異常所見として，中大脳動脈高吸収所見（hyperdense MCA sign：4）が知られている．心原性脳塞栓症による中大脳動脈主幹部（M1）閉塞の指標であり，血栓サイズが大きく rt-PA 静注療法による再開通が得られにくいことを示唆する[5]．

EIC の範囲判定

EIC は広範囲であるほど rt-PA 静注療法後の症候性頭蓋内出血の危険が増すため[6]，その範囲判定が大切である．最近は Alberta Stroke Program Early CT Score（ASPECTS）[7] を用いた評価が一般的となっている（2）．CT の代表的 2 断面において中大脳動脈領域を 10 か所に分け，10 点満点の減点法で採点するもので，一般に 6 点以下が中大脳動脈領域の 1/3 以上におおよ

ASPECTS
CT の早期虚血性変化を定量化する目的で提唱された評価法．レンズ核と視床を通る軸位断と，それより約 2cm 上のレンズ核がみえなくなった断面の 2 スライスを用い，MCA 領域を 10 の領域に分け，それぞれの領域で EIC の有無を減点法でスコア化する．

4 hyperdense MCA sign

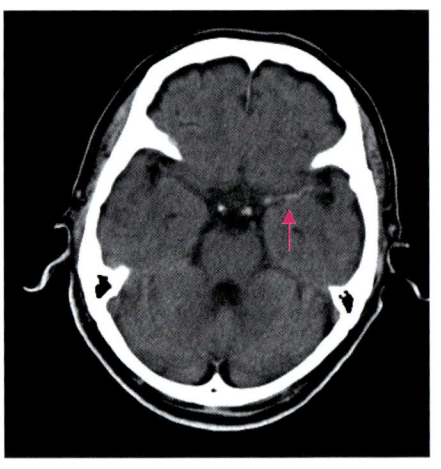

左中大脳動脈主幹部が高吸収を呈し（→），中大脳動脈閉塞を示唆する所見である．

5 CT 血管造影

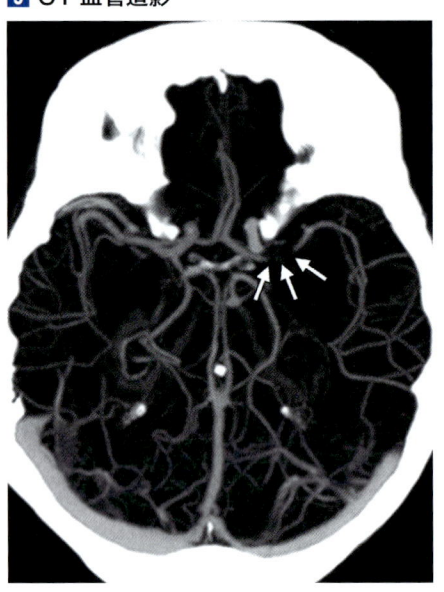

発症 1.5 時間の左中大脳動脈脳塞栓症．CTA にて左中大脳動脈の閉塞所見（→）を認める．閉塞部末梢には皮質枝間吻合を介して側副血行が確認される．
(de Lucas EM, et al. *Radiographics* 2008；28：1673-1687 より RSNA の許諾を得て掲載)

相当する[8]．ASPECTS で評価した EIC の広がりと，虚血部の残存脳血流量は有意な相関関係を示す[2]．

脳血管の評価

　CT 血管造影（CT angiography：CTA）を用いることで，脳血管閉塞部位と血栓サイズが評価できる．rt-PA 静注療法の適応決定には直接関係しないが，その治療効果は閉塞部位によって異なることが知られている[9]．特に内頸動脈[10]や中大脳動脈起始部[11]の閉塞例における成績は不良である．したがって，慎重投与例での適応決定や血管内治療を考慮する際に重要な情報となる．

　脳血管の評価には，元画像，MPR（multi-planar reconstruction）画像，および三次元再構成画像を総合的に判断する（5）．また，閉塞血管遠位部の逆

頭部CTとCT angiography | 53

6 脳動静脈奇形からの脳出血

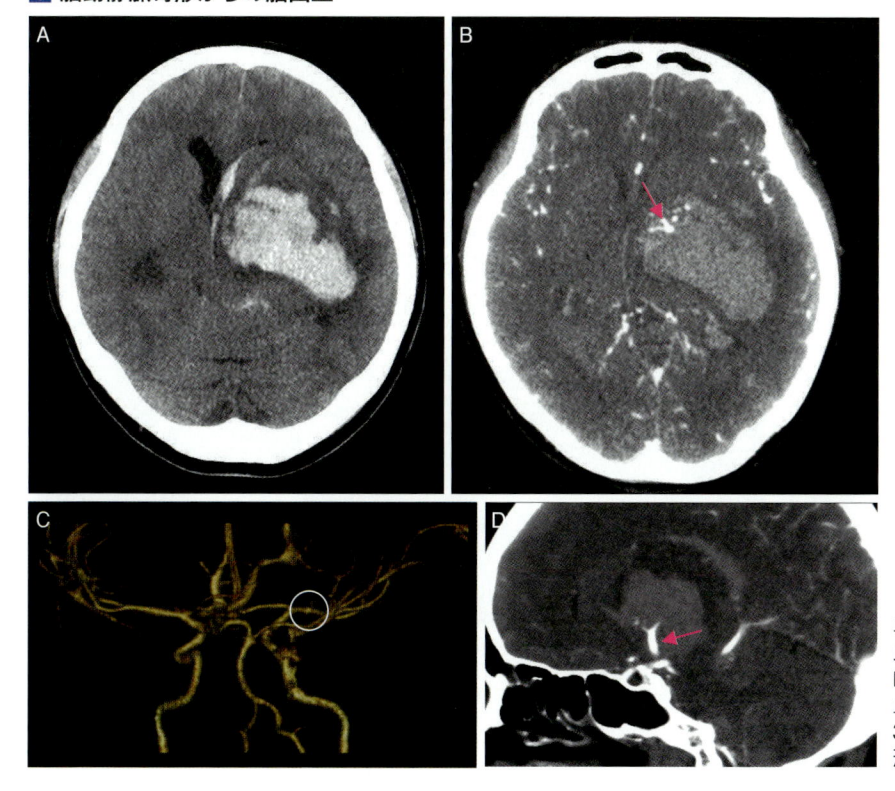

単純CT（A）で左被殻出血を認め，造影CT（B, D）では血腫に接して異常血管（→）が造影された．3D-CTA（C）で動静脈奇形（○印）が指摘された．

行性造影の程度が rt-PA 静注療法の効果と関連する[12]．脳出血の出血源が spot sign として同定された場合，血腫増大のリスクとなることが示されている[13]．脳動静脈奇形に起因する例では，流入動脈，nidus，流出動脈の関係が立体的に把握できる（**6**）．

CTAの応用

EICの精度向上

単純CTによるEIC評価に比べ，造影剤投与後のCTA-SI（CT angiography-source image）を用いるとEICの判定精度が向上する[14]．CTA-SI ASPECTS > 7 が良好な転帰を予測することが示されている[15]．

clot burden score

近年，血栓による血管閉塞の程度をCTAによって半定量化する試みがある（clot burden score：CBS）[16]．病変側の内頸動脈系を7領域に分け，造影欠損部分を10点でスコア化するものである（**7**）．CBSが低いほど血栓サイズが大きく，より近位で血管が閉塞していることを示す．rt-PA後の再開通率はCTA CBS > 6 が 71%，≦ 6 は 44% と報告されている[17]．

図7 clot burden score の模式図

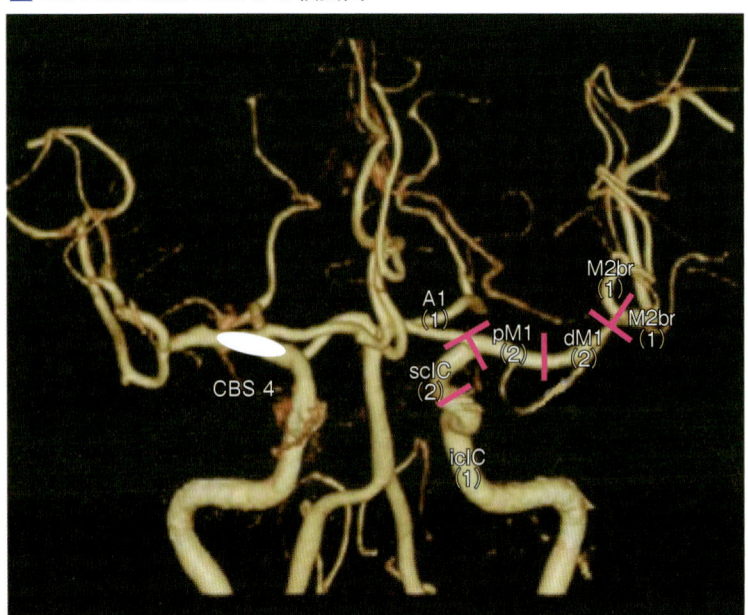

左内頸動脈系に，評価セグメントを示す．中大脳動脈水平部の近位（pM1），遠位（dM1），内頸動脈サイホン部（scIC）にそれぞれ2点，中大脳動脈分枝（M2br）2本，前大脳動脈（A1），内頸動脈岩様部（icIC）に1点を割り付け，各セグメントの造影効果を加点する．血栓がなければ10点，全セグメントに血栓があれば0点となる．
右内頸動脈系に示した血栓模式図（白丸）では，scIC と pM1 に造影欠損があり CBS 4点と評価する．

おわりに

　脳卒中急性期のCT診断について紹介した．MRIの普及率の高い日本では，CTとともにMRI（拡散強調画像，MR血管造影など）での評価を加える施設も多い．EICの判定能について拡散強調画像のCTに対する優位性は揺るがない．安全かつ適切な rt-PA 静注療法の適応判定には MRI が推奨され，2012年に改訂された本邦の適正治療指針[1]でも DWI と CT は同列に扱われるようになった．

　現状では，CTA-SI や CBS を臨床現場に応用できる施設は少数であろう．しかし，検査に費やす時間を短縮するためには，CT単独で得られる情報を最大限活用することも今後，検討していくべき課題である．ここで紹介した内容が，日々の脳卒中診療に役立てば幸いである．

（平野照之）

文献

1) 日本脳卒中学会脳卒中医療向上・社会保険委員会．rt-PA（アルテプラーゼ）静注療法指針改訂部会．rt-PA（アルテプラーゼ）静注療法適正治療指針 第二版．脳卒中 2012；34：443-480．
2) 小川彰．画像標準化及び判定法標準化．超急性期脳梗塞に対する局所線溶療法の効果に関する臨床研究―超急性期局所線溶療法多施設共同ランダム化比較試験（研究代表者 小川彰）．厚生労働科学研究費補助金 効果的医療技術の確立推進臨床研究事業 平成14年度総括研究報告書．岩手：岩手医科大学医学部；2002，pp.41-44．
3) Hirano T, et al. Presence of early ischemic changes on computed tomography depends on severity and the duration of hypoperfusion：A single photon emission-computed tomographic study. *Stroke* 2005；36：2601-2608．
4) Butcher KS, et al. Differential prognosis of isolated cortical swelling and hypoattenuation on CT in acute stroke. *Stroke* 2007；38：941-947．

5) Shobha N, et al. Measurement of length of hyperdence MCA sign in acute ischemic stroke predicts disappearance after IV tPA. *J Neuroimaging* 2014 ; 24 : 7-10.
6) Hirano T, et al. Low Alberta stroke program early computed tomography score within 3 hours of onset predicts subsequent symptomatic intracranial hemorrhage in patients treated with 0.6 mg / kg alteplase. *J Stroke Cerebrovasc Dis* 2012 ; 21 : 898-902.
7) Barber PA, et al. Validity and reliability of a quantitative computed tomography score in predicting outcome of hyperacute stroke before thrombolytic therapy. ASPECTS Study Group. Alberta Stroke Programme Early CT Score. *Lancet* 2000 ; 355 : 1670-1674.
8) 平野照之. インターベンション時代の超急性期画像診断—CTか？MRIか？脳と循環 2009 ; 14 : 213-218.
9) del Zoppo GJ, et al. Recombinant tissue plasminogen activator in acute thrombotic and embolic stroke. *Ann Neurol* 1992 ; 32 : 78-86.
10) Nakashima T, et al. Arterial occlusion sites on magnetic resonance angiography influence the efficacy of intravenous low-dose (0.6 mg / kg) alteplase therapy for ischaemic stroke. *Int J Stroke* 2009 ; 4 : 425-431.
11) Hirano T, et al. Residual vessel length on magnetic resonance angiography identifies poor responders to alteplase in acute middle cerebral artery occlusion patients : Exploratory analysis of the Japan Alteplase Clinical Trial II. *Stroke* 2010 ; 41 : 2828-2833.
12) Miteff F, et al. The independent predictive utility of computed tomography angiographic collateral status in acute ischaemic stroke. *Brain* 2009 ; 132 : 2231-2238.
13) Demchuk AM, et al. Prediction of haematoma growth and outcome in patients with intracerebral haemorrhage using the CT-angiography spot sign (PREDICT) : A prospective observational study. *Lancet Neurol* 2012 ; 11 : 307-314.
14) Schramm P, et al. Comparison of CT and CT angiography source images with diffusion-weighted imaging in patients with acute stroke within 6 hours after onset. *Stroke* 2002 ; 33 : 2426-2432.
15) Coutts SB, et al. ASPECTS on CTA source images versus unenhanced CT : Added value in predicting final infarct extent and clinical outcome. *Stroke* 2004 ; 35 : 2472-2476.
16) Puetz V, et al. Intracranial thrombus extent predicts clinical outcome, final infarct size and hemorrhagic transformation in ischemic stroke : The clot burden score. *Int J Stroke* 2008 ; 3 : 230-236.
17) Tan IY, et al. CT angiography clot burden score and collateral score : Correlation with clinical and radiologic outcomes in acute middle cerebral artery infarct. *AJNR Am J Neuroradiol* 2009 ; 30 : 525-531.

頭部 MRI と MR angiography

Point
- 拡散強調画像（DWI）は ADC を必ず確認．
- FLAIR 画像がくも膜下出血の検出に最も鋭敏．
- 主幹動脈のフローボイドは必ず確認．
- MR angiography（MRA）は血管内腔しか評価できないことを意識する．
- 血管壁の状態に関しては T1 強調画像などを参照する．

MRI の役割

　脳血管障害における CT や MRI などの断層画像法の有用性は論をまたない．特に MRI の場合，拡散強調画像（DWI）の登場が臨床に与えた影響力はきわめて大きい．その鋭敏な病変検出能力により超急性期から急性期にかけての脳卒中の評価に重要な役割を果たしている．MRI の弱点は 3 つある．①撮影時間が CT よりも大幅に長いこと，②検査室内に持ち込み可能な医療機器に制限があること，③ペースメーカーを含めいくつかの禁忌事項が存在すること，である．したがって，初期スクリーニングには CT が優先的に選択されることが多い．

　禁忌事項の存在からは検査前に入念なチェックが必須で，手慣れたスタッフの少ない夜間や週末は要注意である．付き添いの看護師が誤って酸素ボンベを検査室内に持ち込み，6 歳児を死亡させる事故が 2001 年にニューヨークで生じていることを折りに触れて思い出す必要がある．

MRI 禁忌をまずスクリーニング

　禁忌事項に対するスクリーニングの中で重要なものの一つがペースメーカーである．2012 年 10 月より 1.5 テスラに限り MR 対応のものも発売されている．しかし，これより古いものは，従来通りすべからく禁忌である．MRI 対応のペースメーカーを装着している患者は，これを証明するカードを保持しているので確認の必要がある．

　既往や職業歴から眼球内異物が疑われる場合は失明の報告もあるため禁忌となっている．MRI を施行するのであれば眼窩部 CT が先行することが望ましい．動脈瘤のクリップに関しては近年，臨床的に使用されているものの多くがすでに MR 検査に対応することが知られている．したがってクリップを MR の禁忌としていない施設はすでに存在する．しかし古いクリップの中にはその材質が不明であるものも存在し「相対的禁忌」となり得る．この

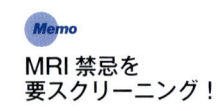

Memo
MRI 禁忌を要スクリーニング！
①ペースメーカー
②眼球内の金属異物
③相対的禁忌：材質不明の動脈瘤クリップ

ような患者に対するMRの適応に関しては施設の中で統一した見解を明文化し共有しておく必要がある．

拡散強調画像（DWI）

DWIはプロトン原子（H）のランダムな動き（ブラウン運動）の多寡を画像化したものである．脳のMRIではもっぱら水（H_2O）のプロトンを画像化していると考えられている．DWIにて他の検査方法では描出できなかった超急性期の脳虚血を観察できるようになったのは周知の通りである．一方で汎用性に優れるCTと比べてDWIがどれぐらい優位な情報を提供できるのだろうか．この点に関してはディベート「MRI vs CT」（p.58）を参照していただきたい．

ADC低下は必ず確認

DWIで高信号を呈するものすべてが急性期の脳梗塞とは限らない．DWIは元画像であるT2強調画像の影響を強く受けるので，病変が顕著に高い信号を有する場合にはT2 shine throughという現象が生じDWI上，高信号となる．したがって，病変のADC（apparent diffusion coefficient）が低下していることは症例ごと・病変ごとに確認しておくほうが安全である．

MR angiography（MRA）

DWIと並んで重要なのが血管の情報を提供するMRAである．一般的にタイムオブフライト（time of flight：TOF）法が用いられる．TOFでは流速の速い部分が高信号に描出される仕組みとなっている．したがって血管が開存していても流速の遅い場合は描出不良となることは，よく経験される．たとえば内頸動脈起始部からの偽性閉塞はピットフォールとなり得る．TOF法で内頸動脈が描出されていなくても通常の選択的血管造影ではゆっくりと上行する流れがみられる症例が存在する．TOF法と比して造影剤のボーラス注入を用いたMRAのほうが血管内腔の情報をより正確に反映しているので，症例によっては併用するのが有用だ．また後の項目で述べるフローボイドも併せて観察すると，より正確な評価が可能になる．

TOFのピットフォールとしてもう一つ紹介しておきたい．それはTOFの元画像がT1強調の素因が強いために，急性期の血栓が高信号となり得ることだ．これによりMIP（maximum intensity projection）像で，血栓で閉塞した血管に，あたかも血流が存在するような像を呈することがある．この偽像は特に動脈解離で問題となる（**1**）．MIP画像のみならず元画像も詳細に検討することで間違いを避けることが可能である．

末梢分枝を観察する

MRAで頭蓋内の血管を評価するにあたって末梢分枝の左右差を観察する習慣は付けておく必要がある．特に中大脳動脈（MCA）および後大脳動脈

Memo

MRA読影のコツ
①元画像も観察する．
②血栓の高信号がフローシグナルにみえることがある．
③末梢分枝の左右差を比較する習慣をつける．

ディベート

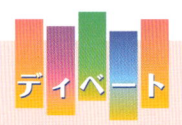

MRI vs CT

　2009年に発表された，コークランのレビューでは卒中における両モダリティの優位性を検証している[1]．結論から述べると，予想通りDWIが病変検出にすぐれていた．一方でこのレビューの結論においては次のようにも述べられており，少し目をひく．すなわち「実地臨床においてコストや安全性を鑑みて，必ずしも全面的にMRIの使用を推奨するわけではない．〈中略〉今後の大規模なランダム化された検討が望まれる」．

　わが国においては多くの医師が「DWIの有用性はすでに確立している」と考えており，上述のようなランダム化試験を計画する可能性はほとんどないだろう．一見すると奇異にも思える結論に到達した背景には英国（UK）における医療機器保有台数が極端に少ないことが関与しているのかもしれない[2]．英国ではMRIはあくまでも高価な特殊検査である．高額医療機器は大病院にしかなく，気軽にオーダーできるものではないのだ．わが国におけるMRIの保有台数は群を抜いて世界標準よりも高いため，医師の選択肢がまったく異なるわけだ．

1 右側の椎骨動脈解離

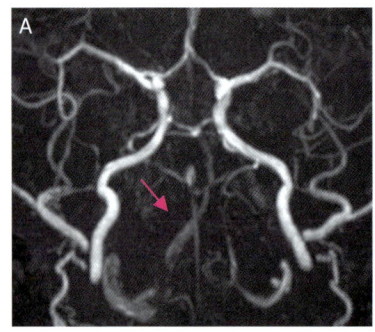

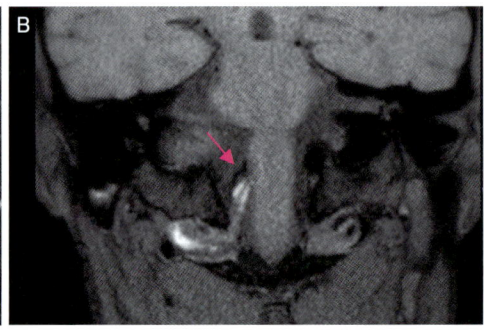

A：MRA，B：black blood T1-W1．
MRAでは比較的新しい血栓が高信号として観察されるため，一見すると血管内腔に健常な血流があるようにみえる（A，→）．しかし，これは偽像である．black blood法という手法を使うことにより血管内腔を低信号とし，血管壁を描出する方法にて，解離に伴う壁在血栓の観察が容易となる（B，→）．

（PCA）の左右差は灌流状態を評価するにあたって重要な参考材料である．たとえばPCAの左右差は側副血行路の存在を推定するのに重要である．MCAの梗塞では通常は患側でPCAが拡大している．このような側副血行路の発達にはそれなりの時間を要すると，誤って認識している医師もいるので付け加えると，PCAの拡張は超急性期でも大多数の症例で観察可能で，leptomeningeal anastomosisの出現は阻血からほぼ間髪をいれずに観察可能であることを強調しておきたい．

脳灌流画像

　MRを用いた灌流画像（perfusion-weighted imaging：PWI）で最も一般的に使用されるのは造影剤のボーラス注入を使ったdynamic susceptibility contrast（DSC）法である．DSC法を用いた脳灌流画像は急速静注した造影剤が引き起こす信号変化を連続的に記録してデータを取得し，得られた信号のデータから濃度曲線を形成することで得られる[3]．計算されるパラメータには種々

Keywords
leptomeningeal anastomosis
脳軟膜動脈吻合．血管支配領域の間を潜在的に結ぶ側副血行路を指す．

ディベート

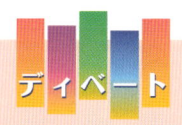

灌流画像は必要？ それとも不要？

　多国籍および多施設で行われた，いくつかの臨床研究で灌流画像が必ずしも良好な成績と結びつかない可能性が指摘されている．たとえば EPITHET ではミスマッチの存在は t-PA による治療の良好な成績と結びつかないことが報告されている[4]．また，新しい血栓溶解薬の治験である DIAS-2 では灌流画像を患者の選択規準の一つとして使用したが，有意差なしに終わってしまった[5]．このような点から PWI が臨床的に有用な判断材料とならないのではないか，という観点で議論がなされてきた．

　一方で DPM の定義そのものに問題があるという批判もある．たとえば多くの研究で，灌流異常域の 20％ が DWI でスペアされていればミスマッチあり，とする判断基準を用いている．しかしこれだと，両者がほぼ合致した状態に等しいともいえる．なぜなら 20％ の差異を体積に直すと三乗根で効いてくるため，病変の長径が灌流異常域よりも，ほんの数％ 小さければミスマッチがあるという判定になってしまうのだ[6]．

　以上のように超急性期における PWI に関しては多方面からの議論が残る．しかし今後，血栓溶解療法の適応時間枠が拡大されていくにつれて，今までに増して正確な患者の状態把握は必要となることは想像に難くなく，PWI がより積極的に活用される局面は訪れるかもしれない．

Column: 新しい脳灌流画像

　近年，造影剤を用いない脳灌流画像が臨床的にも使用されてきており，arterial spin labeling 法と呼ばれる．信号雑音比が低いため，撮像時間も DSC と比べ長くなる傾向にあるが，3 テスラの普及に伴い，ようやく日常臨床に入ってきた．卒中領域での応用も報告されている．

Column: 再灌流の評価

　MRA により血管の再開通を確認できれば血流が改善していると判断されがちである．しかし「再開通」と「再灌流」は異なるという議論が存在する[7]．血栓溶解による血管内腔の再開通は常に有効な組織への再灌流に繋がるわけではない．再灌流が生じなければ当然，血栓溶解療法の効果は乏しい．有効な再灌流を評価しうる手法の一つとして PWI があがる．

のものがあるが，代表的なものとしては血液量（CBV），血流量（CBF），平均通過時間（MTT），ピーク時間（TTP）などがある[8]．最近は T_{max} という新たなパラメータが研究領域で使用されているが，これは MTT と TTP の両方の影響を受けるパラメータである．

diffusion-perfusion mismatch（DPM）

　虚血ペナンブラが存在するか否かを判断する材料として使われるのが diffusion-perfusion mismatch（DPM）である．DPM が存在すれば治療可能域が存在する，と想定する概念であり，そのシンプルさから広く世の中に浸透した．しかし，この判断基準の是非にはいまだ異論が存在する．たとえば，どのようなパラメータを使って灌流異常域を判定するべきか，という点に関して定まった見解は存在しない．さらに付け加えると，使用するソフトウェ

ディベート

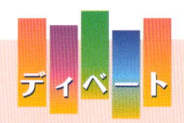

microbleedsと血栓溶解療法

T2*強調画像は微小な出血巣を鋭敏に検出することが可能で,実際に卒中患者の検査にあたって偶発的なmicrobleedsに遭遇することは決して珍しくない.このような小さな陳旧性出血巣の存在が治療後の出血リスクに関係するかどうかが議論されている.必ずしも出血リスクと関係がないとする論文[10,11]と,関係があるとする論文が混在する[12]ため,今後も知見の積み重ねが必要であろう.

Column

susceptibility weighted imaging (SWI)

これはT2*強調画像よりも遅れて登場した比較的新しい撮像方法で,3-Dグラジエント・エコー法にx, y, zの三軸のflow compensationを入れ位相マスクをかけた高分解能画像である[13].微小出血の検出に威力を発揮することが知られている.MRAと同様に3-D撮像であるという点から,撮像中の体動が,広い範囲に影響を及ぼしてしまう点が問題である.これに比べると2-Dの画像採取では,動いた断面のみが影響を受けるにとどまる.

アによる灌流画像の結果の差異も指摘されている[9].

出血の評価

これにはT2*強調画像が最も一般的に使われており,2D-gradient echo法が最も多く用いられている.撮影時間は長くても2分程度で,超高速撮影法[*1]を使った場合は数秒単位で終了する[14].もともとCTスキャンと比べるとMRIは出血に対する感受性が低い可能性が取りざたされた時期もあったが,現在では両者が同等か,もしくはMRIが優れるという結果が示されている[15].本法の弱点をあえて1つあげるとすれば,出血の陳旧の判断が時に困難であり得る点であろう.しかしこれも病巣周囲におけるmass effectや浮腫を観察すれば比較的容易である.新しく登場した撮像法であるSWIに関しては本頁の**Column**を参照していただきたい.

*1 超高速撮影法はecho planar imaging (EPI) と呼ばれる.

FLAIRによる灌流評価

FLAIRは,梗塞巣の広がりの評価のみならず灌流状態を予測させる重要な情報をわれわれにもたらす.MCA領域の梗塞においては,シルビウス裂を走行する動脈の信号が上昇するhyperintense vessels signがよく知られている[16-18].分枝における流速低下が血管内の信号上昇に繋がるとされている.この所見は灌流異常の存在を間接的に示唆する所見となる(**2**).

FLAIRによるくも膜下出血検出

FLAIR画像は微量のくも膜下出血を鋭敏に検出可能である[19].特に出血から時間が経過している症例においてCTより鋭敏に,これを検出する場合がある.シルビウス裂における左右差を観察するのが読影上のコツの一つで

2 85歳女性の発症後数時間の塞栓性脳梗塞

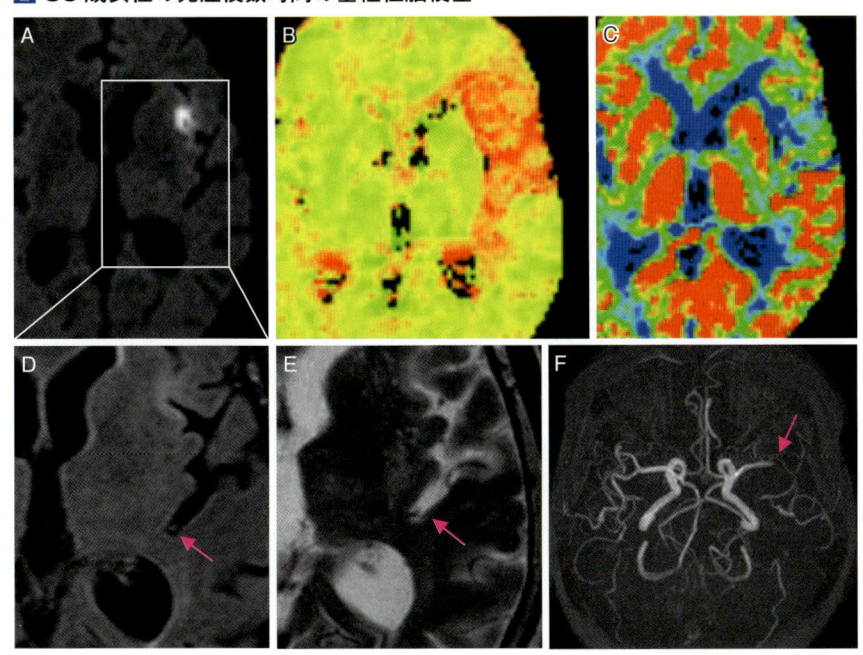

A：DWI, B：MTT, C：rCBF, D：FLAIR, E：T2-W1, F：MRA.
左の中大脳動脈の途絶（F）に伴い，この領域におけるPWI上の異常を認める（B）．DWIでは島回におけるわずかな限局した異常信号を認めるのみである（A）．シルビウス裂の部分を拡大したFLAIR画像では血管内部に高信号を認める（D, →）．同部をT2強調画像で観察するとフローボイドが確認可能である（E, →）．

3 55歳男性．左側の椎骨動脈解離とそれに伴う延髄外側梗塞

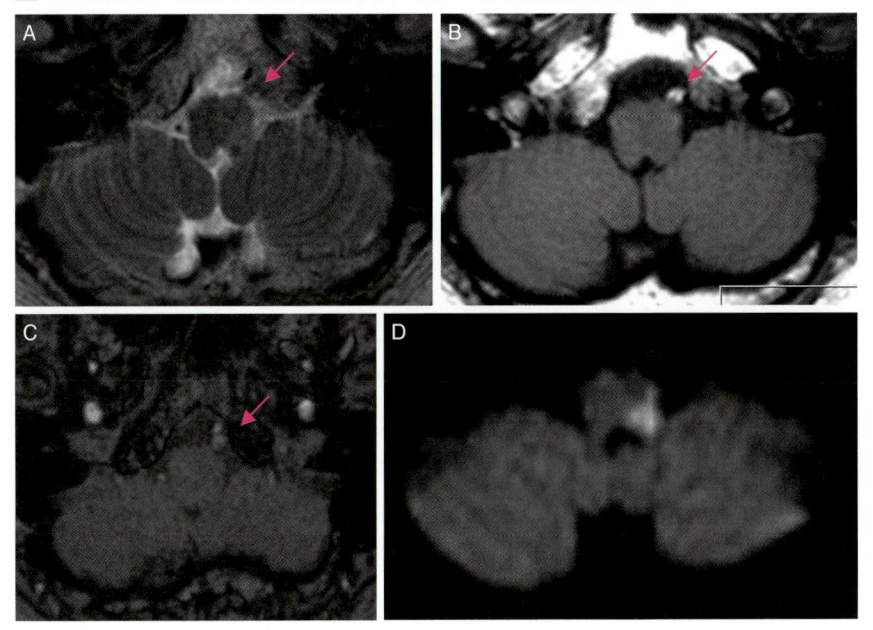

A：T2-W1, B：T1-W1, C：MRA source, D：DWI.
T2強調画像では左椎骨動脈におけるフローボイドの消失がみられる（A, →）．T1強調画像では血管のほぼ全周を取り巻くようにして壁在血栓が観察可能である（B, →）．MR angiography（MRA）の元画像上も壁在血栓を思わせる高信号が存在する（C, →）．

ある．一方でこの所見は非特異的であることも知られており，脳脊髄液腔におけるわずかな蛋白濃度上昇でも同様の高信号を呈し得る[20]．また磁化率のアーチファクトに伴う偽像や脳脊髄液の流れに伴うアーチファクトが類似の所見を呈することがあるので注意が必要だ．

フローボイドの確認

主幹動脈レベルにおける血管内部のフローボイドに関しては常に注意を払う必要がある．一般的にT2強調画像でこれを確認することを指導する記載が多い中で，それ以外のシーケンスも参考材料となり得ることをここに付記したい．たとえば血管の壁を観察しようと考えた場合，T2強調画像では脳脊髄液による高信号とフローボイドの低信号の間に強いコントラストがつくため，血管壁の情報はとらえにくい．これに比べるとT1-，プロトン強調画像そしてFLAIRでは脳脊髄液が高信号を呈さないので動脈硬化性の壁肥厚や壁在血栓などを評価するのに，より有用なことがある．例として**3**に示すのは椎骨動脈の解離である．

血管外径の評価

血管解離や動脈瘤を評価するにあたって血管内腔の評価もさることながら，外径の把握も重要である．血管外径を観察するには脳脊髄液とのコントラストを利用するのが最も確実な方法であり，一般論としてはT2強調画像が用いられる．通常の水平断で撮影されたT2強調画像でも確認は可能だが，特に椎骨脳底動脈の拡張をより良くとらえる目的で考案されたBPAS（basi-parallel anatomical scanning）という撮影方法が報告されている．この撮影方法は椎骨脳底動脈の走行にあわせてスライスを冠状断から前方へ向けて傾けたスラブで撮影するものである[21]．

（山田　惠）

> **Memo**
> **MRI 読影のコツ**
> ①フローボイドは必ずチェック．
> ②血管外径の観察にはT2強調画像を用いる．
> ③血管壁の観察にはT2強調画像以外を用いる．

文献

1) Brazzelli M, et al. Magnetic resonance imaging versus computed tomography for detection of acute vascular lesions in patients presenting with stroke symptoms. *Cochrane Database Syst Rev* 2009；4：CD007424.
2) Nakajima Y, et al. Radiologist supply and workload：international comparison：Working Group of Japanese College of Radiology. *Radiat Med* 2008；8：455-465.
3) Rosen BR, et al. Perfusion imaging with NMR contrast agents. *Magn Reson Med* 1990；14：249-265.
4) Davis SM, et al. Effects of alteplase beyond 3 h after stroke in the Echoplanar Imaging Thrombolytic Evaluation Trial（EPITHET）：A placebo-controlled randomised trial. *Lancet Neurol* 2008；7：299-309.
5) Hacke W, et al. Intravenous desmoteplase in patients with acute ischaemic stroke selected by MRI perfusion-diffusion weighted imaging or perfusion CT（DIAS-2）：A prospective, randomised, double-blind, placebo-controlled study. *Lancet Neurol* 2009；8：141-150.
6) Donnan GA, et al. Penumbral selection of patients for trials of acute stroke therapy. *Lancet Neurol* 2009；8：261-269.
7) De Silva DA, et al. Assessing reperfusion and recanalization as markers of clinical outcomes after intravenous thrombolysis in the echoplanar imaging thrombolytic evaluation trial（EPITHET）. *Stroke* 2009；40：2872-2874.

8) Yamada K, et al. MR perfusion-weighted imaging of acute cerebral infarction : Effect of the calculation methods and underlying vasculopathy. *Stroke* 2002 ; 33 : 87-94.
9) Kudo K, et al. Differences in CT perfusion maps generated by different commercial software : Quantitative analysis by using identical source data of acute stroke patients. *Radiology* 2010 ; 254 : 200-209.
10) Kakuda W, et al. Clinical importance of microbleeds in patients receiving IV thrombolysis. *Neurology* 2005 ; 65 : 1175-1178.
11) Charidimou A, et al. Cerebral microbleeds and the risk of intracerebral haemorrhage after thrombolysis for acute ischaemic stroke : Systematic review and meta-analysis. *J Neurol Neurosurg Psychiatry* 2013 ; 84 : 277-280.
12) Nighoghossian N, et al. Old microbleeds are a potential risk factor for cerebral bleeding after ischemic stroke : A gradient-echo $T2^*$-weighted brain MRI study. *Stroke* 2002 ; 33 : 735-742.
13) Haacke EM, et al. Susceptibility weighted imaging (SWI). *Magn Reson Med* 2004 ; 52 : 612-618.
14) Rovira A, et al. Hyperacute ischemic stroke : Middle cerebral artery susceptibility sign at echo-planar gradient-echo MR imaging. *Radiology* 2004 ; 232 : 466-473.
15) Kidwell CS, et al. Comparison of MRI and CT for detection of acute intracerebral hemorrhage. *JAMA* 2004 ; 292 : 1823-1830.
16) Kamran S, et al. Significance of hyperintense vessels on FLAIR MRI in acute stroke. *Neurology* 2000 ; 55 : 265-269.
17) Maeda M, et al. Arterial hyperintensity on fast fluid-attenuated inversion recovery images : A subtle finding for hyperacute stroke undetected by diffusion-weighted MR imaging. *AJNR Am J Neuroradiol* 2001 ; 22 : 632-636.
18) Toyoda K, et al. Fluid-attenuated inversion recovery intraarterial signal : An early sign of hyperacute cerebral ischemia. *AJNR Am J Neuroradiol* 2001 ; 22 : 1021-1029.
19) Noguchi K, et al. Acute subarachnoid hemorrhage : MR imaging with fluid-attenuated inversion recovery pulse sequences. *Radiology* 1995 ; 196 : 773-777.
20) Taoka T, et al. Sulcal hyperintensity on fluid-attenuated inversion recovery mr images in patients without apparent cerebrospinal fluid abnormality. *AJR Am J Roentgenol* 2001 ; 176 : 519-524.
21) 長畑守雄ほか. Basi-parallel anatomical scanning (BPAS) MRIによる椎骨脳底動脈の外観表示. 日本醫學放射線學會雜誌 2003 ; 63 : 582-584.

II. 脳血管障害の緊急評価，救急検査
緊急超音波検査

> **Point**
> - 脳血管障害の緊急時に必須とされる画像検査はCTとMRIであって，超音波検査は原因検索のための準緊急検査と考えられる．
> - 脳血管障害の原因検索のため，経胸壁心エコー，頸動脈エコー，経食道心エコーが行われることがある．その他，奇異性脳塞栓症の原因として下肢の深部静脈血栓症を疑って下肢静脈エコーが行われることもある．
> - 特殊な病態の診断としては，動脈解離がある．
> - 経頭蓋ドプラ法は，造影CTおよびMRアンギオを施行できない状況では有用な場合がある．

　脳血管障害に緊急時に行われる画像検査は，脳梗塞や脳出血を直接診断するために行われるCTとMRIであり，超音波検査は脳梗塞の原因となる塞栓源の検索のために行われ，準緊急検査という範疇になる．超音波検査の緊急度・重要度の高い状況は，TIA（transient ischemic attack：一過性脳虚血発作）と考えられる症例であり，この場合は脳梗塞を発症する前に原因を診断し，適切な治療を行うことが必要である．

緊急時の超音波検査

　通常はまずCTで脳梗塞か脳出血かを判断し，次にMRI検査で脳梗塞と脳血管の状況を把握する．ヨード造影剤禁忌の症例でかつMRI検査禁忌の症例では，CTやMRI検査で頭蓋内の血流評価ができないため，経頭蓋超音波ドプラ検査による脳血流の評価が役に立つ可能性がある．

　両側性の多発性脳梗塞では，ほとんどが心原性脳塞栓症であり，多くは心房細動を有する．時に心内膜炎や心房血栓症などが原因となることがあり，これらの疾患の診断や除外のため，緊急に心エコーを行うことがある．心臓に原因が見当たらない場合には上行大動脈の評価のため，経食道心エコーを行うことがある．動脈硬化性変化が乏しい症例では，奇異性脳塞栓症を疑って下肢静脈エコーを行う．

　片側性の多発性脳梗塞では，血管原性脳梗塞が強く疑われ，頸動脈エコーを行う．

頸動脈エコーの適応と評価

頸動脈エコーの適応

　頸動脈病変によって生じる典型的な脳梗塞は責任病変のある側の多発梗塞である．狭窄や潰瘍形成プラークなどによるartery-to-artery embolismは支配領域に散在する多発梗塞となり，高度狭窄による血流の低下では分水嶺梗塞すなわち前大脳動脈と中大脳動脈の境界領域の梗塞が認められる．これらの梗塞例では速やかに頸動脈エコーを行う必要がある．

頸動脈エコーの評価[1,2]

■頸動脈狭窄

症例1　60歳代男性

主訴：右半身の感覚障害
身体所見：軽度の構音障害，軽度の右上肢麻痺
心房細動なし．
頭部MRI検査所見：左MCA領域に急性期梗塞巣の散在（**1**-A）と左内頸動脈の描出不良（**1**-B）を認めた．動脈原性塞栓症の疑いとなった．
頸動脈エコー：左内頸動脈にNASCET 85％の高度狭窄を認め（**1**-C），狭窄部の最高血流速度は354 cm/秒であった（**1**-D）．
治療：血管造影にて左内頸動脈高度狭窄を確認後（**1**-E），ステントを挿入した．

　Bモード法では低エコープラークを見落とす可能性があり，必ずカラー断層法を併用すべきである．狭窄率は原則としてNASCET法[*1]で計測し，70％以上狭窄を高度狭窄としている[3]．狭窄率の計測法には，NASCET法，ECST法[4][*2]，断面積法[*3]があるが[*4]，同じ狭窄を評価しても，各々の数値には大きな隔たりがあるので，狭窄率を記載するときには，必ずどの方法での計測か明記しなくてはならない．ECST法は残存内径が同じでも，頸動脈球部のような太い部位では高い値となり，内頸動脈での狭窄では低い値となる．NASCET法，ECST法とも内腔が扁平に残存している場合は，計測値と実際の狭窄の程度と解離を生じる．また断面積法は，内腔の最大断面と外腔の最大断面が同じ面になるとは限らず，やはり理想的な計測法とはいえない．またこれらの断層像による計測は，石灰化などで内腔が表示できない場合には実施できない．

　狭窄率の評価には最高血流速度を用いることができる．最高血流速度が200 cm/秒を超える場合には，NASCET 70％を超える高度狭窄と判断される[5]．ただし両側内頸動脈狭窄では最高血流速度が高く出ることが知られている．

*1
遠位内頸動脈内径に対する狭窄部の狭窄率．

*2
最狭窄部の本来の血管内径に対する狭窄率．

*3
最狭窄部の本来の血管内腔の断面積に対する残存内腔面積の狭窄率．

*4
狭窄率の計測法は本巻III.「無症候性脳梗塞および無症候性頸部頸動脈狭窄・閉塞」（p.272 **3**）参照．

1 頸動脈狭窄

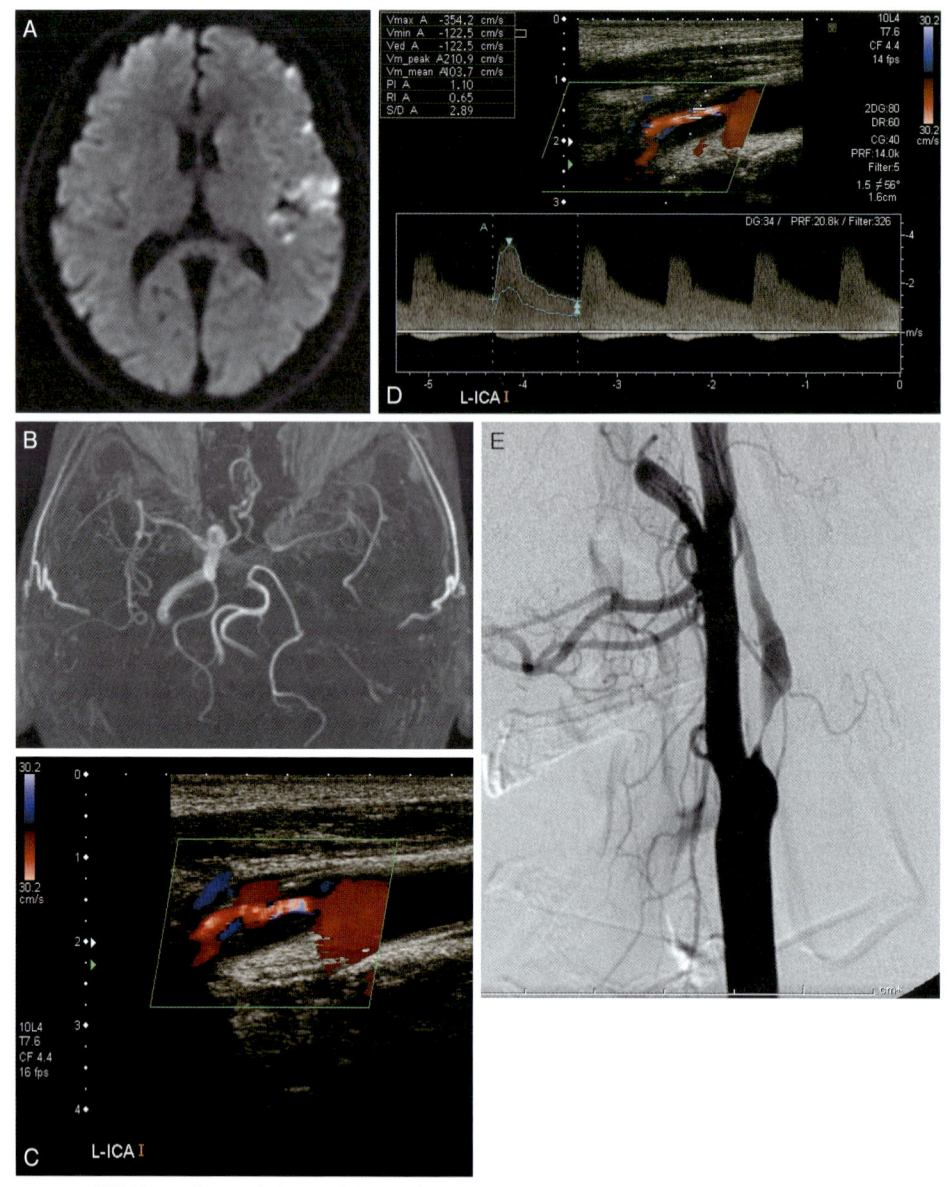

A：MRI 拡散強調画像で，左大脳に多発する高信号を認め，多発脳梗塞と診断された．
B：MR アンギオでは左内頸動脈は描出されておらず，左内頸動脈閉塞が疑われた．
C：カラードプラ法で左内頸動脈起始部に狭窄を認める．狭窄部はモザイクパターンを呈し，高速度の血流の存在が示唆される．
D：パルスドプラ法では，左内頸動脈狭窄部の最高血流速度は 354 cm / 秒で NASCET 70%以上の高度狭窄と考えられる．
E：血管造影にて左内頸動脈に NASCET 85%の狭窄を認めた．

■プラークの性状評価
①潰瘍形成プラーク

症例2　70 歳代男性

主訴：左手の一過性麻痺
身体所見：左バレー徴候（Barré sign）陽性

2 潰瘍形成プラーク

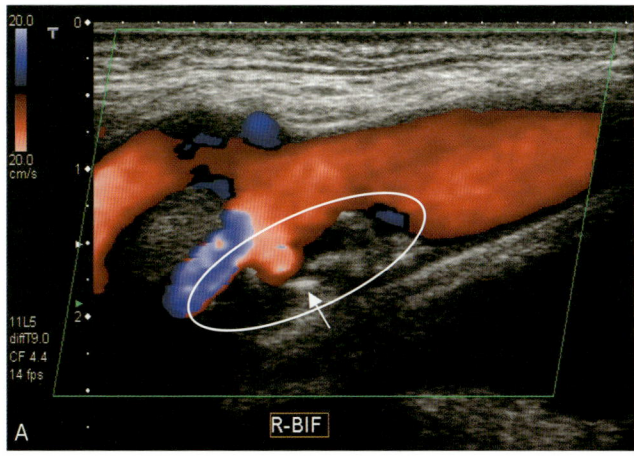

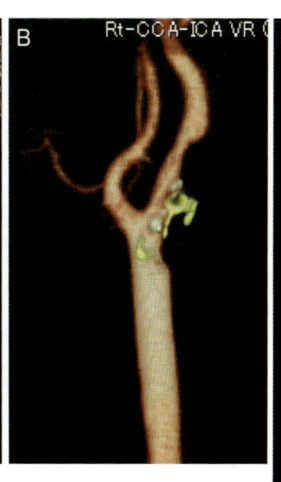

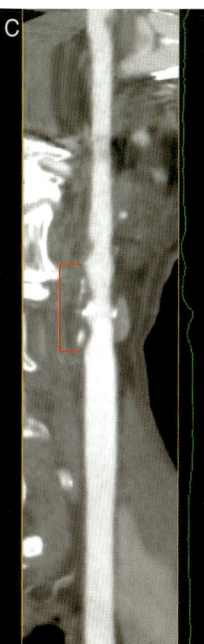

A：右内頸動脈起始部に潰瘍形成（↓）を伴うプラーク（○）を認める.
B：CTアンギオで右内頸動脈起始部に石灰化を伴うプラーク付着を認める.
C：右総頸動脈から内頸動脈を直線化して表示. 内頸動脈起始部に石灰化を伴う潰瘍形成プラーク（▭）を認める.

頭部MRI検査所見：右大脳半球に急性期梗塞巣が散在しているが，主幹動脈には明らかな異常所見なし. 動脈原性塞栓症が疑われた.
頸動脈エコー：右頸動脈球部から内頸動脈起始部にかけて石灰化を伴う潰瘍形成プラークを認めた（2-A）. 有意狭窄はなかった.
CTアンギオ：右内頸動脈起始部に石灰化を伴う潰瘍形成プラークと診断された（2-B，C）.
治療：アスピリン（バイアスピリン®）とクロピドグレル（プラビックス®）による抗血小板療法が選択された.

　潰瘍形成プラークは脳梗塞のリスクが高いとされている[6]. 本来は内膜が欠損し，陥凹しているプラークであるが，実際に内膜が欠損しているかどうかは超音波検査ではわからない. そのため，深さが2mmを超える陥凹を伴うプラークを潰瘍と呼ぶことが多い.

②可動性プラーク
　まれに血流により可動するプラークが認められることがある. プラークに付着した血栓がはがれて塞栓源となりうる.

③低エコープラーク
　低エコープラークは粥腫を伴うプラークや出血を伴うプラークと考えられ，破綻しやすく，不安定プラークといわれることもある. あくまでも脳梗塞のハイリスク病変であって，塞栓の直接の原因とはいえない. プラークのエコーレベルの評価は，プラーク周囲のIMC（内中膜複合体）のエコーレベルと比較して行うが，実際の評価としては，ゲインを十分上げても，血管

3 内頸動脈遠位閉塞

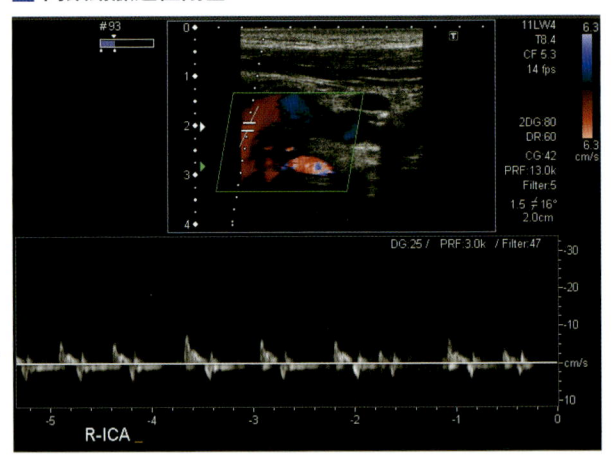

内頸動脈は開存しているが，血流速度は極端に低下し，波形も行ったり来たり型（to-and-fro pattern）となっている．

内腔と区別しにくい輝度とすればよい．

■内頸動脈閉塞

内頸動脈起始部で閉塞している場合には，カラードプラ法で起始部に血流信号が検出されない．内頸動脈起始部に石灰化があり，血管内腔が描出できない場合には，高度狭窄を閉塞と誤診することがある．パルス繰り返し周波数（流速レンジ）を十分下げて，遠位内頸動脈の血流を検索する必要がある．

内頸動脈遠位で閉塞が起こった場合には，内頸動脈起始部は開存しているがドプラ波形は to-and-fro pattern となるか，あるいは極端に血流速度が低下し，実質上の閉塞と判断できるようになる（**3**）．また総頸動脈の拡張期血流速度も対側に比して低下する．左右総頸動脈拡張期血流速度の比を ED-ratio と呼び，1.3 以上を病的と判断する．このように明らかに遠位部閉塞パターンとなる場合は，比較的太い血管に塞栓をきたしており，症状からも十分広範囲の塞栓症を疑うことが可能である．ただし徐々に狭窄が進んで閉塞に至った場合には，十分側副血行が発達し，無症状の場合もある．

■頸動脈解離

上行大動脈に解離が存在する A 型大動脈解離では，時に右腕頭動脈から右総頸動脈や左総頸動脈に内膜片が観察される．偽腔と真腔では波形が異なる．

■椎骨動脈遠位閉塞

椎骨動脈遠位で閉塞や高度狭窄が起こった場合，拡張期の血流速度が低下し，ピークの目立つ波形となる（**4**）．ただし無症状者でもしばしば遠位閉塞の血流パターンを呈することが多く，頸動脈エコー単独で遠位閉塞パターンの意義を判断することは困難である．

下肢静脈エコー[7]

動脈硬化性変化に乏しく，心エコーで特に病変がない場合に，下肢の血栓症から遊離した塞栓が心臓の卵円孔を通り脳に塞栓症をきたす奇異性脳塞栓

緊急超音波検査 | 69

4 椎骨動脈遠位閉塞

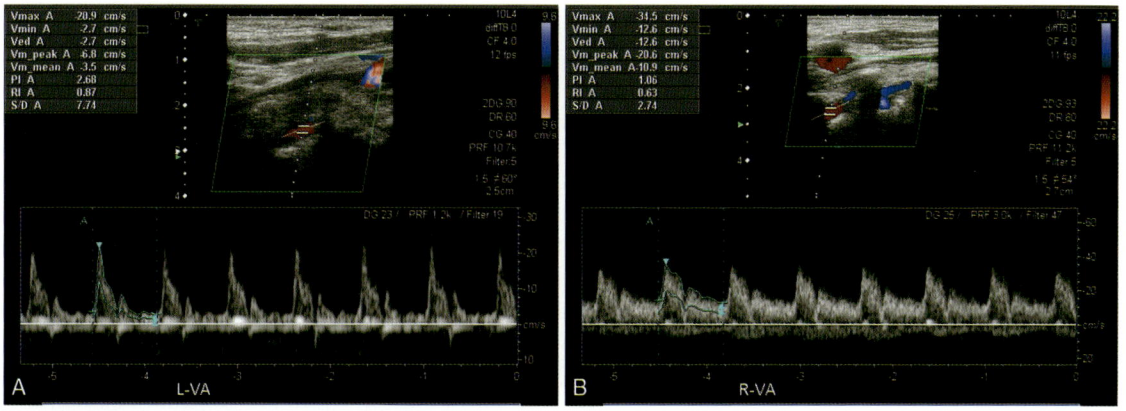

A：椎骨動脈遠位部狭窄波形．拡張期の血流速度が 2.7 cm／秒と低下し，遠位部閉塞パターンとなっている．
B：対側の椎骨動脈の拡張期の血流速度は 12.6 cm／秒で，正常ドプラ波形である．

5 ヒラメ静脈血栓症

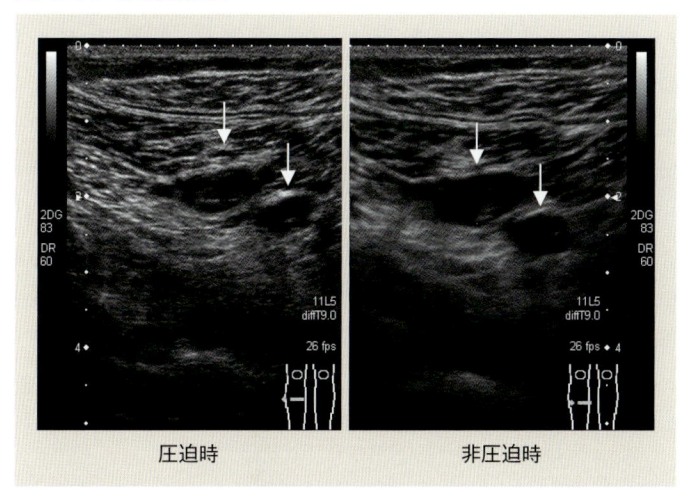

奇異性脳塞栓症が疑われ施行された．ヒラメ静脈（↓）は圧迫時にも内腔が閉塞せず，血栓が存在すると診断できる．

症が疑われ，施行される．

　下肢静脈血栓症のうち，膝窩静脈から心臓側に血栓閉塞を生じた場合には下肢／下腿の浮腫をきたすことが多い．下腿の浮腫がない場合には，膝窩以下のヒラメ静脈や腓腹静脈，あるいは腓骨静脈などの血栓を丁寧に探す必要がある．

　下肢静脈血栓症の診断では，圧迫法を用いるのが基本である．血栓のない静脈はプローブで圧迫すると完全に圧迫され，潰れてしまうが，血栓がある場合には潰れないことで診断する（ 5 ）．

　また，ミルキングにより静脈血流を生じさせると，血管内の血栓が血流の欠損像として認識される．

Key words
ミルキング
ふくらはぎを手で掴んで血管床にたまっている静脈血を絞りだす手技．

6 経頭蓋ドプラ法

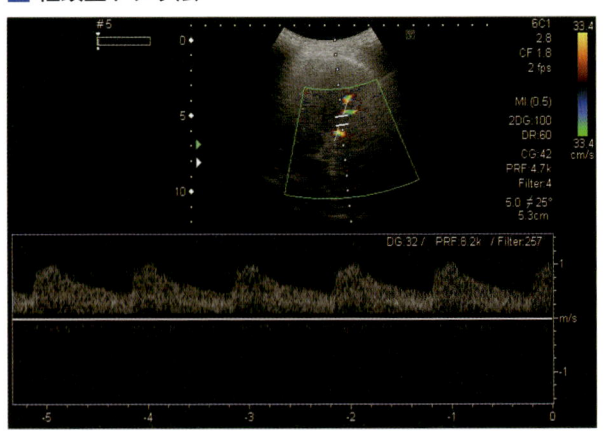

側頭部に腹部用のコンベックス型プローブを当て，頭蓋内を描出している．外側へ向かう中大脳動脈の蝶形骨部は容易に検出でき，ドプラ波形から最高血流速度も計測可能である．

Memo
HITS と MES

経頭蓋超音波ドプラ法で中大脳動脈などの血流波形を観察しているとドプラスペクトル（ドプラ波形）中にノイズ様の高信号が一過性に出現することがある．これを HITS (high intensity transient signal) と称しているが，血流中の塞栓物質からの異常信号を示唆している．この高信号は chirp 音を伴うが，塞栓症を生じうる高リスク病変を有する血管側で有意に多く検出され，また抗血小板薬で減少することから微小血栓と考えられるため MES (microembolic signal) と呼ばれるようになった．MES の検出には 30 分以上の連続した観察が必要とされる．自動検出装置も開発されているが，検者による装置装着の精度や自動検出の精度の問題が残っている．また MES の存在をどのように治療方針に反映するかについても，しっかりとしたエビデンスのある結論は得られていない．

経頭蓋ドプラエコー

　MRI 検査ならびに造影 CT が施行できない症例や，頻繁に MCA などの主幹動脈の血流の状況を評価しなくてはならない症例に用いられる．

　腹部や心臓の観察用の低周波数プローブであれば，側頭部にプローブを当てると骨を通して頭蓋内をある程度観察することができる．カラードプラ法を用いると容易に中大脳動脈の蝶形骨部を描出することが可能であり，パルスドプラ法で最高血流速度を評価できる（**6**）．中大脳動脈の最高血流速度は 100 cm／秒程度であるが，180 cm／秒を超える場合には 50％以上の狭窄があると判断される．描出されない場合には閉塞と診断される．

（金田　智）

文献
1) 長束一行ほか．頸部血管超音波検査ガイドライン．Neurosonology 2006；19(2)：49-67.
2) 日本超音波医学会用語・診断基準委員会．超音波による頸動脈病変の標準的評価法．Jpn J Med Ultrasonics 2009；36(4)：502-509.
3) North American Symptomatic Carotid Endarterectomy Trial Collaborators. Beneficial effect of carotid endarterectomy in symptomatic patients with high-grade carotid stenosis. N Engl J Med 1991；325：445-453.
4) European Carotid Surgery Trialists' Collaborative Group. MRC European Carotid Surgery Trial：Interim results for symptomatic patients with severe (70-99%) or with mild (0-29%) carotid stenosis. Lancet 1991；337：1235-1243.
5) Carpenter JP, et al. Determination of duplex Doppler ultrasound criteria appropriate to the North American Symptomatic Carotid Endarterectomy Trial. Stroke 1996；27：695-699.
6) Moor WS, et al. Natural history of nonstenotic, asymptomatic ulcerative lesions of the carotid artery. Arch Surg 1978；113：1352-1359.
7) 日本超音波医学会用語・診断基準委員会．下肢深部静脈血栓症の標準的超音波診断法．Jpn J Med Ultrasonics 2008；35(1)：35-39.

II. 脳血管障害の緊急評価，救急検査

脳血管障害急性期の診断と治療に必要な血液検査

> **Point**
> - 脳血管障害急性期の血液検査は，病型鑑別，治療方針決定，合併症検索の大きく3つの目的に分類される．
> - 脳梗塞では背景にある，2種の異なるタイプの血栓を意識的に鑑別する．
> - 基礎疾患検索は既往歴に頼らず，横断的に行う．

脳血管障害急性期の血液凝固異常

　脳血管障害は，3つの大きな要素が症例ごとに複雑にからみあって発症する．すなわち，①血管の異常，②血液の異常，③血流の異常，である．
　これは「ウィルヒョウ（Virchow）の三原則」と古くからいわれているものである．本稿ではこのうち②血液の異常の評価が中心となるが，①や③の異常も血液検査で検出できることを忘れてはならない．
　さらに血液凝固系には，A）血小板系，B）凝固系，C）線溶系の3系統がさまざまな割合で活性化して血栓傾向を形作っている（**1**）．
　一般的に，血流の速い動脈内では，動脈硬化などで血管内皮が損傷されると，その部位に血小板が粘着凝集し，血栓形成機転が開始される．血管内腔の狭窄が存在する部位ではこれに加えて，乱流の形成が血小板活性化を助長し，血栓傾向が加速されることになる．こうして形成された血栓は，大量の血小板凝集塊を基盤としており，血小板血栓（白色血栓）といわれている．心筋梗塞などで典型的な血栓パターンである．
　一方，静脈系に形成される血栓は状況を異にする．むしろ血流低下，うっ滞を契機に，血栓形成が始動するからである．この状況では，血小板の活性化はほとんど起こらず，組織因子を起点に液性凝固因子が次々と賦活化されて，凝固経路が相乗的に活性化する．最終的にはトロンビン（活性化第II因子）がフィブリンを形成し，多量のフィブリン網に赤血球がからんだフィブリン血栓（赤色血栓）が形成されることになる．深部静脈血栓症および続発する肺塞栓症がこれに相当する．この静脈系の血栓は，心房細動で拡大した左心房の血流状況でも形成されることが知られており，したがって心原性脳塞栓症で脳に飛来する血栓は，肺塞栓症と同様のフィブリン血栓が主体であると考えられる（**1**）．
　フィブリン血栓の形成には血小板は必ずしも関与しておらず，このタイプの血栓予防には抗血小板薬の効果はきわめて限定的となり，抗凝固療法が必須となる．

1 虚血性脳卒中における病型と血栓組成の対応

血小板機能：β-TG, PF4

アテローム血栓性脳梗塞

動脈原性塞栓症

心原性脳塞栓症

心臓弁膜症，機械弁

心室瘤

非弁膜症性心房細動

奇異性脳塞栓症

トルーソー症候群（Trousseau syndrome）

Dダイマー

PIC
FDP

凝固機能：TAT, PF$_{1+2}$

線溶機能

　脳梗塞で臨床病型によって，形成される血栓の組成が大きくことなることは，抗血栓療法を考えるうえできわめて重要であり，安易に「脳梗塞」という診断で満足してしまうと，治療方針を誤りかねない．

　一方，脳出血の原因は血管の破綻であることは明らかであるが，血小板減少症や代表的な凝固因子欠乏症である血友病などの出血傾向のある症例，抗血栓療法薬内服中の症例では，血腫増大の危険性が高い．また抗血栓薬などで，微小な血管損傷に対する修復機転が抑制されている環境では，出血の可能性が高まることも想定される．

治療適応および効果判定のための血液検査（2）[*1]

　最も緊急性があるのは，超急性期の血栓溶解療法の適応判定である．適応判定に必要な血液検査項目を2に示した．なかでは，凝固検査に時間を要する場合が多いので，最優先で検査を行う必要がある．造影MRもしくはCT検査を行う場合，エダラボン（ラジカット®）による脳保護療法を行う場合には腎機能の確認が不可欠である．また，ヘパリン（ヘパリンナトリウム®，ノボ・ヘパリン®）の使用に際しては，補酵素となるアンチトロンビンIII（AT III）の活性が低下していると，効果が十分に発揮されないため，事前に確認が必要となる．ヘパリンによる急性期抗凝固療法には，心筋梗塞急性期に準

*1
本稿では，血液検査項目の必要度を3段階で表示する．
A：夜間休日でも必ず評価する必要のある検査
B：可能であれば，全例直近の平日日中に評価する必要のある検査
C：専門的な評価や非典型例のために必要な検査

2 治療方針決定，治療効果判定に必要な検査

種別	A	B	C	説明
血液	血算			血小板の増減に注目（t-PA では 10 万以上） 多血症の有無も確認 抗血栓療法施行中は貧血の進行に留意
凝固	PT			ISI < 1.2 の試薬が必要（t-PA では INR < 1.7）
	APTT			APTT 比 が正確（t-PA では基準値の 1.5 倍以内）
		Fbg		
		AT III		低値ではヘパリンの作用減弱の可能性あり
		D ダイマー		
			FDP	D ダイマーが異常高値の場合
			TAT	血栓症急性期の凝固亢進の指標
			PF$_{1+2}$	抗凝固療法の効果判定（Xa 因子抑制指標）
			SFMC	抗凝固療法の効果判定（トロンビン抑制指標）
			β-TG	血小板活性化指標
			PF4	採血方法注意（非駆血または動脈穿刺）
			血小板凝集能検査	抗血小板薬薬効評価
生化学	TP			低栄養の評価
	AST			
	ALT			
	LDH			肝酵素上昇のない異常高値では悪性腫瘍を除外
	AMY			（t-PA では急性膵炎の除外目的）
	CK			高値の場合には，打撲や痙攣の有無も確認
	BUN			貧血，脱水の評価にも用いる
	Cr			総合的な腎機能はクレアチニンクリアランスで評価
	BS			BS > 300 の場合は積極的血糖低下療法を考慮
	Na			
	K			補液内容決定の際に参考にする
	Cl			
		Alb		
		NH$_3$		肝性脳症の除外
		CK-MB		CK 高値の場合　心筋梗塞合併を除外
			TpT	CK 高値の場合　心筋梗塞合併を除外
			Fe	貧血があり，消化管出血が疑われる場合
免疫	CRP			
感染症	肝炎ウイルス			入院が決定的な場合
尿検査		尿一般		血尿，蛋白尿の確認

A：夜間休日でも必ず評価する必要のある検査，B：可能であれば，全例直近の平日日中に評価する必要のある検査，
C：専門的な評価や非典型例のために必要な検査．

じた．活性化部分トロンボプラスチン時間（APTT）を基準値の2倍程度まで用量調整によって延長させる方法と，5,000〜10,000単位/日の低用量を固定で投与する方法があり[*2]，後者ではAPTTの変動はほとんどみられない．

ほとんどの脳梗塞症例では再発予防療法として抗血栓療法が施行される．ワルファリン（ワーファリン®）による抗凝固療法では，プロトロンビン時間から算出される，PT-INR（international normalized ratio）を指標とする．心房細動に起因する心原性脳塞栓症では，国際的にINR＝2.0〜3.0が目標治療域とされているが，わが国では70歳以上の高齢者では1.6〜2.6に引き下げられている．INR算出にあたっては，各試薬の精度を表すISI（international sensitivity index）が重要で，この値が1.2以下の試薬を用いてINRを算出することが求められる．新規経口抗凝固薬は，各薬剤の血中濃度と相関する凝固検査がわかっているが，薬物血中濃度の日内変動が激しいため，検査値は内服回数や薬剤内服からの経過時間に大きく依存する．また用いる試薬によっても結果が大きく乖離することにも注意が必要となる．これら凝固検査の値と有効性，安全性の相関については十分なデータはなく，解釈は慎重にすべきであると考える．一般論として，トロンビン直接阻害薬はAPTT ratioが，合成Xa阻害薬はPT ratioが推奨されている[*3]．

抗血小板薬の薬効評価には有効な検査がない．血小板凝集能検査は長い間用いられているが，再現性が悪く，一般的ではない．アスピリンではアラキドン酸またはコラーゲン凝集で，チエノピリジン系ではアデノシン二リン酸（ADP）凝集で評価することになるが，有効性安全性の閾値は明確なものは定められていない．近年，VerifyNow®（アキュメトリクス社）などの新たな血小板機能検査が開発され，有用性が報告されているが，いまだ保険診療では利用できない．

基礎疾患評価のための血液検査 ❸

脳血管障害のうち，脳梗塞の基礎疾患は大別して，動脈硬化促進因子と心疾患がある．生活習慣病はすべて動脈硬化の促進因子であり，患者本人の申告の有無にかかわらず，可能なかぎり急性期に横断的に検索を進めるべきである．なかでも糖尿病を基盤とした高血糖状態は脳細胞の障害を助長することが知られているので，発症直後から積極的な管理が求められる．脂質異常症についても，中性脂肪，総コレステロール，LDL，HDLコレステロール値は必須評価項目であり，脂肪酸分画から計算される，EPA（エイコサペンタエン酸）/AA（アラキドン酸）比も動物性脂肪摂取状況を反映し食事指導の参考となる．脳出血症例では，無治療での低LDLコレステロール血症がリスク因子となりうることが報告されている．

心原性脳塞栓症のうち発作性心房細動由来の症例は，入院時に心房細動が確認されない場合も多い．突発発症の皮質梗塞で，主幹動脈狭窄の所見がない症例では，発作性心房細動の潜在を疑う必要がある．その際には，心不全の指標であるBNP，心筋梗塞の指標であるトロポニンTの上昇が発作性心

[*2] 本巻Ⅲ.「心原性脳塞栓症の急性期治療」(p.136)参照.

[*3] 本巻Ⅲ.「再発予防のための抗凝固療法」(p.240)参照.

3 基礎疾患評価に必要な検査

種別	A	B	C	説明
血液	血算			血小板の増減に注目 多血症の有無も確認（ヘマトクリット50％以上）
凝固		AT III		先天性欠乏症の評価
		Dダイマー		DIC前駆状態の評価 トルーソー症候群，大動脈解離，動脈瘤など除外
		FDP		
			プロテインC	先天性欠乏症の評価（抗原量と活性値の乖離も確認）
			プロテインS	
			ループスアンチコアグラント	抗リン脂質抗体症候群の評価
			抗CLβ₂GPI抗体	
			抗CL抗体	
			HIT抗体	ヘパリン惹起性血小板減少症の確認
生化学		HbA1c		6.0＜HbA1c＜6.5ではGTTも検討する
		TG		
		TC		
		HDLC		LDLC，non-HDLCは計算式により算出する
		UA		
		γ-GTP		
		Alb		
		Fe		
		TB		
			RLPC	
			Lp(a)	
			EPA / AA	血中脂肪酸分画から算出
			ホモシステイン	
			TIBC / UIBC	Fe低値の場合
内分泌		甲状腺機能		TSH, fT3, fT4をセットで
		BNP		心原性脳塞栓症の場合　NT-proBNPでもよい
			抗TG抗体	慢性甲状腺炎が疑われる場合
			CPR, インスリン	糖尿病症例
腫瘍マーカー				Dダイマー，FDP異常高値の場合（腺癌中心で）
免疫			抗核抗体	原因不明の白質病変がある場合　自己抗体を適宜選択
			高感度CRP	主幹動脈狭窄のある場合
尿検査		尿中アルブミン		CKDが疑われる症例

A：夜間休日でも必ず評価する必要のある検査，B：可能であれば，全例直近の平日日中に評価する必要のある検査，C：専門的な評価や非典型例のために必要な検査．

4 臨床応用可能な血栓止血学的指標

血小板機能検査
血小板凝集能検査
血小板放出因子
βトロンボグロブリン（β-TG）
血小板第4因子（PF4）

凝固機能検査
アンチトロンビンIII（AT III）
トロンビン・アンチトロンビンIII複合体（TAT）
プロトロンビンフラグメント1+2（PF_{1+2}）
プロテインC，プロテインS
von Willebrand因子

線溶機能検査
Dダイマー
フィブリン分解産物（FDP）
α_2プラスミンインヒビター（α_2PI）
プラスミン-α_2プラスミンインヒビター複合体（PIC）
可溶性フィブリンモノマー複合体（SFMC）
t-PA・PAI-1複合体

血管内皮傷害の指標
トロンボモジュリン（TM）

PF4：platelet factor 4，t-PA：tissue plasminogen activator，PAI-1：plasminogen activator inhibitor 1．

房細動の存在を示唆しているとの報告が多い．

　慢性腎臓病（chronic kidney disease：CKD）は近年脳血管障害との関連が話題となっている基礎疾患である．腎機能は，クレアチニンクリアランス（Ccr）または糸球体濾過率（eGFR）の簡易計算式から評価するが，これとは独立して微量アルブミンを含めた尿蛋白陽性所見も重要とされている．

血栓止血学的評価のための血液検査

　脳梗塞における凝固亢進状態，脳出血における出血傾向の評価は治療方針決定に非常に重要である．特に一般的リスクの乏しい症例や50歳未満の若年発症例では，血栓止血学的な疾患が引き金となっている可能性を常に念頭に置くべきである．

　血栓止血学的評価には，血小板系，凝固系，線溶系の3系統を評価することが求められる．4に各系統の代表的な検査項目を示した．心原性脳塞栓症では，凝固および二次線溶系の著明な亢進状態が特徴で，血小板系の活性化は軽度にとどまり，特に非弁膜症性心房細動症例ではほとんど活性化は認めない．一方アテローム血栓性脳梗塞では，血小板系の著しい活性化と凝固系の活性化を認めるが，二次線溶系の活性化はごく軽度である．ラクナ梗塞の典型例では凝血学的分子マーカーは正常範囲であり，上記マーカーが変動している場合には，前2者類似の病態を想定する必要がある．

　なお，一般的な心原性脳塞栓症では，線溶系指標のうちDダイマーの上昇は認めるものの，フィブリン分解産物（FDP）やプラスミン-α_2プラスミ

ンインヒビター複合体（PIC）は正常範囲にとどまる場合が多い．Dダイマーと FDP いずれもが著増している場合には，悪性腫瘍に伴うトルーソー症候群*4，深部静脈血栓症そして大動脈解離や大動脈瘤の存在を疑い，直ちに全身検索を追加する．

　若年性やリスクに乏しい症例の場合には，プロテインCやSなどの先天性の凝固因子欠乏症，抗リン脂質抗体症候群，ホモシステイン血症などを疑って検査を進める．プロテインC，Sはビタミン K 依存性因子であるため，ワルファリン投与下での評価には注意が必要である．

（長尾毅彦）

*4
本巻Ⅲ.「トルーソー症候群」(p.207) 参照.

Further reading

脳血管障害における血栓止血学的総説
- 長尾毅彦ほか．血液・凝血学的診断．日本内科学会雑誌 2009；98：1249-1254．
- 長尾毅彦．神経内科領域（脳血管障害）の止血系検査．Medical Technology 2007；35：140-145．

臨床血栓止血学の新著
- 朝倉英策（編）．臨床に直結する血栓止血学．東京：中外医学社；2013．
- 日本血栓止血学会（編）．わかりやすい血栓と止血の臨床．東京：南江堂；2011．

II. 脳血管障害の緊急評価，救急検査
脳血管障害による脳死の臨床

Point
- 中枢神経系が著明な脳循環障害（頭蓋内圧亢進，心停止，低酸素血症など）を受け，大脳半球機能，脳幹機能のすべてが失われているが，換気を主体とする全身管理により心拍動が依然，保たれている状態を脳死としている．
- 脳死への概念，診断基準は各国でかたよりがあり，文化的背景が関与している．
- 脳死類縁病態として，脳幹死，植物状態が存在するが，これらの鑑別が必要である．
- 移植医療への中継として，改制法案を含めた脳死に関する知識の習得は必須である．

Memo

日本臓器移植ネットワーク

日本臓器移植ネットワークは，死後に臓器を提供してもよいという人（ドナー）やその家族の意思を生かし，臓器を提供してもらいたいという人（レシピエント）に最善の方法で臓器が贈られるように橋渡しをする日本で唯一の組織である．全国を3つの支部に分け，専任の移植コーディネーターが24時間対応で待機している[2]．

*1 http://www.jotnw.or.jp/jotnw/law_manual/pdf/noushi-hantei.pdf

脳死について

　脳死の定義は中枢神経系が著明な脳循環障害（頭蓋内圧亢進，心停止，低酸素血症など）を受け，大脳半球機能，脳幹機能のすべてが失われているが，換気を主体とする全身管理により心拍動が依然，保たれている状態としている．これらの大脳半球，脳幹機能の機能が保たれているかを判定するのが脳死判定であり，移植医療の時代趨勢に伴い，本邦でも判定方法が改訂された．脳死判定法については，公益社団法人日本臓器移植ネットワークのホームページ［法的脳死判定マニュアル］*1から供覧することが可能となっている．

脳死と鑑別を要する疾患概念

　病態を表す概念として，脳死が位置づけられているが，同様なレベルでは，植物状態，脳幹死があげられる（**1**）[1]．

脳幹死について

　脳死と鑑別を要する疾患として脳幹死があげられる．これは，後頭蓋窩の血管障害等により，脳幹への循環障害をきたし，孤立性の機能障害をきたした状態である．聴性脳幹反応検査，脳幹神経反射を基に診断される．脳波検査を行い，大脳半球機能が保たれている場合は脳死に分類される．

　急性期医療の場面では，脳幹機能障害が判明した時点で，治療がサポーティブケアに移行するのが数多くみられるが，損傷部位の正確な判定は必要であり，前述の脳死判定は行われるべきである．脳血管障害患者の場合，脳へのダメージはinitial attackのみで，脳腫瘍病変のように進行することは少ない．このため，亜急性期から慢性期への移行の際に，自発呼吸が出現したケースも報告されている．しかし，延髄機能の回復は症例報告レベルで散見されるが，いずれにしても後の合併症による死亡の転帰をたどっている[3]．本

1 脳死と植物状態，脳幹死

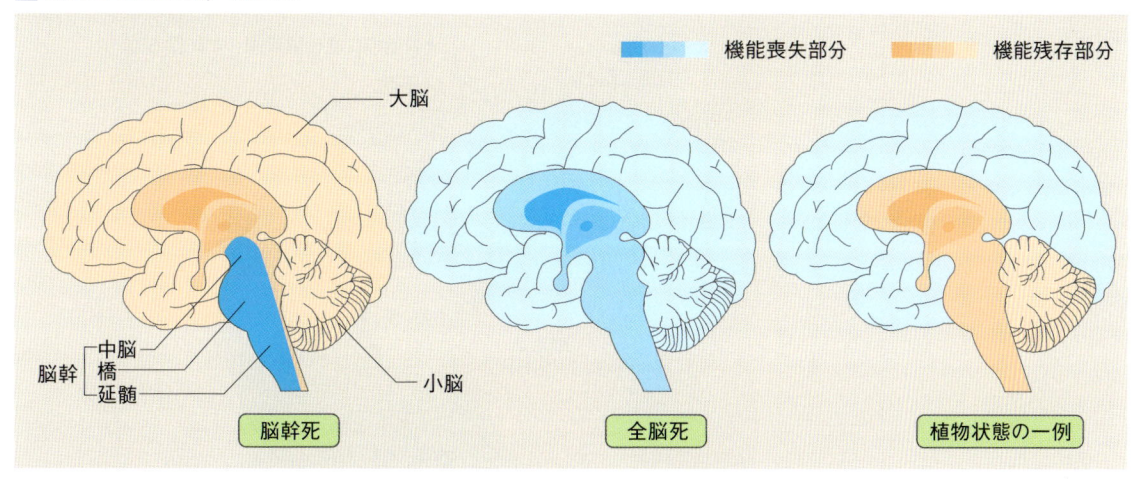

機能喪失部分　　機能残存部分

大脳

脳幹 ─ 中脳／橋／延髄

小脳

脳幹死　　全脳死　　植物状態の一例

（島崎修次．Transplant Communication 1994[4]より）

2 植物状態の定義—日本脳神経外科学会，1972年

useful life を送っていた人が，脳損傷を受けた後で以下に述べる6項目を満たすような状態に陥り，ほとんど改善のみられないまま3か月以上経過したもの．
1. 自力移動不可能
2. 自力摂取不可能
3. 尿失禁状態にある
4. たとえ声を出しても意味のある発語は不可能
5.「目を開け」「手を握れ」などの簡単な命令にはかろうじて応じることもあるが，それ以上の意思の疎通は不可能
6. 眼球はかろうじて物を追っても認識はできない

邦での脳死判定方法にも含まれるように脳波検査を行い，精神機能活動が残存している可能性がある場合は，臓器移植へと移行しないためのチェックポイントとなりうる．英国では脳幹死の時点で，臓器移植へと移行するが，現時点での本邦の倫理，文化的背景から同様にはいかないと考えられる．

植物状態について

　脳死との鑑別すべき疾患概念として植物状態があげられる．植物状態では，人間が生きるために基本的に必要な呼吸機能，あるいは循環系のコントロールは，正常，あるいは正常に近い状態で働いている．しかし，脳幹死，あるいは全脳死の状態ではこの機能が失われている．具体的には，自律神経系は比較的正常であるのに，運動感覚系の障害のみならず精神活動が完全ないしほとんど完全に欠如している状態である．睡眠–覚醒サイクルがはっきり区別され，呼吸，心臓も正常に働いているのに周囲に対し，まったく，ないしほとんど反応を示さない．重症脳損傷の進行が停止した後の後遺症状に対し用いられている．

　植物状態の定義としては1972年日本脳神経外科学会から提唱されている（**2**）．

　脳血管障害の臨床ではこれら3つの病態が急性期から慢性期にかけてオー

3 脳死の原因疾患の内訳

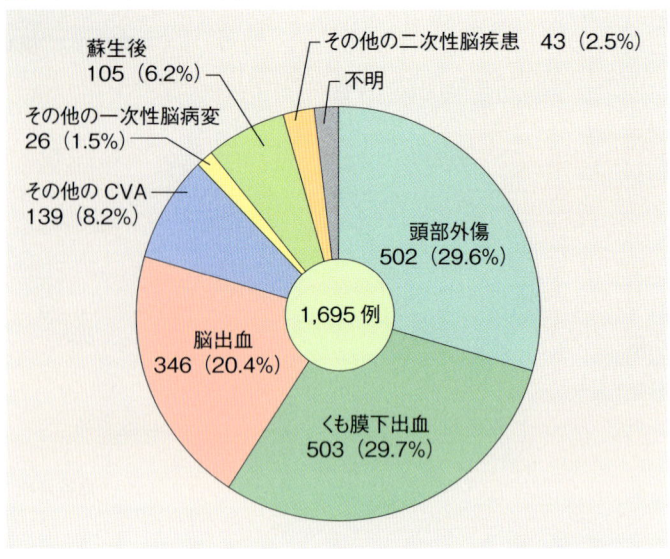

- 頭部外傷 502（29.6%）
- くも膜下出血 503（29.7%）
- 脳出血 346（20.4%）
- その他のCVA 139（8.2%）
- その他の一次性脳病変 26（1.5%）
- 蘇生後 105（6.2%）
- その他の二次性脳疾患 43（2.5%）
- 不明
- 1,695 例

（島崎修次．Transplant Communication 1994[4] より）

バーラップして存在しており，病期に則して，脳損傷の評価を行うことは推奨される．悪性脳腫瘍のように病勢の緩徐進行はしないため，インフォームドコンセントの際にも時期に合わせた脳損傷評価は必須といえる．そのためには，移植には移行しないが，脳死判定の施行，植物状態の定義の再確認は必要といえる．

脳死の原因疾患

年間の脳死患者の発生数は，3,000〜4,000 と推定されている．過去の厚生省調査によるデータでは，年間1,695 例と報告されている（**3**に，その原因疾患の内訳を示す）[4]．脳死者の発生場所は，ほとんど（80%）が救命救急センターである．救命救急センターでは年間約1,300 例発生しているが，施設数が約100 か所あるので，1 つの施設で年間平均13 例，1 か月に平均1 例という計算になる．

いずれにしても脳血管障害が約半数を占めている．脳幹，大脳半球への広範な脳損傷をきたす病態であり，急速な頭蓋内圧亢進を示す疾患が背景として存在している．また，出血性脳卒中が半数を占めるが，今後の高齢化社会への変遷に伴い虚血性合併症における脳死も増加することが見込まれる．

以下に代表的な脳血管障害による脳死の症例を提示する．

症例

38 歳男性．心肺停止にて搬送された．蘇生術にて心拍再開するも，頭部CT 精査によりび漫性くも膜下出血が認められた（**4**）．脳幹反射は消失しており，「脳死とみなしうる状態」としてサポーティブケアを行った．

脳波検査，聴性脳幹誘発電位検査を計2 回行い，脳波では全誘導において

4 くも膜下出血による頭蓋内圧亢進をきたしている頭部 CT

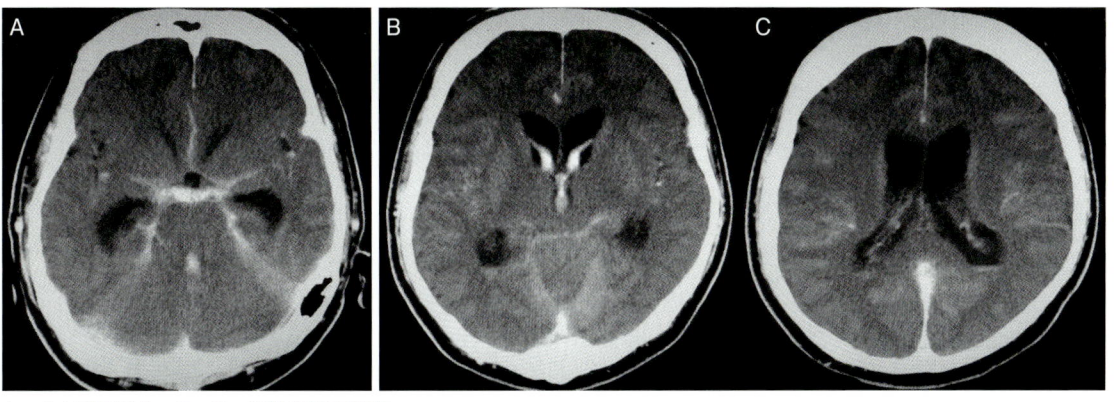

A：くも膜下出血，B，C：皮髄境界不鮮明．

有意な電位は検出されず，聴性脳幹誘発電位検査では I 波から VII 波まで検出不能であった．連日，脳幹反射ではカロリックテスト以外は反射はみられず，脳死とみなしうる状態と診断した．第 8 病日に死亡となった．

臨床現場での問題点

臨床現場では，カロリックテストは施行されていないことが散見されている．また，ドナーカードによる意思表示，家族の病態受容を経て，移植可能な状態の場合のみ，法定脳死判定がなされている．法定脳死判定を完遂する施設は国内でも少数といえる．これらは，実際の脳死判定にかかる時間的制約，マンパワー不足のためと考えられる．法定脳死判定基準では除外項目も含め細かく規定されている．また，判定方法についても時間を要している．このため，実際の臨床現場で頻回に行うにはそぐわない内容となっている．臓器移植ネットワークに脳死判定専門チームが存在すれば，円滑に判定が行われることも推測される．

今後の展望

脳血管障害の特徴として，急性疾患であり，脳損傷も不可逆なものに移行するまでの時間が短時間である．このため，患者関係者の心理的な負担は大きく，疾病に対する受容がされていない期間が加療開始から継続しているのは容易に想像される．広範囲の脳損傷の場合は，症状も重篤であるが，サポーティブケア中心となっている可能性が高い．よって，医師側は，脳損傷の評価を脳死判定に準じて正確に定期的に行う必要性があり，インフォームドコンセントでも患者関係者に伝えることが望ましい．それにより，患者病態への理解が深まり，冷静な判断が可能となる．

2009 年に臓器移植法案が改正された．以下にポイントを列挙する．
- 脳死は一般的「人の死」として位置づける．
- 本人が拒否していない場合は家族の同意で提供できる．

- 提供は15歳以上という現行の年齢制限を撤廃.
- 親族へ優先的に提供すると意思表示しておくことができる.

　このように，改正法案成立により，移植医療が推進される状態となり，そのためには神経疾患に従事する臨床医としては，脳死に関連する知識は必須であり，脳死が治療の最終地点ではなく，移植医療へとつなげる中継地点としての観点も今後必要とされる.

（鳥居正剛，塩川芳昭）

文献

1) 太田富雄（編）. 3章 意識障害. 脳神経外科学 改訂11版. 京都：金芳堂；2012, pp.229-267.
2) 日本臓器移植ネットワーク. http://www.jotnw.or.jp/index.html
3) 黒木一彦. 孤立性脳幹死と鑑別が困難であった最重症脳幹障害（疑似脳幹死）の1例. 日本救急医学会雑誌 1995；6(3)：253-258.
4) 島崎修次. 救急医学から見た脳死. Transplant Communication 1994 Nov 29；No.4. http://www.medi-net.or.jp/tcnet/tc_3/3_1.html#TC_41_00

III. 脳梗塞・一過性脳虚血発作の治療

III. 脳梗塞・一過性脳虚血発作の治療

虚血性脳血管障害の病型と病態

- 虚血性脳血管障害は，臨床病型による分類と発症機序による分類がなされている．
- 臨床病型としては，アテローム血栓性脳梗塞，心原性脳塞栓症，ラクナ梗塞に分類される．
- 発症機序としては，血栓性脳梗塞，塞栓性脳梗塞，血行力学性脳梗塞に分類される．
- 脳循環調節の主体は脳血管口径の変化であり，その調節機序として，神経性調節，化学的調節，内皮性調節，筋原性調節がある．
- 脳血管障害では自動調節能ならびに脳血流・代謝の共役（coupling）が障害される．
- 治療のターゲットはペナンブラである．
- 脳循環代謝の知識をふまえて治療にあたることが望まれる．

病型

NINDS-III分類[1]では，虚血性脳血管障害は①無症候性脳梗塞（asymptomatic），②一過性脳虚血発作（transient ischemic attack：TIA），③脳梗塞（brain infarction）に分類されている．脳梗塞はさらに，臨床病型による分類と発症機序による分類がなされている[*1]．

脳内あるいは頸部大血管の粥状硬化に起因するアテローム血栓性脳梗塞は壮・高年に発症し，安静時に発症することが多く，階段状に進行する．主に発作性心房細動に起因する心原性脳塞栓症は広い年齢層で発症し，活動時に発症することが多く突発完成である．多くが穿通枝の細動脈硬化に起因し，梗塞巣の大きさが15 mm以下と定義されるラクナ梗塞は壮・高年に発症し，安静時に発症することが多く比較的緩徐に進行する．10 mmを超える大きなラクナや主幹動脈灌流域の境界部に点在するラクナ梗塞を認める場合は脳主幹動脈の狭窄が見つかることがある．

治療方法の選択や病態の理解には機序による分類が重要である．動脈硬化に基づく血栓性脳梗塞，心内血栓や血管内血栓による塞栓性脳梗塞，主幹動脈の狭窄に基づく血行力学性脳梗塞に分類する．その他の機序として動脈解離やウイリス動脈輪閉塞症なども考えられる．

上記の分類に属さないものとしてbranch atheromatous disease（BAD；分枝粥腫病）があり，臨床的にはラクナ症候群を呈するが進行性の経過をたどることが多い．穿通枝起始部がアテローム硬化によって閉塞して生じると考えられる．橋と中大脳動脈領域でみられ，橋では橋底部まで広がり，中大脳動脈領域では頭尾方向に15 mmを超える梗塞巣をMRIでとらえることができる．

*1 本巻I.「脳血管障害の病型分類法と問題点」(p.17 **1**) 参照．

1 脳血流の自動調節能の概略図

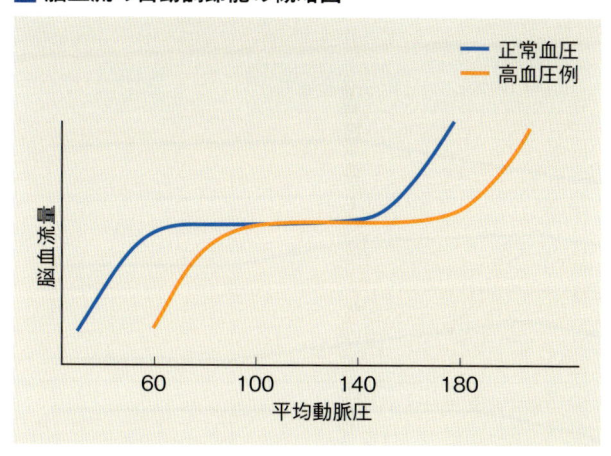

(Posner JB, et al. Plum and Posner's Diagnosis of Stupor and Coma, 4th edition. New York：Oxford University Press；2007／太田富雄．プラムとポスナーの昏迷と昏睡．東京：メディカル・サイエンス・インターナショナル；2010, p.45 より)

病態

脳循環動態

　脳循環の指標としては，脳組織単位重量あたりの毎分流量である脳血流量（CBF, mL／100 g／分），脳組織単位重量あたりの血管容積である脳血液量（CBV, mL／100 g），脳血管内平均通過時間（MTT＝CBV／CBF, 分），脳血管抵抗（CVR）などがある．CBF と CVR は反比例する（CBF ＝脳灌流圧／CVR）．CVR には血液粘性（レオロジー）の影響もあるが，その主体は脳血管口径の変化であり，その調節機序として，①神経性調節，②化学的調節，③内皮性調節，④筋原性調節があげられる．

　神経性調節とは脳実質外の神経節ないし脳実質内の神経細胞群から脳血管に分布する種々の神経線維から放出される神経伝達物質による血管調節であり，化学的調節とは脳実質内ないし全身的に産生される種々の代謝産物による血管調節である．いずれも各種脳血管作用物質が最終的に血管平滑筋の緊張を調節することで発動する．

　脳血管作用物質は脳血管拡張物質と収縮物質に分類され，各々の作用機序の解析が進んでいる[2]．血管拡張物質である CO_2 は化学的調節の最も強力な因子であり，NO は化学的調節と神経性調節の両面で広範な役割を果たし内皮性調節も担っている．筋原性調節は Bayliss 効果という平滑筋の弾性による調節であり，古くから知られている．

　体重の約 2% を占めるにすぎない脳は，全身のエネルギー需要の約 20% を占める大消費地であり，その維持には安定した血流の供給が必須である．脳は脳血流の自動調節能（autoregulation）を持つとともに，自律神経系を介して全身血圧を調整し，自動調節能が働く範囲に血圧を維持している．1 に示すように，平均動脈血圧（＝［収縮期血圧－拡張期血圧］／3＋拡張期血圧）が 50 〜 150 mmHg 程度であれば，自動調節能によって血圧の変動にかかわ

2 PETで観察される慢性虚血時の各脳循環パラメータの変化

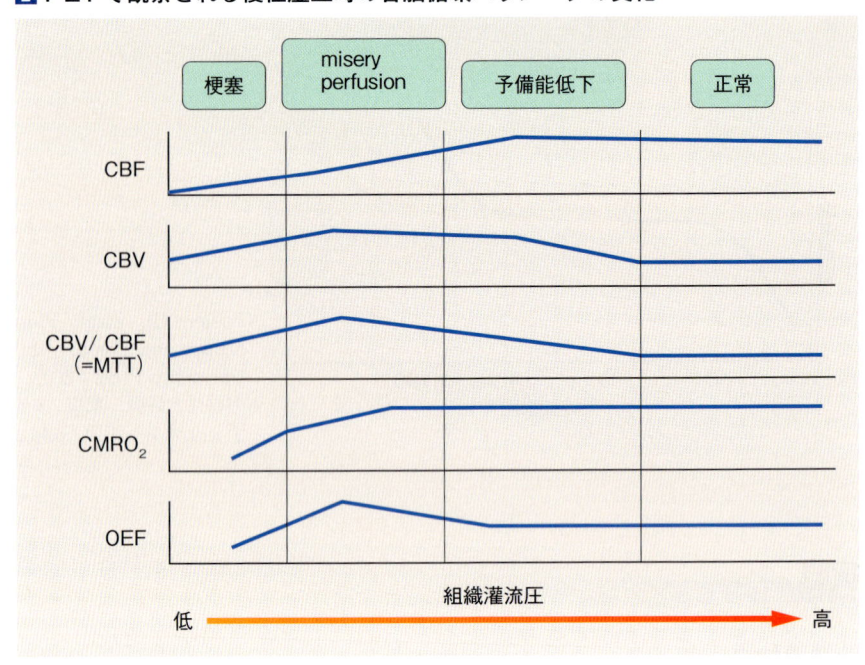

(奥直彦. 脳循環代謝の生理. 最新 脳SPECT/PETの臨床, 第3版. 東京:メジカルビュー社;2012より)

*2
Lassen NA. Cerebral blood flow and oxygen consumption in man. *Physiol Rev* 1959 : 39 : 183-238.

らず脳血流を一定に維持することをLassenが報告した[*2]．慢性的な高血圧患者では，自動調節の範囲が高血圧側にシフトする．このシフトはARBを用いて降圧することで，再度正常血圧に近づくことが確認されている．Gotohらは自律神経反射のないシャイ・ドレーガー症候群（Shy-Drager syndrome：SDS）の患者に生じる排尿失神の機序を検討し，SDS患者では脳循環の自動調節能が完全に障害されているもののCO_2反応性が保たれていたことから，脳血管のCO_2反応性と自動調節能は独立した別の機序であり，自動調節能の機序が自律神経による神経性調節によるものであることを示した[3-5]．

血圧変動に対しては，軟膜にある50μm以上の比較的太い血管が上記の神経性調節を受ける一方で，50μm以下の部分，特に脳組織内血管は主として化学的調節を受けている．すなわち，脳血管は部位により化学的調節あるいは神経性調節の二重支配を受けて脳血流の恒常性を維持している（脳循環のDual control[6,7]）．

安静時の局所脳血流量rCBFはブドウ糖代謝rCMRglcと酸素代謝$rCMRO_2$に依存して調節されており，脳血流・代謝の共役（coupling）と呼ばれる．rCBFの制御は主として化学的調節によってなされており，脳機能亢進時には，脳機能と代謝・血流が共役し一種のホメオスタシスを形成している[8]．脳機能亢進→脳組織の酸素消費と炭酸ガス産生増加→脳組織PO_2低下 PCO_2上昇→脳血管拡張→脳血流増加→脳組織のCO_2を洗い出し，O_2を供給→脳組織PCO_2とPO_2正常化→脳血流が元のレベルに戻る．

3 脳の電気的活動の停止と細胞内から外へのK⁺流出に対する虚血の閾値

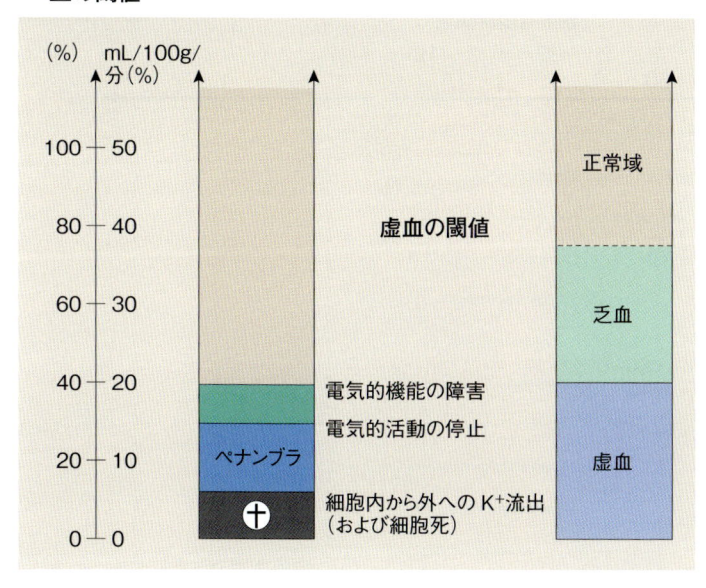

(Astrup J, et al. *Stroke* 1977[9] より)

虚血性脳血管障害の病態生理

　虚血性脳血管障害においては上記の脳血流・代謝の共役（coupling）は破綻する（uncoupling）．rCBF の低下と rCMRO₂，rCMRglc の挙動に解離がみられることになる．PET で観察される慢性虚血時の各脳循環パラメータの変化を 2 に示す．

　脳灌流圧の低下に対して自動調節能により CVR を低下させ，rCBV が増加，MTT が延長する．さらに灌流圧が低下すると自動調節能が破綻し rCBF が低下する．rCMRO₂ を維持するために酸素摂取率（OEF）を増加させる（貧困血流〈misery perfusion〉）．さらに灌流圧が低下し，rCBF が 20 mL／100 g／分以下になると rCMRO₂ も維持できなくなり，細胞の機能停止・細胞死に至る（脳梗塞）．脳梗塞急性期に再開通すれば，一時的な血流増加ののち組織の障害を残すことなく改善することもあるが（early post-ischemic hyperemia），亜急性期に再開通して血流が増加しても（luxury perfusion），再灌流障害により予後が悪くなることが多い．

　脳梗塞を組織障害の面からとらえると，虚血巣の中心部からの距離と発症後の時間という 2 軸で病態をとらえることが必要である．Astrup らは baboon を用いた実験から，脱分極に伴う電位依存性 K⁺ チャネルの開口による細胞内から外への K⁺ 流出によって細胞外 K 濃度上昇が明らかとなる脳血流量約 6 mL／100 g／分と，体性感覚誘発電位反応の消失する脳血流量 15 mL／100 g／分の間の血流値を示す領域をペナンブラ（penumbra）と呼称した[9]（3）．まだ梗塞化しておらず適切な治療によって救出可能な組織として治療のターゲットであり，上記の misery perfusion や脳血流 SPECT・MRI を用いた perfusion／diffusion mismatch として臨床的にもとらえること

4 脳虚血発症後の時間的経過からみた脳組織の障害

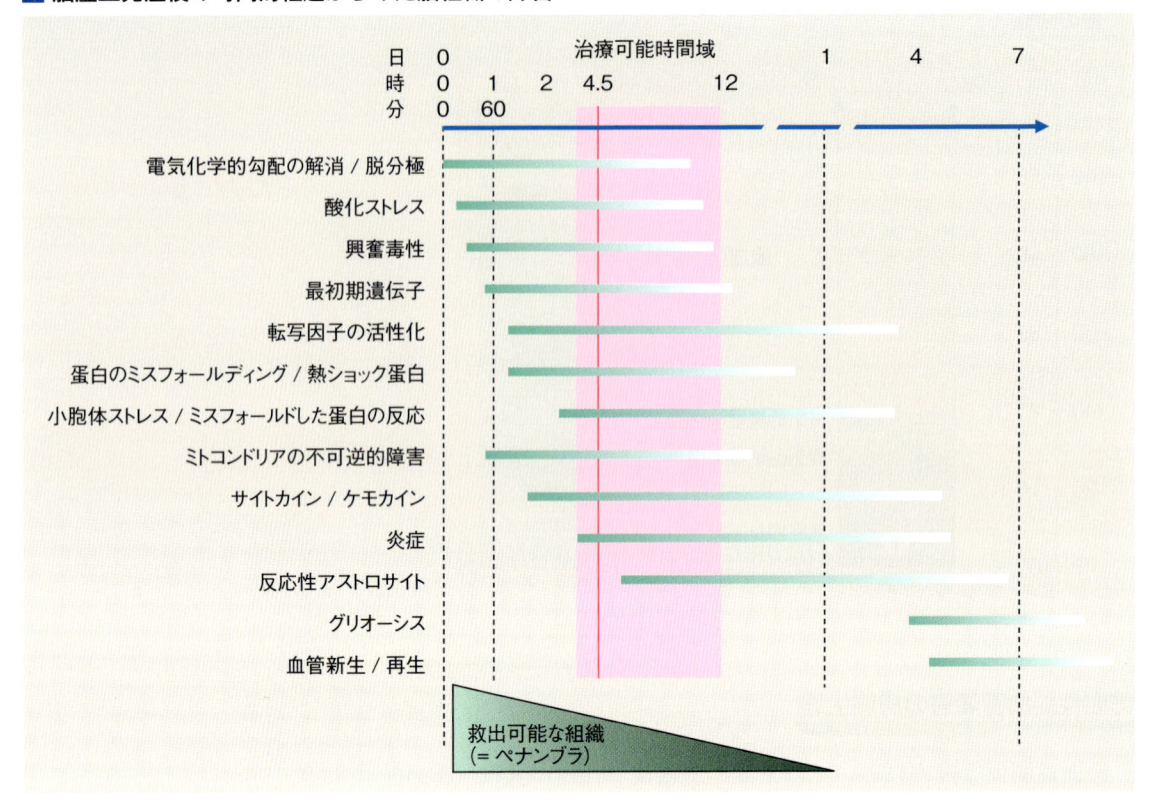

日	0			治療可能時間域		1	4	7
時	0	1	2	4.5	12			
分	0	60						

- 電気化学的勾配の解消／脱分極
- 酸化ストレス
- 興奮毒性
- 最初期遺伝子
- 転写因子の活性化
- 蛋白のミスフォールディング／熱ショック蛋白
- 小胞体ストレス／ミスフォールドした蛋白の反応
- ミトコンドリアの不可逆的障害
- サイトカイン／ケモカイン
- 炎症
- 反応性アストロサイト
- グリオーシス
- 血管新生／再生

救出可能な組織（＝ペナンブラ）

（Chavez JC, et al. *Stroke* 2009；40：e558-563 より）

ができると考えられている．

虚血による脳組織の障害を発症後の時間でとらえると **4** のようになる．虚血開始直後には虚血性脱分極，酸化ストレス，興奮性細胞傷害が生じる．時間とともに救出可能な組織（＝ペナンブラ）は減少し壊死とアポトーシス，炎症が生じるが組織修復も進む．虚血巣周辺部でも，虚血発症後少し遅れてさまざまな組織傷害機転が誘導されてくる．

虚血性神経細胞死を中心とした虚血に対する神経細胞の脆弱性を説明する仮説としてグルタミン酸 - カルシウム仮説[10,11]が広く支持されている（**5**）．すなわち，虚血負荷によって神経終末あるいは神経終末近傍に存在するグリアから大量のグルタミン酸が放出され，非 NMDA 型受容体を介して神経の脱分極を引き起こす．この持続的脱分極により NMDA 受容体に対する Mg^{2+} の抑制作用が減弱し，NMDA 型受容体が活性化され，大量の Ca^{2+} が細胞内へ流入する．この細胞内 Ca イオン濃度の増加によりさまざまな情報伝達経路が活性化し細胞傷害性に働く．この経路において Ca イオン依存性酵素である構成型 NOS がカルモジュリンを介して活性化されると考えられている．

一酸化窒素（NO）は上述のように，化学的調節と神経性調節の両面で広範な役割を果たしている主要な血管拡張物質として注目された[12,13]．その後，従来の概念と大きく異なる特異な神経伝達物質または神経調節因子として，

5 脳虚血急性期に生じる神経化学的変化

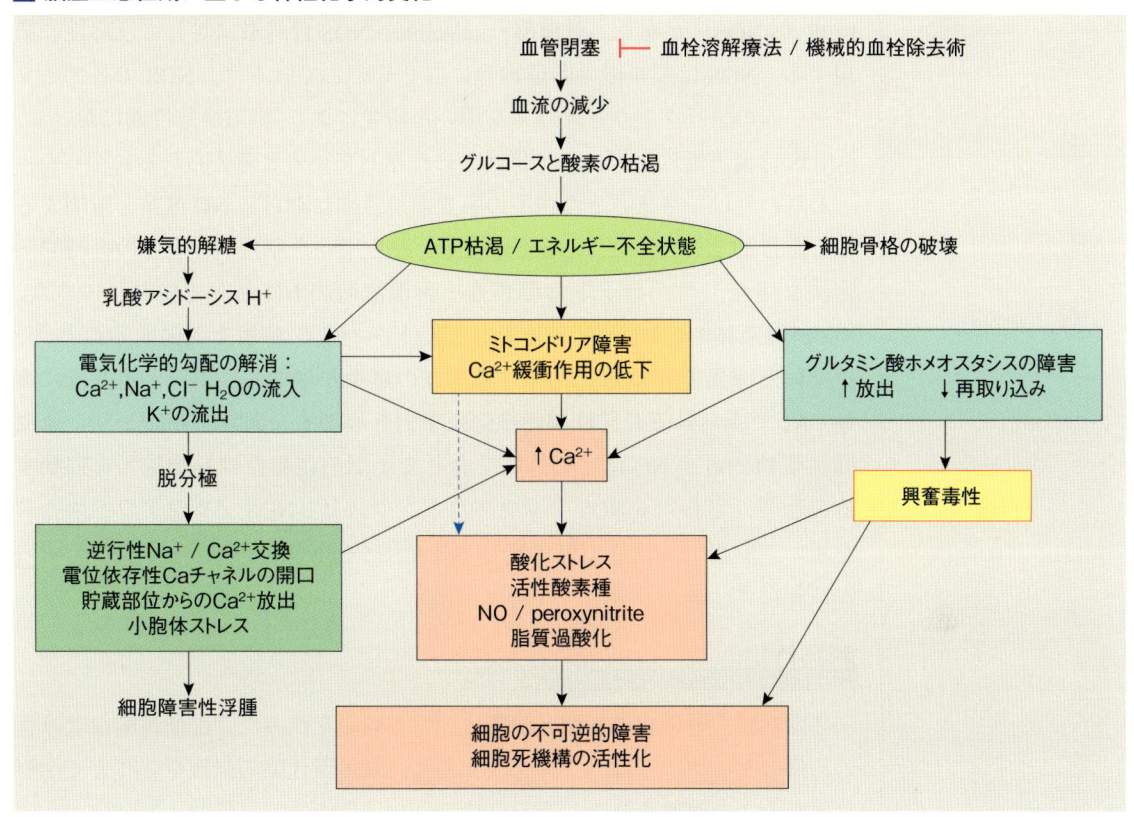

```
                          血管閉塞 ─┤─ 血栓溶解療法／機械的血栓除去術
                              ↓
                          血流の減少
                              ↓
                       グルコースと酸素の枯渇
                              ↓
       嫌気的解糖 ← ATP枯渇／エネルギー不全状態 → 細胞骨格の破壊
            ↓                    ↓              ↓
       乳酸アシドーシス H⁺    ミトコンドリア障害   グルタミン酸ホメオスタシスの障害
            ↓              Ca²⁺緩衝作用の低下     ↑放出　↓再取り込み
       電気化学的勾配の解消：              ↓                  ↓
       Ca²⁺,Na⁺,Cl⁻ H₂Oの流入       ↑Ca²⁺              興奮毒性
       K⁺の流出                         ↓
            ↓                    酸化ストレス
           脱分極                 活性酸素種
            ↓                    NO／peroxynitrite
       逆行性Na⁺／Ca²⁺交換          脂質過酸化
       電位依存性Caチャネルの開口         ↓
       貯蔵部位からのCa²⁺放出       細胞の不可逆的障害
       小胞体ストレス             細胞死機構の活性化
            ↓
       細胞障害性浮腫
```

(Chavez JC, et al. *Stroke* 2009；40：e558-563 より)

脳内の生理メカニズムを維持する種々の局面で NO が作用していることが明らかになった[14,15]．

　神経細胞あるいは内皮細胞において産生される NO は気体であるが，生体内において拡散によって周囲の神経細胞やグリアに作用する．非荷電分子であり最外電子軌道に不対電子を有している NO は，フリーラジカルやヘム基の鉄イオンのような遷移金属と速やかに結合する性質を持つため，生体内の化学反応においてさまざまなかたちで影響する．特に細胞内に取り込まれた NO は，ヘム基を有する酵素である可溶性のグアニル酸シクラーゼを活性化し，産生された cGMP を介して G-キナーゼによる蛋白リン酸化などを経て多様な生理的作用を引き起こすと考えられている[16]．

　一方，脳虚血や神経変性疾患などの病理学的なメカニズムにも NO が関与することが明らかになっている[17,18]．フリーラジカルである superoxide（・O₂⁻）と反応した NO が peroxinitrite（ONOO⁻）を産生し，細胞毒性を発揮すると考えられているが[19]，他に DNA 障害やエネルギー枯渇による細胞障害作用[20,21]を示す反面，脳血管拡張による血流増加[22]・血小板凝集抑制による微小循環の維持[23]などを介して細胞保護作用も有しており，その機能の二面性が長らく議論された[24]．

　NOS には 3 種類のアイソフォームが同定されている．恒常的に発現して

いる構成型（constitutive）NOSとして神経型NOS（n-NOS）および内皮型NOS（e-NOS）があり，誘導型（inducible）NOSは刺激に対して反応性に発現する．NOSは脳組織の各種細胞に広く分布している[25]．NOSの各アイソフォームのノックアウトマウスを用いた研究により，脳虚血急性期において，n-NOSは傷害性に，e-NOSは保護的に作用していると考えられるに至った．

われわれは，さまざまな病態の脳虚血急性期におけるNO産生を解明することを目的として，in vivo microdialysis法を用いた脳内NO産生の経時的測定法を開発し[26]，ラットの脳虚血・再灌流時のNO動態を検討してきた．NOが線条体のNMDA受容体を介したドーパミン産生を調節すること[27]，線条体と海馬でn-NOSに由来するNOの産生が増加し，虚血1週間後に海馬CA1でみられる遅発性神経細胞死を引き起こす一因であること[28]，免疫抑制薬FK506がNO産生の抑制を介して上記の遅発性神経細胞死を抑制すること[29]，さらにn-NOSノックアウトマウスとe-NOSノックアウトマウスを用い，脳虚血・再灌流時の脳内NO産生がn-NOS由来であることを明らかにした[30]．

おわりに

虚血性脳血管障害の病型と病態について概説を試みた．虚血性脳血管障害の治療のターゲットはペナンブラであり，脳循環代謝の知識をふまえて治療にあたることが望まれる．

（佐々木貴浩，荒木信夫）

文献

1) Special report from the National Institute of Neurological Disorders and Stroke. Classification of cerebrovascular diseases III. *Stroke* 1990；21：637-676.
2) 田中耕太郎．脳血管作用メディエータ．脳循環代謝 2004；16：229-240.
3) Gotoh F, et al. Role of autonomic nervous system in autoregulation of human cerebral circulation. *Eur Neurol* 1971-1972；6：203-207.
4) Shimazu K, et al. Demonstration of autonomic action potential from cerebral artery. *Acta Neurol Scand* 1979；60(Suppl 72)：98-99.
5) Gotoh F, et al. Contribution of autonomic nervous activity to autoregulation of cerebral blood flow. *Adv Physiol Sci* 1980；9：127-136.
6) 後藤文男．脳循環の神経性調節．脳卒中 1979；1：303-312.
7) Gotoh F, Tanaka K. Regulation of cerebral blood flow. In：Vinken PJ, et al (editors). Handbook of Clinical Neurology, Vol. 53. Amsterdam：Elsevier；1988, pp.47-77.
8) Meyer JS, Gotoh F. Interaction of cerebral hemodynamics and metabolism. *Neurology* 1961；11(4) Pt2：46-65.
9) Astrup J, et al. Cortical evoked potential and extracellular K+ and H+ at critical levels of brain ischemia. *Stroke* 1977；8：51-57.
10) Choi DW. Calcium：Still center-stage in hypoxic-ischemic neuronal death. *Trends Neurosci* 1995；18：58-60.
11) Rothman SM, Olney JW. Excitotoxicity and the NMDA receptor--Still lethal after eight years. *Trends Neurosci* 1995；18：57-58.
12) Palmer RM, et al. Nitric oxide release accounts for the biological activity of endothelium-derived relaxing factor. *Nature* 1987；327(6122)：524-526.
13) Ignarro LJ, et al. Endothelium-derived relaxing factor produced and released from artery and vein is nitric oxide. *Proc Natl Acad Sci U S A* 1987；84(24)：9265-9269.

14) Dawson TM, et al. A novel neuronal messenger molecule in brain : The free radical, nitric oxide. *Ann Neurol* 1992 ; 32(3) : 297-311.
15) Dawson TM, Snyder SH. Gases as biological messengers : Nitric oxide and carbon monoxide in the brain. *J Neurosci* 1994 ; 14(9) : 5147-5159.
16) McDonald LJ, Murad F. Nitric oxide and cyclic GMP signaling. *Proc Soc Exp Biol Med* 1996 ; 211(1) : 1-6.
17) Dawson DA. Nitric oxide and focal cerebral ischemia : Multiplicity of actions and diverse outcome. *Cerebrovasc Brain Metab Rev* 1994 ; 6(4) : 299-324.
18) Dawson VL, Dawson TM. Nitric oxide in neuronal degeneration. *Proc Soc Exp Biol Med* 1996 ; 211(1) : 33-40.
19) Kamii H, et al. Effects of nitric oxide synthase inhibition on brain infarction in SOD-1-transgenic mice following transient focal cerebral ischemia. *J Cereb Blood Flow Metab* 1996 ; 16(6) : 1153-1157.
20) Eliasson MJ, et al. Poly (ADP-ribose) polymerase gene disruption renders mice resistant to cerebral ischemia. *Nat Med* 1997 ; 3(10) : 1089-1095.
21) Endres M, et al. Ischemic brain injury is mediated by the activation of poly(ADP-ribose) polymerase. *J Cereb Blood Flow Metab* 1997 ; 17(11) : 1143-1151.
22) Tanaka K, et al. Inhibition of nitric oxide synthesis induces a significant reduction in local cerebral blood flow in the rat. *Neurosci Lett* 1991 ; 127(1) : 129-132.
23) Marietta M, et al. L-arginine infusion decreases platelet aggregation through an intraplatelet nitric oxide release. *Thromb Res* 1997 ; 88(2) : 229-235.
24) Snyder SH. Janus faces of nitric oxide. *Nature* 1993 ; 364(6438) : 577.
25) Bredt DS, et al. Localization of nitric oxide synthase indicating a neural role for nitric oxide. *Nature* 1990 ; 347(6295) : 768-770.
26) Ohta K, Araki N, et al. A novel in vivo assay system for consecutive measurement of brain nitric oxide production combined with the microdialysis technique. *Neurosci Lett* 1994 ; 176 : 165-168.
27) Shibata M, Araki N, et al. Nitric oxide regulates NMDA-induced dopamine release in rat striatum. *Neuroreport* 1996 ; 7 : 605-608.
28) Sasaki T, Araki N, et al. Inhibition of nitric oxide production during global ischemia ameliorates ischemic damage of pyramidal neurons in the hippocampus. *Keio J Med* 2001 ; 50 : 182-187.
29) Sasaki T, Araki N, et al. FK506 abrogates delayed neuronal death via suppression of nitric oxide production in rats. *Brain Res* 2004 ; 1009 : 34-39.
30) Ito Y, Araki N, et al. Nitric oxide production during cerebral ischemia and reperfusion in eNOS- and nNOS-knockout mice. *Curr Neurovasc Res* 2010 ; 7 : 23-31.

III. 脳梗塞・一過性脳虚血発作の治療
一過性脳虚血発作

Point
- 一過性脳虚血発作（TIA）は，脳虚血による局所神経症状が一過性に出現しその後消失するものである．
- TIAは早期に脳梗塞を発症するリスクが高く，迅速かつ適切な診断・治療が必要である．
- 病態に応じた適切な治療により，脳梗塞の発症予防が可能となる．
- 脳卒中の発症危険度を，年齢，血圧，臨床症状，症状の持続時間，糖尿病の有無などから予測するABCD^{2}スコアが提唱されている．
- TIA前向き観察研究が国内外で進行中である

TIAの概念と定義

　一過性脳虚血発作（transient ischemic attack：TIA）は，脳虚血による局所神経症状が一過性に出現しその後消失するものである．1990年の米国National Institute of Neurological Disorders and Stroke（NINDS）による「脳血管疾患分類（第III版）」では，「脳虚血により局所神経症状が出現するが，24時間以内に完全に消失するもの」と定義された[1]．その後，画像診断の進歩などにより，主として米国では，症状持続時間に基づく定義から，画像診断上の組織障害の有無に基づく定義に変わりつつある（**1**）．

　一方，本邦では，1990年の平井班における脳卒中の診断基準の策定以来，この20年間にTIAの診断基準の見直しは行われなかった．そこで，2009～2011（平成21～23）年度に厚生労働科学研究費補助金事業「一過性脳虚血発作（TIA）の診断基準の再検討，ならびにわが国の医療環境に即した適切な診断・治療システムの確立に関する研究」（主任研究者　峰松一夫）（以下，TIA研究峰松班）が行われた[2]．この中では，TIAは「24時間以内に消失する脳または網膜の虚血による一過性の局所神経症状で，画像上の梗塞巣の有無は問わない」とされ，DWIで新鮮病巣を認める場合は「DWI陽性のTIA」と定義された．

　近年，TIAと脳梗塞は，同一スペクトラム上にある連続的な病態であるとの考えから，急性期のTIAと脳梗塞を包括した急性脳血管症候群（acute cerebrovascular syndrome：ACVS）という概念が提唱されている[3]．

TIA後の脳卒中発症

　TIAは脳卒中発症の高リスク状態である．Johnstonら[4]は，Northern Californiaの16病院の救急部を受診しTIAと診断された1,707例を検討した．

Keywords
急性脳血管症候群
TIAを救急疾患としてとらえ，脳梗塞と同様に早期診断・治療を行うことの重要性を表す用語といえる．この概念は，不安定狭心症と急性心筋梗塞を包括する「急性冠症候群（acute coronary syndrome：ACS）」という概念に対応する．

1 TIA 定義の変遷

米国 NINDS の定義（1990 年）[*1]
脳虚血により局所神経症状が出現するが，24 時間以内に完全に消失するもの
米国 TIA ワーキンググループの定義（2002 年）[*2]
神経症状が短時間，典型的には 1 時間以内に消失し，かつ画像上急性梗塞巣が認められない，局所脳虚血または網膜虚血に基づく短期間の神経学的機能異常
米国心臓病協会（AHA）/米国脳卒中協会（ASA）の定義（2009 年）[*3]
局所の脳，脊髄，網膜の虚血により生じる一過性の神経機能障害で，画像上梗塞巣を伴っていないもの
平成 21 年度厚生労働科学研究費補助金による TIA 研究峰松班の定義[*4]
(1) 臨床症状 　24 時間以内に消失する，脳または網膜の虚血による一過性の局所神経症状 (2) 画像所見 　画像上の梗塞巣の有無は問わない 　・頭部 MRI 拡散強調画像で新鮮病巣を認める場合は「DWI 陽性の TIA」とする

([*1] Special report from the National Institute of Neurological Disorders and Stroke. *Stroke* 1990[1]； [*2] Albers GW, et al. *N Engl J Med* 2002[15]； [*3] Easton JD, et al. *Stroke* 2009[16]； [*4] 峰松一夫ほか．平成 21 年度〜23 年度厚生労働科学研究費補助金　循環器疾患・糖尿病等生活習慣病対策総合研究事業　総合研究報告書．2013[2] より）

90 日以内の脳卒中発症率は 10.5％であり，その半数は最初の 2 日間に発症していた．同様の結果は，11 件の観察研究のメタ解析でも示されている[5]．

TIA の病態

TIA の病態は，従来から，動脈硬化病変からの微小塞栓，すなわち artery-to-artery（A to A）embolism が多く，一部の症例では主幹動脈狭窄に基づく血行力学的機序によると考えられてきた．近年，画像診断技術の進歩に伴い，詳細な機序の検討が可能となり，TIA でも脳梗塞とほぼ同様の機序で生じていることが明らかになった．すなわち，TOAST 分類に準じて TIA を分類した報告では，心原性 15〜31％，アテローム血栓性 8〜23％，ラクナ 18〜31％，その他の原因 2〜6％，原因不明 7〜43％であった[6-9]．

TIA の症状

TIA の症状は多彩であり，あらゆる局所神経症状を呈しうる．責任血管部位により，頸動脈系，椎骨脳底動脈系の症状に大別できる（**2**）[1]．大規模国内登録研究 J-MUSIC（Japan Multicenter Stroke Investigators' Collaboration）でまとめられた TIA の症候は運動麻痺（64.7％），構音障害，感覚障害の順に多かった[10]．TIA の症状の診断は，脳の虚血に起因しない一過性の神経症候と区別する必要があり，NINDS 分類では TIA とは考えがたい症状が示されている（**2**）[1]．しかしながら，構音障害，感覚障害，めまいのみを呈する患者でも TIA の可能性を完全に否定することはできないため，注意が必要である．TIA と間違えられやすい疾患や病態としては，失神，神経症状

2 TIAの症候（NINDS Classification of CVD-III）

左頸動脈系の症候
- a. 運動障害（構音障害，筋力低下，麻痺，右上下肢・顔面の巧緻運動障害）
- b. 左眼の視力喪失（一過性黒内障），まれに右同名半盲
- c. 感覚症状（右上肢・下肢・顔面の感覚脱失やparesthesiaを含むしびれ感）
- d. 失語症（言語障害）

右頸動脈系の症候
- 左頸動脈系の場合と反対側に同様な症状を呈する
- 失語症は，言語に関する優位半球が右の場合のみ生じる

椎骨脳底動脈系の症候
- a. 運動障害（上肢・下肢・顔面の左右どちらか一側あるいは両側の筋力低下，麻痺，clumsiness）
- b. 感覚症状（左右どちらか一側あるいは両側の感覚脱失，しびれ感，paresthesia）
- c. 左右どちらか一側あるいは両側の同名性視野障害
- d. 姿勢調節障害，回転性めまい，平衡障害，複視，嚥下障害，構音障害（これらは単独では，TIAとはみなされない）

TIAとしては非典型的な症状
- a. 椎骨脳底動脈系の症状を伴わない意識障害
- b. 強直性間代性痙攣
- c. 症状が身体の複数の部位に広がっていく場合
- d. 閃輝性暗点

TIAとみなされない症状
- 身体の他の部位に広がる（行進性の）感覚障害
- 回転性めまいのみ
- 浮動性めまい（めまい感）のみ
- 嚥下障害のみ
- 構音障害のみ
- 複視のみ
- 尿便失禁
- 意識レベルの変化に伴う視力障害
- 片頭痛に伴う神経症状
- 錯乱（confusion）のみ
- 健忘のみ
- 転倒発作（drop attack）のみ

(Special report from the National Institute of Neurological Disorders and Stroke. *Stroke* 1990[1]より)

を伴う片頭痛，てんかん，頸椎症，末梢性めまいなどがあげられる．

TIAの診断

　TIAの診断は，問診が基本になる．診察時には他覚的な所見を認めることが少ないため，症状出現時の状況，持続時間，TIA症状の既往などの詳細な病歴聴取が必要になる．診察では，頸動脈の血管雑音の聴診，心房細動の有無など，脳卒中発症リスクの確認が重要である．

　検査では，一般血液検査，心電図，胸部X線に加え，頭部CT，MRIによる脳内病変の評価と，頭部MRA，頸動脈エコー，頸部MRA，頸部CTAなどによる血管病変の評価とが必須である．TIAと診断された場合には，塞栓源の検索目的に経胸壁心エコー，経食道心エコー，下肢静脈エコー，ホルター心電図などを行う．その他，発症メカニズムの推定と治療方針の検討目的で，経頭蓋ドプラ検査（transcranial Doppler：TCD）による微小塞栓の評価，SPECTやPETによる脳血流・循環代謝の評価，脳血管造影検査による血管評価などが有用である．

3 ABCD² スコアと脳卒中発症リスク

A (age)	年齢	60歳以上	1点
B (blood pressure)	血圧	収縮期140 and / or 拡張期90 mmHg以上	1点
C (clinical symptoms)	臨床像	片側脱力 脱力を伴わない言語障害	2点 1点
D (duration)	持続時間	60分以上 10〜59分	2点 1点
D (diabetes)	糖尿病	あり	1点

上記5項目の総合得点で脳梗塞発症リスクを判定する．TIA発症後2日以内の脳梗塞発症リスクは，合計点数ごとに0〜3点：1.0%，4〜5点：4.1%，6〜7点：8.1%とされる．

(Johnston SC, et al. *Lancet* 2007[11] より)

脳梗塞発症リスクと入院適応の決定

TIA後の脳卒中発症リスクを予測するスコアとしてABCD²スコアが提唱されている（3）[11]．年齢，発症時の収縮期血圧，臨床症状，症状の持続時間，糖尿病の有無のそれぞれに点数をつけ，合計点によりその後の脳卒中の発症を予測するものであり，高得点であるほど脳卒中発症のリスクが高い．

最近では，ABCD²スコアに，DWIでの陽性所見の有無，大血管の動脈硬化の有無を加味すると，TIA後の脳卒中発症リスクの予測精度をさらに高めることができるという報告がなされている[12]．一方，スコアが低くても脳卒中が発症することもあり[13]，頭蓋内外の50%以上の頸動脈狭窄や心房細動などの塞栓性リスクがある患者では，ABCD²スコアにかかわらず，直ちに包括的な検査・治療を行うべきである（4）[2]．

TIAの治療

TIAを疑った場合，可及的速やかに発症機序を確定し，病態に応じて脳梗塞発症予防のための治療を開始しなくてはならない．脳卒中治療ガイドライン2009（5）[14]では，非心原性のTIAの脳梗塞発症予防には抗血小板療法が推奨され，非弁膜症性心房細動（non-valvular atrial fibrillation：NVAF）を中心とする塞栓源心疾患合併TIAには抗凝固療法が推奨されている．頸動脈狭窄によるTIAには，狭窄度や合併症に応じて，頸動脈内膜剥離術（carotid endarterectomy：CEA）や頸動脈ステント留置術（carotid artery stenting：CAS）も推奨される．危険因子の管理として，高血圧，糖尿病，脂質異常症，心房細動などのコントロールも必要であるが，喫煙，飲酒といった生活習慣の改善，患者や家族への教育なども重要である．

TIA診療の将来

現在，大規模な医師主導型の観察研究である国際共同前向き登録観察研究"TIAregistry.org"が，また国内でも厚生労働科学研究費による前向き研究が進行中である．これらの研究を通じて，TIAの診療体制が整備され，多くの

Memo

TIAの治療

TIAおよび軽症脳卒中患者5,170例を対象としたランダム化二重盲検試験であるCHANCE試験[17]では，発症24時間以内の患者を対象に，クロピドグレル（初期投与量300 mg，その後は90日目まで75 mg／日）とアスピリン（21日目まで75 mg／日）を併用する群（併用群）と，アスピリン（90日目まで75 mg／日）のみを内服する単独群を比較した．90日間の脳卒中の発症率は併用群8.2%，単独群11.7%であり（ハザード比0.68，$p < 0.001$），中等度〜重度の出血は，両群とも0.3%に認めた．脳梗塞やTIAの治療の原則として，抗血小板薬の2剤の併用は出血性合併症の発症が多いことが明らかにされているが[16-18]，急性期のみの使用であれば2剤併用も有効かもしれない．

Key words

TIAクリニック

TIAが疑われた患者を24時間体制で受け入れ，神経学的診察と画像診断（CT，MRI，頸動脈エコーなど）を行い，適切な治療を迅速に開始する．TIAクリニックによる早期診断・治療で，虚血性脳卒中の発症が確実に減少する．近年欧米で推奨されている診療システムである．

4 TIA 研究峰松班による TIA の初期対応に関するアルゴリズム

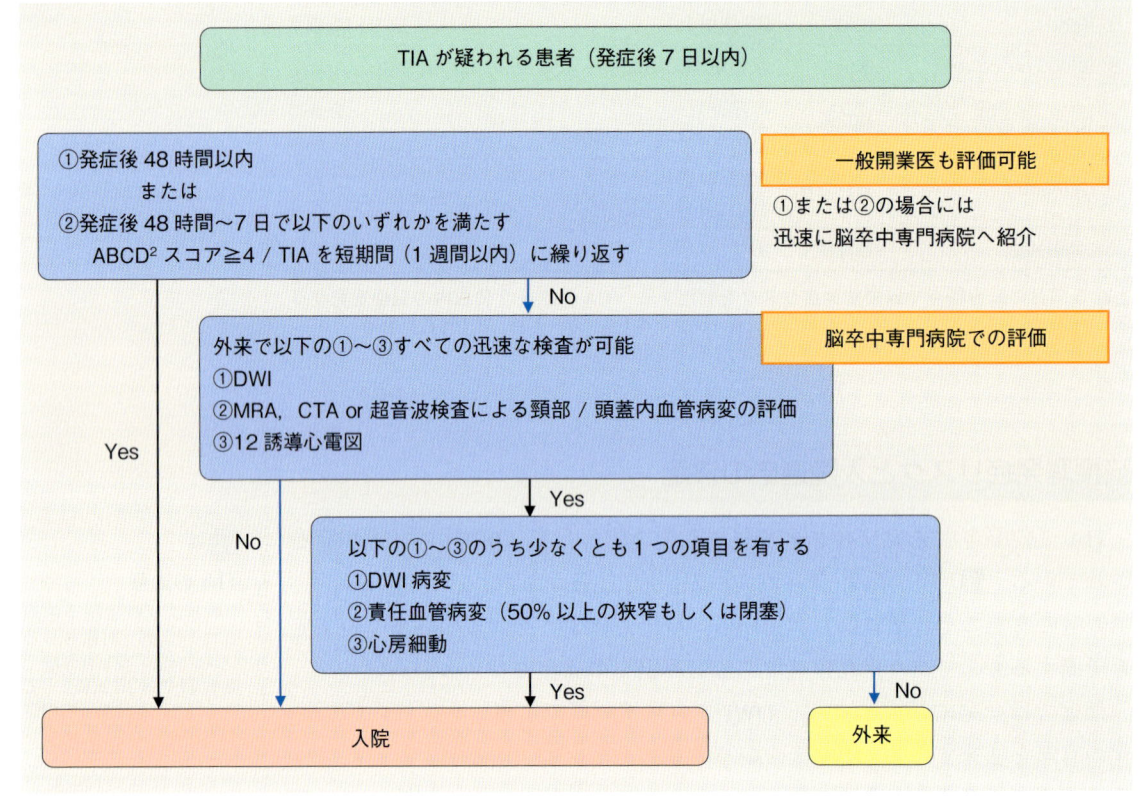

```
                    TIA が疑われる患者（発症後 7 日以内）
                                  │
        ┌─────────────────────────┤
        ▼                         │
①発症後 48 時間以内                  │        ┌──────────────────┐
   または                           │        │ 一般開業医も評価可能 │
②発症後 48 時間～7 日で以下のいずれかを満たす │        └──────────────────┘
   ABCD² スコア≧4 / TIA を短期間（1 週間以内）に繰り返す   ①または②の場合には
        │                                  迅速に脳卒中専門病院へ紹介
        │ No
        ▼
外来で以下の①～③すべての迅速な検査が可能        ┌──────────────────┐
 ①DWI                                    │ 脳卒中専門病院での評価 │
 ②MRA，CTA or 超音波検査による頸部/頭蓋内血管病変の評価  └──────────────────┘
 ③12 誘導心電図
        │
    Yes │
        ▼
以下の①～③のうち少なくとも 1 つの項目を有する
 ①DWI 病変
 ②責任血管病変（50% 以上の狭窄もしくは閉塞）
 ③心房細動
        │
  Yes  / \ No
      ▼   ▼
     入院  外来
```

（峰松一夫ほか. 平成 21 年度～23 年度厚生労働科学研究費補助金 循環器疾患・糖尿病等生活習慣病対策総合研究事業 総合研究報告書. 2013[2] より）

5 TIA の急性期治療と脳梗塞発症防止の推奨

1.	TIA を疑えば，可及的速やかに発症機序を確定し，脳梗塞発症予防のための治療を直ちに開始しなくてはならない（グレード A）
2.	TIA 急性期（発症 48 時間以内）の再発防止にはアスピリン 160～300 / 日の投与が推奨される（グレード A）
3.	非心原性 TIA の脳梗塞発症予防には抗血小板療法が推奨され，本邦で使用可能なものはアスピリン 75～150 mg / 日，クロピドグレル 75 mg / 日（以上，グレード A），シロスタゾール 200 mg / 日，チクロピジン 200 mg / 日（以上，グレード B）である．必要に応じて降圧薬（アンジオテンシン変換酵素阻害薬など），スタチンの投与も推奨される（グレード A）
4.	非弁膜症性心房細動（NVAF）を中心とする心原性 TIA の再発防止には，第一選択はワルファリンによる抗凝固療法（目標 INR：70 歳未満では 2.0～3.0，70 歳以上では 1.6～2.6）である（前者グレード A，後者グレード B）
5.	狭窄率 70% 以上の頸動脈病変による TIA に対しては，頸動脈内膜剥離術（CEA）が推奨される（グレード A）．狭窄率 50～69% の場合は年齢，性，症候などを勘案し CEA を考慮する（グレード B）．狭窄率 50% 未満の場合は，積極的に CEA を勧める科学的根拠に乏しい（グレード C1）．CEA 適応症例ではあるが，心臓疾患合併，高齢など CEA のハイリスクの場合は，適切な術者による頸動脈ステント留置術（CAS）を行ってもよい（グレード B）
6.	TIA および脳卒中発症予防に，禁煙（グレード A），適切な体重維持と運動の励行が推奨される（グレード C1）．飲酒は適量であればよい（グレード C1）

（脳卒中合同ガイドライン委員会〈編〉. 脳卒中治療ガイドライン 2009, p.78[14] より）

TIAの早期診断・治療，TIAクリニックの有用性

開業医から専門病院受診までの時間と予後の関係について，Rothwellら[18]が，EXPRESS（The Early use of eXisting PREventive Strategies for Stroke study）という試験で検討している．この試験はイギリスで行われた試験であり，TIAの早期診断・治療が90日以内の脳卒中の発症率に及ぼす影響についての検討である．開業医がTIAを疑った患者を専門病院へFAXで紹介し，患者の治療開始までに中央値で20日かかっていた時期（第1相）と，開業医を受診した患者を直接専門病院へ紹介できるようにシステムを改善した時期（第2相）で，90日以内の脳卒中発症率について比較した．結果，第1相の脳卒中の発症率は10.3%であり，第2相の発症率は2.1%であった（**6**）．すなわち，早期診断・治療により，90日以内の脳卒中発症率が80%減少することが示された．

Lavalléeら[19]は，TIA疑いのある患者を24時間体制で受け入れるクリニックであるSOS-TIAを開設し，その後の脳卒中発症を予防できるか検討した．SOS-TIAでは，TIAの啓発パンフレットを開業医に送り，TIAクリニックで24時間体制で開業医からの電話相談に対応し，TIAが疑われる患者の場合はTIAクリニックに受診・入院させ，包括的な検査によるトリアージを行った．TIAが疑われた1,085例が対象とされたが，発症24時間以内に開業医から専門病院へ患者が紹介され，TIAもしくは軽症脳卒中と診断され直ちに治療が開始された場合，90日以内の脳卒中発症率が1.24%であった．$ABCD^2$スコアを元にした脳卒中発症予測率は5.96%であり，脳卒中の発症は79.2%減少していた（**7**）．

以上の報告より，TIAを疑って早期診断・治療を行うと，脳卒中が予防でき，患者の予後が改善できる可能性が示された．

6 EXPRESS試験—TIAまたは軽症脳卒中患者における最初の医療機関受診後の脳卒中再発率

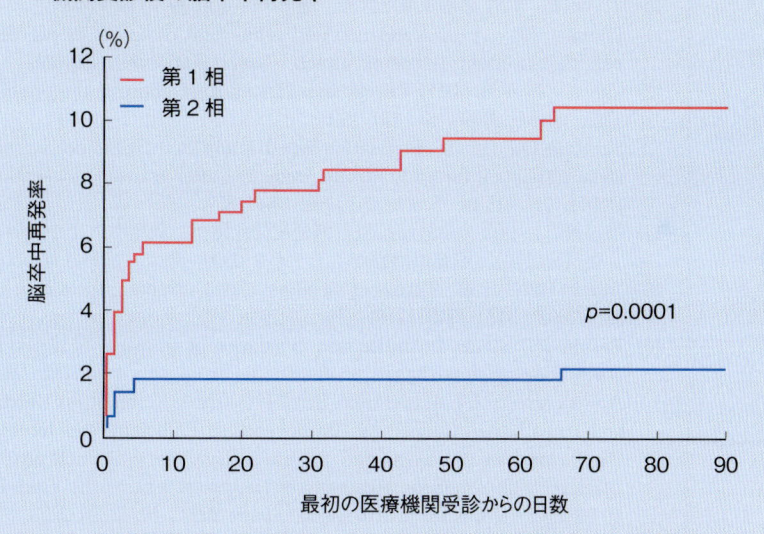

第1相：開業医が患者を専門病院へFAXで紹介　治療開始までの中央値20日
第2相：開業医を受診した患者を直接専門病院へ紹介　治療開始までの中央値1日
（Rothwell PM, et al. *Lancet* 2007[18]より）

7 SOS-TIA—TIAクリニックに受診した患者の90日後の脳卒中発症率

	脳卒中（n）	脳卒中発症リスク（95% CI）	脳卒中発症予測率（%）
全例（n=1,052）	13	1.24（0.72-2.12）	5.96
TIA，画像所見なし（n=524）	4	1.34（0.64-2.78）	6.13
TIA，画像所見あり（n=105）	5	4.76（2.01-11.06）	7.76
Possible TIA（n=141）	1	0.71（0.10-4.93）	4.00

（Lavallée PC, et al. *Lancet Neurol* 2007[19]より）

患者の脳卒中予防が可能となることを期待する．

（鈴木理恵子，峰松一夫）

文献

1) Special report from the National Institute of Neurological Disorders and Stroke. Classification of cerebrovascular diseases III. *Stroke* 1990；21：637-676.
2) 峰松一夫ほか．一過性脳虚血発作（TIA）の診断基準の再検討，ならびにわが国の医療環境に則した適切な診断・治療システムの確立に関する研究．平成 21 年度～23 年度厚生労働科学研究費補助金 循環器疾患・糖尿病等生活習慣病対策総合研究事業 総合研究報告書．2013.
3) 内山真一郎．TIA の新しい定義と概念．臨床神経学 2010；50：904-906.
4) Johnston SC, et al. Short-term prognosis after emergency department diagnosis of TIA. *JAMA* 2000；284：2901-2906.
5) Wu CM, et al. Early risk of stroke after transient ischemic attack：A systematic review and meta-analysis. *Arch Intern Med* 2007；167：2417-2422.
6) Sempere AP, et al. Etiopathogenesis of transient ischemic attacks and minor ischemic strokes：A community-based study in Segovia, Spain. *Stroke* 1998；29：40-45.
7) Weimar C, et al. Etiology, duration, and prognosis of transient ischemic attacks：An analysis from the German Stroke Data Bank. *Arch Neurol* 2002；59：1584-1588.
8) Daffertshofer M, et al. Transient ischemic attacks are more than "ministrokes". *Stroke* 2004；35：2453-2458.
9) Purroy F, et al. Patterns and predictors of early risk of recurrence after transient ischemic attack with respect to etiologic subtypes. *Stroke* 2007；38：3225-3229.
10) 木村和美．TIA の臨床像と診断．脳卒中 2010；32：719-724.
11) Johnston SC, et al. Validation and refinement of scores to predict very early stroke risk after transient ischaemic attack. *Lancet* 2007；369：283-292.
12) Calvet D, et al. DWI lesions and TIA etiology improve the prediction of stroke after TIA. *Stroke* 2009；40：187-192.
13) Sheehan OC, et al. Population-based study of ABCD2 score, carotid stenosis, and atrial fibrillation for early stroke prediction after transient ischemic attack：The north Dublin TIA study. *Stroke* 2010；41：844-850.
14) 阿部康二．TIA の急性期治療と脳梗塞発症防止．篠原幸人ほか，脳卒中合同ガイドライン委員会（編）．脳卒中治療ガイドライン 2009．東京：協和企画；2009, pp.78-84
15) Albers GW, et al. Transient ischemic attack--Proposal for a new definition. *N Engl J Med* 2002；347：1713-1716.
16) Easton JD, et al. Definition and evaluation of transient ischemic attack：A scientific statement for healthcare professionals from the American Heart Association／American Stroke Association Stroke Council；Council on Cardiovascular Surgery and Anesthesia；Council on Cardiovascular Radiology and Intervention；Council on Cardiovascular Nursing；and the Interdisciplinary Council on Peripheral Vascular Disease. The American Academy of Neurology affirms the value of this statement as an educational tool for neurologists. *Stroke* 2009；40：2276-2293.
17) Wang Y, et al. Clopidogrel with aspirin in acute minor stroke or transient ischemic attack. *N Engl J Med* 2013；369：11-19.
18) Rothwell PM, et al. Effect of urgent treatment of transient ischaemic attack and minor stroke on early recurrent stroke（EXPRESS study）：A prospective population-based sequential comparison. *Lancet* 2007；370：1432-1442.
19) Lavallée PC, et al. A transient ischaemic attack clinic with round-the-clock access（SOS-TIA）：Feasibility and effects. *Lancet Neurol* 2007；6：953-960.

III. 脳梗塞・一過性脳虚血発作の治療

血栓溶解療法

> **Point**
> - 経静脈血栓溶解療法に使えるrt-PAはアルテプラーゼのみである.
> - 経静脈rt-PA血栓溶解療法は,発症から薬剤投与まで4.5時間以内の症例に限られる.
> - 4.5時間以内であっても,1分でも早い治療開始のほうが有効性が高い.
> - 治療指針に則り,適応外項目,慎重投与項目をきちんとチェックする.

　脳梗塞は脳を灌流する動脈の閉塞疾患であることから,詰まった血管を溶解することで治療できる可能性がある.しかし,治療開始が遅れると,再灌流によっても救える脳組織が少なくなり,出血の危険性も増すことから,治療が有効に安全に行える時間(therapeutic time window)が問題となる.経静脈rt-PA(アルテプラーゼ)血栓溶解療法は当初,発症から3時間以内に限られていたが,2012年8月より,本邦でも発症4.5時間以内まで治療が可能となった.

Keyとなる臨床試験

NINDS rt-PA試験[*1](1995年)

　発症3時間以内に薬剤投与可能な脳梗塞症例に対して,rt-PA(recombinant tissue plasminogen activator:遺伝子組み換え組織プラスミノゲンアクチベーター)0.9 mg/kgを最初に10%ローディング投与し,残り90%を1時間かけて点滴静注した.実薬群168例とプラセボ群165例で比較検討された(**1**).発症36時間以内の症候性頭蓋内出血はプラセボ群の0.6%に対して実薬群6.4%と10倍になった(**2**).しかし,90日後のmRS(modified Rankin Scale)0〜1の転帰良好例が実薬群39%,プラセボ群26%と実薬群で有意に高かった(**3**).発症3時間以内での経静脈rt-PA血栓溶解療法の有効性がはじめて明らかになった臨床試験であった[1].

J-ACT[*2](2006年)

　本邦において,rt-PAを欧米の2/3量の0.6 mg/kgで発症3時間以内の脳梗塞に対して,NINDS rt-PA試験と同様の背景で,実薬群のみで行われた臨床試験であった(**1**).発症36時間以内の症候性頭蓋内出血は5.8%(**2**),発症90日でのmRS 0〜1の転帰良好例の割合は37%(**3**)とNINDS rt-PA試験の実薬群と同等の結果が得られ,本邦でのrt-PA血栓溶解療法認可の礎

---

*1 National Institute of Neurological Disorders and Stroke rt-PA Stroke Study

Key words
rt-PA
ウロキナーゼに比べてフィブリンへの親和性が高いことから,ウロキナーゼよりも血栓溶解がより安全に効率的に行える.脳梗塞超急性期の血栓溶解療法としては,これまでのところ,rt-PAのうちアルテプラーゼのみで有効性と安全性が確認されている.

*2 Japan Alteplase Clinical Trial

Key words
mRS
日常生活活動レベルを評価する方法.0は自他覚症状がない.1は社会活動が行える.2は介助不要だが社会活動に制限がある.3〜5は介助が必要.

となった臨床試験であった[2].

ECASS III *3 (2008年)

*3 European Cooperative Acute Stroke Study III

　発症4.5時間までの症例を対象に経静脈rt-PA血栓溶解療法の有効性が検討された．NINDS rt-PA試験よりも組み入れ基準が厳しく，81歳以上，脳卒中既往と糖尿病の合併例，経口抗凝固薬内服例が除外された．対象となった症例をみると，NINDS rt-PA試験やJ-ACTと比べると，来院時のNIHSSスコアが5点あまり軽症で，平均年齢も約5歳若くなっていた（**1**）．36時間以内の症候性頭蓋内出血はプラセボ群3.5％に対して実薬群7.9％と高くなっていた（**2**）が，90日後のmRS 0〜1の転帰良好例はプラセボ群45％，実

1 主な経静脈rt-PA血栓溶解療法臨床試験の臨床背景

	NINDS rt-PA プラセボ	NINDS rt-PA rt-PA	J-ACT rt-PA	ECASS-III プラセボ	ECASS-III rt-PA
症例数	165	168	103	403	418
年齢	66±13	69±12	70.9±9.8	65.6±11.0	64.9±12.2
男性	58	57	62.1	57.3	63.2
NIHSSスコア	15	14	15	10	9
収縮期血圧	152±21	153±22	151.0±19.0	153.3±22.1	152.6±19.2
拡張期血圧	86±15	85±14	82.3±11.9	83.9±13.6	84.4±13.5
高血圧	67	67	53.4	62.8	62.4
糖尿病	20	20	18.4	16.6	14.8
抗血小板薬内服	26	40	29.1	32.5	31.1
脳卒中既往	9	12	20.4	14.1	7.7
治療開始時間	119.7	119.7	150.5	中央値233	中央値239

（The National Institute of Neurological Disorders and Stroke rt-PA Stroke Study Group. *N Engl J Med* 1995[1]；Yamaguchi T, et al. *Stroke* 2006[2]；Hacke W, et al. *N Engl J Med* 2008[3] より作表）

2 主な経静脈rt-PA血栓溶解療法臨床試験における頭蓋内出血発症率と死亡率

	NINDS rt-PA プラセボ	NINDS rt-PA rt-PA	J-ACT rt-PA	ECASS-III プラセボ	ECASS-III rt-PA
症例数	312	312	103	403	418
すべての頭蓋内出血	3.2	10.6	31.1	17.6	27.0
症候性	0.6	6.4	5.8	3.5	7.9
致死性	0.3	2.9	0.9	0.0	0.7
3か月後までの死亡	21.0	17.0	9.7	8.4	7.7

（The National Institute of Neurological Disorders and Stroke rt-PA Stroke Study Group. *N Engl J Med* 1995[1]；Yamaguchi T, et al. *Stroke* 2006[2]；Hacke W, et al. *N Engl J Med* 2008[3] より作表）

3 主な経静脈 rt-PA 血栓溶解療法臨床試験における発症 90 日後の mRS による転帰の割合

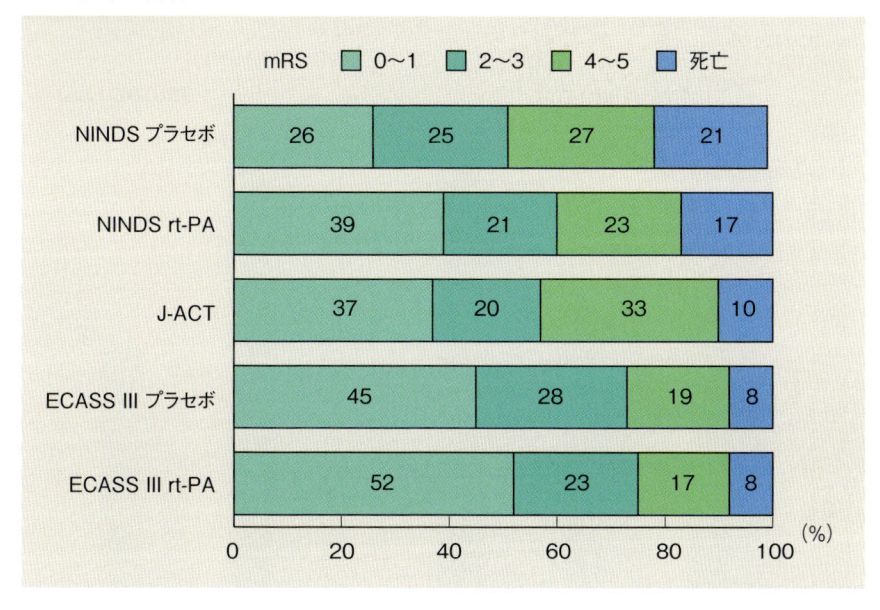

試験	mRS 0〜1	mRS 2〜3	mRS 4〜5	死亡
NINDS プラセボ	26	25	27	21
NINDS rt-PA	39	21	23	17
J-ACT	37	20	33	10
ECASS III プラセボ	45	28	19	8
ECASS III rt-PA	52	23	17	8

(The National Institute of Neurological Disorders and Stroke rt-PA Stroke Study Group. *N Engl J Med* 1995[1]; Yamaguchi T, et al. *Stroke* 2006[2]; Hacke W, et al. *N Engl J Med* 2008[3] より作図)

薬群 52％ と有意に実薬群で高かった（3）[3]. これによって発症 4.5 時間以内の経静脈 rt-PA 血栓溶解療法が有効であることが示され，欧米のガイドラインでは脳梗塞発症 4.5 時間以内の投与が推奨され，実地臨床でも発症から 4.5 時間までの血栓溶解治療が行われるようになった．

IST-3 [*4](2012 年)

発症から 6 時間以内の脳梗塞 3,035 例を対象に，経静脈 rt-PA 血栓溶解療法がコントロールと比較検討された．主要評価項目である発症 6 か月後の Oxford Handicap Score 0〜2 の転帰良好例は，実薬群 37％，コントロール群 35％（調整オッズ比 1.13〈0.95-1.35〉），7 日以内の症候性頭蓋内出血は，実薬群 7％，コントロール群 1％（調整オッズ比 6.94〈4.07-11.8〉）であり，発症 7 日以内の死亡は実薬群で有意に多かったが，7 日以降の死亡は実薬群で有意に少ないという結果であった．主要評価項目の層別解析では，発症 3 時間以内の調整オッズ比は 1.64（1.03-2.62），3〜4.5 時間で 0.73（0.50-1.07），4.5 時間を超えると 1.31（0.89-1.93）と，発症 3 時間以内のみで統計学的な有意差が得られた．また，80 歳以上の高齢者では，全体に転帰良好となる率が低くなるものの，実薬群のほうがコントロールよりも転帰良好例が多く，高齢者でも血栓溶解療法が有効であることが示唆された（4）[4]. 発症 4.5〜6 時間までの治療可能とされる時間延長を支持する十分な結果は得られなかったことになる．

*4 third international stroke trial

日本の最新の治療指針から

ECASS III が発表されてから欧米では発症 4.5 時間以内の経静脈 rt-PA 血栓

4 IST-3における発症から治療開始までの時間別と年齢別での発症6か月後のOxford Handicap Score 0〜2の転帰良好例の割合

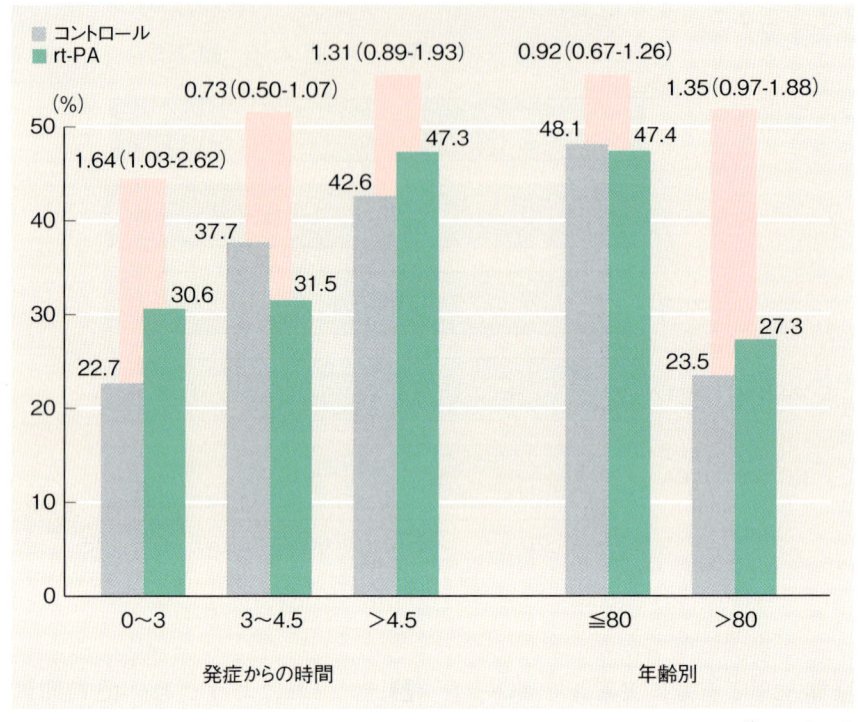

(Sandercock P, et al. *Lancet* 2012[4] より作図)

溶解療法が行われるようになったが，本邦では2012年8月にようやく保険適用となった．本邦で安全に有効に治療するため，日本脳卒中学会 脳卒中医療向上・社会保険委員会 rt-PA（アルテプラーゼ）静注療法指針改訂部会から rt-PA 静注療法適正治療指針の第2版が発表された[5]．主な改訂点と重要な部分をまとめる．

- rt-PA 治療は発症から4.5時間以内に治療可能な虚血性脳血管障害患者に行うことができるが，治療開始が早いほど良好な転帰が期待できることから，少しでも早く治療開始する．
- 適応外項目（**5**）が1つでもあれば，本治療を行うことは推奨されない．
- 慎重投与項目（**5**）とは，「投与を考慮してもよいが，副作用その他が出現しやすく，かつ良好な転帰も必ずしも期待できない条件」を指す．このような項目を有する症例では，治療担当医が治療を行う利益が不利益よりも勝っていると判断し，患者ないし代諾者への十分な説明により同意を得た場合に限り，治療実施が可能である．
- 投与量はアルテプラーゼ0.6 mg／kgで，10％を急速投与し，残りを1時間で静注する．
- 脳梗塞の再発例については改訂前の3か月から1か月以内が適応外とされた．
- 胸部大動脈解離の合併に留意する．
- 抗凝固療法中については，新規抗凝固薬については明確にされていない現

5 rt-PA 静注療法のチェックリスト

適応外（禁忌）	あり	なし
発症～治療開始時刻 4.5 時間超 　※発症時刻（最終未発症確認時刻）[　：　]　※治療開始（予定）時刻 [　：　]	☐	☐
既往歴		
非外傷性頭蓋内出血	☐	☐
1 か月以内の脳梗塞（一過性脳虚血発作を含まない）	☐	☐
3 か月以内の重篤な頭部脊髄の外傷あるいは手術	☐	☐
21 日以内の消化管あるいは尿路出血	☐	☐
14 日以内の大手術あるいは頭部以外の重篤な外傷	☐	☐
治療薬の過敏症	☐	☐
臨床所見		
くも膜下出血（疑）	☐	☐
急性大動脈解離の合併	☐	☐
出血の合併（頭蓋内，消化管，尿路，後腹膜，喀血）	☐	☐
収縮期血圧（降圧療法後も 185 mmHg 以上）	☐	☐
拡張期血圧（降圧療法後も 110 mmHg 以上）	☐	☐
重篤な肝障害	☐	☐
急性膵炎	☐	☐
血液所見		
血糖異常（＜ 50 mg/dL，または＞ 400 mg/dL）	☐	☐
血小板 100,000/mm³ 以下	☐	☐
血液所見：抗凝固療法中ないし凝固異常症において		
PT-INR ＞ 1.7	☐	☐
aPTT の延長（前値の 1.5 倍 [目安として約 40 秒] を超える）	☐	☐
CT/MR 所見		
広汎な早期虚血性変化	☐	☐
圧排所見（正中構造偏位）	☐	☐

慎重投与（適応の可否を慎重に検討する）	あり	なし
年齢　　81 歳以上	☐	☐
既往歴		
10 日以内の生検・外傷	☐	☐
10 日以内の分娩・流早産	☐	☐
1 か月以上経過した脳梗塞（特に糖尿病合併例）	☐	☐
3 か月以内の心筋梗塞	☐	☐
蛋白製剤アレルギー	☐	☐
神経症候		
NIHSS 値 26 以上	☐	☐
軽症	☐	☐
症候の急速な軽症化	☐	☐
痙攣（既往歴などからてんかんの可能性が高ければ適応外）	☐	☐
臨床所見		
脳動脈瘤・頭蓋内腫瘍・脳動静脈奇形・もやもや病	☐	☐
胸部大動脈瘤	☐	☐
消化管潰瘍・憩室炎・大腸炎	☐	☐
活動性結核	☐	☐
糖尿病性出血性網膜症・出血性眼症	☐	☐
血栓溶解薬，抗血栓薬投与中（特に経口抗凝固薬投与中）	☐	☐
※抗 Xa 薬やダビガトランの服薬患者への本治療の有効性と安全性は確立しておらず，治療の適否を慎重に判断せねばならない	☐	☐
月経期間中	☐	☐
重篤な腎障害	☐	☐
コントロール不良の糖尿病	☐	☐
感染性心内膜炎	☐	☐

〈注意事項〉
1. 一項目でも「適応外」に該当すれば実施しない．
2. 一項目でも「慎重投与」に該当すれば，適応の可否を慎重に検討し，治療を実施する場合は患者本人・家族に正確に説明し同意を得る必要がある．
3. 「慎重投与」のうち，下線をつけた 4 項目に該当する患者に対して発症 3 時間以降に投与する場合は，個々の症例ごとに適応の可否を慎重に検討する必要がある．
（日本脳卒中学会 脳卒中医療向上・社会保険委員会 rt-PA〈アルテプラーゼ〉静注療法指針改訂部会．脳卒中 2012[5] より）

⑥ 来院からアルテプラーゼ投与開始までの流れ

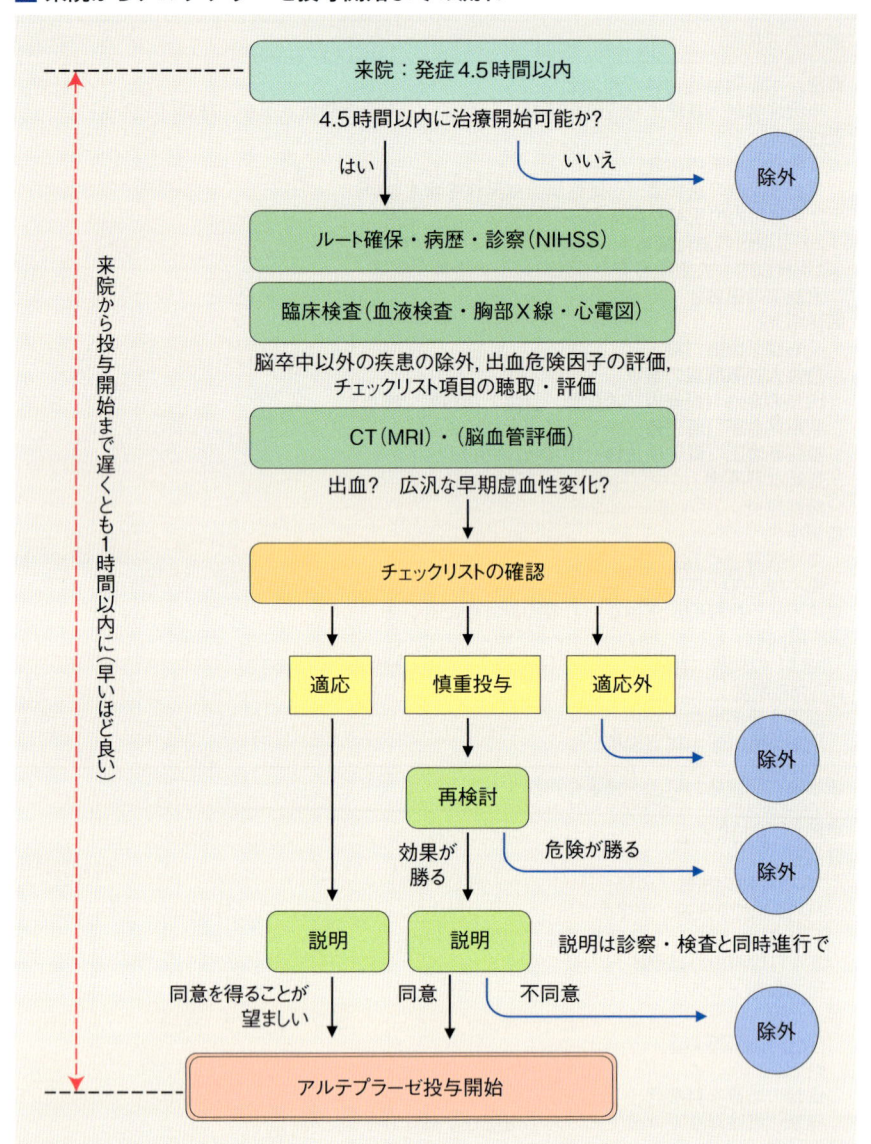

```
来院：発症 4.5 時間以内
        │
   4.5時間以内に治療開始可能か？
   はい ↓        いいえ → 除外
        
ルート確保・病歴・診察（NIHSS）

臨床検査（血液検査・胸部X線・心電図）

脳卒中以外の疾患の除外，出血危険因子の評価，
チェックリスト項目の聴取・評価

CT（MRI）・（脳血管評価）

出血？　広汎な早期虚血性変化？
        ↓
チェックリストの確認
  ↓       ↓        ↓
適応   慎重投与   適応外 → 除外
          ↓
        再検討
  効果が勝る ↓ 危険が勝る → 除外
  ↓           ↓
 説明        説明    説明は診察・検査と同時進行で
同意を得ることが  同意  不同意 → 除外
望ましい
        ↓
アルテプラーゼ投与開始
```

（来院から投与開始まで遅くとも1時間以内に（早いほど良い））

（日本脳卒中学会 脳卒中医療向上・社会保険委員会 rt-PA〈アルテプラーゼ〉静注療法指針改訂部会．脳卒中 2012[5] より）

状であり，少なくとも PT-INR が 1.7 を超えたり，aPTT が 1.5 倍を超える場合は適応外．
- CT / MRI での広汎な早期虚血性変化も適応外．
- 年齢については，81 歳以上が慎重投与項目とする．
- 心筋梗塞は 3 か月以内が慎重投与項目とする．
- 神経症候として NIHSS が 26 以上の重症例は慎重投与項目となった．軽症例（NIHSS 4 以下）や症候が急速改善軽症化例では多くの場合，治療適応とならない．
- 脳動脈瘤・頭蓋内腫瘍・脳動静脈奇形・もやもや病については必ずしも適応外ではないことから，慎重投与項目とする．

> **Column**
>
> ## ペナンブラ(penumbra)とdiffusion perfusion mismatch
>
> ペナンブラは脳循環虚血の研究から，電気活動ができなくなる脳血流レベルとエネルギー代謝およびイオンポンプが維持できなくなる血流レベルの間の血流状態の領域に名づけられた概念である[6]．つまり，脳組織が壊死には陥っていないが電気活動が十分に行えないほどの虚血状態にある組織領域を指している．当然，血流が再開され虚血が解消されれば，組織は壊死を免れることが期待できることから，血栓溶解をはじめとした血流再開療法の治療対象領域になる．
>
> MRの拡散強調画像（diffusion weighted image：DWI）で高信号な領域は脳梗塞領域（core）に相当することから，灌流画像（perfusion Image）による脳血流低下領域との一致しない領域（mismatch）が血流再開によって救済できる領域と考えられる．このdiffusion perfusion mismatchが広い領域の症例はpenumbra領域も含んでいると考えられ，血流再開療法としての血栓溶解療法のよい適応である．この方法によって発症から4.5時間を超えた症例での選別や新たな薬剤（desmoteplase〈2014年現在国内未承認〉など）による血栓溶解療法の臨床試験が行われている．
>
> 同様に，臨床症状とDWIのmismatch，MRAでの主幹動脈閉塞部位とDWIでみられる高信号領域とのmismatchなども血栓溶解療法の適応症例を見極める手がかりになる．

- 発症3〜4.5時間に投与する場合，慎重投与項目のうちの「81歳以上」「脳梗塞既往に糖尿病を合併」「NIHSS値26以上」「経口抗凝固薬投与中」に該当する場合には，適応の可否をより慎重に検討する必要がある．

治療開始は発症から早ければ早いほど良いことから，一刻も早く病院に到着する院外の搬送体制とともに，来院後，少なくとも1時間以内に薬剤投与開始できる院内システムの構築が必要である（**6**）．

（星野晴彦）

文献

1) Tissue plasminogen activator for acute ischemic stroke. The National Institute of Neurological Disorders and Stroke rt-PA Stroke Study Group. *N Engl J Med* 1995；333：1581-1587.
2) Yamaguchi T, et al. Alteplase at 0.6 mg / kg for acute ischemic stroke within 3 hours of onset：Japan Alteplase Clinical Trial (J-ACT). *Stroke* 2006；37：1810-1815.
3) Hacke W, et al. Thrombolysis with alteplase 3 to 4.5 hours after acute ischemic stroke. *N Engl J Med* 2008；359：1317-1329.
4) Sandercock P, et al. The benefits and harms of intravenous thrombolysis with recombinant tissue plasminogen activator within 6 h of acute ischaemic stroke (the third international stroke trial [IST-3])：A randomised controlled trial. *Lancet* 2012；379：2352-2363.
5) 日本脳卒中学会 脳卒中医療向上・社会保険委員会 rt-PA（アルテプラーゼ）静注療法指針改訂部会．rt-PA（アルテプラーゼ）静注療法適正治療指針 第二版．脳卒中 2012；34：443-480.
6) Astrup J, et al. Thresholds in cerebral ischemia - The ischemic penumbra. *Stroke* 1981；12：723-725.

Further reading

- 峰松一夫（監），豊田一則（編）．新版脳梗塞rt-PA静注療法実践ガイド．東京：診断と治療社；2013.
  臨床の現場に即した実践ガイド．

III. 脳梗塞・一過性脳虚血発作の治療
機械的血栓除去術の適応

> **Point**
> - 急性期脳梗塞に対する血栓除去デバイスは，2010 年に Merci® Retriever が，2011 年には Penumbra System® がわが国で認可された．
> - t-PA 静注療法にて効果が得られなかった場合，発症 8 時間以内であれば適応となる．
> - 主幹動脈閉塞に対する再開通率は高く，転帰の改善が期待されている．
> - 適応の決定には MRI や CT による厳密な評価が必須である．

機械的血栓除去術とは

　発症から 3 時間以内の急性期脳梗塞に対する t-PA 静注療法は 2005 年に認可され，2012 年には 4.5 時間にまで適応拡大された．しかし本治療は再開通率が低いことや禁忌事項が多く，その恩恵を受ける患者はいまだに少ないのが現状である．そこで本治療によって症状の改善が認められない場合や治療の適応外の症例に対して，血栓除去デバイスを用いた急性期血行再建術が施行されるようになってきた．欧米の報告では脳出血の危険性を増すことなく再開通率は向上し，その効果が期待されている．

　そして欧米で先行使用されていた Merci® Retrieval System（Concentric Medical 社）が 2010 年 10 月に，Penumbra System®（Penumbra 社）が 2011 年 10 月に本邦においても保険収載された[*1]．本稿ではこれらの新たな血栓回収デバイスを用いた血栓除去術（急性期血行再建術）について解説する．

*1 Merci® リトリーバー：製造販売 日本ストライカー株式会社（2014 年 4 月センチュリーメディカル株式会社より継承），Penumbra システム®：製造販売 株式会社メディコスヒラタ．

血栓除去術の適応

　血栓除去デバイスの治療方法としての有用性，すなわち急性期脳梗塞患者の転帰を改善しうるかどうかを他の治療方法と比較したランダム化試験はいまだになく，証明されていない．主幹動脈閉塞を比較的合併症が少なく，再開通させることができる器材として欧米では認可されていた．

　そこで本邦においても，添付文書上では以下のように規定されている．"本品は急性期脳梗塞（原則として発症後 8 時間以内）において，t-PA の経静脈投与が適応外，または t-PA の経静脈投与により血流再開が得られなかった患者を対象とし，血流の再開を図るために使用する"

Merci® Retriever

　Merci® Retriever は，先端に 7 巻きのループ状の血栓回収部位をもつワイヤーである．これを専用のマイクロカテーテルを用いて閉塞部位に挿入し，

1 Merci® Retriever の構造

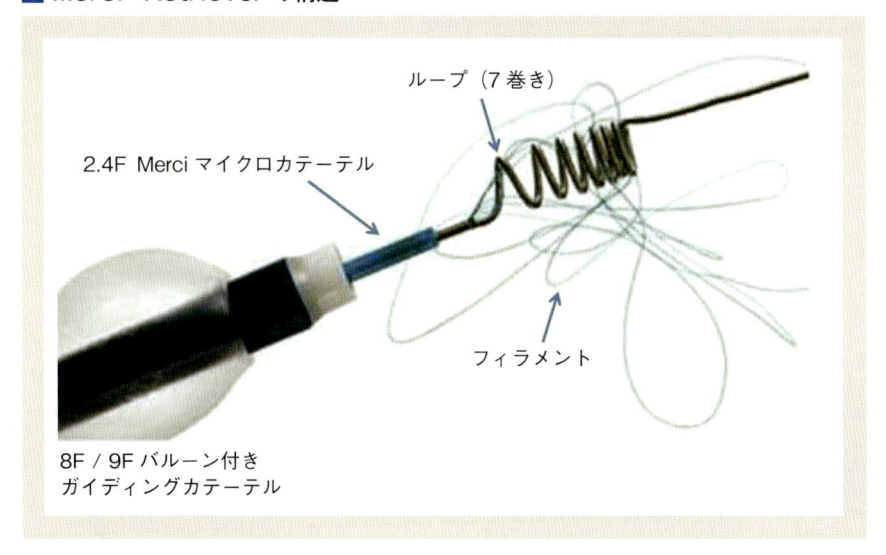

ループ（7巻き）
2.4F Merci マイクロカテーテル
フィラメント
8F／9F バルーン付き
ガイディングカテーテル

血栓を絡め取って回収する器材である（1）．らせんのループ部分は形状記憶されており，その直径は 2 mm，2.5 mm，3 mm の 3 種類があり，堅さも soft type と firm type があり，閉塞血管の径や走行に合わせて使い分ける．血栓を回収するときには，バルーン付きの 9F ガイディングカテーテルのバルーンを拡張させて順行性の血流を一時的に遮断し，Merci® Retriever をゆっくり引き抜く際に，ガイディングカテーテルからシリンジを用いて血液を吸引することによって，血栓回収効果を補強する．

Merci® Retriever の治療成績

米国で行われた Multi MERCI trial（n=164）では，再開通率はデバイスのみでは 55％，追加治療により 68％，3 か月後の mRS（modified Rankin Scale）0～2 は 36％であった[1]．また手技による合併症は 9.8％，症候性脳出血は 9.8％であった．また本試験における転帰良好の予測因子としては，再開通（オッズ比 20.4），NIHSS（0.86），年齢（0.96）が報告された．さらに再開通率の向上とともに転帰が良好となることも報告されている．

一方本邦における認可後半年の初期成績は，全国 15 施設で 115 例（平均 71 歳，NIHSS 18，t-PA 静注は 42％で施行）の結果が報告されている．再開通率は 75％，症候性脳出血は 2.6％，退院時または 1 か月後の mRS 0～2 は 27％であった[2]．一方くも膜下出血の発生率は，症候性は 3.5％であったが，全体では 22％に発生していた．特に M1／M2 移行部での発生が多いとされ，この部位での Merci® Retriever の使用は注意を要することが報告された．

Merci® Retriever にて再開通が得られたアテローム血栓性脳梗塞例を 2 に示す．

108　Ⅲ．脳梗塞・一過性脳虚血発作の治療

2 Merci® Retriever にて再開通が得られたアテローム血栓性脳梗塞

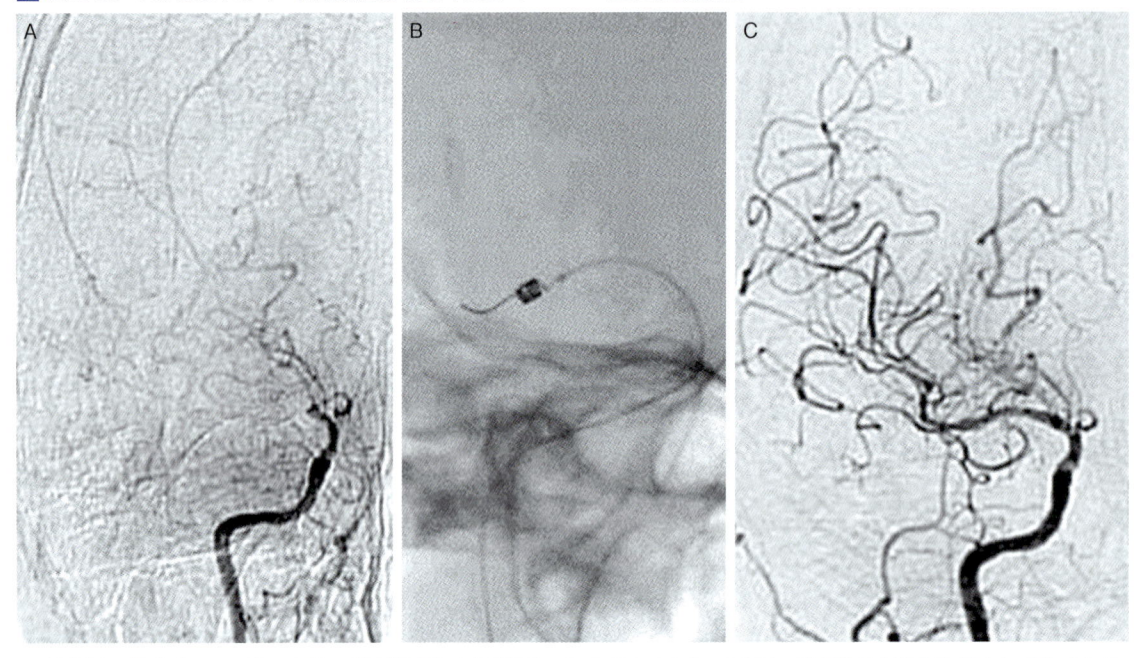

68歳男性，発症より40分で来院，構音障害と左片麻痺にてNIHSS 10点，DWIにて早期虚血変化はごくわずかであり，MRAにて右内頚動脈閉塞と診断，t-PA静注療法を行うが症状の改善はなかった．脳血管撮影では右内頚動脈先端部で閉塞（A），Merci® Retriever 2.5Fにて血栓の回収を試みると（B），2回の手技にて完全再開通を認めた（C）．患者は3週間後に神経脱落症状なく，退院した．

（土屋敦史ほか．脳卒中 2011；33（2）：269-274 より）

3 Penumbra System® の構造と吸引ポンプ

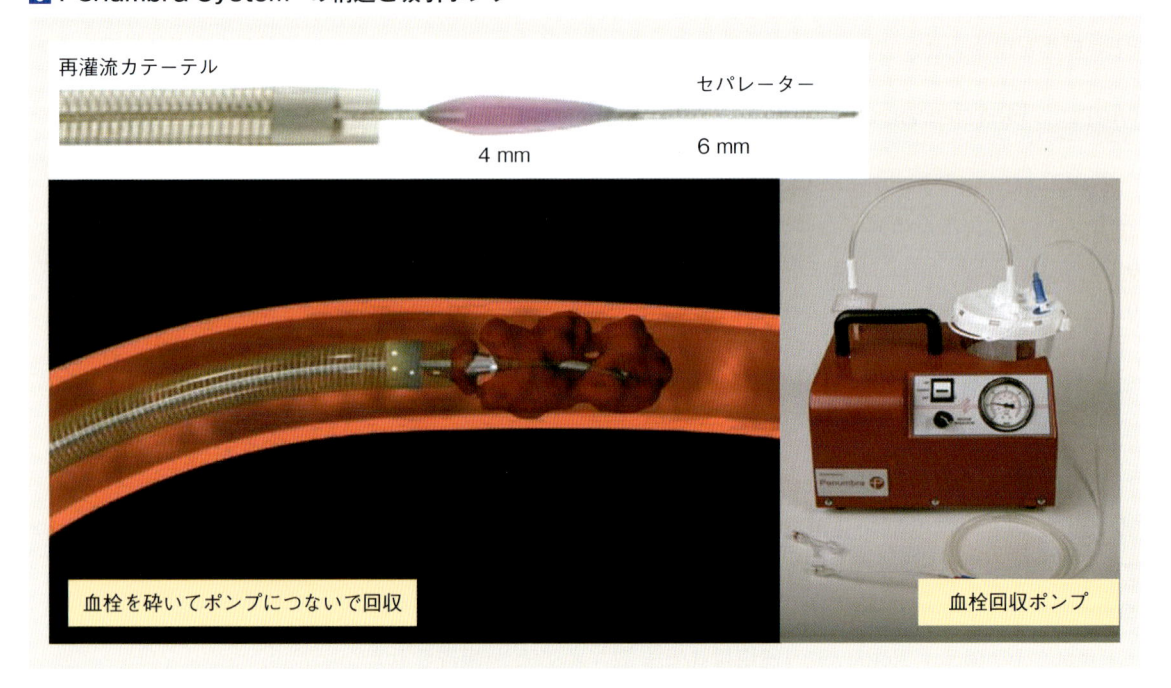

再灌流カテーテル　　　　　　　　　　セパレーター
4 mm　　　6 mm

血栓を砕いてポンプにつないで回収　　　血栓回収ポンプ

Penumbra System®

　Penumbra System®とは，専用の再灌流カテーテルを血栓内に挿入し，強力

内頸動脈閉塞に対するMerci® Retrieverの効果

内頸動脈閉塞は転帰不良であり，これまでのt-PA静注療法や局所線溶療法では満足した治療成績は得られなかった．一方，内頸動脈閉塞80例に対してMerci® Retrieverを用いて治療した報告では，63%に再開通が得られ，39%がmRS 0~2と転帰良好となったが，非再開通群ではわずか3%であった[7]．さらに再開通群では死亡率30%，症候性脳出血6%であったが，非再開通群ではそれぞれ73%，17%と治療成績は明らかに不良であり，内頸動脈閉塞であってもやはり早期再開通の重要性が指摘された．

な吸引ポンプを用いて，血栓を砕きながら回収する器材である（3）．カテーテルのサイズは3種類（先端径が0.054，0.041，0.035 inch）ある．血栓を砕くために先端から6 mmの部分の一部が膨らんだセパレーターと呼ぶガイドワイヤーも3種類ある．太いカテーテルほど吸引力は強く，再開通率も高くなる．本システムの構造は比較的単純で使いやすい．順行性の血流を遮断する必要もない．しかし血管の屈曲蛇行が強い場合には，最も太い再灌流カテーテルを頭蓋内血管へ挿入することが困難な場合もある．

Penumbra System® の治療成績

NIHSS 8点以上，発症8時間以内のt-PA静注療法の無効例および適応外例を対象とした125例（平均64歳，平均NIHSS 17.6）の報告（Pivotal trial）では，発症から穿刺までに平均4.3時間かかり，再開通は81.6%に認めた．重篤な手技合併症は2.4%，症候性脳出血は11.2%，3か月後のmRS 0~2は25%であった[3]．また入院時CTにてASPECTS 8点以上では転帰良好例は50%であったが，ASPECTS 7点以下では15%であった[4]．

大口径の054のカテーテルを用いた報告（SPEED trial）では，血栓吸引に要する時間はPivotal trialでは54分（中央値）であったのに対して，18分と有意に短縮された．さらに手技時間は54分（中央値）であり，Pivotal trialの97分と比較して大幅に短縮し，デバイス単独での再開通率も92%と高率であった[5]．

一方t-PA静注療法後Penumbra System®による治療を行った報告では，t-PA静注後にPenumbra System®を使った例とt-PA非投与例を比較すると，手技時間が平均24.8分と44.2分と有意に異なり，Penumbra System®を用いた血栓回収療法におけるt-PA治療の再開通促進効果が示されている[6]．

Penumbra System®にて再開通が得られた心原性脳塞栓症例を4に示す．

血栓除去術の現状

認可後2年間でMerci® Retrieverの使用症例数は2,000例を超え，またPenumbra System®は認可後1年間で700例を超えた．それぞれ使用経験のある国内施設数は，前者は約350施設，後者は約200施設という．国内の治療成績も欧米報告と遜色ない結果となっている．

Merci® Retrieverは，中大脳動脈分岐部以降などの屈曲・蛇行した血管に

Key words
ASPECTS
Alberta Stroke Programme Early CT Score（ASPECTS）は，CTの早期虚血変化を10点満点でスコアする方法．MCA灌流領域を代表的2断面の10か所に分類して，陽性箇所を減点法で採点するもの．つまり点数が低いほうが，梗塞面積が広い．8点以上で患者予後が良好とされている．CT用のASPECTSと，DWI用の11点満点のASPECTS-DWIがある．

4 Penumbra System® にて再開通が得られた心原性脳塞栓症

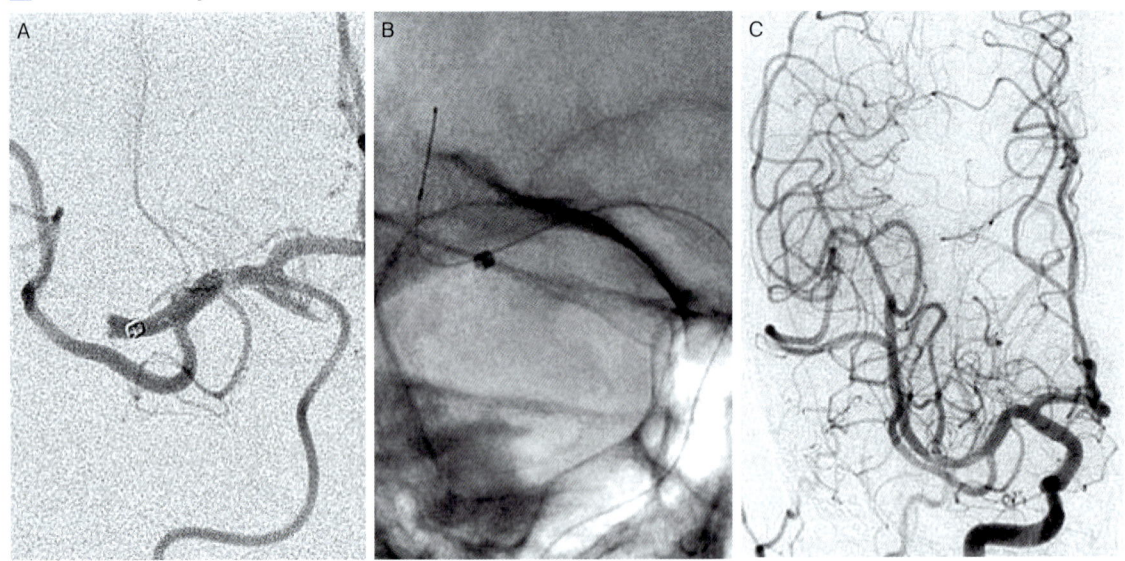

73歳男性，発症より30分後に来院，構音障害と左片麻痺にてNIHSS 14点，DWIでは島皮質を中心に早期虚血変化あり，t-PA静注療法を行うが効果なく，脳血管撮影を行うと右中大脳動脈M1部の閉塞を認めた（A）．Penumbra 054 カテーテルを挿入して吸引を開始すると（B），数分後に完全開通を認めた（C）．患者は2週間後に神経脱落症状なく，退院された．

5 血栓除去デバイスの特徴

	Penumbra®	Merci®	ウロキナーゼ動注
長所	・柔らかい血栓に有効 ・操作は比較的簡単 ・血流遮断必要なし	・堅い大きな血栓 ・血栓遠位部を確認可能 ・ICA，M1，BA／VA等の主幹動脈に有効	・操作は簡単 ・末梢血管でもOK
短所	・血栓遠位部を確認できない ・セパレーター操作性不良 ・堅い血栓は不適 ・末梢に塞栓を飛散させやすい	・何度も操作を繰り返す必要あり ・血管損傷（SAH）のリスク ・血流遮断が必要	・出血性合併症のリスクあり ・堅い血栓は不適

SAH：くも膜下出血

対して，くも膜下出血などの血管損傷のリスクがある．そのため内頸動脈などの太い血管の堅い大きな血栓の回収に用いられることが多い（**5**）．一方Penumbra System®は，血管損傷のリスクは低く，比較的末梢まで誘導可能である．ただし細いカテーテルほど吸引力は弱く，柔らかい血栓しか回収できない．また末梢へ血栓を飛散させてしまうリスクもある（**5**）．最近では再灌流カテーテルが改良された．内腔が太くなり，先端が折れないようにブレードが挿入されて，吸引力が向上したという．

一方，血栓回収カテーテルのみでは十分な再開通が得られない場合には，ウロキナーゼ（ウロナーゼ®）の動脈内注入（**5**），バルーン血管形成術，ステント留置などさまざまな治療のオプションがあり，閉塞血管や患者の状況ごとにさまざまな使い分けが必要である．

ディベート

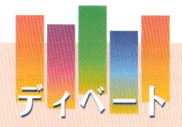

MerciやPenumbraはもう古い？

　血栓除去術の器材の進歩は著しく，欧米では次世代のものが主流となってきている．特に自己拡張型のステントタイプの形状を持つ血栓除去カテーテルであるSolitaire™ (ev3 / Covidien 社)およびTrevo® (Concentric / Stryker 社)は米国でも2012年春に認可された．Solitaire™とMerci® Retrieverとのランダム化比較試験（SWIFT trial, n=113）では，再開通率（TIMI grade II*以上）はdeviceのみでは68.5%と30.2%，さらに追加治療を加えると88.9%と67.3%とSolitaire群が有意に良好であった[8]．また症候性脳出血は1.7%と10.9%，3か月後の転帰良好例は58.2%と33.3%，死亡率は17.2%と38.2%といずれもSolitaire™群が有意に良好であった．

　またTrevo®とMerci® Retrieverとのランダム化比較試験（TREVO 2 trial, n=178）では，再開通率（TICI grade 2*以上）はdeviceのみでは85%と66%，さらに追加治療を加えると92%と77%とTrevo®群が有意に良好であった[9]．また3か月後の転帰良好例は40%と20%とTrevo®群が有意に良好であった．その他欧米の多くの医療機器各社が競って血栓回収デバイスの開発に携わっている．現在本邦においてもこれらの新規デバイスの認可のための審査中である．

*TIMI分類は冠動脈造影の血流評価の分類であり，TICI分類は脳梗塞に対する血管内治療後の再開通評価のための分類である．TICI 2aは血管支配領域の50%以下の再灌流，TICI 2bは50%以上の再灌流，TICI 3は完全な再灌流を示す．

血行再建術と画像診断

　急性期脳梗塞に対する血行再建術の適応時間は，t-PA静注療法では発症より4.5時間以内，ウロキナーゼによる局所線溶療法では6時間以内，そして血栓除去術では8時間以内が原則である．しかし，治療の適応の判断には時間だけでなく，画像診断によってreversibleな虚血病巣の評価が必須である．そのためには，CTの早期虚血変化やMRIの拡散強調画像（DWI：diffusion weighted image）の早期変化を半定量化したASPECTSスコアだけの有用性が報告されている．またDWIと灌流強調画像（PWI：perfusion weighted image）を用いたDWI / PWI mismatchやclinical-diffusion mismatchは，急性期血行再建術の適応診断に有用とされている．さらにperfusion CTによるCBFやCBVの評価は，本治療による出血性合併症の予測に有用との報告もある．

（植田敏浩）

Keywords

diffusion-perfusion mismatch
脳梗塞の急性期において，MRI灌流画像（perfusion weighted image）の異常領域から，虚血のコアであるMRI拡散画像（diffusion weighted image）の異常域を除いた領域．両者の領域が一致し，mismatch領域がない場合には脳梗塞がすでに進行し，救済可能な領域はないと考えられている．

clinical-diffusion mismatch
臨床的重症度（NIHSS score）とMRI拡散画像による異常所見の乖離を意味する．NIHSS score 8点以上，かつDWI異常領域体積25mL以下をmismatch陽性と定義され，急性期血行再建の患者選択に有用との報告がある．

文献

1) Smith WS, et al. Mechanical thrombectomy for acute ischemic stroke: Final results of the Multi MERCI trial. *Stroke* 2008; 39: 1205-1212.
2) 坂井信幸ほか．MERCIリトリーバーを用いた急性脳動脈再開通療法—我が国における初期周術期成績．JNET 2011; 5: 23-31.
3) Penumbra Pivotal Stroke Trial Investigators. The penumbra pivotal stroke trial: Safety and effectiveness of a new generation of mechanical devices for clot removal in intracranial large vessel occlusive disease. *Stroke* 2009; 40: 2761-2768.
4) Goyal M, et al. Effect of baseline CT scan appearance and time to recanalization on clinical outcomes in endovascular thrombectomy of acute ischemic strokes. *Stroke*

2011 ; 42 : 93-97.
5) Yoo Aj, et al. The Penumbra Stroke System : A technical review. *J Neurointerv Surg* 2012 ; 4 : 199-205.
6) Flint AC, et al. Mechanical thrombectomy of intracranial internal carotid occlusion : Pooled results of the MERCI and Multi MERCI Part I trials. *Stroke* 2007 ; 38 : 1274-1280.
7) Pfefferkorn T, et al. Preceding intravenous thrombolysis facilitates endovascular mechanical recanalization in large intracranial artery occlusion. *Int J Stroke* 2012 ; 7 : 14-18.
8) Saver JL, et al. Solitaire flow restoration device versus the Merci Retriever in patients with acute ischaemic stroke (SWIFT) : A randomised, parallel-group, non-inferiority trial. *Lancet* 2012 ; 380 : 1241-1249.
9) Nogueira RG, et al. Trevo versus Merci retrievers for thrombectomy revascularisation of large vessel occlusions in acute ischaemic stroke (TREVO 2) : A randomised trial. *Lancet* 2012 ; 380 : 1231-1240.

III. 脳梗塞・一過性脳虚血発作の治療
急性期血管形成術・ステント留置術

Point
- 脳梗塞・一過性脳虚血発作急性期の血管形成術・ステント留置術のエビデンスは未確立であり，症例個々の病態に応じ治療適応が判断される．
- 超急性期には中等症以上の症状（おおよそNIHSS≧8）で，梗塞巣が広範でない閉塞病変が血管内治療の対象となる．
- 軽症であっても，最良の内科治療にもかかわらず症状が動揺・進行する狭窄・閉塞病変は治療対象となりうる．
- 神経症状安定例であっても，高度狭窄は急性期再発率が高いことから急性期血管内治療の適応となることがあるが，SAMMPRISでは頭蓋内ステント留置術の有効性は明らかとならず，CEAとCASのランダム化比較試験の結果より周術期脳卒中はCASで多いことから，適応決定には慎重な姿勢を要する．
- デバイスの発達と治療戦略の進歩により，低侵襲な血管内治療のエビデンスが構築され，普及していくことが切に望まれる．

脳梗塞・一過性脳虚血発作の急性期治療における血管形成術・ステント留置術の位置づけ

　脳梗塞・一過性脳虚血発作（transient ischemic attack：TIA）急性期における血管形成術（percutaneous transluminal angioplasty：PTA）・ステント留置術は，頭蓋内主幹動脈（内頸動脈〈internal carotid artery：ICA〉，中大脳動脈〈middle cerebral artery：MCA〉M1，M2，椎骨動脈〈vertebral artery：VA〉，脳底動脈〈basilar artery：BA〉），頸部ICA，VA起始部等の動脈硬化性病変や解離性病変に対し，①-1. 超急性期の閉塞病変における虚血性ペナンブラ救済による神経症状回復，①-2. 超急性期の狭窄・閉塞病変で遠位に同時閉塞を伴う際のデバイス到達経路確保，②超急性期～急性期の狭窄・閉塞病変で症状の動揺・進行がある場合の症状安定化（改善），③急性期の神経症状安定例における再発予防，等を目的に施行される．いずれも科学的根拠に基づく有効性は証明されていないが，症例個々の病態に応じ適応を判断して行うこととなる．

　超急性期の塞栓性閉塞病変に対してはPTAバルーンを用いた血栓破砕や自己拡張型ステントによるendovascular thrombus entrapmentという手技も知られ[1]，ステント型血栓回収機器（stent retriever）では既存デバイスを凌駕する治療成績が報告されている[2,3]．

　本項では，頭蓋内血管および頸部ICAの動脈硬化・解離性病変に対する超急性期～急性期のPTA・ステント留置術について概説する．

血管形成術・ステント留置術の適応

　頭蓋内血管，頸部 ICA いずれにおいても，超急性期（通常 24 時間以内，血栓回収療法の適応に準じれば原則発症 8 時間以内）には，中等症以上の症状[*1]で，梗塞巣が広範でない（すなわち救済可能なペナンブラの存在が期待できる）閉塞病変が対象となる．発症 4.5 時間以内であれば rt-PA 製剤による経静脈的血栓溶解療法（intravenous tissue plasminogen activator：IV t-PA）を優先し，同治療の適応外・無効例に対し行うこととなる．また，軽症であっても症状が動揺・進行するなど不安定な狭窄・閉塞病変は治療対象となりうる．神経症状安定例であっても，高度狭窄病変は急性期再発率が高く（後述），急性期治療の適応となることがあるが，閉塞病変，特に前方循環病変では，慢性期に浅側頭動脈−中大脳動脈吻合術の適応について検討するのが一般的である．

治療時の留意点

　治療は局所麻酔下で行うことが多い．治療時には，虚血性合併症予防のため，2 剤以上の抗血小板薬の併用（アスピリン〈バイアスピリン®など〉とクロピドグレル〈プラビックス®〉等チエノピリジン系の併用，他シロスタゾール〈プレタール®〉との組み合わせ等）を要し，抗血小板療法未導入時にはローディング（アスピリン 200 〜 300 mg およびクロピドグレル 300 mg）を行うこととなる．術中は全身ヘパリン化を図るため，広範梗塞の場合や IV t-PA 先行例，血行力学的脳虚血の高度な例では，出血性梗塞や過灌流症候群等，頭蓋内出血性合併症に十分留意しなければならない．

頭蓋内血管に対する PTA・ステント留置術

治療の実際（**1**, **2**）

　頭蓋内血管に対する PTA には頭蓋内専用バルーンである Gateway®（Stryker）や UNRYU xp®（カネカメディックス）が用いられる．頭蓋内動脈狭窄の病変形態は冠動脈インターベンションの病変分類を外挿した分類（**3**）が知られ，Type A のような単純病変に対する PTA の有効性，安全性が報告されている[4]．PTA 直後に elastic recoil，解離，急性閉塞などを生じた際はステント留置を要することとなる．従前は冠動脈用バルーン拡張型ステントが流用されていたが，冠動脈用ステントは柔軟性に劣り高度屈曲部の通過に難渋するため硬膜外病変までの応用にとどまることも多く，バルーン拡張型ステントは留置時の血管への侵襲による合併症増加の懸念が指摘されている[5]．脳動脈瘤塞栓術支援用自己拡張型ステントの流用は，術者限定デバイスかつ適応外使用であり一般的でない．頭蓋内動脈狭窄専用の自己拡張型ステントである Wingspan®（Stryker）が，わが国でも 2013 年 12 月に薬事承認を受けたことから，今後使用経験が集積されていくと思われるが，Wingspan®

[*1] NIHSS（National Institutes of Health Stroke Scale）8 以上とされることが多い．

超急性期頭蓋内動脈閉塞に対する血管内治療 Column

　超急性期頭蓋内動脈閉塞に対する血管内治療では，PTAバルーンは動脈硬化性/解離性病変においては血管形成術として，塞栓性病変では血栓破砕（balloon clot disruption）を目的として用いられる．ステントは，動脈硬化性/解離性病変ではPTA後の血管腔の開存維持目的で留置されるが，塞栓性病変に対しては，順行性血流の再開によりステントと血管壁の間に押し付けられた血栓の自然溶解の促進（endovascular thrombus entrapment）のために用いられる．わが国で頭蓋内に誘導できる自己拡張型ステントは脳動脈瘤塞栓術支援用ステントであるEnterprise® VRD（Codman, Johnson & Johnson），Neuroform EZ®（Stryker），頭蓋内動脈狭窄専用のステントであるWingspan®（Stryker）があるが，心原性脳塞栓症にステントを留置した場合には一定期間抗凝固療法と2剤併用抗血小板療法の併用を要し出血性合併症のリスクが増加すること等から，endovascular thrombus entrapmentは一般的な手技ではない．

　閉塞病変の場合，血管内治療開始までに得られた臨床情報に血管造影所見を加味しても発症機序が不明なことはしばしばあるため，実地臨床では，PTAバルーン（やステント）の使用企図を手技当初から必ずしも明確化して用いているわけではない．

1 74歳，男性．右MCA M1閉塞—動脈硬化性病変，超急性期例

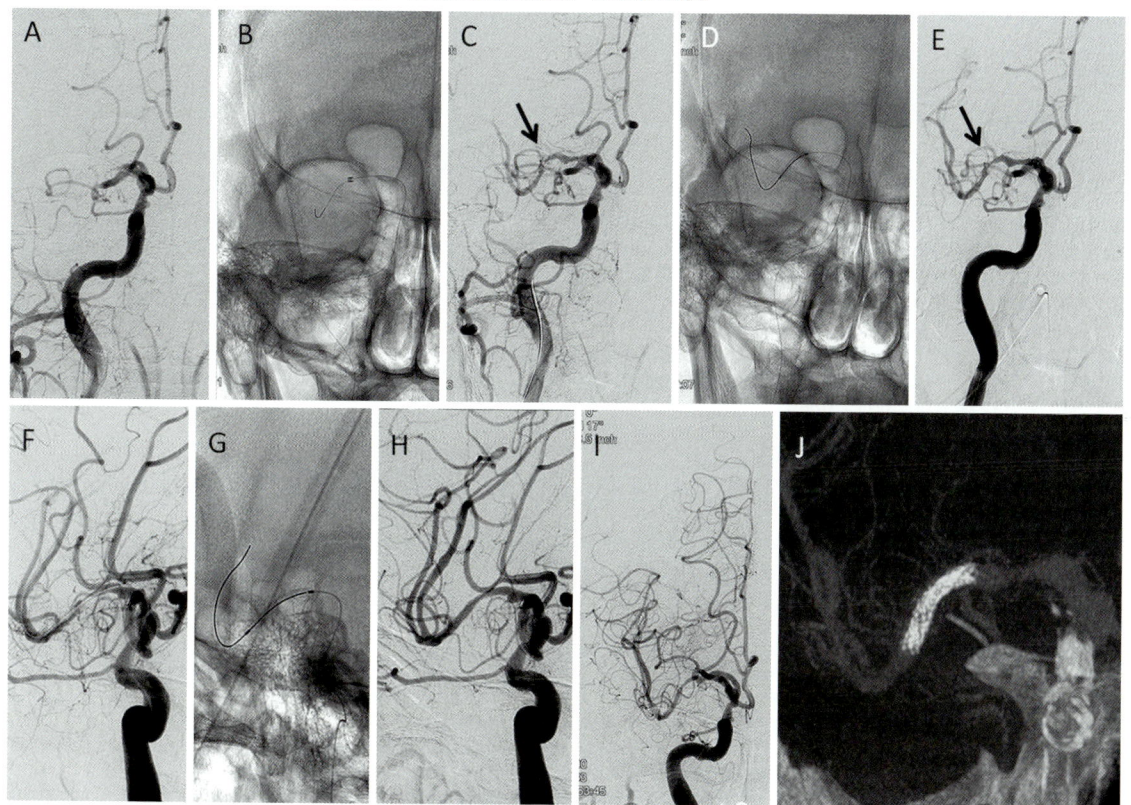

起床時に左片麻痺と構音障害に気づき，救急搬送された．NIHSS 11，MRI拡散強調画像（diffusion weighted image：DWI）によるASPECTS（Alberta Stroke Program Early CT Score）は7と梗塞巣は限定的であり，血管内治療を施行した．
A：右ICA造影．右MCA M1は近位部で閉塞している．
B：当初発症機序不明であり，Penumbraシステム®（Penumbra Inc.）054再灌流カテーテルで血栓吸引を施行．
C：血栓吸引後の右ICA造影．再開通が得られたが，閉塞していた部位に高度狭窄（→）を認め，同部以遠の造影は遅延していた．動脈硬化性病変によるアテローム血栓性脳梗塞と診断．
D：Gateway®によりPTA施行．
E：PTA後の右ICA造影．高度狭窄（→）が残存している．
F〜H：冠動脈用ステントを狭窄部に誘導，留置した．
I：術後右ICA造影．軽度の残存狭窄を認めるもののTICI（Thrombolysis in Cerebral Infarction）grade 2bの再開通を得た．
J：造影cone-beam CT再構成像．ステントは血管壁に良好に密着しているのがわかる．

2 54歳, 男性. 左MCA M1 閉塞—解離性病変, 超急性期例

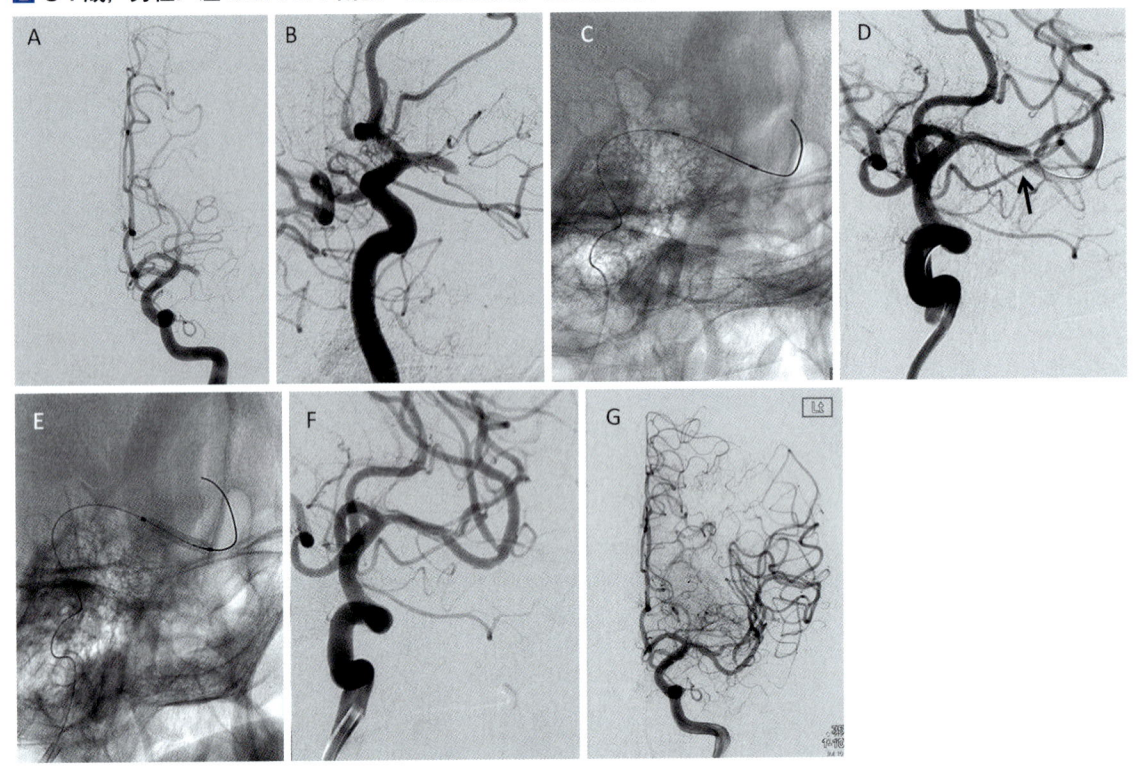

右片麻痺と失語にて発症 90 分で搬送, MRI では DWI-ASPECTS 9, MRA にて左 MCA M1 の高度狭窄を認めた. IV t-PA 後も改善なく MRA 再検にて左 M1 は閉塞しており, 血管内治療を施行した.
A：左 ICA 造影. 左 MCA M1 は近位部で閉塞している.
B：左 ICA 造影斜位像（右前斜位）.
C：Gateway® により PTA 施行.
D：PTA 後造影. 閉塞部は再開通し, MCA は二腔構造（double lumen）となっており（→）, 解離と診断した.
E：ステント留置. PTA 後再開通したものの数分待機の後の造影にて末梢の描出が不良となるため, 冠動脈用ステントを M1 遠位部～M2 後方枝にかけて留置した.
F：ステント留置後造影. 偽腔は残存しているものの良好な血行再建を得た.
G：術後左 ICA 造影. TICI 2b の再開通を得た.

（早川幹人. 超急性期の血管内治療. 豊田一則（編）. 脳梗塞診療読本. 東京：中外医学社；2014, pp.84-106 より）

3 頭蓋内動脈病変形態分類

Type A	
・病変長 5 mm 未満 ・求心性 ・中等度偏在性（直径の 70% 以上 90% 未満） ・容易に到達可能 ・血管壁が平滑	・石灰化がほとんど, またはまったくない ・完全閉塞ではない ・病変部に主要分枝がない ・血栓がない ・分岐角度が急峻でない（45°未満）

Type B	
・病変長 5 mm 以上 10 mm 未満 ・偏在性（直径の 90% 以上） ・近位血管の中等度蛇行 ・中等度屈曲病変（45°以上 90°未満） ・血管壁が平滑でない	・中等度～高度石灰化 ・完全閉塞後 3 か月未満 ・2 本のガイドワイヤーを要する分岐部病変 ・血栓がある

Type C	
・病変長 10 mm 以上 ・近位血管の高度蛇行 ・高度屈曲病変（90°以上）	・完全閉塞後 3 か月以上 ・主要分枝を温存できない分岐部病変

（Mori T, et al. Neuroradiology 1997[4] より）

の脳梗塞予防効果は確立されたものではないことを十分留意すべきである[6]．

現在までのエビデンス

■超急性期閉塞病変

超急性期の閉塞病変に対するPTAバルーンを用いた再開通手技は，経動脈的血栓溶解療法（intraarterial thrombolysis：IAT）への併用による再開通促進効果や，IATに優る再開通効果が示されているものの[7]，大多数の報告で動脈硬化性病変に対するPTAと塞栓性病変に対する血栓破砕が区別されておらず，動脈硬化性閉塞病変に限定してのPTAの有効性は明確に示されてはいない．

■急性期狭窄病変—神経症状安定例

狭窄率50％以上，発症90日以内の症候性頭蓋内動脈狭窄例に対するワルファリンとアスピリンのランダム化比較試験（randomized controlled trial：RCT）であるWASID（Warfarin versus Aspirin for Symptomatic Intracranial Disease）trialでは，特に高度狭窄（狭窄率70％以上）で内科治療下にもかかわらず脳梗塞／TIA再発率は18％／年（脳梗塞で発症した症例では，脳梗塞再発率は23％／年）と高く，発症後早期（17日以内）の研究への登録も再発と有意に関連し[8]，急性期の高度狭窄例への内科治療の限界が指摘されていた．

SAMMPRIS（Stenting and Aggressive Medical Management for Preventing Recurrent Stroke in Intracranial Stenosis）は狭窄率70％以上，発症30日以内の症候性頭蓋内動脈狭窄を対象に，積極的内科治療（2剤併用抗血小板療法，収縮期血圧＜140 mmHg，LDL＜70 mg／dLなど）とWingspanによる血管内治療を比較したRCTで，30日後の主要転帰項目（30日以内の脳卒中／死亡＋31日以降の狭窄血管領域の虚血性脳卒中）は血管内治療群（224例）で14.7％，内科治療群（227例）では5.3％に生じ（$p=0.002$），1年後も各群20.0％，12.2％と見込まれ（$p=0.009$），血管内治療群で不良であった[9]．

この研究では，血管内治療は急性期（登録：発症後平均7日，治療：登録後3日以内）に行われたが，急性期は再発高リスクであると同時に脆弱プラークへの操作等による合併症リスクが高い時期でもあり，頭蓋内出血の発症と濃厚な抗血栓療法や再灌流障害，技術的側面（ガイドワイヤー等による血管穿孔・破裂など）との関連も示唆されている[10,11]．この結果を受け，米国FDAはWingspanの適応（「狭窄率50％以上の症候性頭蓋内動脈狭窄」）を，2012年8月より「狭窄率70％以上，2回以上の脳卒中既往（TIAは除外）を有し発症後7日以上経過したmodified Rankin Scale（mRS）3以下の症例」に変更している．PTA単独の内科治療に優る有効性も未確立であることから，急性期の症状安定例における血管内治療の適応は，限られたものとなる．

頸部内頸動脈病変に対するステント留置術

治療の実際（4～6）

　頸動脈ステント留置術（carotid artery stenting：CAS）は狭窄部を PTA ののち，自己拡張型ステントを留置する手技である．術中虚血性合併症の予防として，遠位塞栓防止デバイスを病変遠位に誘導する distal balloon / filter protection 法と病変近位（および患側外頸動脈）を遮断する proximal protection 法があるが[*2]，超急性期～急性期は病変性状が不良（脆弱プラーク，血栓の存在，長区域閉塞，閉塞長不明等）なことが多いため，最も塞栓防止効果の高い proximal protection を基本とし，distal protection も併用するなど，さまざまな工夫がなされる．頸部 ICA に対する血管内治療では，PTA における解離，急性閉塞等の懸念に加え，ステントによる再狭窄低減効果が明らかなことから[12]，一期的にステント留置まで行うのが一般的である．

*2 本章「頸動脈内膜剥離術とステント留置術」（p.248）参照．

現在までのエビデンス

■超急性期閉塞病変

　超急性期の頸部 ICA 閉塞病変に対する IV t-PA と血管内治療を比較した systematic review では，3 か月後 mRS ≦ 2 到達率は IV t-PA（338 例）26.3% に対し血管内治療（193 例）は 43.5%（$p < 0.0001$）と，血管内治療で転帰が良好であった．症候性頭蓋内出血は各 3.9%，11.4% と血管内治療で有意（$p=0.0011$）に多いものの死亡率は各 27.2%，26.4% で差を認めず[13]，血管内治療の有効性が示唆されている．

■急性期狭窄・閉塞病変—神経症状不安定例

　内科治療抵抗性に症状が動揺・進行する症状不安定例は，保存治療では転帰不良となる危険性が高いとされるが（stroke-in-evolution では死亡率 14～18%，後遺症が 31～71% に生じるとされる）[14]，そのような症例に対する急性期頸動脈内膜剥離術（carotid endarterectomy：CEA）の systematic review では，待機的 CEA に比し周術期脳卒中／死亡のオッズ比が 4.6 倍（95% CI 3.4-6.3）となり，周術期脳卒中／死亡率は crescendo TIA で 11.4%，stroke-in-evolution では 20.2% に上るとされた[15]．Imai らは内科治療抵抗性に stroke-in-evolution を呈する頸部 ICA 狭窄／閉塞 17 例に発症 7 日以内に CAS を施行し，3 か月後 mRS ≦ 2 は 64.7% と比較的良好な成績を報告しているが[16]，多数例を対象とした治療成績は明らかでない．神経症状不安定例に対する血行再建は CEA，CAS いずれも合併症リスクは高く，有効性は確立されていないものの，最大限の内科治療に反応しない症例に対し施行されることとなる．

■急性期狭窄病変—神経症状安定例

　神経症状安定例に関しては，内科治療と CEA の RCT である ECST（European Carotid Surgery Trial）と NASCET（North American Symptomatic Carotid Endar-

Key words

crescendo TIA と stroke-in-evolution

crescendo TIA とは，比較的短期間の間に TIA を繰り返す病態で，次第に発作頻度や症状の重篤度が増していく．stroke-in-evolution は，発症後少なくとも 24 時間以上症状が進行するもので，fluctuating stroke（発症後 24 時間以内に，症状が一時的・部分的に改善するなど，動揺を示す）と evolving stroke（progressing stroke と同義，症状は一方向性に増悪する）が知られており，症候性頸動脈狭窄症の 15～30% が stroke-in-evolution の発症形式をとるとされる[14]．

4 66歳，男性．左 ICA/MCA M1 同時閉塞―動脈硬化性病変，超急性期例，デバイス到達経路確保

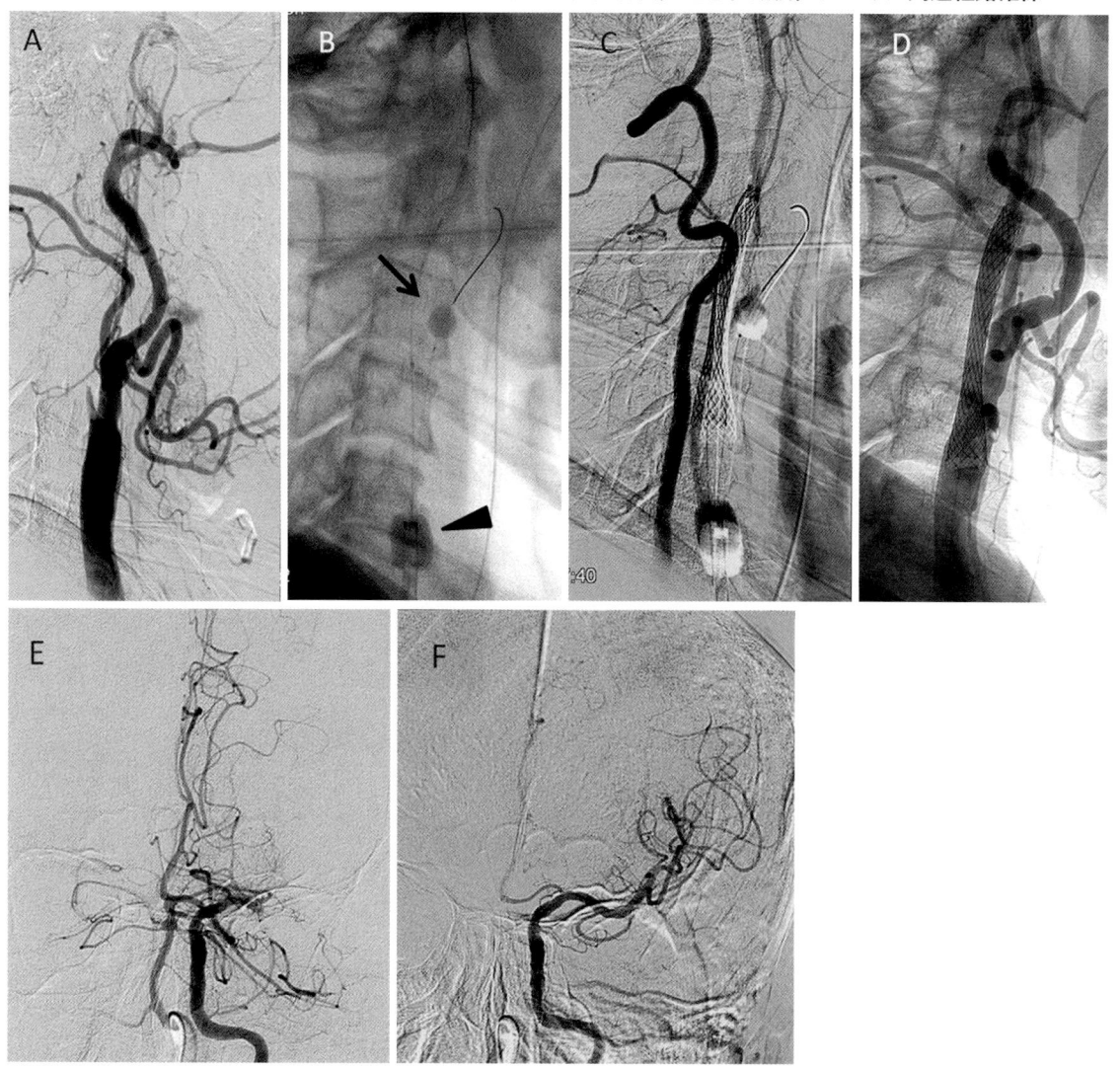

右片麻痺，失語，意識障害（NIHSS 22）にて発症 1 時間で搬送された．MRI では DWI-ASPECTS 8，MRA で左 ICA が描出されず MCA は M1 で途絶していた．BA 先端部未破裂脳動脈瘤のため IV t-PA 適応外（当時）とされ，血管内治療を施行した．
A：左総頸動脈（common carotid artery：CCA）造影．左 ICA は起始部で閉塞している．
B～D：CAS 施行．左 CCA に留置したバルーン付きガイディングカテーテル（▶）と左外頸動脈（external carotid artery：ECA）に誘導した遠位塞栓防止デバイスである Carotid Guardwire PS（Medtronic）（→）を同時に拡張し，proximal protection として CAS を行った．術中は左 VA に留置したカテーテルからの後交通動脈経由の逆行性コントロール造影により，順行性造影なしに病変部の確認を行った（C）．
E：CAS 後左 ICA 造影．左 MCA M1 閉塞を認める．頭蓋内閉塞部位に対し，Merci® リトリーバー V2.0Firm（Concentric Medical）による血栓回収，Gateway® による血栓破砕を施行した．
F：術後左 ICA 造影．TICI 2b の再開通を得た．

---

terectomy Trial）の統合解析[17]において脳梗塞／TIA 発症～ランダム化（治療）が 2 週間以内の場合に CEA の効果が最も高いことが示されている．一方，CAS と CEA の RCT である EVA-3S（Endarterectomy versus Angioplasty in Patients with Symptomatic Severe Carotid Stenosis），SPACE（Stent-Supported Percutaneous Angioplasty of the Carotid artery versus Endarterectomy），ICSS

5 82歳，男性．右ICA閉塞―動脈硬化性病変，急性期症状進行例

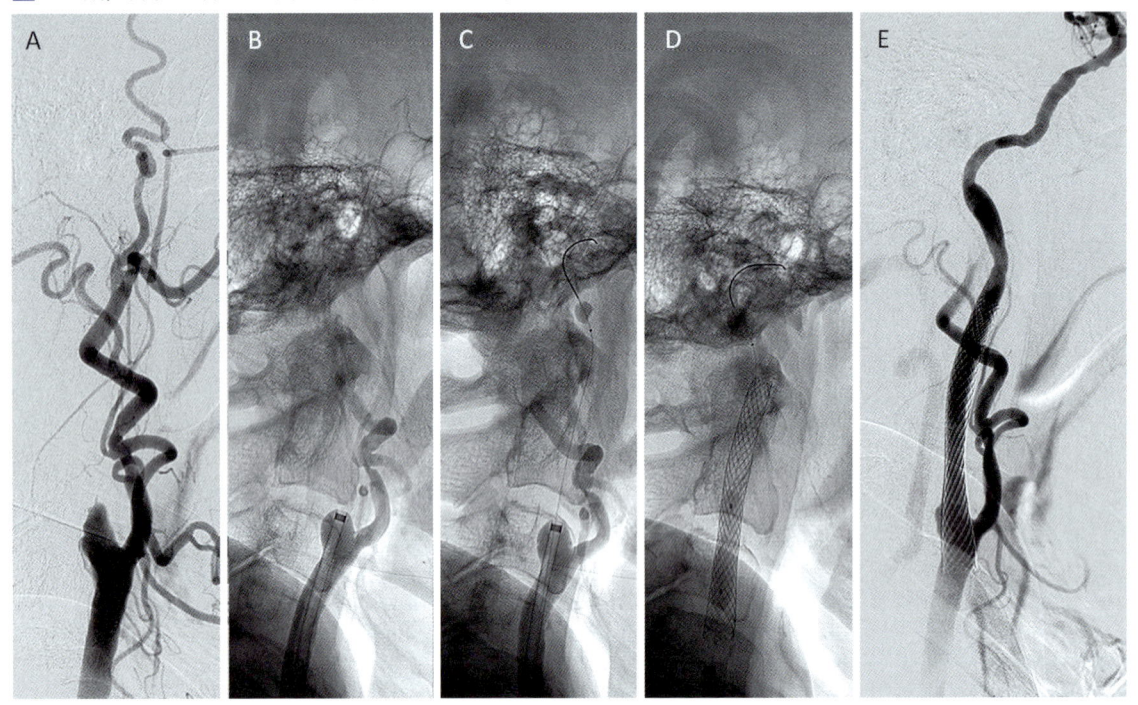

X−3日，左片麻痺，右への共同偏視（NIHSS 3）にて発症，右ICA閉塞・動脈原性脳塞栓症（アテローム血栓性脳梗塞）の診断で内科治療を行っていたが，X日，左上肢麻痺が悪化したため，血管内治療を施行した．
A：右CCA造影．右ICAは頸部近位で閉塞している．
B〜D：CAS施行．proximal protection下（B）に閉塞遠位のICA錐体部にCarotid Guardwire PSを誘導（C）し，distal balloon protectionに変更，PTAバルーンにて前拡張ののちCarotid Wallstent® (Stryker) 留置，後拡張を施行し，吸引カテーテルにて十分にdebrisを排除後，protection解除．手技を終了した．
E：術後右CCA造影．良好な血行再建を得た．

（International Carotid Stenting Study）のCarotid Stenting Trialists' Collaboration（CSTC）によるメタ解析やCREST（Carotid Revascularization Endarterectomy vs. Stenting Trial）では，CASにおいて症候性症例の周術期軽症脳卒中が有意に多く[18,19]．特にCSTCのメタ解析では，発症7日以内のCASは周術期脳卒中／死亡率が9.4％とCEAの2.8％に比し有意に多く（調整オッズ比3.44，95％ CI 1.01-11.8），8〜14日，14日以降と比較し群間差が最も大きかったことを明らかにしている[20]．急性期例に対するCASは，遠位塞栓防止法等の手技の工夫により安全に施行できることも多いが，その適応決定にあたっては，CEA高危険因子の有無を十分に勘案する等，慎重な姿勢を要する．

■解離性病変

頸部ICA解離に対するCASのsystematic reviewでは，計140例において手技成功率99％，合併症率1.3％と良好な成績が報告されている[21]．外科治療は確立されておらず，内科治療抵抗性の頸部ICA解離に対するCASは第一選択の治療法となりうる．

おわりに

超急性期〜急性期における血管形成術・ステント留置術につき概説した．

6 39歳，男性．左ICA高度狭窄─解離性病変，crescendo TIA

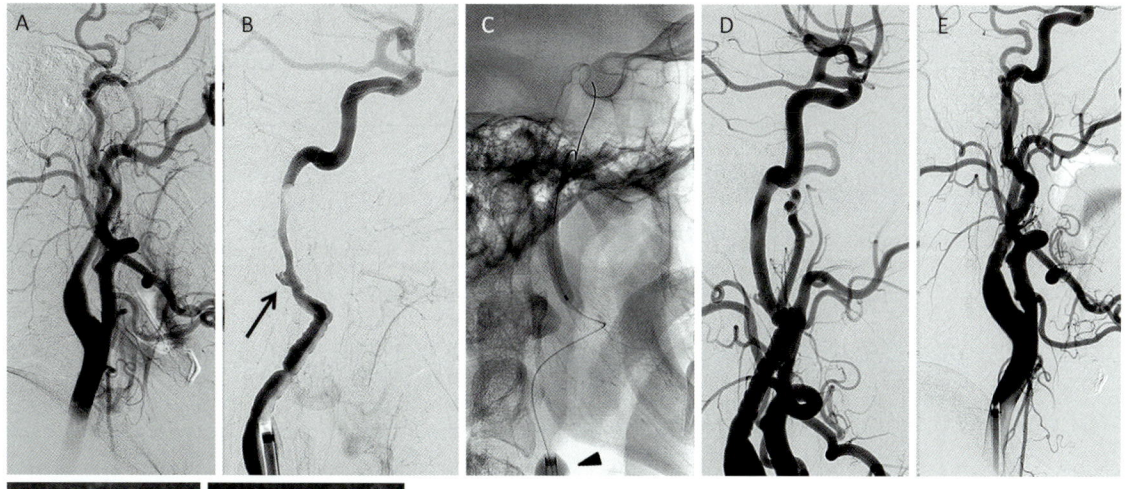

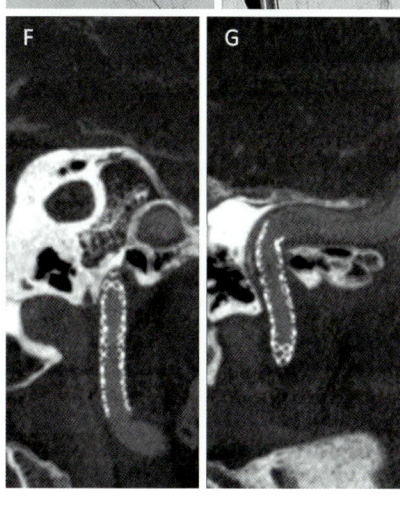

Y−6日に後頭部痛自覚，Y−2日，Y−1日に一過性の失語（TIA）出現，Y日，右片麻痺，失語が出現し搬送された．来院後症状は消失も，頸動脈MRAで頸部ICAはtapered occlusionを呈しており，高度の血行力学的脳虚血の存在が窺われたため，血管内治療を施行した．
A：左CCA造影．左ICAはECAに比し遠位の造影が遅延し，頭蓋内は極度に淡く描出されるのみであった．
B：左ICA造影．頸部遠位は血管径が狭細化し，頸部〜錐体部移行部に高度狭窄を認める．→部はいわゆるentry部と考えられる．
C：ステント留置．proximal protection（▶）下に狭窄部位に冠動脈ステントを留置した．
D：術後右ICA造影，E：術後右CCA造影．良好な血行再建を得た．
F，G：造影cone-beam CT再構成像．ステントは血管壁に良好に密着しているのがわかる．

さまざまな状況が治療の適応となりうるがエビデンスは未確立であり，自験例（**1**，**2**，**4**〜**6**）でも呈示したように，内科治療の効果が不十分（症状の進行を抑制しきれない，再発予防効果が低い）で，外科治療の効果が不定・周術期リスクが高い，等の「エビデンスの狭間」において施行されているのが現状である．デバイスの発達と治療戦略の進歩により，低侵襲な血管内治療のエビデンスが構築され，普及していくことが切に望まれる．

（早川幹人，松丸祐司）

文献

1) Gralla J, et al. Mechanical thrombolysis and stenting in acute ischemic stroke. *Stroke* 2012；43：280-285.
2) Saver JL, et al. Solitaire flow restoration device versus the Merci Retriever in patients with acute ischaemic stroke (SWIFT)：A randomised, parallel-group, non-inferiority trial. *Lancet* 2012；380：1241-1249.
3) Nogueira RG, et al. Trevo versus Merci retrievers for thrombectomy revascularisation of large vessel occlusions in acute ischaemic stroke (TREVO 2)：A randomised trial. Lancet 2012；380：1231-1240.
4) Mori T, et al. Percutaneous transluminal cerebral angioplasty：Serial angiographic

5) Fiorella D, Woo HH. Emerging endovascular therapies for symptomatic intracranial atherosclerotic disease. *Stroke* 2007 ; 38 : 2391-2396.
6) 日本脳卒中学会，日本脳神経外科学会，日本脳神経血管内治療学会．頭蓋内動脈ステント（動脈硬化症用）適正治療指針．2013年12月．脳卒中 2014；36：151-162.
7) Nakano S, et al. Direct percutaneous transluminal angioplasty for acute middle cerebral artery trunk occlusion : An alternative option to intra-arterial thrombolysis. *Stroke* 2002 ; 33 : 2872-2876.
8) Kasner SE, et al. Predictors of ischemic stroke in territory of a symptomatic intracranial arterial stenosis. *Circulation* 2006 ; 113 : 555-563.
9) Chimowitz MI, et al ; for the SAMMPRIS Trial Investigators. Stenting versus aggressive medical therapy for intracranial arterial stenosis. *N Engl J Med* 2011 ; 365 : 993-1003.
10) Fiorella D, et al. Detailed analysis of periprocedural strokes in patients undergoing intracranial stenting in Stenting and Aggressive Medical Management for Preventing Recurrent Stroke in Intracranial Stenosis (SAMMPRIS). *Stroke* 2012 ; 43 : 2682-2688.
11) Derdeyn CP, et al. Mechanisms of stroke after intracranial angioplasty and stenting in the SAMMPRIS trial. *Neurosurgery* 2013 ; 72 : 777-795.
12) Bonati LH, et al. Long-term risk of carotid restenosis in patients randomly assigned to endovascular treatment or endarterectomy in the Carotid and Vertebral Artery Transluminal Angioplasty Study (CAVATAS) : Long-term follow-up of any randomised trial. *Lancet Neurol* 2009 ; 8 : 908-917.
13) Mokin M, et al. Intravenous thrombolysis and endovascular therapy for acute ischemic stroke with internal carotid artery occlusion : A systematic review of clinical outcomes. *Stroke* 2012 ; 43 : 2362-2368.
14) Karkos CD, et al. Urgent carotid surgery in patients with crescendo transient ischemic attacks and stroke-in-evolution : A systematic review. *Eur J Vasc Endovasc Surg* 2009 ; 37 : 279-288.
15) Rerkasem K, Rothwell PM. Systematic review of the operative risks of carotid endarterectomy for recently symptomatic stenosis in relation to the timing of surgery. Stroke 2009 ; 40 : e564-e572.
16) Imai K, et al. Emergency carotid artery stent placement in patients with acute ischemic stroke. *AJNR Am J Neuroradiol* 2005 ; 26 : 1249-1258.
17) Rothwell PM, et al. Endarterectomy for symptomatic carotid stenosis in relation to clinical subgroups and timing of surgery. *Lancet* 2004 ; 363 : 915-924.
18) Carotid Stenting Trialists' Collaboration. Short-term outcome after stenting versus endarterectmy for symptomatic carotid stenosis : A preplanned meta-analysis of individual patient data. *Lancet* 2010 ; 376 : 1062-1073.
19) Silver FL, et al. Safety of stenting and endarterectomy by symptomatic status in the Carotid Revascularization Endarterectomy versus Stenting Trial (CREST). *Stroke* 2011 ; 42 : 675-680.
20) Rantner B, et al. The risk of carotid artery stenting compared with carotid endarterectomy is greatest in patients treated within 7 days of symptoms. *J Vasc Surg* 2013 ; 57 : 619-626.
21) Pham MH, et al. Endovascular stenting of extracranial carotid and vertebral artery dissections : A systematic review of the literature. *Neurosurgery* 2011 ; 68 : 856-866.

III. 脳梗塞・一過性脳虚血発作の治療

アテローム血栓性脳梗塞の急性期治療

Point
- アテローム血栓性脳梗塞の急性期治療は，血圧，呼吸などの全身管理以外に再灌流療法（血栓溶解療法，血管内治療），抗凝固療法，抗血小板療法，脳保護療法，脳浮腫治療などが行われる．
- t-PA（アルテプラーゼ）静注療法は，発症4.5時間以内の症例に対して適応となる．t-PA静注療法無効例では機械的血栓除去術などの血管内治療も考慮する．
- 抗凝固療法（ヘパリン，アルガトロバン），抗血小板療法（オザグレルナトリウム，アスピリン），脳保護薬（エダラボン）は，発症後時間，t-PA（アルテプラーゼ）静注療法の施行の有無を考慮し，複数選択される．

　アテローム血栓性脳梗塞は，頭蓋内外の主幹動脈のアテローム硬化を原因とする脳梗塞である．本邦でも，代謝性疾患の増加に伴い，頭蓋外頸動脈（内頸動脈起始部）病変の頻度が増加している．アテローム血栓性脳梗塞の発生機序は血栓性，塞栓性，血行力学性のいずれの場合もありうる．しかし，血栓性と血行力学性は臨床的に厳密に区別することは困難なことが多い．

　アテローム血栓性脳梗塞の急性期治療は，血圧，呼吸などの全身管理以外に再灌流療法（血栓溶解療法，血管内治療），抗凝固療法，抗血小板療法，脳保護療法，脳浮腫治療などが行われる．また頸動脈などの動脈硬化病変に対しては，プラークの安定化を目的にリスク因子の管理，特に脂質異常症に対しスタチンが投与される．

全身管理

　アテローム血栓性脳梗塞患者では，頭蓋内外の主幹動脈に狭窄・閉塞を認めるため急性期の血圧管理には，下げすぎによる灌流圧低下に伴う脳虚血の増悪に注意する必要がある．超急性期にt-PA静注療法を施行する場合は，180／105 mmHg未満にする必要があるが，それ以外の場合は，220／120 mmHgを超える場合は，前値の15％を目安に降圧する[1,2]．この場合，降圧による症状の増悪に注意しながら降圧する．一般には，急性期には，高血圧は1日以内に自然に降圧する場合が多い．気道確保，呼吸管理は意識障害患者，気道閉塞が疑われる患者に必要となる．酸素飽和度が94％を超えるよう酸素投与を行う．また脱水を防ぐため補液を行う．

特殊療法

血栓溶解療法—アルテプラーゼ静注療法[*1]

*1 本章「血栓溶解療法」(p.99) 参照.

発症 4.5 時間以内の症例では，t-PA 静注療法の適応をまず検討しなければならない．最も効果が期待できる治療法である．脳卒中治療ガイドライン 2009[1]) でもグレード A で推奨されている．脳梗塞のあらゆる臨床病型に適応となるが，患者選択には，必須項目，禁忌項目，慎重投与項目などのチェックリストが活用される．rt-PA（アルテプラーゼ）静注療法適正治療指針第二版が，2012 年 10 月に発表され参考となる[3)].

CT または MRI で広範な早期虚血性変化の有無が参考とされるが，MRI，MRA 所見により梗塞範囲，責任血管の同定が容易にできるようになり，t-PA 静注療法適応患者選択に有用であることが明らかになった．さらに脳血流低下領域の情報があれば，脳血流低下領域と梗塞領域の差に注目した diffusion-perfusion mismatch，脳血流を測定しない場合でも，臨床的重症度あるいは主幹動脈病変の有無と梗塞領域の程度とを比較する clinical diffusion mismatch [4)]，MRA-diffusion mismatch [5)] などが t-PA 適応症例の選択の一助となる．

経頭蓋超音波ドプラ検査を用いた閉塞血管と t-PA による再開通率を検討した報告[6)] では，proximal MCA 30％，distal MCA 44％，tandem ICA／MCA 27％，terminal ICA 6％，basilar 33％であった．このように内頸動脈閉塞例では t-PA による治療成績はきわめて不良であることが示されている．また，本邦でのアルテプラーゼ 0.6 mg／kg による市販後前向き試験で発症後 3 時間以内の中大脳動脈閉塞症例 58 例を対象とした検討（J-ACT II）[7)] では，6 時間後および 24 時間後の MRA で再開通がそれぞれ 51.7％，69％に認められ，3 か月後の良好な臨床結果（mRS〈modified Rankin Scale〉0，1）が 51.7％に認められた．症候性脳出血は一例も認めておらず，多変量解析の結果，6 時間後，24 時間後のいずれの再開通も臨床効果に関与する因子であった．すなわち，主幹動脈閉塞では，t-PA 静注療法で治療後やや遅発性に再開通することもあるが，臨床的転帰に重要な影響を及ぼすことを示した．

また，中大脳動脈閉塞では MRA 上で中大脳動脈起始部から残存する血管の長さ 5 mm 未満では，t-PA 静注療法により再開通しにくいことが示された[8)]．また，アテローム血栓性脳梗塞の場合，t-PA 静注療法により再開通が得られたのちに再閉塞し症状が悪化する場合もあるため，抗血小板療法が必要となるが，t-PA 静注療法施行例では施行後 24 時間までは抗血栓療法は禁止されている．

局所線溶療法，機械的血栓除去術[*2]

*2 本章「機械的血栓除去術の適応」(p.106) 参照.

本邦で発症 6 時間以内の塞栓性中大脳動脈閉塞患者を対象としたウロキナーゼによる局所線溶療法の有効性を確認する無作為化比較試験（MELT

Japan)[9] が報告された．一次エンドポイント（90 日後の mRS 0〜2）は有意差を認めなかったが，二次エンドポイントである 90 日後の mRS 0〜1 では，局所線溶療法がコントロール群に比較し有意に多かった．

このような局所線溶療法のみならず，機械的血栓除去術のための Merci® Retriever（Concentric Medical 社），Penumbra System®（Penumbra 社）などの device が本邦でも 2010 年 10 月より認可され，主幹動脈閉塞に対して使用されるようになった．t-PA 静注療法との併用で行われることが多いが，その治療成績は t-PA 静注療法単独と追加血管内治療施行群の間で差がないとする報告[10]，t-PA 静注療法と血管内治療との比較でも有効性に差がなかったとする報告[11] も認められる．今後，適応症例を慎重に選択する必要がある．

また，内頸動脈起始部狭窄例での，急性期での緊急頸動脈内膜剝離術，頸動脈ステントについては，有用性は確立されていない．

抗血小板療法

アテローム血栓性脳梗塞急性期に対して使用される抗血小板薬は，欧米ではアスピリンのみであるが本邦では選択的トロンボキサン A2 合成阻害薬（オザグレルナトリウム〈カタクロット®，キサンボン® など〉）がある．

2013 年の米国脳卒中協会からのガイドライン[2] では，アスピリン（初期投与量は 325 mg）は，脳梗塞発症 24〜48 時間以内に投与すべきであるとしているが，t-PA などの急性期治療薬の代用薬ではないとしている．アスピリンの急性期での使用は血栓溶解薬や抗凝固薬に比較すると重大な出血性合併症はより少ない．しかし，血栓溶解療法に補助的治療としてアスピリンを使用すると出血性合併症が増加する可能性がある．したがって，血栓溶解療法施行 24 時間以内のアスピリンの使用は禁忌である．本邦の脳卒中治療ガイドライン 2009[1] では，発症早期（24〜48 時間以内）の症例に対して，アスピリン 160〜300 mg / 日の経口投与が推奨されている．また，オザグレルナトリウム 160 mg / 日の点滴投与は，急性期（発症 5 日以内）の脳血栓症（心原性脳塞栓症を除く脳梗塞）患者の治療法として推奨される．

アスピリン以外の抗血小板薬については，クロピドグレル（プラビックス®），シロスタゾール（プレタール®）などの報告がある．

発症 24 時間以内の一過性脳虚血発作（transient ischemic attack：TIA）もしくは軽症脳卒中例を対象として，アスピリンに加えてクロピドグレルの併用が発症 90 日以内の脳卒中再発に有効であるかを検討した FASTER 試験[12] では有用性を示せなかった．一方，発症 48 時間以内の脳梗塞急性期を対象にシロスタゾールとアスピリンを比較した CAIST 試験[13] では，主要評価項目の 90 日後の mRS 0〜2 は，シロスタゾール群とアスピリン群で有意差を認めなかった．

頸動脈や頭蓋内血管狭窄を有し，急性期脳梗塞または TIA の患者でアスピリン投与にもかかわらず経頭蓋ドプラ法で微小血栓信号（MES）が検出される症例を対象に，クロピドグレルの併用による MES の変化を検討した

CARESS 試験[14]，CLAIR 試験[15] ではクロピドグレルとアスピリンの併用はアスピリン単独よりも MES を減少させるのに効果的であった．また CARESS 試験と CLAIR 試験のメタ解析では，併用することにより脳梗塞の再発も抑制することが示された．また中国で行われた CHANCE 試験[16] では，発症 24 時間以内の軽症脳卒中または TIA 患者を対象にクロピドグレル（初回量 300 mg，その後 75 mg）とアスピリン 75 mg の併用 21 日間，その後クロピドグレル 75 mg 単独 90 日までの群と，アスピリン 75 mg 単独 90 日間の群で脳卒中の発症を検討した．その結果，併用群で脳卒中の発症は有意に少なく，出血性脳卒中の発症も両群で差はなかった．これらの結果からアテローム血栓性脳梗塞急性期患者では，発症早期では抗血小板薬の併用も有用である可能性がある．

抗凝固療法

脳梗塞急性期の抗凝固療法については，ヘパリン（ヘパリンナトリウム®，ノボ・ヘパリン® など）または選択的トロンビン阻害薬のアルガトロバン（ノバスタン HI®，スロンノン HI®）が使用される．しかし，発症 48 時間以内の脳梗塞ではヘパリンを使用することを考慮してもよいが，十分な科学的根拠はない．発症 3 時間以内の非ラクナ性半球梗塞に通常のヘパリンを投与（APTT 2〜2.5 倍に調整）した結果，自立できる患者が有意に増加したが，症候性脳出血が増加したとする報告[17]もある．

発症 48 時間以内で病変最大径が 1.5cm を超すような脳梗塞（心原性脳塞栓症を除く）には，アルガトロバンが推奨される．アルガトロバンは，発症 48 時間以内の脳血栓症（特に皮質梗塞）に有用であり，出血性合併症が少ない．アルガトロバンは欧米ではアテローム血栓性脳梗塞の急性期治療薬としては認可されていない．低分子ヘパリン，ヘパリノイド ORG 10172（danaparoid）については，大規模試験では有効性が確認されなかった．

脳保護薬[*3]

抗酸化薬であるエダラボン（ラジカット®）は，世界で唯一認可されている脳保護薬で，発症 24 時間以内のあらゆる臨床病型に使用されている．また，脳浮腫の軽減効果，発症後早期に投与すると効果が大きいことも報告されている．また，動物の虚血実験で，エダラボンは t-PA と併用すると，脳出血の合併が少ないこと，脳血管と astrocyte（星状細胞）の乖離を防止すること[18]，細胞外マトリックスを分解する MMP-9 の産生を抑制する[19] ことなどが報告されている．エダラボンは，脳浮腫を抑制するのみでなく，血液脳関門を保護する働きがあり，t-PA との併用により出血性梗塞の発症を軽減する効果が期待されている[20]．

脳浮腫治療薬

頭蓋内圧亢進を伴う大きな梗塞巣を有するアテローム血栓性脳梗塞急性期

*3 本章「脳保護療法の適応と臨床効果」（p.150）参照．

では，高張グリセロール（グリセオール® など；10％）静脈内投与が推奨される（投与量は年齢，重症度によるが10〜12 mL / kgを数回に分けて与える）．また，マンニトール（マンニゲン®，マンニットール® など；20％）の投与も考慮してよいが，十分な科学的根拠がない．

（棚橋紀夫）

文献

1) 篠原幸人ほか，脳卒中合同ガイドライン委員会（編）．脳卒中治療ガイドライン2009．協和企画，2009年11月30日発行
2) Jauch EC, et al. Guidelines for the early management of patients with acute ischemic stroke：A guideline for healthcare professionals from the American Heart Association / American Stroke Association. *Stroke* 2013；44：870-947.
3) 日本脳卒中学会 脳卒中医療向上・社会保険委員会 rt-PA（アルテプラーゼ）静注療法指針改訂部会．rt-PA（アルテプラーゼ）静注療法適正治療指針 第二版 2012年10月 http://www.jsts.gr.jp/
4) Deguchi I, et al. Significance of clinical-diffusion mismatch in hyperacute cerebral infarcrtion. *J Stroke Cerebrovasc Dis* 2011；20：62-67.
5) Deguchi I, et al. Magnetic resonance angiography-diffusion mismatch reflects diffusion-perfusion mismatch in patients with hyperacute cerebral infarcrtion. *J Stroke Cerebrovasc Dis* 2013；22：334-339.
6) Saqqur M, et al；CLOTBUST Investigators. Site of arterial occlusion identified by transcranial Doppler predicts the response to intravenous thrombolysis for stroke. *Stroke* 2007；38：948-954.
7) Mori E, et al. Effects of 0.6 mg / kg intravenous alteplase on vascular and clinical outcomes in middle cerebral artery occlusion：Japan Alteplase Clinical Trial II（J-ACT II）. *Stroke* 2010；41：461-465.
8) Hirano T, et al. Residual vessel length on magnetic resonance angiography identifies poor responders to alteplase in acute middle cerebral artery occlusion patients：Exploratory analysis of the Japan Alteplase Clinical Trial II. *Stroke* 2010；41：2828-2833.
9) Ogawa A, et al. Randomized trial of intraarterial infusion of urokinase within 6 hours of middle cerebral artery stroke：The middle cerebral artery embolism local fibrinolytic intervention trial（MELT）Japan. *Stroke* 2007；38：2633-2639.
10) Broderick JP, et al；Interventional Management of Stroke（IMS）III Investigators. Endovascular therapy after intravenous t-PA versus t-PA alone for stroke. *N Engl J Med* 2013；368：893-903.
11) Ciccone A, et al；SYNTHESIS Expansion Investigators. Endovascular treatment for acute ischemic stroke. *N Engl J Med* 2013；368：904-913.
12) Kennedy J, et al. Fast assessment of stroke and transient ischemic attack to prevent early recurrence（FASTER）：A randomized controlled pilot trial. *Lancet Neurol* 2007；6：961-969.
13) Lee YS, et al. Cilostazol in Acute Ischemic Stroke Treatment（CAIST Trial）：A randomized double-blind non-inferiority trial. *Cerebrovasc Dis* 2011；32：65-71.
14) Markus HS, et al. Dual antiplatelet therapy with clopidogrel and aspirin in symptpmatic carotid stenosis evaluated using Doppler embolic signal detection：The Clopidogrel and Aspirin for Reduction of Emboli in Symptpmatic Carotid Stenosis（CARESS）Trial. *Circulation* 2005；111：2233-2240.
15) Wong KS, et al. Clopidogrel plus aspirin versus aspirin alone for reducing embolisation in patients with acute symptomatic cerebral or carotid artery stenosis（CLAIR study）：A randomized, open-label, blinded-endpoint trial. *Lancet Neurol* 2010；9：489-497.
16) Wang Y, et al. Clopidogrel with aspirin in acute minor stroke or transient ischemic attack. *N Engl J Med* 2013；369：11-19.
17) Camerlingo M, et al. Intravenous heparin started within the first 3 hours after onset of symptoms as a treatment for acute nonlacunar hemispheric cerebral infarctions. *Stroke* 2005；36：2415-2420.
18) Yamashita T, et al. Dissociation and protection of the neurovascular unit after thrombolysis and reperfusion in ischemic rat brain. *J Cereb Blood Flow Metab* 2009；29：715-725.

19) Yagi K, et al. Edaravone, a free radical scavenger, inhibits MMP-9 related brain hemorrhage in rats treated with tissue plasminogen activator. *Stroke* 2009;40:626-631.
20) 棚橋紀夫, 山口武典. 発症後4.5時間以内の脳梗塞急性期におけるエダラボン使用に関する前向き観察研究―方法と中間集計. 脳卒中 2013;35:108-113.

III. 脳梗塞・一過性脳虚血発作の治療
ラクナ梗塞の急性期治療

Point
- ラクナ梗塞の発症基盤は単一ではなく，細動脈硬化をはじめ複数の病態が関与している．
- ラクナ梗塞の一部は微小出血（microbleeds）を合併する．
- 超急性期血栓溶解療法はラクナ梗塞に対しても行われるが，軽症の場合の投与は慎重に検討すべきである．
- 急性期の再発予防における抗血栓療法は，発症基盤によって各種治療薬が選択される．

ラクナ梗塞の概念と病態

　ラクナ梗塞は，穿通動脈領域に生じる 15 mm 以下の小梗塞である．多くの症例は穿通動脈の細動脈硬化（リポヒアリノーシス；脂肪硝子変性）が発症基盤である．

　ラクナとは病理学的名称であり，それに臨床的概念を付加したのは Fisher CM である[1]．彼は剖検により小病巣をもつ症例の臨床背景と臨床症候を対比し，脳内の細動脈硬化によって，直径 15 mm 以下のラクナ病巣が形成され，それにより比較的単純な神経症状を呈することを提唱した．その後 CT の開発により臨床の現場で小病巣が検出されるようになり，臨床病名として用いられるようになった．ラクナ梗塞は，大脳深部，脳幹などを直交する穿通枝動脈の細動脈硬化により生じる脳梗塞と考えられている．

　さらに，ラクナ梗塞のような小病変を引き起こす病態としては細動脈硬化のみならず，穿通動脈の小粥腫もしくは主幹動脈からの分岐部に存在するアテローム硬化病変（branch atheromatous disease：BAD；分枝粥腫病）[2] *1 や，頸動脈や大動脈もしくは心臓からの微小塞栓により発症することもある（**1**）．

ラクナ梗塞の臨床症候

　ラクナ梗塞の神経症状は比較的単純であり，一般的には夜間や起床時といった安静時の発症が多い．発症は数時間から数日にかけて進行する血栓性様式が多いが，突発完成の塞栓性様式のこともある．**2** に Fisher によるラクナ梗塞の症状[3]を掲げたが，pure motor hemiparesis（純粋運動性片麻痺），ataxic hemiparesis（運動失調不全片麻痺）などが多く，意識障害，失語，失行，痙攣などを生ずることはない．

　主幹動脈の高度狭窄や閉塞を有する場合，ラクナ梗塞で発症しながら進行性脳梗塞へ移行することもあり，多くの動脈硬化危険因子を有する場合には

Key words

細動脈硬化（リポヒアリノーシス；脂肪硝子変性）
原因として，高血圧の存在が強く関与すると考えられており，メカニズムとして，持続性の高血圧により血液脳関門（blood-brain barrier）の破綻，血管内皮細胞の肥厚，肥厚した血管壁への血漿蛋白の沈着，血管周囲組織への血漿成分の浸潤，血管平滑筋の変性と線維芽細胞の増殖などが起こり，その結果，血管壁に膠原線維が増加し，血管内腔が狭窄する．さらにこの状態が進行すると，血管壁はより均質で組織学的構造を失い，リポヒアリノーシスと呼ばれる状態になる．

*1
本章「branch atheromatous disease（BAD）」（p.157）参照．

1 ラクナ梗塞の発症基盤

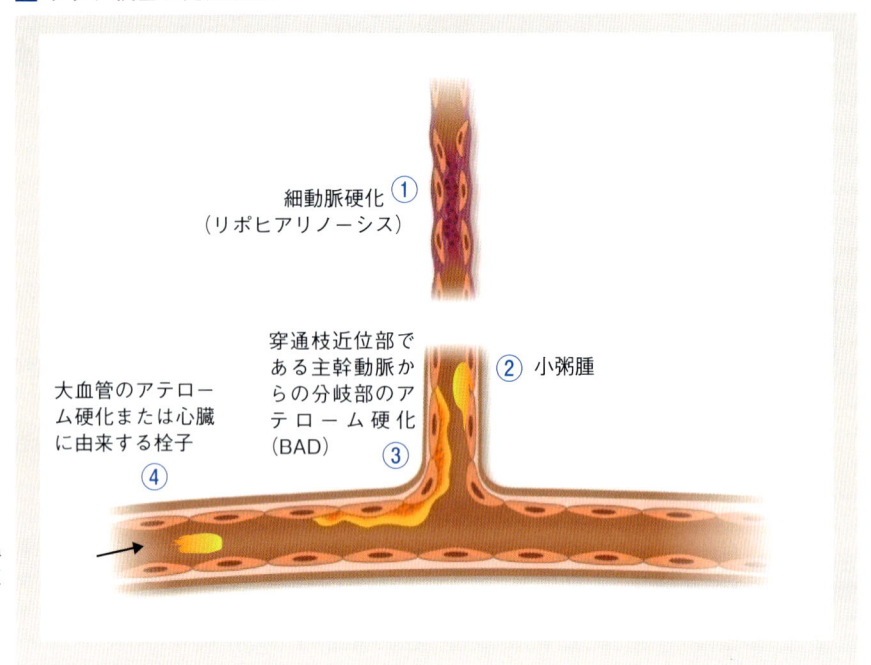

細動脈硬化（リポヒアリノーシス）①

小粥腫 ②

穿通枝近位部である主幹動脈からの分岐部のアテローム硬化（BAD）③

大血管のアテローム硬化または心臓に由来する栓子 ④

（卜部貴夫. Visual Schema 脳梗塞のタイプとその発症機序─冠動脈疾患との違いを知る. ACROSS 2007；16：12-13 より引用改変）

2 ラクナ梗塞の症状

1. pure sensory stroke or TIAs
2. pure motor hemiparesis（PMH；純粋運動性片麻痺）
3. ataxic hemiparesis（運動失調不全片麻痺）
4. dysarthria-clumsy hand syndrome（構音障害−不器用な手症候群）
5. modified PMH with "motor aphasia"
6. PMH sparing face
7. mesencephalothalamic syndrome
8. thalamic dementia
9. PMH with horizontal gaze palsy
10. PMH with crossed third-nerve palsy（ウェーバー症候群〈Weber syndrome〉）
11. PMH with crossed sixth-nerve palsy
12. PMH with confusion
13. cerebellar ataxia with crossed third-nerve palsy（クロード症候群〈Claude syndrome〉）
14. sensorimotor stroke（感覚運動卒中〈thalamocapsular〉）
15. hemiballism（片側バリズム）
16. lower basilar branch syndrome - めまい, 複視, 注視麻痺, 構音障害, 小脳性運動失調, trigeminal numbness
17. lateral medullary syndrome（延髄外側症候群）
18. lateral pontomedullary syndrome
19. loss of memory（?）
20. locked-in syndrome（閉じ込め症候群；bilateral PMH）
21. その他：
    ① weakness of one leg with ease of falling
    ② pure dysarthria
    ③ acute dystonia of thalamic origin

（Fisher CM. *Neurology* 1982[3] より）

注意深い経過観察が必要である．特に進行性脳梗塞の中でも BAD の病態では，発症直後の MRI ではラクナ梗塞としての小病変しか検出されず，MRA でも主幹動脈病変をともなわないため，ラクナ梗塞としての治療を開始して

ラクナ梗塞に潜む微小出血の病態

T2*強調画像にて微小出血（microbleeds）を含む脳出血例の剖検脳について連続切片を作製し病理的検討を行った報告がある[10]．動脈硬化性病変に陥った200μm未満の小動脈破綻所見，出血巣，虚血巣，gliosis，ヘモジデリンの沈着，器質化した微小動脈瘤などが混在していた．この所見はラクナを生じる小動脈病変とmicrobleedsをもたらす小動脈病変が同様の病態下に存在していることを推測させた．この事実は臨床的にもラクナ梗塞と脳出血の関連性を示唆している．

も症状が増悪することもある．

近年，MRI T2*強調画像により検出されるmicrobleeds（微小出血）が注目されている．最近のレビューによると，microbleedsは高齢者の5〜6％に認められ，脳出血患者の68％にみられ，さらにラクナ梗塞あるいは高度白質病変（leukoaraiosis）をもつ症例にも高頻度に観察されている[4,5]．

ラクナ梗塞の中には心臓の卵円孔開存（patent foramen ovale：PFO）などの右左シャントを介した奇異性脳塞栓症が原因となる場合がある．上野ら[6]は，高血圧や糖尿病などの古典的な脳梗塞危険因子を有さないラクナ梗塞の症例に対し，経食道心エコー検査（transesophageal echocardiography：TEE）と下肢静脈エコーによる塞栓源検索を行った．その結果，ラクナ梗塞患者の82％に，PFO（73％）と心房中隔欠損（9％）による右左シャントを認め，その中で深部静脈血栓症（deep vein thrombosis：DVT）が44％に確認され奇異性塞栓症と確定診断されている．このような症例群ではDダイマー値が他のラクナ梗塞群に比べて高値を示しており，有用なマーカーとなることが示唆されている．

ラクナ梗塞の診断・治療に必要な諸検査

頭部CTおよびMRIではラクナ梗塞の病巣は15mm以下でありMRAで脳血管の狭窄は認めない（**3**-A）．それ以上の大きさの病巣は主幹動脈のアテローム硬化病変による発症が考えられる．特にBADでは病巣が数スライスに及ぶ縦長のことが多い（**3**-B）．MRAは主幹動脈のアテローム硬化病変の検出に有用である．また，T2*強調画像による微小出血の診断は（**4**），再発予防における抗血小板療法の薬剤選択の判断に有用である．

頭蓋外の頸動脈病変の検索には，頸動脈エコー検査を実施する．大動脈病変，心房内血栓や右左シャントの検索にはTEEが有用である．DVTは，下腿のヒラメ筋内の静脈に好発するので，超音波検査により同部の血栓の有無を評価することが非侵襲的な診断法として有用である．

ラクナ梗塞治療の実際

わが国において脳卒中治療ガイドラインが2004年に初めて公表された後，2009年に脳卒中治療ガイドライン2009として改訂されている．原則として脳卒中治療ガイドライン2009に則して治療を行っていく[7]．

Keywords

卵円孔開存（PFO）
胎生期の心臓では心房中隔壁に卵円孔という小孔が開いており，右心房から左心房へ血液が直接流入する体循環をしている．出生後になると肺循環が始まり，それとともに卵円孔は閉鎖するが，この閉鎖が不十分で卵円孔が残存する場合に卵円孔開存という状態になる．

Memo

奇異性脳塞栓症は，若年性脳梗塞，原因が特定できない脳梗塞，および塞栓源不明の脳塞栓症の原因として近年重要視されており，静脈で形成された血栓が心臓における右左シャントを介して，左心系に流入して脳動脈に塞栓症をきたすことで発症する．右左シャントの原因としては，PFO，心房中隔欠損，肺動静脈瘻，心室中隔欠損などがあげられる．特にPFOは健常者の約20％に認められ，右左シャントの原因としては最も頻度が高い心疾患である．

奇異性脳塞栓症の診断 〈Column〉

　PFO が検出され右左シャントが確認されただけでは奇異性脳塞栓症とは診断されない．したがって奇異性脳塞栓症は，画像診断による脳梗塞巣の確認，右左シャントの存在，DVT などの静脈血栓の存在，塞栓機序を示す発症様式や神経放射線学的特徴，他の塞栓源や責任主幹動脈の高度狭窄病変がない，およびヴァルサルヴァ負荷のかかる動作や長期の座位姿勢での発症，などの病態を考慮に入れて診断しなければならない．奇異性脳塞栓症における右左シャントの原因となる心疾患の検索には，TEE が必要である．TEE では，PFO の大きさの評価と右房から左房へのシャントの確認が可能であるが，最も検出感度が高い方法はヴァルサルヴァ負荷とコントラストエコーによる microbubbles の確認である．

3 ラクナ梗塞（A）と BAD（B）の MRI 拡散強調画像（DWI）および MRA 所見

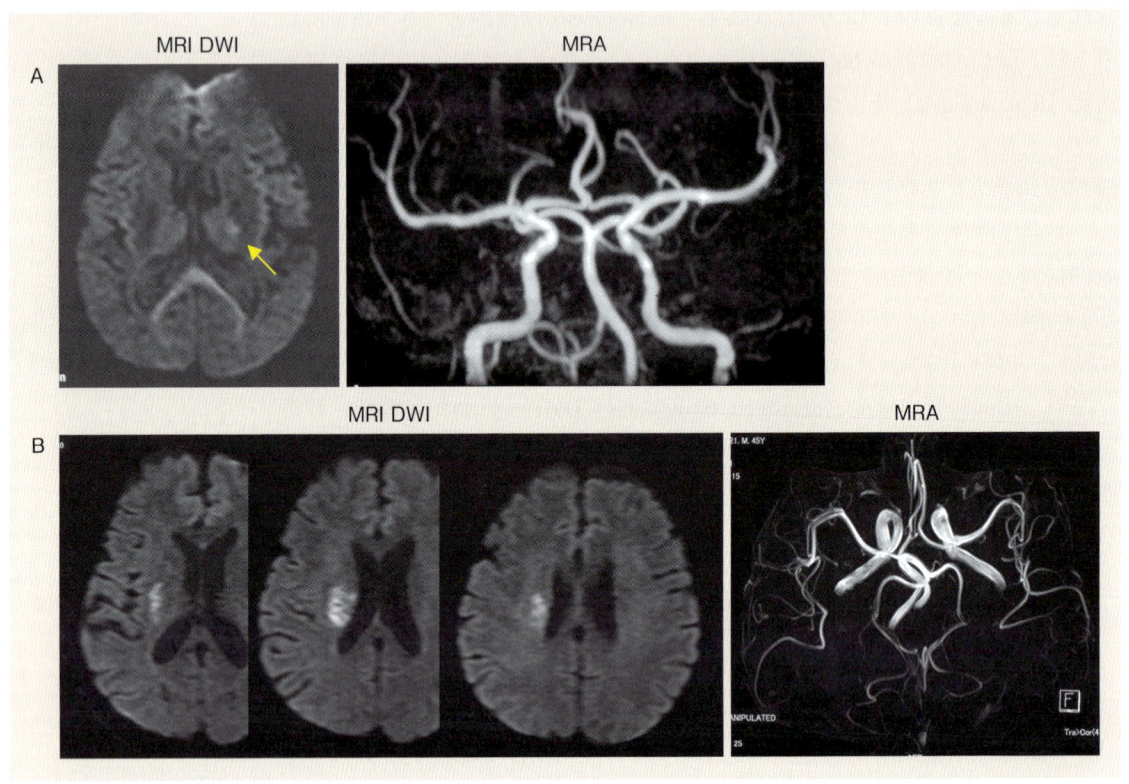

A：ラクナ梗塞の DWI において 15 mm 以下の小病変を左内包後脚に認める（矢印）．MRA では主幹動脈には狭窄病変や閉塞病変は認めない．
B：BAD の DWI において病変は数スライスに及ぶ．MRA では主幹動脈の狭窄病変や閉塞病変は認めない．
（A：卜部貴夫．ラクナ梗塞．レジデント 2011；4(10)：42-49．卜部貴夫．ラクナ梗塞．鈴木則宏〈編〉．神経疾患・診療ガイドライン—最新の診療指針．東京：総合医学社；2009．pp.10-14 より）

超急性期の治療

　これまでは発症後 3 時間以内の超急性期の症例に対して rt-PA（アルテプラーゼ〈アクチバシン®，グルトパ®〉）静注療法が行われてきたが，2012 年 9 月から適応時間が 4.5 時間に延長されている．2012 年 10 月に公表された rt-PA 静注療法適正治療指針[8]において「失調，感覚障害，構音障害，ごく軽度の麻痺など単一の症候のみを呈する軽症例（NIHSS 4 点以下の症例）へ

> **Column**
>
> ### 急性期脳梗塞に対するシロスタゾールの有効性
>
> 近年，ホスホジエステラーゼ（PDE）-III 阻害薬であるシロスタゾールの急性期脳梗塞に対する治療効果について，アスピリンとの比較によるランダム化二重盲検非劣性試験が行われた（Cilostazol in Acute Ischemic Stroke Treatment : CAIST Trial）[11]．その結果，シロスタゾールの急性期投与はアスピリンと同等の有効性と安全性を認め，非劣性が証明されている．本試験結果は，今後の急性期抗血小板療法における薬剤選択においてシロスタゾールの投与の有効性が示された重要なエビデンスである．

4 MRI T2* 強調画像による微小出血（microbleeds）の所見

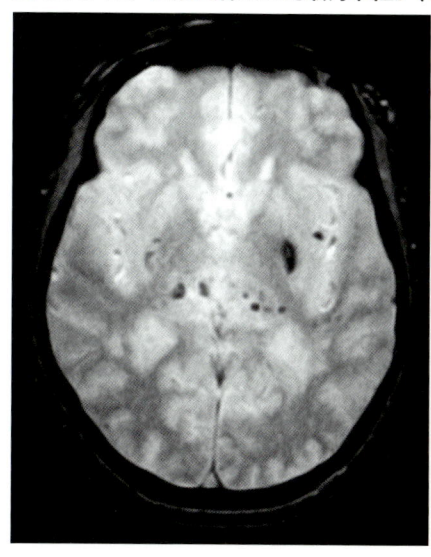

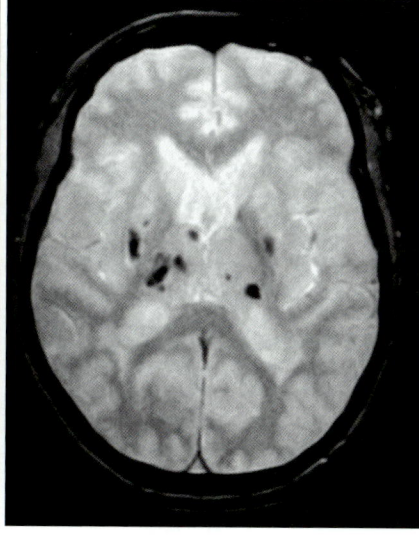

両側大脳半球の白質や大脳基底核に低信号病変の多発を認める．
（卜部貴夫．ラクナ梗塞．レジデント 2011；4(10)：42-49，卜部貴夫．ラクナ梗塞．鈴木則宏〈編〉．神経疾患・診療ガイドライン—最新の診療指針．東京：総合医学社；2009，pp.10-14 より）

の適応は，個々の症例の状況に応じて考えるべきだが，アルテプラーゼ静注療法の効果が危険性を上回る可能性は少なく，多くの場合治療適応にはならないであろう」ということが明言されている．神経症候的にこのような症例こそラクナ梗塞を含む軽症脳梗塞（minor stroke）である可能性が高いと考えられる．また，ラクナ梗塞の発症基盤を考えた場合，常に脳出血の発症リスクも念頭に置かねばならず，おのずと rt-PA 投与には慎重に臨む必要性が高いといえる．

以上の背景より，脳梗塞の臨床病型の中でもラクナ梗塞に対する rt-PA 投与は，出血リスクを有する病態を考え合わせ，きわめて慎重に行われるべきである．

急性期の治療方針

ラクナ梗塞では抗浮腫療法で使用する高張グリセロール（グリセオール®など）の静脈内投与の十分なエビデンスはない．

急性期における再発予防は原則として抗血小板療法を行うが，アテローム硬化が関与する場合や症状が進行する症例には抗トロンビン薬を投与し，心原性塞栓による発症の場合は抗凝固療法を行う．脳保護療法はフリーラジカ

5 脳卒中治療ガイドライン2009におけるラクナ梗塞の急性期治療法選択の各推奨グレード

急性期治療法	治療薬	推奨グレード
抗脳浮腫療法	高張グリセロール	—
抗血栓療法		
血栓溶解療法	アルテプラーゼ	A
抗凝固療法	ヘパリン	C1
抗トロンビン療法	アルガトロバン	—
抗血小板療法	オザグレル	B
	アスピリン	A
脳保護療法	エダラボン	B

脳卒中治療ガイドラインにおける推奨のグレード	
[グレードA]	行うよう強く勧められる
[グレードB]	行うよう勧められる
[グレードC1]	行うことを考慮しても良いが，十分な科学的根拠がない
[グレードC2]	科学的根拠がないので，勧められない
[グレードD]	行わないよう勧められる

（脳卒中合同ガイドライン委員会（編）．脳卒中治療ガイドライン2009[7] より）

6 ラクナ梗塞の超急性期治療から急性期治療の流れ

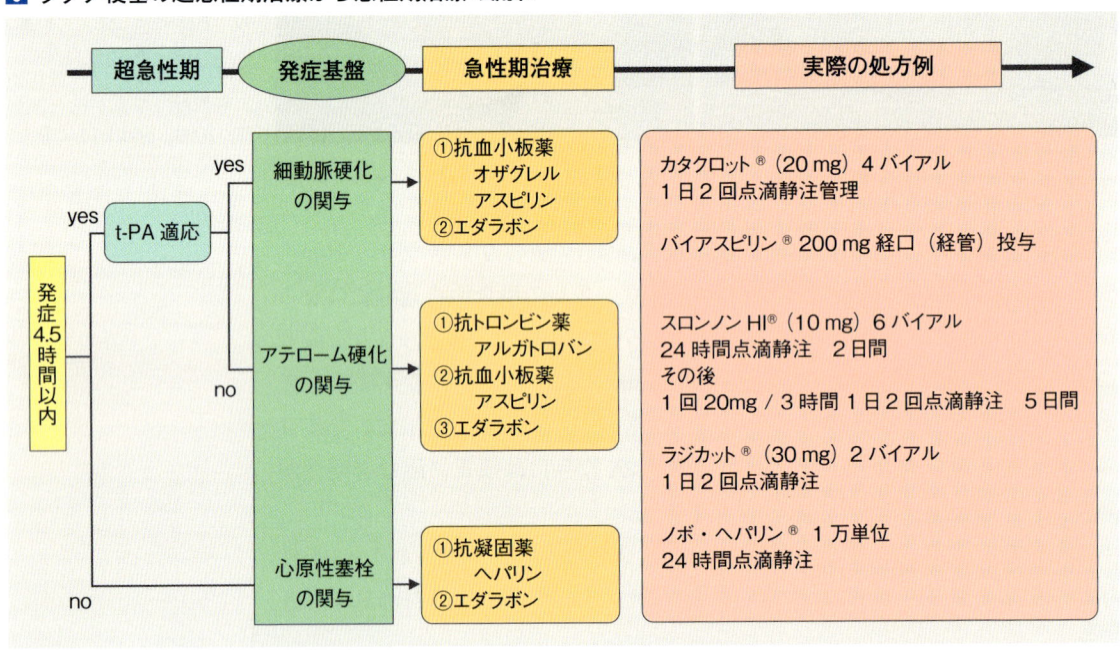

超急性期のt-PA治療後の24時間は抗血栓薬の投与は行わない．急性期は発症基盤により抗血栓薬を使い分ける．

ル消去作用を有するエダラボン（ラジカット®注）が使用され，ラクナ梗塞に対する有用性がメタアナリシスにより証明されている[9]．

5 に各薬剤の脳卒中治療ガイドライン2009に示されている急性期治療の推奨グレードをまとめ，以下に実際の処方例を示す．

■急性期治療の処方例

6に，超急性期〜急性期の発症基盤に基づき治療のチャートを示す．

①細動脈硬化を基盤とする場合

オザグレル（カタクロット®）（20 mg）4 バイアル 1 日 2 回点滴静注またはアスピリン（バイアスピリン®）200 mg 経口（経管）投与を単独で行うか，ラジカット®（30 mg）2 バイアル 1 日 2 回点滴静注を併用する．

②アテローム硬化病変を基盤とする場合

アルガトロバン（スロンノン HI®）（10 mg）6 バイアル 24 時間点滴静注 2 日間，その後 1 回 20 mg／3 時間 1 日 2 回点滴静注 5 日間またはバイアスピリン® 200 mg 経口（経管）投与を単独で行うか，ラジカット®（30 mg）2 バイアル 1 日 2 回点滴静注を併用する．

③心原性塞栓による発症の場合

ヘパリン（ノボ・ヘパリン®）1 万単位 24 時間点滴静注を単独で行うか，ラジカット®（30 mg）2 バイアル 1 日 2 回点滴静注を併用する．

（卜部貴夫）

文献

1) Fisher CM. The arterial lesions underlying lacunes. *Acta Neuropathol* 1968；12：1-15.
2) Caplan LR. Intracranial branch atheromatous disease：A neglected, understudied, and underused concept. *Neurology* 1989；39：1246-1250.
3) Fisher CM. Lacunar strokes and infarcts：A review. *Neurology* 1982；32：871-876.
4) Kato H, et al. Silent cerebral microbleeds on T2*-weighted MRI：Correlation with stroke subtype, stroke recurrence, and leukoaraiosis. *Stroke* 2002；33：1536-1540.
5) Koennecke HC. Cerebral microbleeds on MRI：Prevalence, associations, and potential clinical implications. *Neurology* 2006；66：165-171.
6) Ueno Y, et al. Right-to-left shunt and lacunar stroke in patients without hypertension and diabetes. *Neurology* 2007；68：528-531.
7) 脳梗塞急性期．篠原幸人ほか，脳卒中合同ガイドライン委員会（編）．脳卒中治療ガイドライン 2009．東京：協和企画；2009, pp.48-73.
8) 日本脳卒中学会 脳卒中医療向上・社会保険委員会 rt-PA（アルテプラーゼ）静注療法指針改訂部会．rt-PA（アルテプラーゼ）静注療法適正治療指針 第二版．http://www.jsts.gr.jp/img/rt-PA02.pdf．（2014 年 3 月アクセス）
9) 奥田聡，山口武典．エダラボン臨床報告併合解析（メタアナリシスの手法を用いて）．脳卒中 2006；28：378-384.
10) Tanaka A, et al. Small chronic hemorrhages and ischemic lesions in association with spontaneous intracerebral hematomas. *Stroke* 1999；30：1637-1642.
11) Lee YS, et al. Cilostazol in Acute Ischemic Stroke Treatment（CAIST Trial）：A randomized double-blind non-inferiority trial. *Cerebrovasc Dis* 2011；32：65-71.

III. 脳梗塞・一過性脳虚血発作の治療

心原性脳塞栓症の急性期治療

> **Point**
> - 心原性脳塞栓症は，心腔内に形成された血栓によって発症する脳梗塞であり，非弁膜症性心房細動（NVAF）を塞栓源とする場合が最も多い．
> - 神経症候は突発完成し，しばしば重篤で，重度の片麻痺や感覚障害，大脳皮質症候を呈することが多い．
> - 動脈の急速な閉塞で，皮質を含む大梗塞を生じやすく，一度の発作で寝たきりになる（ノックアウト型脳梗塞），転帰不良例が多い．
> - 超急性期には，rt-PA（アルテプラーゼ）静注療法や血管内治療の適応を速やかに判断しなければならない．急性期には，脳浮腫対策と，抗凝固療法による再発予防対策が主となる．

心原性脳塞栓症の概念と病態

　心原性脳塞栓症は，心腔内に形成された血栓が遊離し，脳主幹動脈を突然閉塞することによって発症する脳梗塞である[1]．原因となる心疾患（塞栓源）では，非弁膜症性心房細動（non-valvular atrial fibrillation：NVAF）が最も多い．また，心原性脳塞栓症には，主に下肢静脈内で形成された血栓が卵円孔開存（patent foramen ovale：PFO）などのシャント性心疾患を介して左心系に流入することによって発症する，奇異性脳塞栓症も含まれる（**Column**〈p.142〉参照）．塞栓源となり得る心疾患の一覧を，**1**に示す．

　心原性脳塞栓症の症候で最も特徴的といえるのは，神経症候の突発完成型の発症様式である．動脈閉塞が急速に起こるため側副血行の発達は不良で，皮質を含む広範な梗塞巣を作りやすい．脳主幹動脈の閉塞が急激であり，その灌流領域が突然極度の虚血状態に陥るため，症候の発現や進展が脳卒中の中でも急激である．

　発症は日中活動時に多いが，起床直後の発症も少なくないとされる．発症から2週間以内の急性期に，4～15％程度の症例で再発がみられる．

　心原性脳塞栓症では，栓子の移動や消失による，脳血管閉塞部位の末梢への移動や完全再開通が発症後数日以内に生じることが多い．これは臨床症候の改善には結びつかず，むしろ出血性梗塞や脳浮腫の増強をもたらす[2,3]．ただし，発症数時間以内の自然再開通も10％程度に生じ，この場合臨床症候の急速な改善をもたらすことがある（spectacular shrinking deficit）[4]．

　病歴の特徴として，全身塞栓症の既往や，発症と前後して他臓器や四肢の塞栓症を来すことがある．

1 塞栓源となり得る心疾患の一覧

塞栓源性心疾患
- 非弁膜症性心房細動
- 心室瘤
- 人工弁
- 感染性心内膜炎
- 乳頭状弾性線維腫
- 急性心筋梗塞
- リウマチ性心疾患
- 非感染性心内膜炎
- 左房粘液腫

塞栓源となる可能性があり得る疾患
- 僧帽弁輪石灰化
- 拡張型心筋症
- 心房粗動
- valvular strands
- 僧帽弁逸脱症
- 卵円孔開存
- 洞不全症候群
- 左房内もやエコー

心原性脳塞栓症の症候

　心原性脳塞栓症では，神経症候はしばしば重篤であり，重度の片麻痺や感覚障害を呈するほか，失語などの高次脳機能障害，半盲，共同偏視などの出現頻度も高い．また，複数の中大脳動脈分枝閉塞による片麻痺を伴わない全失語（global aphasia without hemiparesis），脳底動脈遠位側の急性閉塞に伴う意識障害，眼球運動障害や運動麻痺（top of the basilar syndrome；脳底動脈先端症候群）などは本症に特徴的な症候群とされている．

　心原性脳塞栓症では，一度の発作で大梗塞を生じ，高度脳浮腫や出血性梗塞も伴い，寝たきりとなる転帰不良例が多い（ノックアウト型脳梗塞；**2**）．意識障害はアテローム血栓性脳梗塞に比べると高度のものが多く，3〜4日程度で最高となる．

　心原性脳塞栓症の診断基準を，**3**[5]に示す．

心原性脳塞栓症の診断

　心原性脳塞栓症の診断には，突発完成型の病歴と，心疾患の存在が診断の手掛かりとなることが多い．また，画像所見の特徴や，血液検査（特に凝固線溶系）の所見が参考になる．

梗塞巣の確認

　発症早期の梗塞部位の確認には，頭部MRI拡散強調画像が有用である．頭部CTでは，梗塞巣が低吸収域として明瞭に確認されるのは発症6時間目ごろからである．主幹動脈閉塞に伴う脳梗塞では，それ以前に脳実質の早期虚血所見（early CT findings）として，レンズ核，島皮質，および皮髄境界の不明瞭化や淡い低吸収域の出現，脳溝の消失が認められる．

　心原性脳塞栓症では，側副血行の発達が不良であるため，主幹動脈の灌流域全体または一部に，皮質を含む広範な梗塞を呈することが多い．皮質に多発する楔形の小梗塞や大梗塞で，脳浮腫が高度であるため，中心線偏位や側脳室の圧排を来すことがある．出血性梗塞を認めることも多い（**2**）．

138 | III. 脳梗塞・一過性脳虚血発作の治療

2 心原性脳塞栓症における頭部 MRI 所見と頭部 CT 所見の推移

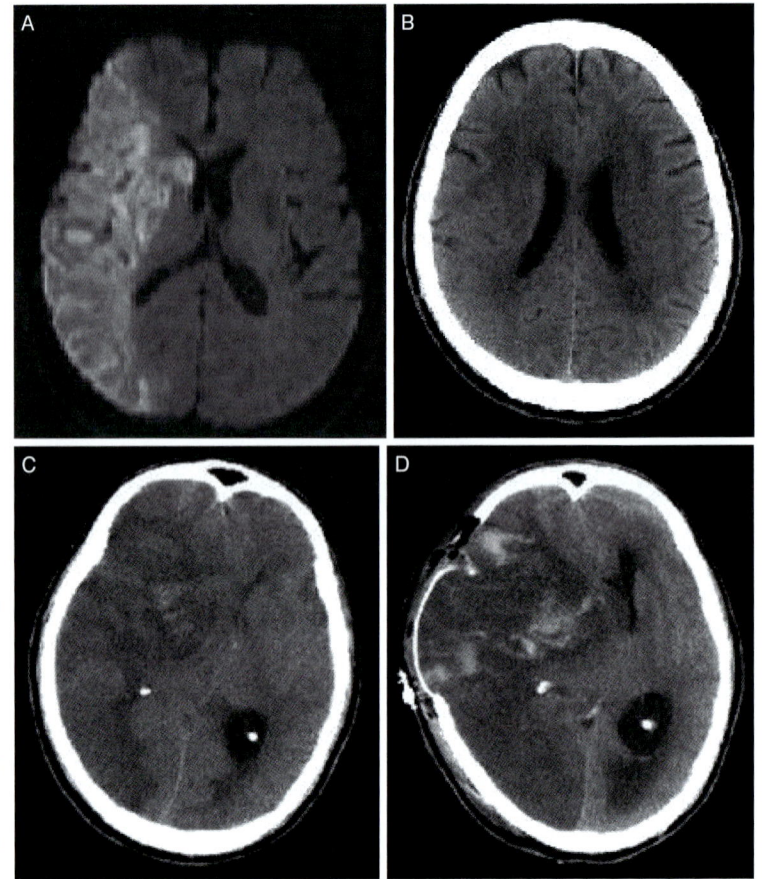

心原性脳塞栓症を発症した76歳男性.
A：来院時（発症70分後）の頭部MRI拡散強調画像で，右中大脳動脈領域に広範な高信号域を認めた.
B：同時点の頭部CT写真で，同領域において皮髄境界の不鮮明化を認めた.
C：来院24時間後の頭部CT写真で，同部位に低吸収域と脳浮腫，出血性変化を認めた.
D：来院48時間後の頭部CT写真で，外減圧術を行ったが脳浮腫と出血性変化の著しい進行を認めた.

3 心原性脳塞栓症の臨床的診断基準

A. 必須項目　塞栓源となり得る心疾患の検出
B. 二次的項目
　1. 発症様式：神経症候の突発完成
　2. 他臓器への塞栓（既往，併発）
　3. 特徴的な CT, MRI 所見
　　1）複数血管支配領域の大脳皮質または小脳梗塞
　　2）出血性梗塞（早期，皮質部広範，基底核部）
　4. 塞栓性閉塞に特徴的な脳血管撮影所見
　　1）再開通現象（閉塞部位の末梢への移動，消失）
　　2）栓子陰影
C. 補助的項目
　1. 一過性脳虚血発作（TIA）：異なる血管支配領域の TIA の前駆
　2. 特異的な脳卒中症候群：global aphasia without hemiparesis, top of the basilar syndrome, isolated PCA syndrome, spectacular shrinking deficit
　3. CT, MRI 所見
　　1）境界明瞭な皮質梗塞
　　2）出血性梗塞（B-3-2 の特徴以外のもの）
　4. 脳血管撮影所見
　　1）アテローム硬化性血管病変の欠如
　　2）遠位分枝閉塞
　　3）梗塞巣の広がりを説明できる血管閉塞所見の欠如
心原性脳塞栓症
　確定診断　A＋B2項目以上，A＋B1項目＋C2項目以上
　疑似診断　A＋B1項目，A＋C2項目以上

（峰松一夫．脳と循環 1998[5] より）

脳主幹動脈の評価

　MRI 検査を行う際には，MRA も撮像すれば，脳主幹動脈の評価を超急性期にも行うことができる．CT アンギオグラフィーや脳血管造影（カテーテル）も，主幹動脈の評価に有用であり，閉塞血管を証明できる．脳血管造影では，栓子陰影を認めることもある．ただし，心原性脳塞栓症では発症から数日経過すると，閉塞血管の再開通により，梗塞巣を証明しうるような主幹動脈閉塞がみられないこともある．

　経頭蓋超音波検査（transcranial Doppler：TCD，transcranial color-coded sonography：TCCS）でも，脳主幹動脈の評価が可能で，ベッドサイドで繰り返し行うことができるため，閉塞血管の再開通時期を確認するのに有用である．

　また，頸動脈エコーでは，総頸動脈から内頸動脈に可動性の血栓（oscillating thrombus）を認めることがある．

心臓の評価

　塞栓源となる心疾患の評価を行う必要がある．心電図検査としては，スクリーニングとしての 12 誘導心電図単回検査のみではなく，一過性心房細動のチェックのため，入院中の心電図モニタリングやホルター心電図検査が必要である．また，心疾患の診断として心エコー図検査を行う．心内血栓の確認や，奇異性脳塞栓症の原因となる右左シャントの診断には，経胸壁心エコー図検査のみではなく経食道心エコー図検査も行うべきである．

その他

　血液検査では，凝固線溶系検査でトロンビン・アンチトロンビン III 複合体（TAT）や D ダイマーが血栓形成と二次線溶亢進を反映して異常高値を示すことが多い．また，心不全や頻脈性心房細動を合併した例では BNP（brain natriuretic peptide）が高値を示すことが多く，洞調律で緊急入院した発作性心房細動患者の検出に有用な情報となる．

　下肢静脈エコー検査は，深部静脈血栓症の診断に有用である．下腿ヒラメ筋内の小さな静脈内血栓は，血液検査の D ダイマー値には反映されず，下肢静脈エコーでの評価が必要である．

心原性脳塞栓症急性期の治療

　心原性脳塞栓症の治療は，発症から治療開始までの時間によって治療方針が異なる．超急性期には，rt-PA（アルテプラーゼ〈アクチバシン®，グルトパ®〉）静注療法や血管内治療の適応を速やかに判断しなければならない．急性期には，脳浮腫対策と再発予防対策が主となる．

超急性期

本章「血栓溶解療法」(p.99) 参照.

2005年10月からわが国では発症3時間以内に治療開始可能な虚血性脳卒中にrt-PA（アルテプラーゼ，0.6 mg／kg）静注血栓溶解療法が認可された．市販後調査ではその60%が心原性脳塞栓症であった．さらに2012年8月からは，発症から4.5時間以内に治療開始可能となり，適応基準を満たす場合には，rt-PA（アルテプラーゼ）静注療法が強く推奨される．

また，経動脈的選択的局所血栓溶解療法（ウロキナーゼ〈ウロナーゼ® など〉）は，中等症以下の神経脱落症候を有する中大脳動脈閉塞で，CTで梗塞巣を認めないか軽微な梗塞にとどまり，発症4.5～6時間以内に治療開始が可能な場合に推奨される．Merci® Retriever（Concentric Medical社），Penumbra System®（Penumbra社）などの血栓回収機器を用いた機械的再開通療法は，原則として発症後8時間以内の急性期脳梗塞において，rt-PA（アルテプラーゼ）静注療法が非適応および無効だった場合に，血流の再開通を図るために考慮される．ただし，発症から4.5時間以内に治療開始可能な場合はrt-PA（アルテプラーゼ）静注療法が第一選択であり，rt-PA（アルテプラーゼ）静注療法の適応症例に対して血管内治療を優先的に行うことは推奨されない．

急性期

心原性脳塞栓症の急性期治療は，脳浮腫対策と再発予防が主となる．また血圧管理については，220／120 mmHg以上では降圧を考慮する必要がある．左室不全や急性心筋梗塞の合併例では，より低い血圧で考慮すべきである．輸液量については，梗塞巣が大きく高度の脳浮腫を伴うものでは，水分量を絞る必要がある．一方で，水分量を絞り脱水傾向になると，血栓形成により脳梗塞の再発を誘発することがある．脳浮腫および心不全の状態に応じて輸液量を調節する必要がある．

■脳保護薬エダラボン（ラジカット®）

脳保護作用を有し，効果が期待される．発症から24時間以内に投与開始し，1回30 mgを生理食塩液などに溶解して，30分で1日2回点滴静注する．超急性期再開通療法に先駆けて投与することも多い．肝・腎機能障害，心不全，DIC（disseminated intravascular coagulation：播種性血管内凝固）などの有害事象が報告されており，臨床症状の観察と血液検査などのモニタリングが必要である．

■抗凝固療法

再発予防のために抗凝固療法を行う．ワルファリン（ワーファリン®）を投与する場合，ワルファリンは即効性がないため，PT-INRが治療域に達するまでヘパリン（ヘパリンナトリウム®，ノボ・ヘパリン®など）を併用する．急性期のヘパリン投与については，複数のランダム化比較研究が行われたが明確な有用性は示されていない．個々の症例ごとに適応を判断するが，心原

性脳塞栓症の急性期再発率が高いことから，わが国ではしばしば投与されている．投与を考慮する条件として，①非感染性（原因が感染性心内膜炎ではないこと），②頭部 CT で塊状の出血がみられないこと，③高齢でないこと（具体的基準はない），④2 枝領域以上の大梗塞でないこと，⑤著しい高血圧（180／100 mmHg 以上）がないこと，があげられる．高齢者の NVAF 患者では低用量のヘパリン（1 日量として 10,000 単位程度）を用いる場合が多い．人工弁を有する患者などでは，APTT（activated partial thromboplastin time）もしくは全血凝固時間が正常の約 1.5〜2.0 倍程度になるように量を調節する．神経症候と CT で経過を追い，臨床症候に影響する出血性梗塞への移行をチェックする．

　非弁膜症性心房細動による心原性脳塞栓症では，新規経口抗凝固薬の適応がある．現在本邦では，直接トロンビン阻害薬であるダビガトランエテキシラート（プラザキサ®），抗 Xa 阻害剤であるリバーロキサバン（イグザレルト®）とアピキサバン（エリキュース®）が使用可能である．新規経口抗凝固薬は吸収が速く，早期に薬効が発現するため，ヘパリンの併用は不要である．一般には軽症例で経口摂取可能，重度の腎障害がない例で急性期から用いられるが，個々の症例ごとに適応と投与開始時期を検討する．

■脳浮腫管理

　脳梗塞が広範で頭蓋内圧亢進を伴う場合，高張グリセロール（グリセオール® など）の投与が推奨される．投与量は年齢や重症度によるが，10〜12 mL／kg を数回に分けて点滴静注する．心不全例では注意が必要である．

　高張グリセロールの投与を行っても脳浮腫による頭蓋内圧亢進や水頭症による意識障害を来す場合には，開頭外減圧療法が考慮される．中大脳動脈領域を含む一側大脳半球梗塞では，硬膜形成を伴う外減圧術が，①年齢 18〜60 歳，② NIHSS score 15 以上，③ NIHSS score の 1a 1 以上，④ CT で中大脳動脈領域の脳梗塞が少なくとも 50％以上あるか，MRI 拡散強調画像で脳梗塞の範囲が 145 cm^3 以上ある，⑤症状発現後 48 時間以内，以上の条件を満たす場合に推奨される．

　小脳梗塞においては，高度の脳浮腫に伴い水頭症を来し，中等度の意識障害を来している場合には脳室ドレナージ術が，脳幹部圧迫により昏睡など重度の意識障害を来している場合には減圧開頭術が考慮される．

塞栓性心疾患と脳梗塞症例における治療方針

非弁膜症性心房細動（NVAF）

　心房細動は年齢とともに増加し，70 歳以上では心原性脳塞栓症の 70％を占める．左心房，特に左心耳に血栓を形成する．心房細動を合併した脳梗塞症例では，脳梗塞再発予防に抗凝固療法が必要である．ワルファリンを投与する場合，PT-INR の目標は 70 歳未満で 2.0〜3.0，70 歳以上で 1.6〜2.6 である[6]．また，非弁膜症性心房細動は新規経口抗凝固薬の適応があり，現在は

> **Column**
>
> ### 奇異性脳塞栓症
>
> 　奇異性脳塞栓症の診断には脳梗塞の存在と右左シャントの確認が必須である．右左シャントとして，卵円孔開存（PFO）が注目されており，一般剖検の10〜18％，脳梗塞既往のある症例の剖検で30〜35％に認められる．まれに肺動静脈瘻も原因となるため鑑別が必要である．経食道心エコー図検査や経頭蓋超音波検査で診断される．
>
> 　塞栓源不明の一過性脳虚血発作（transient ischemic attack：TIA）や脳梗塞のうち，右左シャントが確認された症例で，下肢静脈エコーで静脈内血栓を認めるものは20〜30％程度である．静脈内血栓が確認されなくても，塞栓性機序を示す発症様式や神経放射線学的特徴があり，ほかの塞栓源や責任主幹動脈の高度狭窄性病変がない場合は，奇異性脳塞栓症の可能性がある．典型的な症例では発症前に長期の座位姿勢（長時間の航空機搭乗や自動車運転など）や発症時にヴァルサルヴァ負荷のかかる動作をとっていたことが，病歴から明らかになる場合がある．

　直接トロンビン阻害薬であるダビガトランエテキシラート，抗Xa阻害剤であるリバーロキサバンとアピキサバンが使用可能である．新規経口抗凝固薬は，モニタリングが不要で，食事の影響を受けず，薬物の相互作用が少なく，ワルファリンと比較して脳梗塞や全身塞栓症の予防効果は同等かそれ以上，大出血発現率はワルファリンと同等かそれ以下，頭蓋内出血は大幅に減少する．新規経口抗凝固薬はこのような利点を有するが，一方で適正な使用方法を遵守しないと出血合併症や再発を来し得る．大出血のリスクとして，高齢，低体重，腎機能障害，抗血小板薬の併用が明らかにされている．抗凝固療法中は，脳内出血予防のため十分な血圧管理が重要である．

心筋梗塞

　急性心筋梗塞では発症4週間以内に，3％の症例で心原性脳塞栓症が発症するとされ，特に最初の2週間以内が多い．心室瘤形成，広範前壁梗塞，貫壁性梗塞の症例がハイリスクとされる．塞栓症のハイリスク症例では，抗凝固療法を行う．また，陳旧性心筋梗塞では，心室瘤に血栓が形成されていることがあり，この場合は抗凝固療法（ワルファリン投与）が必要である．

リウマチ性心疾患（弁膜症）

　リウマチ性弁膜症（僧帽弁狭窄症など）で心房細動を合併している例では，ワルファリンによる強固な抗凝固療法（PT-INR 2.0〜3.0）が勧められるが，最近ではまれになっている．

人工弁

　機械弁の場合には，ワルファリンによる強固な抗凝固療法（PT-INR 2.0〜3.0）が必須である．

拡張型心筋症

　心機能不良例ではワルファリンによる抗凝固療法を行う．

感染性心内膜炎

抗生物質による治療が優先であり，抗凝固療法は急性期には原則として禁忌である．細菌性動脈瘤（mycotic aneurysm）の合併，出血（出血性梗塞，脳出血，くも膜下出血）を伴っていることがある．

非細菌性血栓性心内膜炎（nonbacterial thrombotic endocarditis：NBTE），トルーソー症候群（Trousseau syndrome）[*1]

悪性腫瘍に伴うものが多い．ヘパリンによる抗凝固療法を行う．原疾患に対する治療も必要であり，DIC 合併例が多く，予後は不良である．

左房粘液腫

左房に多く，易再発性であり，外科的に緊急手術の適応となる．

（前田亘一郎，岡田　靖）

*1 本章「トルーソー症候群」(p.207) 参照．

文献

1) 岡田靖．心原性脳塞栓症の基礎．D．病態生理．山口武典（監），峰松一夫ほか（編）．心原性脳塞栓症．東京：医学書院；2003, pp.28-35.
2) Okada Y, et al. Hemorrhagic transformation in cerebral embolism. *Stroke* 1989；20：598-603.
3) Molina CA, et al. Timing of spontaneous recanalization and risk of hemorrhagic transformation in acute cardioembolic stroke. *Stroke* 2001；32：1079-1084.
4) Minematsu K, et al. 'Spectacular shrinking deficit'：Rapid recovery from a major hemispheric syndrome by migration of an embolus. *Neurology* 1992；42：157-162.
5) 峰松一夫．心原性脳塞栓症の現状．脳と循環 1998；3：293-297.
6) Yasaka M, et al. Optimal intensity of international normalized ratio in warfarin therapy for secondary prevention of stroke in patients with non-valvular atrial fibrillation. *Intern Med* 2001；40：1183-1188.

III. 脳梗塞・一過性脳虚血発作の治療

急性期脳浮腫管理法と開頭減圧療法の適応

> **Point**
> - 脳梗塞急性期における脳浮腫は，生命ならびに機能予後を左右する．
> - 脳浮腫に対する保存的治療法では高張グリセロール（10%）とマンニトール（20%）の使用が推奨される．
> - 脳浮腫に対する開頭減圧術は，中大脳動脈灌流域を含む一側大脳半球梗塞および，小脳梗塞で昏睡などの重度の意識障害を生じている脳幹部圧迫症例に対して適応がある．
> - 開頭減圧術の成績は，生命予後の改善は期待できるが，機能予後に関しては必ずしも満足できない．

脳梗塞急性期における脳浮腫の意義

頭蓋内圧亢進と二次的虚血性脳障害

　脳梗塞の1週間以内死亡の原因の多くは，脳浮腫および出血性梗塞による頭蓋内圧亢進である．頭蓋内腔は閉鎖空間であり，脳浮腫が生じた場合には容易に頭蓋内圧が亢進する．その結果，脳灌流圧が低下し，局所脳血流は減少する．

　また脳実質内への血液流入が増加する一方，流出は減少し，脳腫脹が生じて更なる頭蓋内圧亢進を招き，脳全体の二次的虚血性脳障害が進行する[1]．

急性水頭症と脳ヘルニア

　心原性脳塞栓症およびアテローム血栓性脳梗塞などの主幹動脈閉塞による広範脳梗塞に伴った脳浮腫が進行した場合，脳実質の移動が生じモンロー孔の閉塞から急性水頭症が発生する．さらに脳実質の移動が進むとテント切痕ヘルニアによる脳幹の圧迫が生じ，最終的には大後頭孔ヘルニアによる延髄圧迫が生じ，呼吸停止に至る．一方，小脳梗塞に浮腫が伴った場合，第四脳室を圧迫することによる急性水頭症が発生し，また後方から脳幹を圧迫するため急速に意識障害が進行し，短時間の経過で呼吸停止に至る危険性がある．

急性期脳浮腫管理法

　浸透圧利尿薬である高張グリセロール（グリセオール® など：10%）とマンニトール（マンニゲン®，マンニットール® など：20%）が代表的な薬剤である．いずれも，血漿浸透圧を上昇させることで脳組織内の水分を血管内に引き出す作用機序で，血管原性浮腫に効果を発揮する[3]．

> **Memo**
> 脳梗塞後の脳浮腫は細胞障害性浮腫と血管原性浮腫が混在している．前者はATP産生障害による細胞（主にグリア細胞）の膨化現象で，発症直後～24時間の初期に，後者は血液脳関門障害による細胞外空間の水分増加で，発症1～4日の進行期にそれぞれ中心的役割を担う[2]．

ディベート

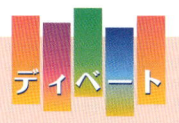

その他の治療法や管理法は有効か？ Do's & Don'ts

　脳梗塞（血栓症，塞栓症）患者の脳保護薬として，その投与が推奨されているフリーラジカルスカベンジャーであるエダラボン（ラジカット®）は，少数例を対象とした臨床研究においては抗浮腫効果も報告されている[2,3]．一方，抗浮腫作用が期待できる副腎皮質ホルモン，ループ利尿薬，バルビツール酸系薬は，急性期脳梗塞における有用性を示す科学的根拠がなく，使用は推奨されない[4]．

　脳卒中急性期における中枢性高熱は予後不良因子であるため，体温上昇時の解熱薬投与による体温下降が推奨されている．一方，多くの動物実験で抗浮腫効果のみならず強力な脳保護効果を示している低体温療法であるが，急性期脳梗塞における有用性を示す科学的根拠は現段階ではない．しかしながら，悪性中大脳動脈領域梗塞で広範な脳浮腫を生じた患者において，低体温療法が死亡率を低下させ，機能予後の改善をもたらした，とする報告があり，適応，冷却の手段，至適管理温度など，更なる症例の蓄積によりその有用性が検討されることが望まれる[4]．

　過換気療法および頭部挙上は，急性期脳卒中患者に有用であるとする科学的根拠はなく，むしろ悪影響が勝るため推奨されない[4]．

Column
急性期脳梗塞におけるグリセロールおよびマンニトールの有効性

　グリセロールには，脳浮腫改善効果のみならず，脳血流増加作用，脳代謝改善作用なども報告されており，発症初期から脳梗塞の病型にかかわらず（ラクナ梗塞も含めて）投与されることが多い[2,3,6]．

　しかし，グリセロールの有効性に関しては，発症後14日以内の早期死亡を有意に減少させたが，発症1年後の死亡は有意に減少させなかったと報告されており，また機能予後についても明らかではない[7]．

　グリセロールは，マンニトールと比べて反跳現象が起こりにくいため，比較的安全に使用できるが，生理食塩水がベースとなっている薬剤であり，長期あるいは大量投与で塩化ナトリウムの過剰投与に陥りやすい．心不全や腎不全がある患者では増悪に注意する必要があり，また糖尿病患者では非ケトン性高浸透圧性昏睡を引き起こす可能性がある[2,3,6]．

　一方，マンニトールの有効性に関しては，脳梗塞の急性期に使用することを考慮してもよいが，十分な科学的根拠はない．意識障害が進行するような限られた症例では適している可能性があるが，すべての急性期脳梗塞の症例に使用することは推奨されない[8]．

高張グリセロール（10%）

　心原性脳塞栓症およびアテローム血栓性脳梗塞のような頭蓋内圧亢進を伴う大きな脳梗塞の急性期に静脈内投与する．一般的には200 mLの製剤を，1日2～4回程度，1回1時間で点滴する．

　心原性脳塞栓症では梗塞範囲が広く，致死的な脳浮腫に至る可能性も高いので，1日4回の投与を行うが，必要に応じて6回投与に増量する．

　アテローム血栓性脳梗塞の場合には1日2回の投与で開始し，必要に応じて適宜投与回数を増やす．投与期間は，7～10日間にわたることが多い．

マンニトール（20%）

　主に外科手術を前提としている患者を対象として，待機時間中に300～600 mLを30分で急速点滴静注することが多い．

　グリセロールと比較して，作用が強力である反面，持続時間が3時間と短

Keywords

反跳現象
抗浮腫薬投与中止後に，頭蓋内圧が投与前よりも上昇する現象．頭蓋内圧が低下してくると浸透圧の逆転が生じ，血中の水分が組織に移行して浮腫が出現する．リバウンド現象とも呼ばれる．

く，また反跳現象を来しやすいため6時間ごとに投与する必要がある[3]．利尿薬としての作用も強力であるため，電解質異常や腎障害を生じるリスクもあり，脳浮腫対策として使用し続けることは困難である．

開頭外減圧療法の適応

テント上脳梗塞に対する推奨

脳卒中治療ガイドライン2009[5]では，中大脳動脈灌流域を含む一側大脳半球梗塞において，適応（**1**）を満たせば，発症48時間以内に硬膜形成を

1 中大脳動脈灌流域を含む一側大脳半球梗塞に対する開頭外減圧術の適応

1. 年齢が18〜60歳までの症例
2. NIHSS scoreが15より高い症例
3. NIHSS scoreの1aが，1以上の症例
4. CTにて，前大脳動脈もしくは後大脳動脈領域の脳梗塞の有無は問わないが，中大脳動脈領域の脳梗塞が少なくとも50％以上あるか，拡散強調MRI画像にて脳梗塞の範囲が145 cm³以上ある症例
5. 症状発現後48時間以内の症例

（脳卒中合同ガイドライン委員会〈編〉．脳卒中治療ガイドライン2009[5]，p.69 より）

Column

悪性中大脳動脈領域梗塞

中大脳動脈領域を含む一側大脳半球の広範囲脳梗塞で，急速に進行する致死的な脳浮腫を特徴とする「悪性中大脳動脈領域梗塞（malignant middle cerebral artery infarction）」は，テント上脳梗塞の10％を占めるが，その78％がテント切痕ヘルニアを来し，保存的全身集中管理にもかかわらず80％が死に至るきわめて予後不良の疾患である[9]．

本症に対する早期減圧開頭術の効果について，最近，3つのランダム化比較試験（randomized controlled trial〈RCT〉；French DECIMAL[10]，German DESTINY[11]，Dutch trial HAMLET[12]）が欧州で行われ，さらに，これらのデータをプールして解析を行った結果も2007年に報告された[13]．脳卒中発症後48時間以内にランダム化された109例の悪性中大脳動脈領域梗塞に対する早期減圧開頭手術は，外科治療群で死亡率を有意に減少させ，機能予後においてもmRS（modified Rankin Scale）0〜4の割合を有意に増加させた．しかし，mRS 0〜3の割合となると有意差はなかった．この結果は，死亡および寝たきりとなる患者（mRS 5〜6）は減少するが，比較的高度な障害であるmRS 4の患者が増加することを意味する（**2**）．

2 欧州RCTのプール解析—12か月後の転帰

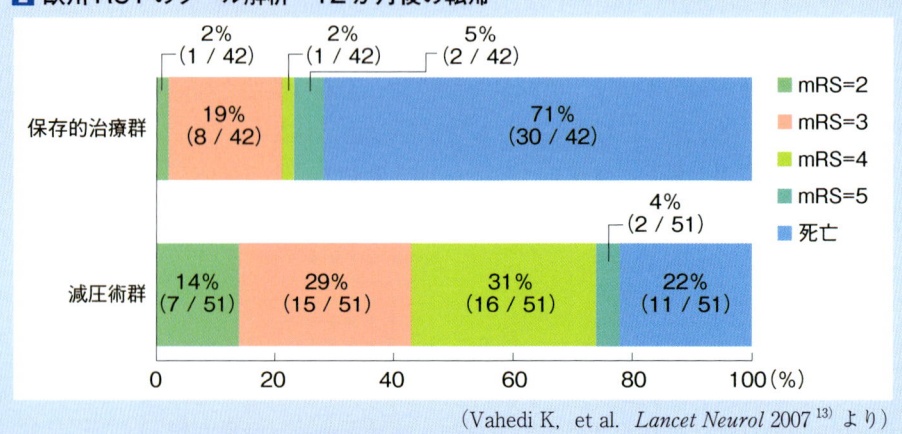

群	mRS=2	mRS=3	mRS=4	mRS=5	死亡
保存的治療群	2%(1/42)	19%(8/42)	2%(1/42)	5%(2/42)	71%(30/42)
減圧術群	14%(7/51)	29%(15/51)	31%(16/51)	4%(2/51)	22%(11/51)

（Vahedi K, et al. *Lancet Neurol* 2007[13] より）

ディベート

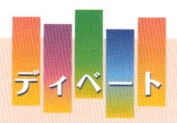

年齢制限と手術のタイミング

　欧州のRCTは，60歳以下の患者に限定されたものであった．しかし，2012年に中国で対象患者を80歳までとした多施設RCTが行われ，60歳以上の患者においても手術群で死亡率が減少し，mRS 5～6となる割合も有意に低下することが示された[14]．また，60歳以上の患者を対象としたDESTINY IIが現在進行中である[15]．
　一般的に脳梗塞に伴う脳浮腫は発症2～4日目に進行するとされるが，悪性中大脳動脈領域梗塞患者における意識障害および神経症状の悪化は発症後24～48時間で劇的に進む．より良好な機能予後を得るためには，不可逆的な脳損傷が生じる前に外減圧術を行うほうが望ましいと予想されるが，手術を行うタイミングに一定の見解は得られていない．欧州RCTのプール解析では，24時間以内の手術施行群と24時間以降に手術を施行した群で，機能予後に有意差がなかった．致死性脳浮腫を来す予測因子（**3**）を示す症例に対しては，早期から迅速な開頭減圧術を施行する体制を整え，適応と判断された場合にはタイミングを逸さず速やかに手術を施行することが望ましい．
　さらに現在，開頭減圧術と低体温療法の有効性を検証する臨床研究[16]が進行しており，その結果も待たれる．

3 脳梗塞発症後致死性脳浮腫を来す予測因子

1. 早期からの嘔気，嘔吐
2. 急速な意識障害の進行
3. 瞳孔散大
4. NIHSS > 15
5. MCA領域の50％以上あるいは他の血管支配領域に及ぶ頭部CT上の早期低吸収域

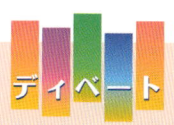

ディベート

開頭減圧術の有効性について

　脳卒中治療ガイドライン2009における悪性中大脳動脈領域梗塞に対する開頭減圧術は，科学的根拠に基づいた推奨レベルにあるが，その効果は生命予後を好転させるものの，機能予後に関しては必ずしも満足できる成績ではない．一方で，同じく脳卒中治療ガイドライン2009における小脳梗塞に対する開頭減圧術は，科学的根拠に基づいた推奨レベルにないが，脳幹および大脳に損傷が及んでいない，特に非高齢者の症例で生命予後改善のみならず，機能予後も良好であることが予想される．開頭減圧術が個々の患者および家族に，どのような利益を与えることになるのかを症例ごとに検討したうえで，緊急手術とはいえ，十分な説明を行い，同意を得た治療を行うことが必要である．

Column

小脳梗塞に伴う脳浮腫の特徴

　後頭蓋窩は，周囲を頭蓋骨および小脳テントで囲まれているため，小脳梗塞が脳浮腫を生じた場合，代償可能な領域が少ないことから急速な頭蓋内圧の上昇を来しやすく，脳幹の直接圧迫あるいは第四脳室圧迫による急性水頭症で致死的な状況に陥る危険性がある．しかし，一方で，脳幹および大脳に損傷が及んでいない症例では，迅速な手術治療で，生命予後改善のみならず，機能予後も良好となる可能性がある．

ディベート

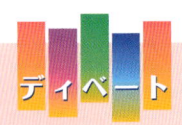

年齢制限，手術のタイミング，プロトコール[17]

　小脳梗塞に対する開頭減圧術の成績は，高齢者の転帰が不良であるとする報告が多い．また，近年の報告では，頭蓋内を占拠する浮腫を生じた小脳梗塞の患者は生存しても，長期治療成績は不良であることが示された．

　小脳梗塞に対する開頭減圧術を行うタイミングについて，一定の見解は得られていない．いくつかの臨床研究において，術前の意識レベルのみが患者の転帰と相関したと報告されており，意識障害が進行する場合は，昏睡状態に陥る前に迅速な開頭減圧術を施行することが望ましい．脳幹に梗塞が及んでいる症例では転帰は不良であり，手術の適応は慎重に判断しなければならない．

　また，的確な手術プロトコールに関する意見も，開頭減圧術を骨削除で終えるのか，壊死組織の切除まで拡大するのか，脳室ドレナージを併用するのかしないのか，など一定していない．水頭症を伴う場合には，脳室ドレナージが推奨されているが，脳梗塞の浮腫は数日かけて進行することから，ドレナージ留置後に開頭減圧術を必要とする症例もあると予想される．その場合，脳室ドレナージが先行していると，テント上下の圧不均衡が生じて上行性脳ヘルニアを生じる可能性があるため，注意が必要である．

---

4 小脳梗塞に対する手術の適応

1. 意識が清明でかつ，CT所見でも水頭症や脳幹部への圧迫所見がない症例では保存的加療が推奨される（グレードC1）
2. CT所見上，水頭症を認め，水頭症による昏迷など中等度の意識障害がある症例に対しては脳室ドレナージが推奨される（グレードC1）
3. CT所見上，脳幹部圧迫を認め，これにより昏睡などの重度の意識障害を来している症例に対しては減圧開頭術が推奨される（グレードC1）

（脳卒中合同ガイドライン委員会〈編〉．脳卒中治療ガイドライン2009[5]，p.69より）

伴う外減圧術が推奨（グレードA）されている．

小脳梗塞に対する推奨

　脳卒中治療ガイドライン2009[8]では，小脳梗塞における手術適応（**4**）は，いずれも十分な科学的根拠はなく，グレードCの推奨となっている．

（堀口　崇）

文献

1) 伊藤梅男．昏睡患者を診察したとき，まず何から始めればよいか．福井國彦ほか（編）．脳卒中最前線—急性期の診断からリハビリテーションまで，第3版．東京：医歯薬出版；2006, pp.21-25.
2) 神谷達司．脳浮腫治療薬グリセオールの使い方は？　棚橋紀夫ほか（編）．脳卒中診療こんなときどうするQ&A，改訂2版．東京：中外医学社；2012, pp.119-121.
3) 宮坂元麿．急性期の全身管理はどうするか．福井國彦ほか（編）．脳卒中最前線—急性期の診断からリハビリテーションまで，第3版．東京：医歯薬出版；2006, pp.33-37.
4) Bardutzky J, Schwab S. Antiedema Therapy in Ischemic Stroke. *Stroke* 2007；38：3084-3094.
5) 篠原幸人ほか，脳卒中合同ガイドライン委員会（編）．脳卒中治療ガイドライン2009．東京：協和企画；2009．
6) 棚橋紀夫．抗脳浮腫療法．小林祥泰（監），田中耕太郎ほか（編）．脳卒中ナビゲーター．東京：メディカルレビュー社；2002, pp.246-247.
7) Righetti E, et al. Glycerol for acute stroke. *Cochrane Database Syst Rev* 2000：CD000096.

8) Bereczki D, et al. Mannitol for acute stroke. *Cochrane Database Syst Rev* 2007：CD001153.
9) Hacke W, et al. 'Malignant' middle cerebral artery territory infarction：Clinical course and prognostic signs. *Arch Neurol* 1996；53：309-315.
10) Vahedi K, et al. Sequential-design, multicenter, randomized, controlled trial of early decompressive craniectomy in malignant middle cerebral artery infarction (DECIMAL Trial). *Stroke* 2007；38：2506-2517.
11) Jüttler E, et al. Decompressive Surgery for the Treatment of Malignant Infarction of the Middle Cerebral Artery (DESTINY)：A randomized, controlled trial. *Stroke* 2007；38：2518-2525.
12) Hofmeijer J, et al. Surgical decompression for space-occupying cerebral infarction (the Hemicraniectomy After Middle Cerebral Artery infarction with Life-threatening Edema Trial [HAMLET])：A multicentre, open, randomised trial. *Lancet Neurol* 2009；8：326-333.
13) Vahedi K, et al. Early decompressive surgery in malignant infarction of the middle cerebral artery：A pooled analysis of three randomised controlled trials. *Lancet Neurol* 2007；6：215-222.
14) Zhao J, et al. Decompressive hemicraniectomy in malignant middle cerebral artery infarct：A randomized controlled trial enrolling patients up to 80 years old. *Neurocrit Care* 2012；17：161-171.
15) Jüttler E, et al. DESTINY II：DEcompressive Surgery for the Treatment of malignant INfarction of the middle cerebral arterY II. *Int J Stroke* 2011；6：79-86.
16) Neugebauer H, et al. DEcompressive surgery Plus hypoTHermia for Space-Occupying Stroke (DEPTH-SOS)：A protocol of a multicenter randomized controlled clinical trial and a literature review. *Int J Stroke* 2013；8：383-387.
17) Neugebauer H, et al. Space-occupying cerebellar infarction：Complications, treatment, and outcome. *Neurosurg Focus* 2013；34：E8.

Further reading

- 山崎貴明. 悪性中大脳動脈梗塞 (malignant middle cerebral artery infarction) に関するエビデンスと現状, 問題点. 脳神経外科速報 2013；23：439-444.
  悪性中大脳動脈領域梗塞に対する知見が, よくまとめられている論文.

- 峰松一夫 (監), 豊田一則ほか (編). SCU ルールブック 脳卒中ケアユニット ルールブック, 改訂 2 版. 東京：中外医学社；2006.
  日本における脳卒中診療の指針を明確に示したポケットタイプの指南書.

III. 脳梗塞・一過性脳虚血発作の治療
脳保護療法の適応と臨床効果

> **Point**
> - 脳保護療法は脳梗塞急性期に脳細胞死を軽減する効果がある．
> - 脳保護療法は脳梗塞急性期に脳細胞血管構造単位（NVU）を一体として守る．
> - その結果，脳保護療法はt-PA治療や血管内治療と併用することで出血合併症を軽減する．
> - 脳保護療法によって，t-PA治療における血栓溶解率を改善する効果が期待されている．

脳梗塞急性期病巣の基本病態

　脳梗塞の基本病態である虚血性の血管内皮障害と脳細胞障害は虚血程度と持続時間によって規定される．一般的には発症後4.5時間以内であればt-PA（tissue plasminogen activator）による血栓溶解により血流が再開し，血管内皮障害も脳細胞障害も次第に回復していくとされている．しかし発症4.5時間程度を超えて血管内皮障害と脳細胞障害が一定限度を超えると，血液脳関門（BBB）を構成する脳血管構造単位（neurovascular unit：NVU）が破綻し，t-PAの血管外漏出を引き起こす．血管内皮で発現してくるLRP蛋白（LDL-receptor related protein）は脳細胞と血管内皮を機能単位として成立させている基底板（basal lamina）を構築しているMMP（matrix metalloproteinase）2やMMP9，MMP13を活性化させて，次第にNVUの破綻をもたらしていく．なかでもMMP9は，t-PAによる出血合併症（hemorrhagic transformation：HT）において中心的に関与する物質として知られている[1]．

虚血ペナンブラの病態

　一方，脳梗塞急性期に救済しうる領域として「虚血ペナンブラ（ischemic penumbra）」という概念が広く知られている．この虚血ペナンブラは，1981年にAstrupおよびSiesjöらによって，日食のときに月の向こうにある太陽から吹き出す炎光があたかも真っ黒な虚血中心部の周辺部に広がる治療救済可能領域として提唱されたものである（**1**）．1994年になりHossmannが脳血流の低下と脳代謝面での障害を整理して提唱して以来，脳卒中研究者の間で急速にこの概念が広まった．次いでHeissが2000年にPET（positron emission tomography）を用いて，正常脳と病態脳の解析結果から明快に定義するに及んで，ペナンブラの考え方は次第に明確化してきた（**1**，**2**）．

　虚血ペナンブラの基本病態は**3**にまとめてあるが，虚血程度が軽度から中等度，重症，不可逆的と悪化する座標軸と，これに対応した生体防御反応としての血管変化や代謝変化，さらにエネルギー代謝保持病態とPowers分類

1 虚血ペナンブラの概念の変遷

発表年	著者	雑誌名	概念
1981	Astrup J, Siesjö BK, Symon L	*Stroke*	thresholds in cerebral ischemia - the ischemic penumbra
1994	Hossmann KA	*Ann Neurol*	viability threshold (biochemical penumbra)
2000	Heiss WD	*J Cereb Blood Flow Metab*	functional imaging of penumbra
2000	Sharp FR, et al	*J Cereb Blood Flow Metab*	multiple molecular penumbra
2008	Lo EH	*Nat Med*	penumbra: transitioning from injury into repair
2010	Zhang W and Abe K	*Brain Res*	new insight of ischemic penumbra

2 Heiss によって提唱された PET パラメータによる虚血ペナンブラの考え方

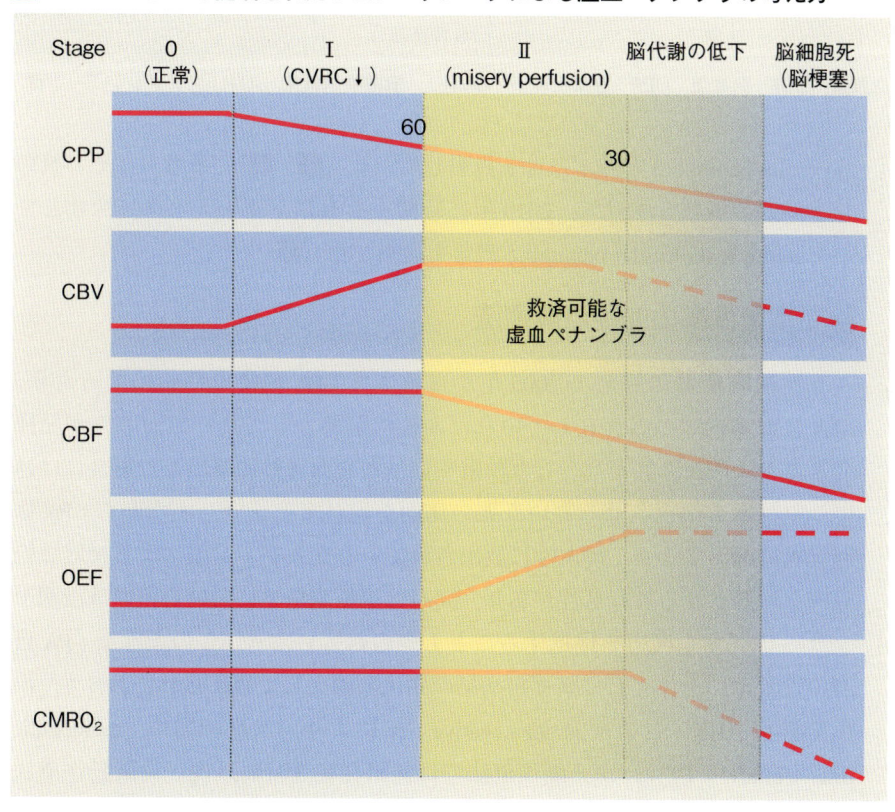

黄色枠の病態がいわゆる虚血ペナンブラとされる.
CPP：脳灌流圧，CBV：脳血液量，CBF：脳血流，OEF：酸素摂取率，CMRO₂：脳酸素消費量，CVRC：脳循環予備能.
(Heiss WD. Ischemic penumbra：Evidence from functional imaging in man. *J Cereb Blood Flow Metab* 2000；20：1276-1293 より)

を示してある．この Powers 分類の stage 2 に相当するのがいわゆる虚血ペナンブラということになっている．しかしこの分類もまたきわめて単純な概念であって，これらの障害深度をもった病巣が空間的に重層しているのが現実の脳梗塞病態であるので，Sharp らはこの点を 2000 年に指摘して multiple

3 虚血ペナンブラの基本病態

重症度	対応血管径	反応要因	血流と代謝状態	エネルギー代謝保持のために	Powers 分類
軽度	細動脈 太い抵抗血管 50〜100 μm	灌流圧低下で拡張 (neural control)	血流は保持 CPP↓あり, CBV↑してCBF保持	血行力学的代償	Stage 1 (アセタゾラミド〈ダイアモックス®〉負荷反応低下) 脳循環予備脳低下
中等度	細動脈 細い抵抗血管 10〜50 μm	CO_2増加で拡張 (metabolic control)	Goto F, et al, Dual control theory		
重症	毛細血管 5〜8 μm	血流低下	OEF↑して代謝保持 (misery perfusion) $CMRO_2$は正常に保持 (OEF↓は luxury perfusion, CBF↑, $CMRO_2$↓, 亜急性期)	代謝性代償 (解糖系亢進含)	Stage 2 (ペナンブラ) 神経膜電位保持 エネルギー代謝保持 組織ATP含量(保持)
不可逆的			血流, 代謝ともに高度障害	代償不可能 Mt障害進行	エネルギー不全状態

CPP:脳灌流圧, CBV:脳血液量, CBF:脳血流, OEF:酸素摂取率, $CMRO_2$:脳酸素消費量, ATP:アデノシン三リン酸.

molecular penumbra と呼ぶことを提唱している (**1**, **4**). 筆者らはその後の分子病態の解明を受けて, 2010年に時間とともにダイナミックに変化していく multiple molecular penumbra 概念を提唱した (**1**)[2].

脳梗塞急性期の血栓溶解療法

急性期脳梗塞に対して2005年から日本で t-PA が使用可能になったが, t-PA は血管内にのみ存在していれば血栓溶解薬として良い側面のみが発揮できるが, 虚血障害が進行した段階やいったん血管外に漏出した場合には逆に, 脳梗塞を増悪させるという悪い側面が現れてしまう. すなわち t-PA は脳実質に漏出すると, 虚血性に放出されているグルタミン酸による神経細胞障害を増悪させる神経毒性があり, 同時に脳梗塞病巣における白血球浸潤やフリーラジカル反応を促進することも知られている[3]. このような t-PA 自身の性質は, 全体として脳梗塞病巣の悪化要因として考えられており[4], 出血合併症 (HT) という major negative risk により, 治療時間枠 (therapeutic time window:TTW) が, 静注療法では従来発症3時間以内, 局所動注療法では発症6時間以内と制限されてきた[5]. しかし2012年9月から, この TTW が拡大され発症から4.5時間まで t-PA の投与が可能となった. それでも治療時間枠の延長は, 治療効果の減弱だけではなくこの出血合併症リスクを格段に増加させるので, 臨床現場でのより慎重な症例選択が求められる (**5**).

血栓溶解療法の治療時間枠

これまでのさまざまな臨床試験では, 脳血流低下と脳細胞障害の空間差を検出する, いわゆる perfusion-diffusioin mismatch (PDM) 部位を救済可能な

4 Sharpらによって提唱されたmultiple molecular penumbra概念

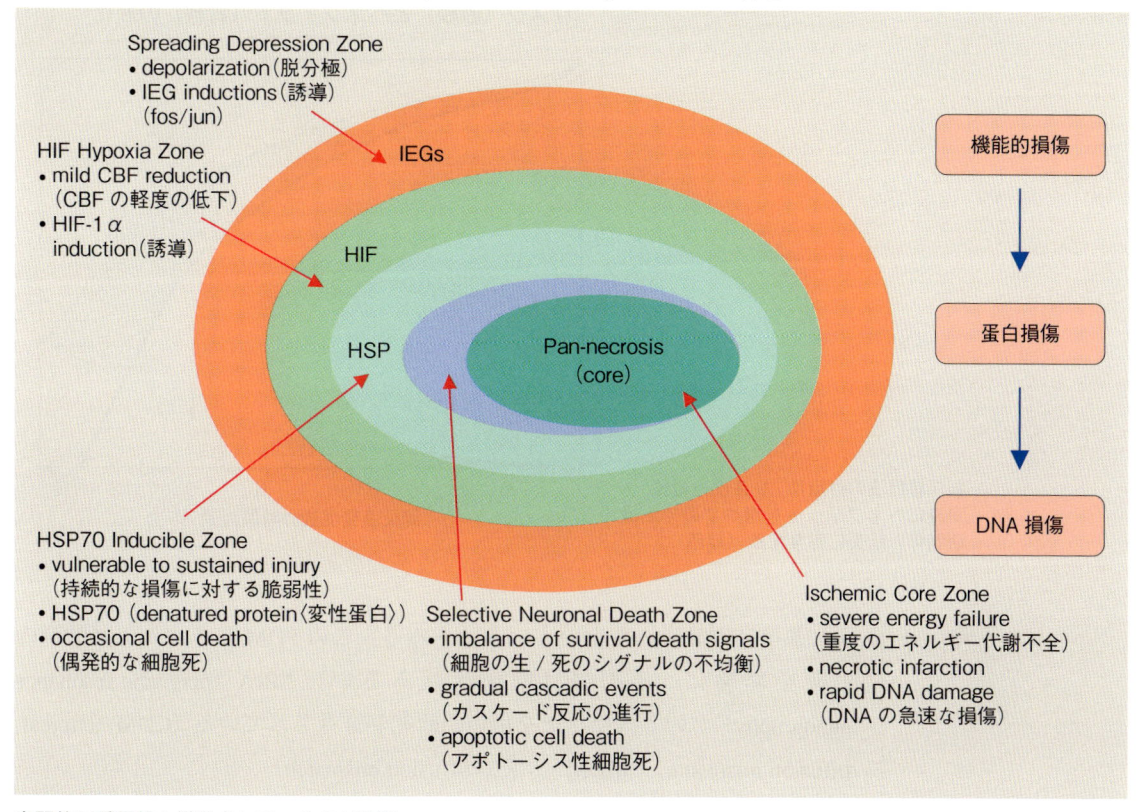

空間的に重層的な構造をしているのが特徴.
IEGs：前初期遺伝子，HIF：低酸素誘導転写因子，HSP：熱ショック蛋白.
(Sharp FR, et al. Multiple molecular penumbras after focal cerebral ischemia. *J Cereb Blood Flow Metab* 2000；20：1011-1032より)

脳虚血ペナンブラと考えて血栓溶解療法の有効性を検討する試験が，発症3〜6時間あるいは3〜9時間の患者を対象として行われてきた．2010年になり発表されたこのような脳梗塞急性期t-PA療法におけるmismatch studyをまとめたメタ解析結果によれば，502例のmismatch患者では発症3時間以降での血栓溶解療法では再開通率は3.0倍になるが，一方で症候性頭蓋内出血（symptomatic intracranial hemorrhage：sICH）は6.5倍に増加してしまったこと，またこのようなPDMミスマッチ選択によるt-PA治療は発症4.5時間以降は勧められない，とされた[6]．このメタ解析の元になった臨床試験のうち，DEFUSEとEPITHETはアルテプラーゼを使用しており，DIAS1，DEDAS，DIAS2はdesmoteplaseを使用している．簡単に結論をまとめると，これらの試験では実薬群のほうがsICHや死亡率が高くて失敗ということになる．

上述の臨床試験ではミスマッチ量として10 mL以上，またミスマッチ率として1.2倍以上（20％）という基準で行われたが筆者の意見では，ミスマッチ率があまりに小さすぎたと考えられる．理論的にミスマッチ率が高ければ高いほど血栓溶解療法の成功率が高まるのであるが，ミスマッチ率20％というのは現時点でのミスマッチ診断能からいってもinclusion criteria（組み

5 脳梗塞発症後の時間経過（横軸）に伴う t-PA 治療のリスク（赤線）とベネフィット（青線）の変化

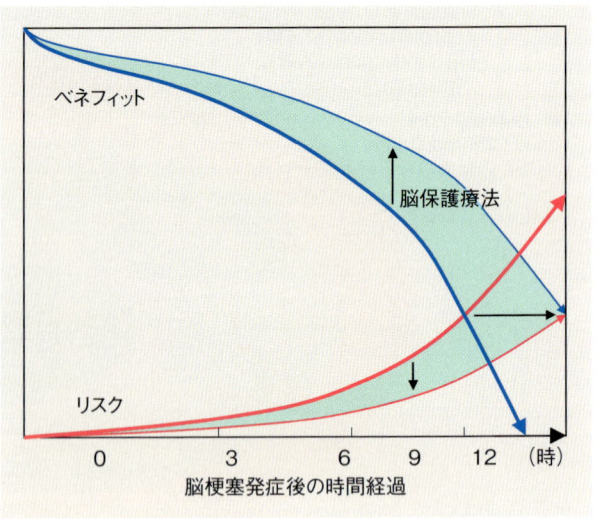

脳保護療法の併用は，リスクを軽減し，同時にベネフィットを増やすので治療期間枠の延長に寄与する（緑色）．

入れ基準）が甘かったというべきであろう．この PDM ミスマッチ試験群の失敗を経験に，その後は臨床症状あるいは MRA（magnetic resonance angiography）とのミスマッチを用いた研究が推進されている（CDM〈clinical-diffusion mismatch〉，MDM〈MRA-diffusion mismatch〉）．

脳保護療法の適応と臨床効果

　脳保護療法の適応は，一般的には「脳梗塞発症後 24 時間以内に成人に 1 回 30 mg を 1 日朝夕 2 回点滴静注し，投与期間は 14 日以内」とされている．また臨床効果は「脳梗塞急性期に伴う神経症候および日常生活動作障害，機能障害の改善」とされている．しかし上述したように，脳梗塞急性期治療では血管内皮保護と脳実質保護の両者ともが重要であり，脳保護療法は t-PA による血栓溶解療法に伴うフリーラジカル反応の爆発的 propagation を抑制することが可能なので，臨床現場で t-PA を使用する場合に最も併用効果が期待できるものである[1,7]（**5**）．筆者らがラットの MCAO（middle cerebral artery occlusion）モデルを用いて，患者が脳梗塞を発症し病院に運ばれて t-PA によって血栓溶解療法を施行されるときに，そのときまでにフリーラジカルスカベンジャーによって脳保護療法をした場合としなかった場合での差異について実験的検討をしたところ，血栓溶解前にエダラボンを用いて脳保護療法を行ったグループでは，まず虚血時間の長いケースでも生存率の改善がみられ，このときの脳梗塞の体積も縮小していた[8]．さらに脳細胞レベルで検討すると，蛋白過酸化，脂質過酸化，DNA 過酸化ともに，脳保護療法施行群のほうが抑制されていた．その結果，エダラボンを虚血中（すなわち，臨床現場でのアナロジーでは血栓溶解療法時の再開通前）に投与することで脳梗塞体積を縮小し，死亡率改善をもたらし，結果として有効血行再建時間の延長効果が認められた（TTW 延長効果）[8]．またこのとき出血合併症

図6 ラット脳梗塞モデルにおける生きた状態での生体MMP光イメージング（上段：頭蓋骨上から検出，中段：頭蓋骨を除去し脳表から検出）と摘出脳光イメージング（下段）

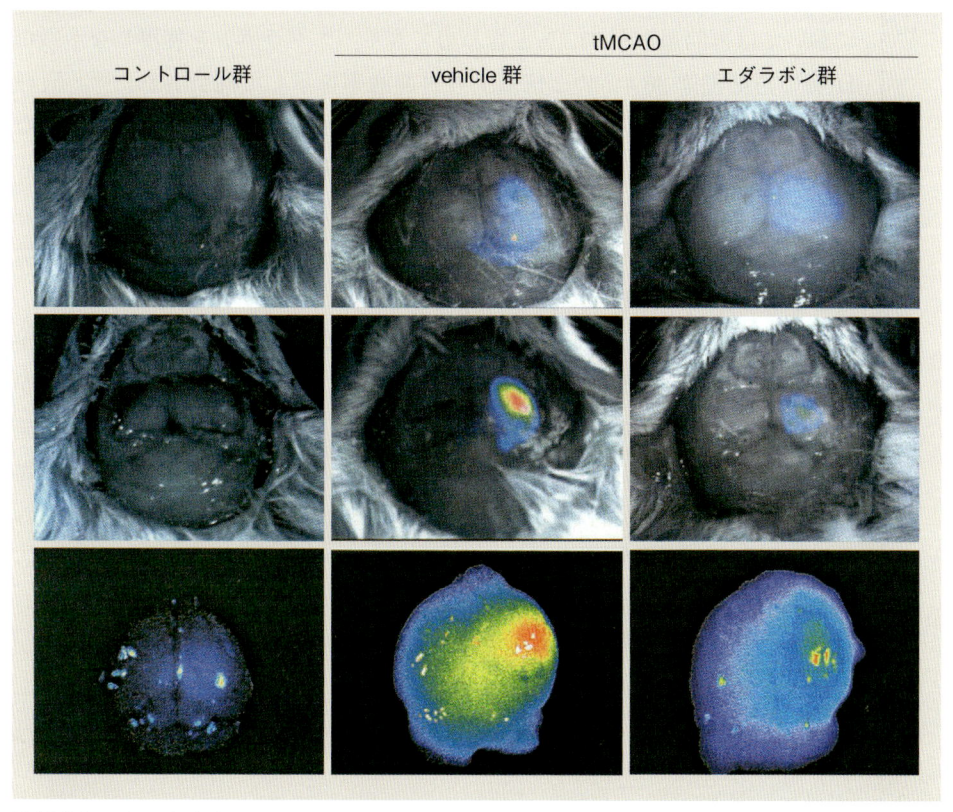

脳保護薬エダラボン投与によってMMP光シグナルが顕著に減弱している（右）．
tMCAO：transient middle cerebral artery occlusion

（Liu N, et al. *Brain Res* 2011 [12] より）

を観察すると，vehicle群25％，t-PA群75％，t-PA＋エダラボン群50％とエダラボン併用群で明らかに出血合併症が減少していた[8]．

また筆者の研究室の山下によれば，t-PAによって生じた血液脳関門破綻（neurovascular detachment）が脳保護薬エダラボンの併用により維持される（neurovascular protection）ことも明らかになった[1]．

脳梗塞急性期においてt-PAが投与される患者は，日本国内においては脳梗塞患者全体の約2～10％とされており，平均的な救急病院においてわずか2～3％とされている．t-PAは劇的な臨床効果を発揮する場合もある一方で，まったく無効のこともある．また年間t-PA施行数が10例以下の病院ではt-PA投与に関連した症候性頭蓋内出血頻度が5～6％と，年間10例以上経験病院と比較して合併症頻度が高くなっている．2012年よりt-PA使用枠が4.5時間まで拡大されたことにより症候性頭蓋内出血のリスクもより高まるわけで，このようなt-PA治療に伴う最も重要な合併症を抑制することは，臨床現場で求められている重要な課題である．

脳保護療法の展望

脳保護療法が国内で普及するにつれて，同療法の新しい側面が明らかにな

ってきた．すなわち当教室の河野祥一郎らによれば，脳梗塞急性期にt-PAを用いて血栓溶解療法を施行した114例のうちエダラボンを併用した103例においては再開通率が77.7％ときわめて高く，エダラボンを使用しなかった11例の再開通率36.4％の2倍以上の再開通率を示して注目された[9]．同様のデータが川崎医大の木村和美教授のグループからほぼ同時期に発表されたことはきわめて興味深い[10]．これらの臨床効果についてはYAMATO study（tissue tYpe plAsMinogen ActivaTor〈t-PA〉and EdaravOne combination therapy study）として2011年から2013年末にかけて200例を目標に検証試験が進行しており，その成果が期待されている[11]．

また脳梗塞の組織障害は虚血程度と経過時間の2座標軸で決定され，しかもこの2座標軸は空間的にも時間的にも1つの脳梗塞病巣の中でヘテロにかつダイナミックに変動している．したがって，t-PA治療のタイミングを発症経過時間のみで規定することしかできないことが，現在の臨床現場の限界である．この問題を解決するために筆者らは，NVUダメージに直結するMMP活性化を動物が生きたまま*in vivo*で検出する試みを発表してきている（[6]）[12]．このように脳卒中患者の脳内で起きているNVU破綻をモニタリングすることで，将来的により安全で有効性が保証できる患者のみにt-PAが投与されるものと期待されている．

（阿部康二）

文献

1) Yamashita T, et al. Dissociation and protection of the neurovascular unit after thrombolysis and reperfusion in ischemic rat brain. *J Cereb Blood Flow Metab* 2009；29：715-725.
2) Zhang X, et al. Temporal and spatial differences of multiple protein expression in the ischemic penumbra after transient MCAO in rats. *Brain Res* 2010；1343：143-152.
3) Lo EH, et al. Extracellular proteolysis in brain injury and inflammation：Role for plasminogen activators and matrix metalloproteinases. *J Neurosci Res* 2002；69：1-9.
4) Flavin MP, Zhao G. Tissue plasminogen activator protects hippocampal neurons from oxygen-glucose deprivation injury. *J Neurosci Res* 2001；63：388-394.
5) 篠原幸人ほか，脳卒中合同ガイドライン委員会（編）．脳卒中治療ガイドライン2009．東京：協和企画；2009．
6) Mishra NK, et al. Mismatch-based delayed thrombolysis：A meta-analysis. *Stroke* 2010；41：e25-33.
7) Abe K, et al. Strong attenuation of ischemic and postischemic brain edema in rats by a novel free radical scavenger. *Stroke* 1988；19：480-485.
8) Zhang WR, et al. Extension of ischemic therapeutic time window by a free radical scavenger, Edaravone, reperfused with tPA in rat brain. *Neurol Res* 2004；26：342-348.
9) Kono S, et al. Tissue plasminogen activator thrombolytic therapy for acute ischemic stroke in 4 hospital groups in Japan. *J Stroke Cerebrovasc Dis* 2013；22：190-196.
10) Kimura K, et al. Administration of edaravone, a free radical scavenger, during t-PA infusion can enhance early recanalization in acute stroke patients--A preliminary study. *J Neurol Sci* 2012；313：132-136.
11) YAMATO study. http://www.kawasaki-m.ac.jp/yamato/index.html（2014年3月アクセス）
12) Liu N, et al. In vivo optical imaging for evaluating the efficacy of edaravone after transient cerebral ischemia in mice. *Brain Res* 2011；1397：66-75.

III. 脳梗塞・一過性脳虚血発作の治療

branch atheromatous disease（BAD）

> **Point**
> - branch atheromatous disease（BAD）は，大径穿通枝の母動脈からの分岐部近傍のアテロームプラークを基盤とした血栓により，穿通枝全域に及ぶ梗塞をきたす病型を指す．
> - 放線冠を灌流するレンズ核線条体動脈，内包後脚を灌流する前脈絡叢動脈，橋底面を灌流する傍正中橋動脈に好発し，錐体路の傷害により急性期に進行性運動麻痺を示し，機能予後不良となる場合が多い．
> - t-PA 治療は，BAD が緩徐進行の経過をとることや，投与後の再増悪がみられることがあり，その場合抗血栓療法が行えず，最適とはいえない．アルガトロバン，シロスタゾール，クロピドグレル，エダラボンのカクテル・強化抗血小板療法が有用である可能性がある．

BAD の病理学的な概念

　大脳皮質下・脳幹の穿通枝梗塞には大別して 2 つのタイプがあり，より小径の血管において生じる lipohyalinosis（脂肪硝子変性）など高血圧性の細小血管病変による梗塞と，比較的大径の穿通枝が母動脈から分岐する近傍でアテローム性病変により閉塞して穿通枝全域の梗塞を示す branch atheromatous disease（BAD；分枝粥腫病）タイプの梗塞がある[1]．

　BAD 型梗塞の基盤となったのが，1971 年に Caplan が Fisher とともに報告した，橋の底面に達する梗塞の 2 症例の剖検例である[2]．連続切片による検索で，穿通枝自体には閉塞はみられず，約 500 μm の径を有する傍正中橋動脈（PPA）が脳底動脈壁から分岐する部位でアテローム性に閉塞していることを見出した．Caplan はこのタイプの梗塞は，MR 画像上楔形に橋の底面に達するが，狭義のラクナ梗塞（lacunar infarction：LI）は橋の深部にとどまる[3]という点で病態が異なることを指摘した（**1**）．また，Fisher はレンズ核線条体動脈（LSA）領域の梗塞 11 例の剖検例を報告し，LSA 近位部の梗塞ではアテローム性病変（ミクロアテローマ）によることを明らかにした（**2**）[4]．BAD 型梗塞の概念は示されていないが，LSA 領域においても近位部のミクロアテローマにより LSA 領域全域の梗塞が生じることを示しており，Caplan により提唱された BAD の概念が LSA においてもみられることを示している（**3**）．

　Tatsumi らは，PPA と橋回旋枝を含む領域の梗塞で梗塞病巣を灌流する穿通枝の分岐部閉塞を証明した[5]．この論文では，脳底動脈のアテローム硬化がかなりみられることから，Tatsumi らは，BAD 型梗塞の独立性を強調するより，アテローム血栓性脳梗塞の一部との考えを示している．また，緒方らの PPA 領域の BAD タイプの梗塞の剖検例においても同様に，脳底動脈の中

1 橋のラクナ梗塞，穿通枝自体の高血圧性細小血管病変による閉塞（左図）と，橋の穿通枝と BAD 型梗塞（右図）

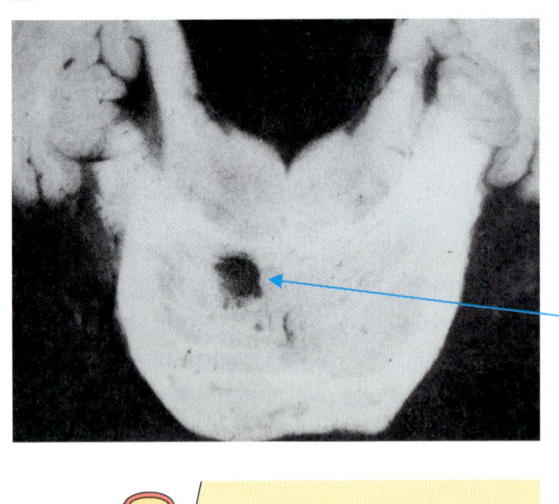

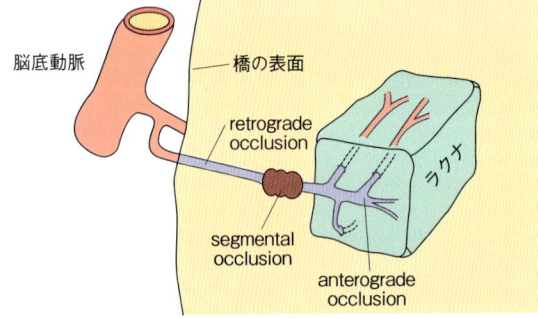

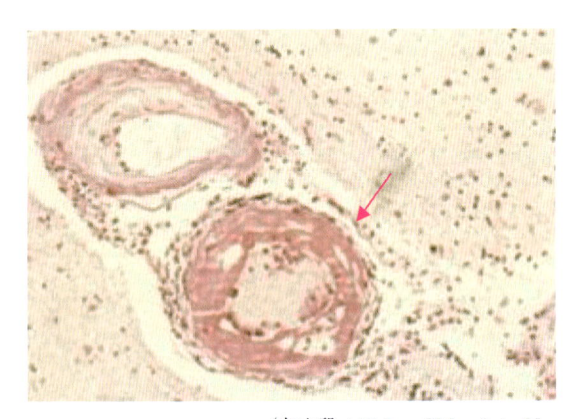

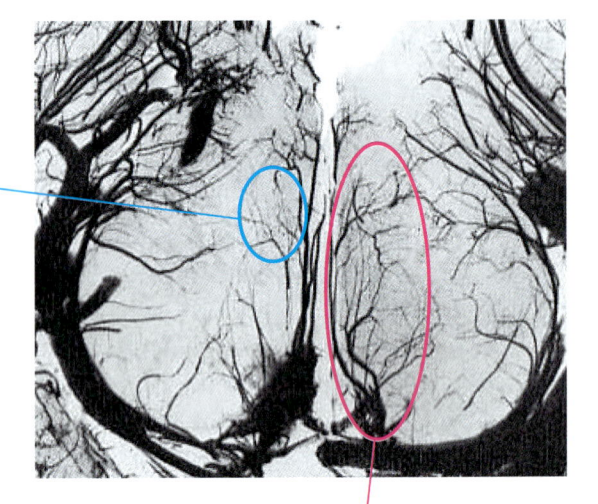

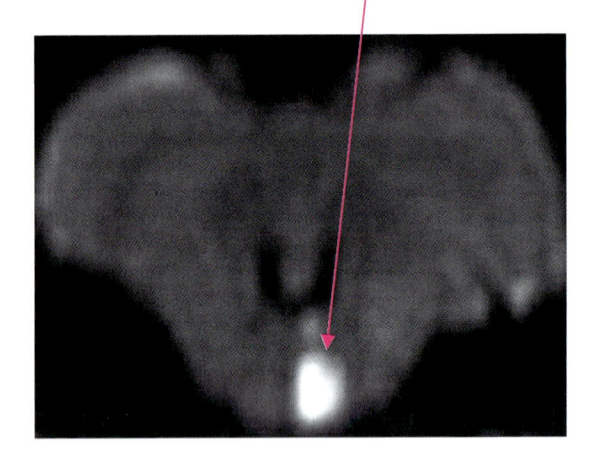

（左中段：Fisher CM. *Acta Neuropathol* 1968[3]より；左下段：武田病院 秋口一郎先生より提供）

等度のアテローム硬化が認められている[6]．橋の BAD 型梗塞はこのようにマイルドな母動脈病変を有することが病理学的に示唆されているが，最近の高分解能 MRI を用いて動脈壁のアテロームプラークを評価した報告では，橋の BAD 型梗塞で MRA 上プラークが明らかにみえないようなケースでも，高分解能 MRI ではプラークが認められることが示されている．われわれの検討では，穿通枝梗塞のうち橋の BAD 型梗塞で最も頭蓋内動脈の硬化が高度であった（**4**）．LSA 領域 BAD 型においても，MRA では正常であってもプラークイメージで高信号を認める場合があり，進行性運動麻痺（progressive motor deficit：PMD）と相関している（**5**）．

branch atheromatous disease（BAD）

2 レンズ核線条体動脈近位部の閉塞部位

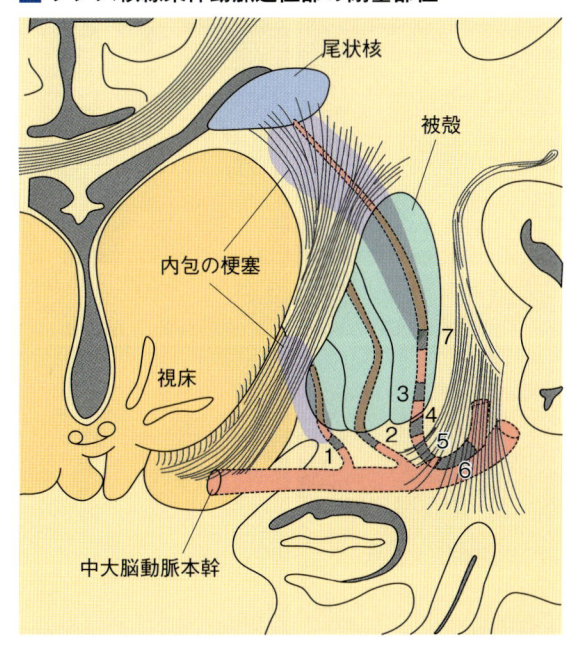

5, 6 の場合 BAD 型と診断され，1, 2, 7 の場合ラクナ型と診断される場合が多い．3, 4 などのような BAD 型とラクナ型の移行例が存在する．
（Fisher CM. *Arch Neurol* 1979[4] より）

3 レンズ核線条体動脈の BAD 型梗塞とラクナ型梗塞

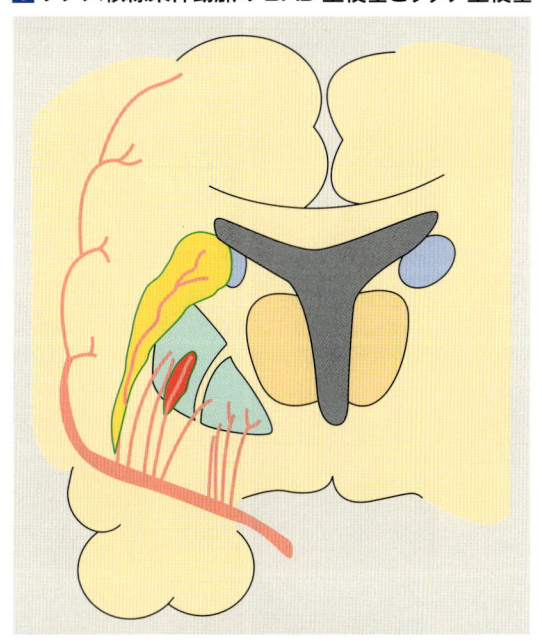

BAD 型はレンズ核線条体動脈分岐起始部のアテローム性閉塞により生じ（黄色），ラクナ型は穿通枝自体の病変により，より遠位部が閉塞する（赤色）．

4 穿通枝梗塞—568 例の主幹動脈病変

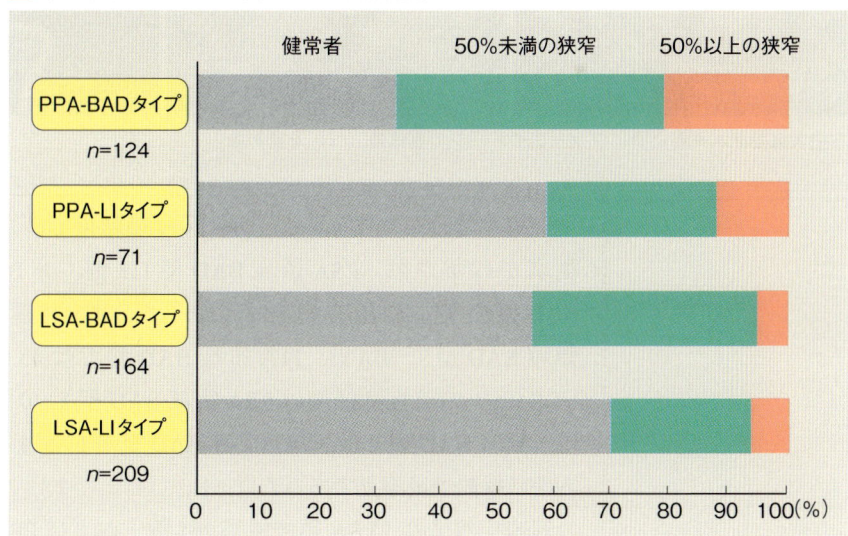

PPA：傍正中橋動脈,
LSA：レンズ核線条体動脈
（山本康正ほか．第 53 回日本神経学会学術大会，2012 より）．

神経症状の進行

　BAD は病理概念として提出されたものであるが，わが国では神経症状が進行し重篤な麻痺を呈する穿通枝領域の梗塞が注目されていたが，その大半が BAD に相当することが明らかになってきたことから関心が寄せられてきた[7]．

5 レンズ核線条体動脈の BAD 型梗塞の進展と中大脳動脈 M1 部プラーク

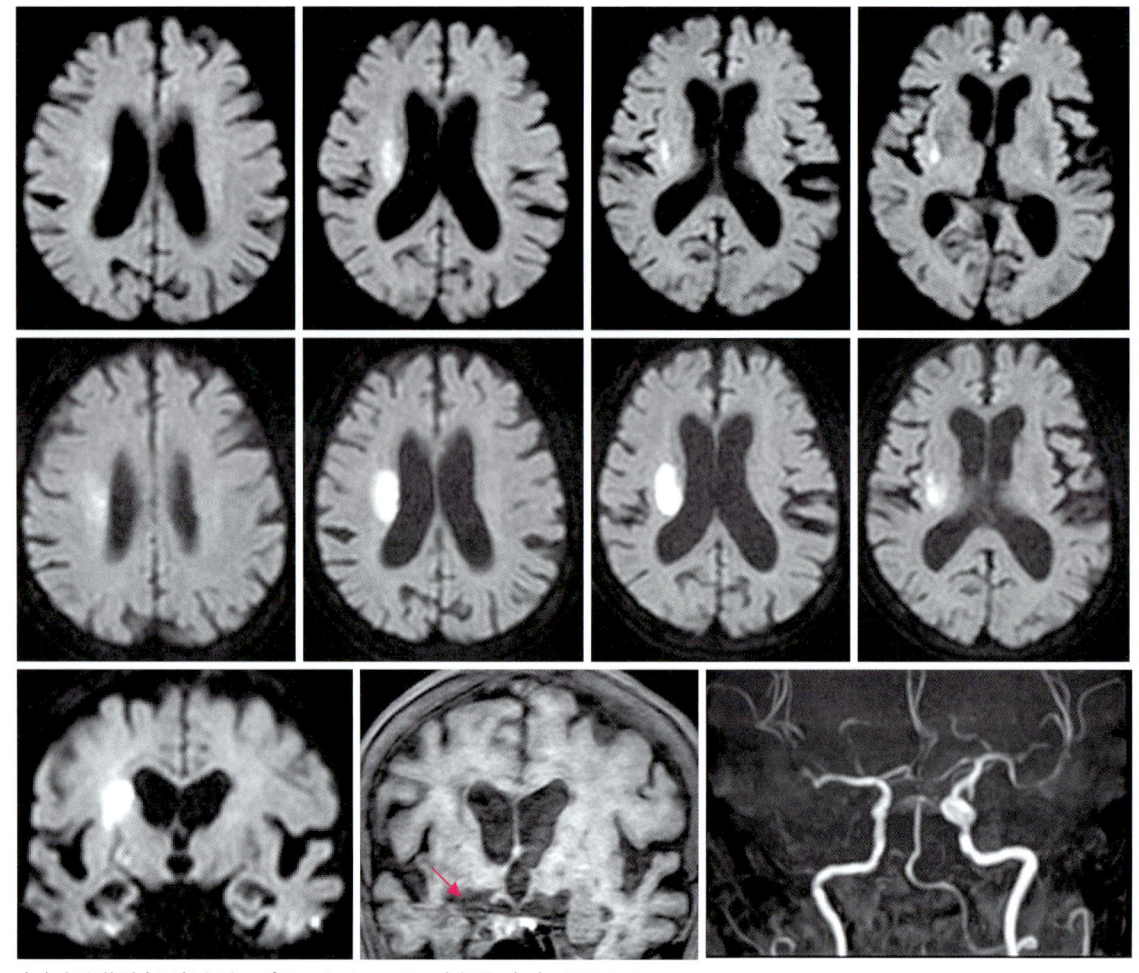

右中大脳動脈水平部上壁にプラークイメージで高信号（→）を認める．

　全国 8 施設より成る J-BAD Registry の結果では，LSA 領域と PPA 領域の梗塞が収集され，LSA 領域 BAD 型 113 例，非 BAD 型 172 例，PPA 領域 BAD 型 55 例，非 BAD 型 53 例であった．進行性運動麻痺（PMD）は，LSA 領域 BAD 型で 30.1％，PPA 領域 BAD 型では 43.6％にみられた．また，mRS 0〜1 の予後良好例は LSA 領域 BAD 型で 40.5％，非 BAD 型が 60％，PPA 領域 BAD 型では 36.5％で非 BAD 型が 67.6％であることをみると，明らかに機能予後不良であった[8]．

　連続症例より，LSA 領域梗塞 261 例，および PPA 領域梗塞 131 例についてのわれわれの検討では，多重ロジスティック解析で独立した予測因子となったものは，両群で共通するものでは，女性，入院時 NIHSS ≧ 5 点であり，LSA 領域梗塞では，無症候性多発ラクナ梗塞を伴わず単発で発症するもの，一過性脳虚血発作（transient ischemic attack：TIA）であった．また，PPA 領域梗塞では，糖尿病が独立した予測因子であった[9]．多発ラクナ梗塞症例で PMD が少ないのは，Boiten らの考えにもあるように，lipohyalinosis 病理を背景に小ラクナ梗塞が多発するタイプでは，ラクナ梗塞で発症することが多

6 TIA が先行したレンズ核線条体動脈 BAD 型梗塞（73 歳，女性）

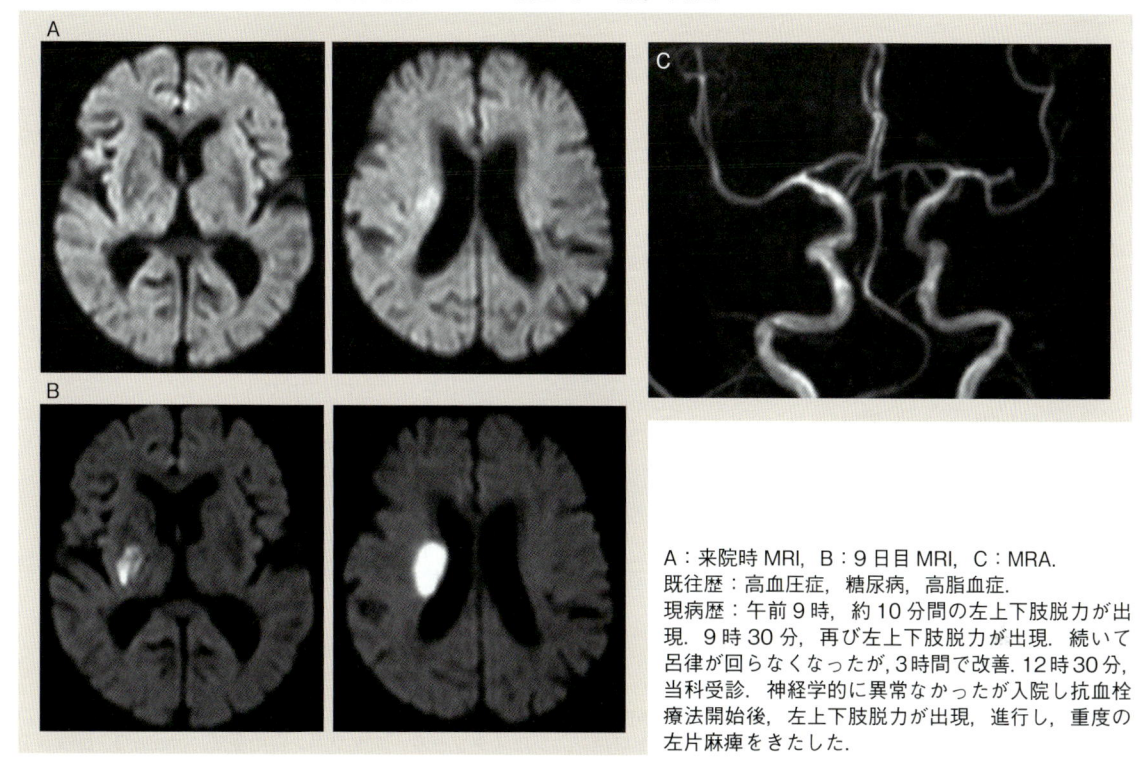

A：来院時 MRI，B：9 日目 MRI，C：MRA．
既往歴：高血圧症，糖尿病，高脂血症．
現病歴：午前 9 時，約 10 分間の左上下肢脱力が出現．9 時 30 分，再び左上下肢脱力が出現．続いて呂律が回らなくなったが，3 時間で改善．12 時 30 分，当科受診．神経学的に異常なかったが入院し抗血栓療法開始後，左上下肢脱力が出現，進行し，重度の左片麻痺をきたした．

いことがあげられる[10]．一方，TIA 先行例で PMD が多いのは，穿通枝近位部のアテロームプラークと血栓により穿通枝領域の血行力学的虚血が BAD 型梗塞に先行することが考えられる（6）[11]．TIA で主幹動脈病変を認めない場合でも，このような穿通枝の TIA を念頭に置く必要がある．

BAD 型梗塞で PMD を呈する場合，急性期拡散強調画像での梗塞病巣の拡大が伴うが，比較的大径の穿通枝分岐部近傍のアテロームプラークを基盤に血栓生成が進み，穿通枝のより広範な領域の梗塞が段階的に形成されることが考えられる[12]．そのような観点から，BAD 型梗塞の治療はアテローム血栓性脳梗塞に準ずることが推奨される．

治療

急性期 BAD 型梗塞は PMD を示し機能障害を残すものが多く，超急性期からの積極的な治療介入が望まれる．ヘパリンが試みられてきたが，ほぼ無効であることが明らかにされている[13]．t-PA 治療は有効な例もあるが，再増悪を示すものが少なくなく[14]，ミクロアテロームのプラークが高度であると推察される BAD 型梗塞では最適でないかもしれない．そこで，われわれは抗血小板療法の組み合わせによる強化抗血小板療法を試みている[15]．LSA 領域と PPA 領域の BAD 型梗塞連続 313 例について，phase 1：2001～2005 年，phase 2：2005～2009 年，phase 3：2009～2012 年の 3 期間において異なる治療の成績を比較した．phase 1 は個々のケースについて best medical

7 治療各相における，1 か月後 mRS

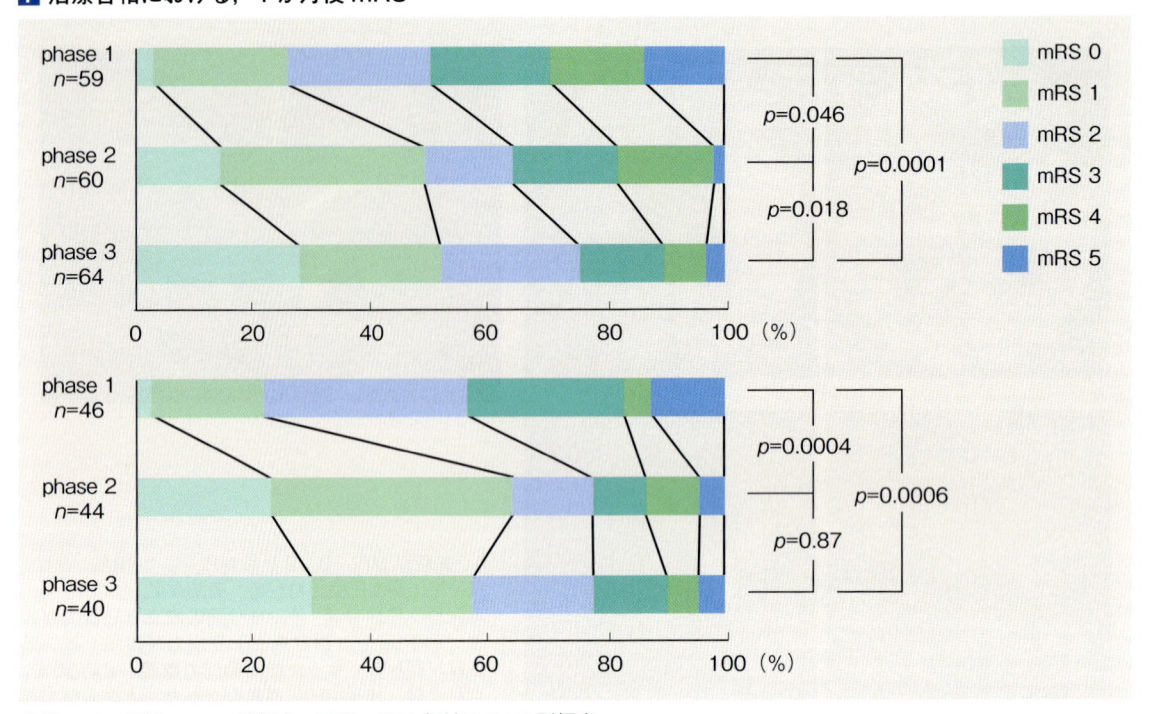

上段：LSA 領域の BAD 型梗塞，下段：PPA 領域の BAD 型梗塞．
phase 1：best medical treatment，phase 2：アルガトロバン，シロスタゾール・エダラボン併用療法，phase 3：phase 2 にクロピドグレルの loading dose を含む投与を追加．

(Yamamoto Y, et al. *Int J Stroke* 2014[15] より)

treatment を選択，phase 2 は，アルガトロバン，シロスタゾール・エダラボン併用療法，phase 3 は phase 2 にクロピドグレルの loading dose を含む投与を追加した．phase 1 に対し phase 2 では，特に PPA 領域梗塞で著明改善が得られた．phase 2 に対し phase 3 では LSA 領域梗塞で有意な改善がみられた．すなわち，エダラボン投与下で，シロスタゾールは特に PPA 領域梗塞に有効で，クロピドグレルは LSA 領域梗塞に有効であったといえる．この理由は不明であるが，ほぼ均等に 200〜400 μm と口径の細い穿通枝が脳底動脈から分岐する PPA には，血管拡張作用の強いシロスタゾールが有効で，分岐直後の口径が 700〜800 μm と大きく逆行性に走行している LSA では，shear stress 下での血小板凝集抑制効果が大きいと考えられているクロピドグレルがより奏効したと推測することもできる（7）[15]．強化抗血小板療法は約 2〜4 週間以内とし，以降は単剤に変更している．

また，急性期の炎症マーカーや興奮性神経伝達物質の上昇が神経細胞障害をきたしているとの考えもあり，さらに病態を考慮した治療法の開発が望まれる．

〔山本康正〕

文献

1) Caplan LR. Intracranial branch atheromatous disease : A neglected, understudied, and underused concept. *Neurology* 1989 ; 39 : 1246-1250.
2) Fisher CM, Caplan LR. Basilar artery branch occlusion : A cause of pontine infarction. *Neurology* 1971 ; 21 : 900-905.
3) Fisher CM. The arterial lesions underlying lacunes. *Acta Neuropathol* 1968 ; 12 : 1-15.
4) Fisher CM. Capsular infarcts : The underlying vascular lesions. *Arch Neurol* 1979 ; 36 : 65-73.
5) Tatsumi S, Yamamoto T. An autopsied case of an apparent pontine branch atheromatous disease. *Eur Neurol* 2010 ; 63 : 184-185.
6) 緒方絢ほか. 脳循環障害と病理 Intracranial branch atheromatous disease. 脳と循環 2005 ; 10 : 5-8.
7) Yamamoto Y, et al. Characteristics of intracranial branch atheromatous disease and its association with progressive motor deficits. *J Neurol Sci* 2011 ; 304 : 78-82.
8) 星野晴彦ほか. Branch atheromatous diseaseにおける進行性脳梗塞の頻度と急性期転帰. 脳卒中 2011 ; 33 : 37-44.
9) Yamamoto Y, et al. Predictive factors for progressive motor deficits in penetrating artery infarctions in two different arterial territories. *J Neurol Sci* 2010 ; 288 : 170-174.
10) Boiten J, et al. Two clinically distinct lacunar infarct entities? A hypothesis. *Stroke* 1993 ; 24 : 652-656.
11) Donnan GA, et al. The capsular warning syndrome : Pathogenesis and clinical features. *Neurology* 1993 ; 43 : 957-962.
12) Terai S, et al. Mechanism in progressive lacunar infarction : A case report with magnetic resonance imaging. *Arch Neurol* 2000 ; 57 : 255-258.
13) Dobkin BH. Heparin for lacunar stroke in progression. *Stroke* 1983 ; 14 : 421-423.
14) Hwang YH, et al. Early neurological deterioration following intravenous recombinant tissue plasminogen activator therapy in patients with acute lacunar stroke. *Cerebrovasc Dis* 2008 ; 26 : 355-359.
15) Yamamoto Y, et al. Aggressive anti-platelet treatment for acute branch atheromatous disease type infarcts : A 12 year prospective study. *Int J Stroke* 2014 ; 9(3) : E8.

III. 脳梗塞・一過性脳虚血発作の治療
動脈原性脳塞栓症および境界領域梗塞

Point
- 動脈原性脳塞栓症の急性期には，塞栓源から繰り返し血栓が遊離するためしばしば再梗塞を来す．
- 急性期の再梗塞予防のためには抗血小板薬を併用した強力な抗血栓療法が勧められる．一方，慢性期の抗血小板薬の併用には相加的効果はなく，逆に出血の副作用が増加するために推奨されない．
- 境界領域梗塞では主幹動脈の高度狭窄が合併することが多く，①主幹動脈からの動脈原性塞栓，②高度な狭窄による末梢側の血行力学不全，③塞栓子が灌流圧低下のために境界領域の血管内にとどまる洗い出し不全，などの病態が関与する．
- 境界領域梗塞では血小板血栓の抑制とともに，適切な血圧の維持が重要であり過度な降圧により脳梗塞が再発する．

アテローム血栓症の発症機序

　進行期のアテロームから脳梗塞が発症する機序として，側副血行路に乏しく病変が完全に血管を閉塞する場合は，アテロームによって閉塞した血管の支配領域全体に梗塞巣が起きる．こうした梗塞は広範囲でしばしば予後不良であるが，同様な皮質梗塞は臨床的には心原性脳塞栓症が原因となって起こることのほうが多い．

　主幹動脈アテローム病変の末梢に生じる脳梗塞は，古典的には，①動脈原性脳塞栓症（artery-to-artery embolism〈A to A embolism〉）と②血行力学的不全症（hemodynamic insufficiency）とに大きく分けられる．前者ではプラークに形成された血栓が剥離して末梢の血管を閉塞する機序（thromboembolism；血栓塞栓症）が，後者では灌流圧の低下で血流がうっ滞（stagnation）することが脳梗塞発症の機序と考えられ，これら2つは別々の機序とされていた（**1**）．

　最近では，血行力学的不全症で多く認められる境界領域梗塞（borderzone infarction；分水嶺梗塞〈watershed infarction〉）においても塞栓症の機序が強く関与することがわかっている[1]．

動脈原性脳塞栓症

病態

　主幹動脈のプラークが破綻すると，血管内膜下の結合織が露呈し血小板の粘着が惹起される．粘着し活性化された血小板は顆粒の放出などにより，さ

動脈原性脳塞栓症および境界領域梗塞 | 165

1 アテローム血栓症の発症機序

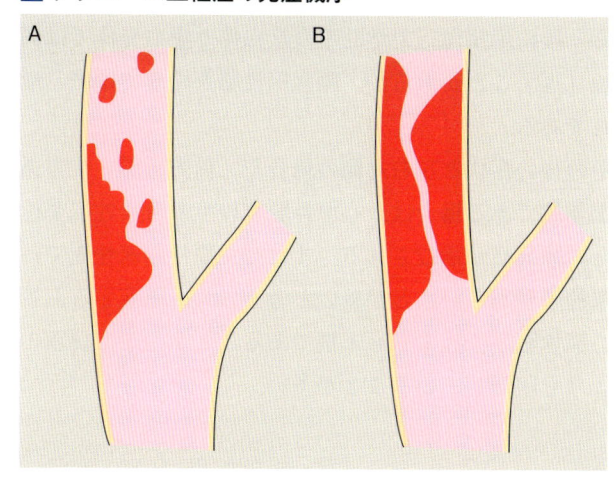

プラーク上に形成された血小板血栓が剥離して末梢の動脈を閉塞する動脈原性脳塞栓症（A）と，狭窄した病変により末梢の循環不全が生じる血行力学的不全症（B）とに大別される．

らに周囲の血小板を活性化し，その結果プラークの血管内腔側には血小板血栓が形成される．ある程度の大きさになった血小板血栓は，shear stress の増大により血管壁から剥離し，一塊となって末梢に流れ末梢の動脈を閉塞する．これを動脈原性脳塞栓症という．このときの塞栓症は大部分が血小板血栓症（thromboembolism）であるが，時にプラークの一部が剥離したアテローム塞栓症（atheroembolism）のこともあり，臨床的には両者の区別はつかない．

これまでも，プラークからの塞栓子が末梢動脈を閉塞することは，一過性黒内障における網膜動脈の観察や血管撮影中の血栓の観察などによって示唆されていた．最近は，経頭蓋ドプラ法にて臨床的に簡便に塞栓子の通過を検出できるようになり，かつて考えられていたよりもずっと高い頻度で塞栓子が形成されていることが確認されている．こうした塞栓子の検出頻度に比較すると無症候性も含めた脳梗塞の発症頻度はきわめて低く，大部分の塞栓は症状を起こさずに溶解してしまうと考えられる．

やがて破綻したプラークの血管内腔側は安定化して，層状に重なった血小板によって覆われる．この段階では流血中の血小板はその表面をローリングしていくが，粘着・凝集によって血小板塊を形成することはなくなる．さらに時間が経つと，破綻したプラークの内腔側は周囲の血管内皮細胞が増殖した内皮細胞によって再内皮化され，プラークは安定化する．一般的にはプラークの安定までに1～数週間を要すると報告されており，この期間は血小板血栓が形成されやすい[2]．

アテロームが形成される血管は大動脈から頭蓋内脳表面の主幹動脈までと幅広いが，分岐部付近の内頸動脈，頭蓋内内頸動脈，大動脈などの頻度が高い．前方循環だけでなく椎骨・脳底動脈からの動脈原性脳塞栓症もしばしば認められる．

経過・主要徴候

上記の病態から示唆されるように動脈原性脳塞栓症では，同じ血管支配領

域に起因する一過性脳虚血発作（transient ischemic attack：TIA）や軽い脳梗塞が先行することがある．後に示す血行力学的不全症に伴う虚血発作では同じ虚血症状を常同的に繰り返すことがあるが，動脈原性脳塞栓症では同じ症状を繰り返すことはまれである．

先行する虚血症状がその後の症状と左右対側の場合や，前方循環・後方循環とで異なった血管支配領域である場合は，心原性脳塞栓症や奇異性脳塞栓症などのより中枢側からの塞栓症が示唆される．また動脈原性脳塞栓症では心原性脳塞栓症よりも塞栓子が小さいことが多いと考えられ，閉塞する血管も動脈原性脳塞栓症は心原性脳塞栓症よりも末梢であることが，また梗塞の範囲も心原性脳塞栓症よりも限局していることが多い．

検査

頭部 MRI で支配血管領域に皮質梗塞を来すことが多い（**2**）が，時には穿通枝領域や後述する境界領域に梗塞を来すこともある．また発症時の責任病巣に加え，同じ血管支配領域に先行する亜急性期から慢性期の梗塞巣を認める場合は動脈原性脳塞栓症が強く疑われる．

また MR 血管撮影や頸動脈エコー，3D-CT 血管撮影などによって責任血管病変が描出される．動脈原性脳塞栓症の場合，必ずしも責任血管の狭窄度は高くなく（**1**），頸動脈エコーでの流速の亢進を伴わないこともある．またプラークイメージングにて，プラークは脂質に富んだ不安定プラークであることが多く，プラーク内に壊死・出血やプラーク表面に潰瘍形成を認めることが多い．こうした所見は診断的意義が高い．

さらに経頭蓋ドプラ法にて，中大脳動脈中を流れる塞栓子を微小栓子シグナル（microembolic signal：MES）として検出することができる．MES の検出は発症直後で最も頻度が高く，その後も減少しながら 1～数週間持続する．

治療

超急性期における rt-PA 静注療法や血管内治療の適応，実際の治療法については一般的な脳梗塞と変わらないため，本書の該当頁を参照すること[*1]．

動脈原性脳塞栓症の治療上で重要な点は，再梗塞を最も来しやすい脳梗塞発症直後の急性期から抗血小板薬を使用することにある．かねてから急性期ではアスピリンの経口投与の有効性が中国の CAST 試験[3]，国際的な IST 試験[4] によって示されていたが，出血が増加することも知られていた．また日本においては，非心原性脳梗塞の急性期治療としてアルガトロバン（ノバスタン HI®，スロンノン HI®）やオザグレルナトリウム（カタクロット®，キサンボン® など）の点滴の効果が報告されていた．

最近は抗血小板薬（アスピリン，クロピドグレル）を併用する強化抗血栓療法の有用性が明らかとなり，推奨されている[5]．この根拠として，急性期に短期間，抗血小板薬を併用することで脳梗塞の再発率が低下することや，MES の検出率が有意に抑制されることの報告があげられる[6,7]．こうした試

*1
本章「血栓溶解療法」(p.99)～「心原性脳塞栓症の急性期治療」(p.136) 参照．

2 主幹動脈病変による脳梗塞の分布

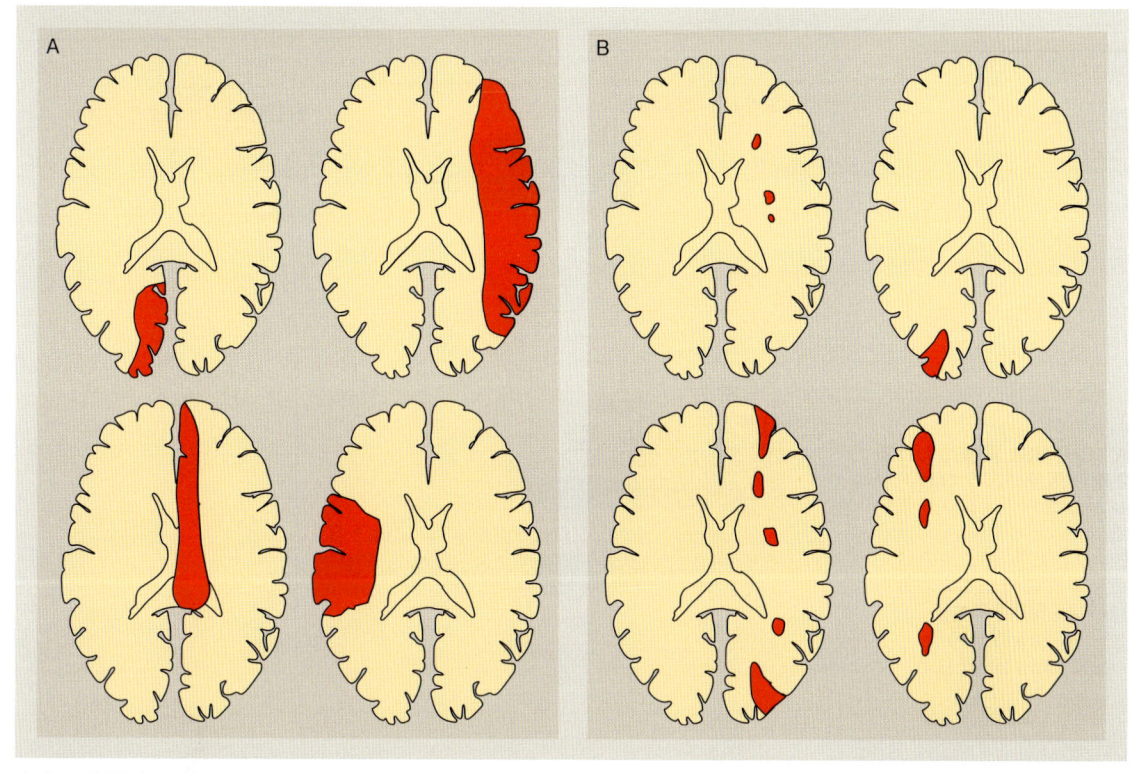

中大脳動脈（MCA），前大脳動脈（ACA），後大脳動脈（PCA）などの皮質を含めた支配血管領域（arterial territorial infarction）に生じる梗塞（A）と，血管領域の境界に生じる境界領域梗塞（borderzone infarction；分水嶺梗塞〈watershed infarcion〉）（B）とがある．

験では抗血小板薬の併用は短期間であれば，脳出血の合併症のリスクを高めないことが報告されている．これとは対照的に，急性期から慢性期にかけての長期間のアスピリン，クロピドグレルの併用は，脳梗塞の抑制に対して相加作用はなく，逆に脳出血のリスクを高めてしまうことが明らかとなっている[8]．

一方で，こうした急性期の大規模試験は海外で行われており，抗血小板薬クロピドグレルの初期大量投与（ローディング）が行われている（3-A）[5]が，日本においては，クロピドグレルのローディングは保険適用がないことに注意する必要がある．したがってクロピドグレルとアスピリンの併用療法を行う場合，初期の数日をカバーするには抗血栓薬アルガトロバン点滴などを3剤目として併用する治療法が有用と考えられる（3-B）が，安全性などについてはさらに検討が必要と思われる．

またスタチンは，脳梗塞急性期において血管内皮機能，脳循環，炎症，血栓形成に複合的な治療効果を及ぼし，プラークの安定化から再発を低下させることが期待されている．実際に少ない無作為化試験を含めた症例・対照試験のメタ解析はスタチンの急性期治療効果を支持している[9]．

また脳梗塞を発症したときにすでにスタチンを内服している患者では，急性期もスタチン内服を継続すべきであるとAHAのガイドラインで推奨され

3 脳梗塞急性期での強化型抗血小板療法

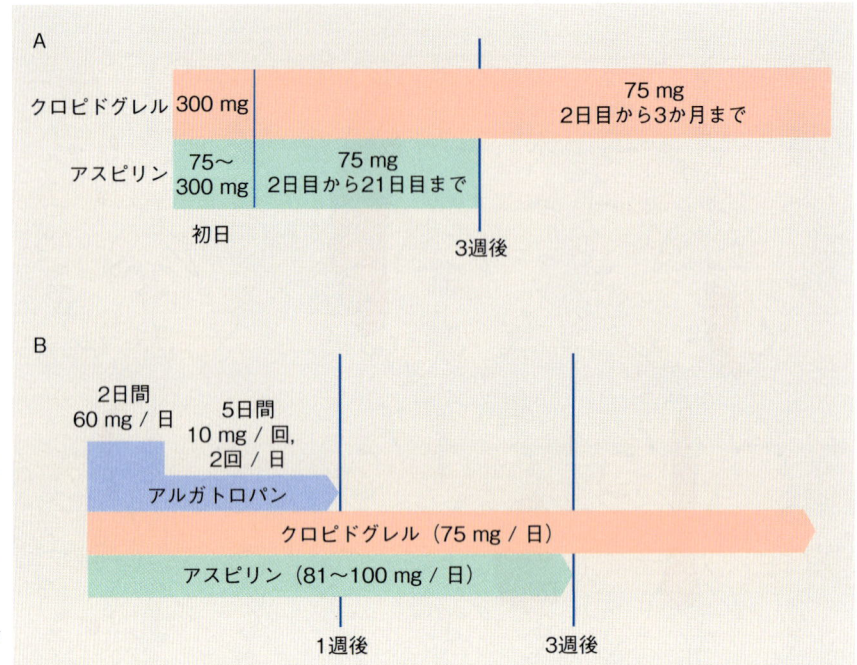

A

| クロピドグレル | 300 mg（初日） | 75 mg 2日目から3か月まで |
| アスピリン | 75〜300 mg（初日） | 75 mg 2日目から21日目まで |

3週後

B

- アルガトロバン：2日間 60 mg/日，5日間 10 mg/回，2回/日
- クロピドグレル（75 mg/日）
- アスピリン（81〜100 mg/日）

1週後　3週後

A：CHANCE 試験における2剤併用療法．クロピドグレルのローディングを用いる．
B：クロピドグレルのローディングに代えてアルガトロバンを併用する方法
（A：Wang Y, et al. N Engl J Med 2013[5] より）

ている[10]．これまでに発症後3日間スタチンを中止しただけで予後に影響が出ることが無作為化試験によって示されている[11]．

　こうしたスタチンの脳梗塞急性期におけるエビデンス・ガイドラインは，不安定プラークを背景に発症する動脈原性脳塞栓症の治療において，より重要であると考えられる．

境界領域梗塞

病態

　前大脳動脈，中大脳動脈，後大脳動脈といった主幹動脈の支配領域の境界には，脳梗塞が起きやすいことが知られており境界領域梗塞，あるいは分水嶺梗塞と呼ばれる（**2**）．小脳においても上小脳動脈，前下小脳動脈，後下小脳動脈などの境界に境界領域梗塞が生じることが知られているが頻度は低い．

　この領域は血管支配からみると最も末梢にあるため，境界領域をはさんで双方あるいは一方の主幹動脈に高度狭窄病変が形成されると，この領域の灌流圧が低下して虚血になりやすいと考えられる（血行力学的不全症）．境界領域梗塞は，ショックによる全身性の血圧低下によって両側性に形成されることが知られている．また，広範な脳血管の可逆性の攣縮によって広範囲な脳虚血を呈する reversible cerebral vasoconstriction syndrome でも両側性の境界領域梗塞を来す．このように高度な灌流圧の低下だけで塞栓症の要素がなく

ても境界領域に梗塞を生じる．

　一方，経頭蓋ドプラ法にて境界領域梗塞を有する患者の微小栓子シグナル（MES）を評価すると，主幹動脈狭窄症による境界領域梗塞の急性期では高率にMESが検出される．こうしたことから，「主幹動脈狭窄症では破綻したアテローム上で形成され剥離した血小板血栓が末梢の境界領域で血管を閉塞するが，この領域の灌流圧が低いため血栓が溶解せずにその部分にとどまる」という「洗い出し不全（impaired washout）」が主因と考えられるようになっている[1]．また血管内を進む血栓も，ある程度の大きさがあると急な角度で分岐する細い穿通枝には入らないため，脳表を軟膜動脈の末梢まで流れていきやすいという流体力学的な成因も境界領域の寄与因子として指摘されている．

　このように境界領域梗塞は，病態によってさまざまな因子が関与していると考えられる．

経過・主要徴候

　主幹動脈の高度狭窄病変では，血圧低下に伴い同じ虚血症状がTIAとして繰り返し出現することがある．こうした症例では，アセタゾラミド（ダイアモックス®）負荷後の脳血流検査にて狭窄部位の血管拡張予備能が低下していることが示されることが多い．このような常同的な虚血症状は塞栓症モデルでは説明できず，血行力学不全の要素が主であると考えられる．

　また小さい境界領域梗塞の場合，しばしば無症候性である．

検査

　上記の動脈原性脳塞栓症と同様に，虚血病巣の検出，血管病変の評価を行う．虚血病巣は急性期病巣だけでなく，陳旧性の病巣が境界領域に分布していることが多い．境界領域に分布する虚血病巣を認めたときは，灌流圧低下を来すような高度な血管狭窄病変を探す．総頸動脈，腕頭動脈，これらの血管が大動脈から分岐する部分などの評価が必要となることもある．

　さらに，安静時脳血流量およびアセタゾラミド負荷時の脳血流量を定量的に測定し，血流低下領域，血流低下の絶対値の評価，血管拡張予備能を調べ，Powersの分類を参考に進行ステージ，手術適応を考える．

　また経頭蓋ドプラ法にてMESを測定し，プラークの安定度を評価する．

治療

　多くの境界領域梗塞では塞栓性の要素が強いため，動脈原性脳塞栓症と同様に脳梗塞急性期は強力な抗血小板薬を併用し血小板血栓の拡大・剥離を予防する．このとき，出血の予防のため，併用期間は長期間にならないように配慮する．また急性期からスタチンを投与する．

　また血行力学不全の要素も強く影響しているため，急性期は血圧高値であっても降圧してはならない．1週間以上経過してプラークが安定してから狭

窄の程度に応じて緩徐な降圧を検討する．場合によっては狭窄病変へのインターベンションが行われるまで高血圧を維持することも考慮する必要があるが，腎臓への負担，虚血巣以外の脳からの出血などに配慮する．

　高度な狭窄病変については，頸動脈内膜剝離術（carotid endarterectomy：CEA），頸動脈ステント（carotid artery stent：CAS），EC-ICバイパスなどのインターベンションを考慮するが，詳細は本書の該当項目を参考にすること[*2]．

（伊藤義彰）

*2
本章「頸動脈内膜剝離術とステント留置術」(p.248)，「EC-ICバイパス術」(p.255) 参照．

文献

1) Caplan LR, Hennerici M. Impaired clearance of emboli (washout) is an important link between hypoperfusion, embolism, and ischemic stroke. *Arch Neurol* 1998；55：1475-1482.
2) Itoh Y, et al. Resident endothelial cells surrounding damaged arterial endothelium reendothelialize the lesion. *Arterioscler Thrombo Vasc Biol* 2010；30：1725-1732.
3) CAST：Randomised placebo-controlled trial of early aspirin use in 20,000 patients with acute ischaemic stroke. CAST (Chinese Acute Stroke Trial) Collaborative Group. *Lancet* 1997；349：1641-1649.
4) The International Stroke Trial (IST)：A randomised trial of aspirin, subcutaneous heparin, both, or neither among 19435 patients with acute ischaemic stroke. International Stroke Trial Collaborative Group. *Lancet* 1997；349：1569-1581.
5) Wang Y, et al. Clopidogrel with aspirin in acute minor stroke or transient ischemic attack. *N Engl J Med* 2013；369：11-19.
6) Wong KS, et al. Clopidogrel plus aspirin versus aspirin alone for reducing embolisation in patients with acute symptomatic cerebral or carotid artery stenosis (CLAIR study)：A randomised, open-label, blinded-endpoint trial. *Lancet Neurol* 2010；9：489-497.
7) Markus HS, et al. Dual antiplatelet therapy with clopidogrel and aspirin in symptomatic carotid stenosis evaluated using doppler embolic signal detection：The Clopidogrel and Aspirin for Reduction of emboli in Symptomatic Carotid Stenosis (CARESS) trial. *Circulation* 2005；111：2233-2240.
8) Kennedy J, et al. Fast assessment of stroke and transient ischaemic attack to prevent early recurrence (FASTER)：A randomised controlled pilot trial. *Lancet Neurol* 2007；6：961-969.
9) Ni Chróinín D, et al. Statin therapy and outcome after ischemic stroke：Systematic review and meta-analysis of observational studies and randomized trials. *Stroke* 2013；44：448-456.
10) Jauch EC, et al. Guidelines for the early management of patients with acute ischemic stroke：A guideline for healthcare professionals from the American Heart Association / American Stroke Association. *Stroke* 2013；44：870-947.
11) Blanco M, et al. Statin treatment withdrawal in ischemic stroke：A controlled randomized study. *Neurology* 2007；69：904-910.

III. 脳梗塞・一過性脳虚血発作の治療

頭蓋内・外の脳動脈解離

> **Point**
> - 脳動脈解離とは，脳動脈に内膜損傷が生じ，動脈壁内に出血し壁が剝がれ，動脈を狭窄・閉塞または膨らんで瘤を形成した状態である．
> - 出血性発症（くも膜下出血）と虚血性発症（脳梗塞または一過性脳虚血発作）があり，突発する激しい頭痛を特徴とする．
> - 診断には，画像検査が必須であり，特に MRI / MRA 所見が重要である．
> - 治療には，内科的治療（抗血栓療法）と外科的治療（手術または血管内治療）がある．
> - 内科的治療では，抗凝固療法が行われることが多いが，これまで RCT はなく，エビデンスには乏しい．
> - 外科的治療では，最近では血管内治療が行われることが多い．

脳動脈解離とは

脳動脈解離[1]とは，何らかの原因により脳動脈（頭蓋内または頭蓋外）に内膜損傷が生じ，動脈壁内に出血し壁が剝がれた状態である．その結果動脈壁は内腔に向かって膨隆し血管を狭窄または閉塞させるか，あるいは外方に向かって膨らみ瘤を形成する．

脳動脈解離の分類

成因からは，外傷性，医原性，特発性に分けられる．

発症様式からは，出血性発症（くも膜下出血），虚血性発症（脳梗塞または一過性脳虚血発作），その他の症状（頭痛，解離部による圧迫症状），無症候に分けられる．

罹患動脈では，内頸動脈系と椎骨脳底動脈系に分けられ，さらにそれぞれが頭蓋外と頭蓋内に分類される．欧米では頭蓋外内頸動脈解離の頻度が最も高い[2]が，わが国では頭蓋内椎骨動脈解離の頻度が圧倒的に高い[3]．

脳動脈解離の症状

解離による直接症状（頭痛・頸部痛と局所症状）と，血管障害による間接症状（虚血または出血）とに分けられる．時に無症候に経過し偶然見つかる場合もある．

頭痛・頸部痛

突然の激しい頭痛や頸部痛は動脈解離の大きな特徴の一つである．解離による頭痛・頸部痛の頻度は，50〜80％と報告されている[4]．一般に内頸動脈

Memo

特発性脳動脈解離
特発性と考えられた例でも，詳しく病歴を聴取してみると，軽微な外傷（minor trauma, trivial trauma）が誘因と考えられる例が見つかる．解離と関連する日常動作としては，咳嗽，性交，美容院での頸部の伸展，頸部の回旋，重いものを持ち上げる，スポーツ（ゴルフ，水泳，格闘技など），ヨガ，カイロプラクティックなどがある

系の場合は前頭部痛や前額部痛を，椎骨脳底動脈系の場合は後頭部痛や項部痛を呈する．持続は，数日～2週間程度のことが多い．これらの痛みは出血や虚血とほぼ同時または数分～数日先行して出現する[2,4]．

解離部局所症状

頸部内頸動脈解離では，血管の拡張により下部脳神経（第 IX, X, XI, XII 脳神経）を圧迫して脳神経症候が出現することがある[5]．内頸動脈解離では，内頸動脈壁を交感神経線維が走行しており，ホルネル症候群（Horner syndrome）を呈することがある[6]．

虚血による症状

解離動脈の支配領域に一致した虚血症状を呈する．内頸動脈系では，片麻痺，感覚障害，構音障害，失語症などの高次脳機能障害，などを，椎骨脳底動脈系では，片麻痺，感覚障害，構音障害の他にめまい，失調，複視，半盲，などを呈する．多くは完成型脳梗塞となるが，一過性脳虚血発作で終わることもある[7]．

虚血の発症機序としては，解離部で形成された血栓による遠位部への塞栓性機序と，狭窄や閉塞に伴う血行力学的な機序があるが，頭蓋外動脈解離では前者が多く，頭蓋内動脈解離では後者が多い．

出血による症状

動脈瘤破裂による一般のくも膜下出血と同様に頭痛，意識障害などを呈する．しばしば頭痛や頸部痛が先行するとされるが，実際には解離による頭痛とくも膜下出血による頭痛を鑑別することは困難である．

脳動脈解離の診断

動脈解離の診断は画像診断なくしては不可能である．以前は脳血管造影が不可欠とされていたが，最近では非侵襲的に MRI・MRA，3D-CT，超音波検査により診断が可能である．画像診断基準を含めた脳動脈解離診断基準を示す（**1**）[7]．

脳血管造影

直接所見とされる double lumen または intimal flap（内膜フラップ；**2**）を証明できれば確診といえるが，その頻度は比較的低い．その他の脳血管造影上の所見（間接所見）としては，pearl and string sign（**2**-A），string sign，pearl sign（または aneurysmal outpouching），tapered occlusion などがあげられる[1,2]．

MRI・MRA

MRI で重要とされる所見は，intramural hematoma（壁内血腫）の証明である．

Keywords

ホルネル症候群

ホルネル症候群は特発性内頸動脈解離の 28～41％で認められる．その場合，眼窩上での無汗症は呈するが，顔面の無汗症は欠如しているのが特徴である．顔面の汗腺を支配している交感神経叢は外頸動脈にあり，上眼窩の汗腺を支配している交感神経叢は内頸動脈にある．

1 脳動脈解離の診断基準

I. 動脈内腔の所見

① 脳血管造影にて intimal flap または double lumen いずれかの所見を認める
② CTA の断層像において intimal flap または double lumen を認める
③ MRI の T1 強調画像において壁内血腫を示唆する高信号を認める
④ 脳血管造影にて動脈解離が示唆される所見（dilatation and stenosis, retention of the contrast media, string sign, pearl sign, tapered occlusion）を認める
⑤ MRA, CTA において dilatation and stenosis を認める
⑥ MRI, MRA, 造影 volume T1WI の断層像において intimal flap または double lumen を認める
⑦ 血管造影, MRA, CTA において動脈本幹の紡錘状拡張所見を認める

II. 動脈外観の所見

造影 volume T1WI あるいは BPAS, 3D-T2WI で動脈外観に紡錘状拡張を認める

III. 経過観察における画像所見の変化

経過観察の画像において, ①あるいは②の所見に明らかな変化（改善, 増悪）を認める

IV. 手術および病理所見

① 手術時の観察で動脈解離を認める
② 摘出標本または剖検により病理学的に脳動脈解離を認める

【解離確実】
　以下の3つのいずれかに該当するもの
　・上記 I ①〜③のいずれかを満たす
　・上記 III を満たし, 解離以外の原因が否定される
　・上記 IV ①あるいは②を満たす
【解離強疑】
　以下の3つのいずれかに該当するもの
　・上記 I ④あるいは⑤のいずれかを満たす
　・上記 I ⑥および II を満たす
　・動脈に狭窄, 閉塞所見があり, II を満たす場合
【解離可能性あり】
　・上記 I ⑥, ⑦, あるいは II のいずれかを満たす

（塚原哲也. 脳動脈解離診療の手引き. 2009[7] より）

2 左前大脳動脈解離（56歳男性）

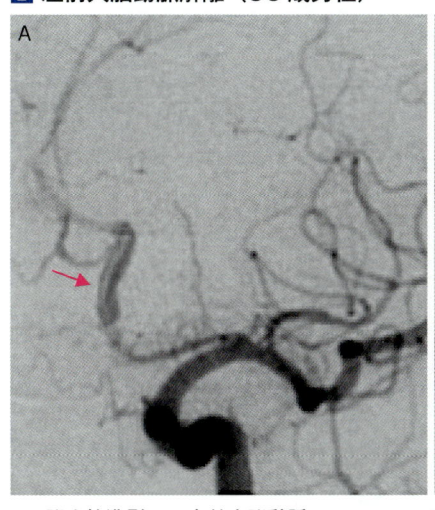

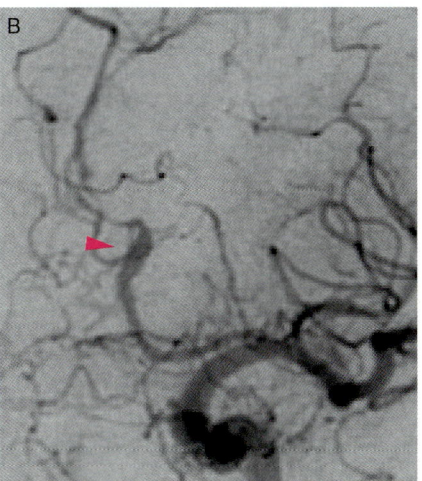

A：脳血管造影では左前大脳動脈 A2-A3 にかけて pearl and string sign と intimal flap を認める（→）.
B：1か月後の脳血管造影では拡張性病変の改善（▶）がみられる.

3 脳底動脈解離（26歳女性）

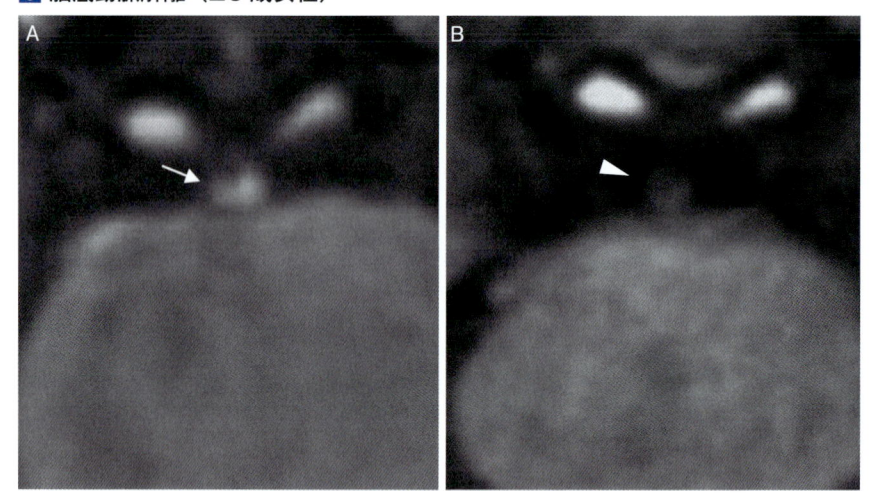

A：第9病日．MRI T1強調画像．脳底動脈内に半月状の高信号（intramural hematoma）（→）を認める．
B：第66病日．MRI T1強調画像．動脈内の高信号は等信号（▷）となっている．

4 左椎骨動脈解離（47歳男性）

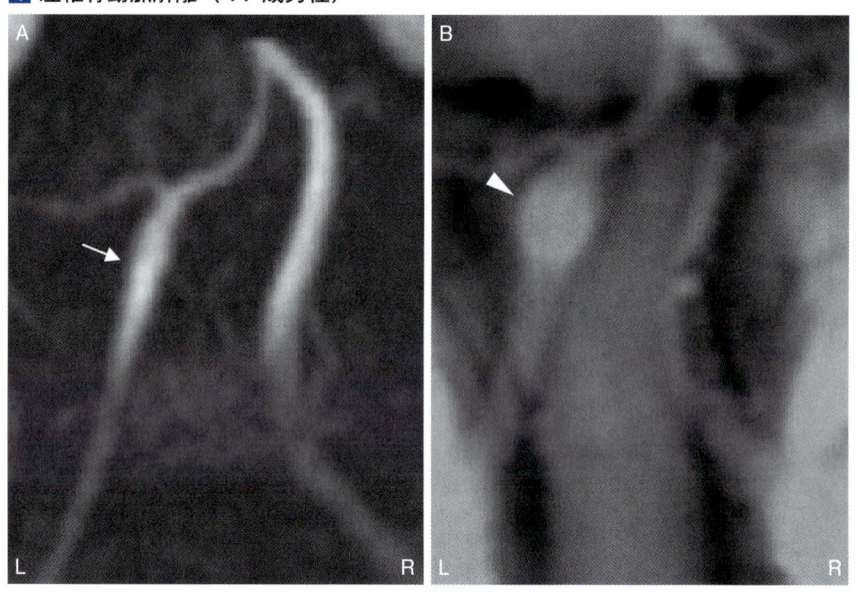

A：MRA．左椎骨動脈は軽度拡張してみえる（→）．
B：BPAS（basi-parallel anatomical scanning）画像．椎骨動脈の外観をとらえることができ，AのMRAの画像よりも実際にはさらに拡張（▷）しているのがわかる．

intramural hematoma はT1強調画像において，血管内の三日月または半月状の陰影として捉えられる．脳内血腫の経時的変化と同様にintramural hematoma は，急性期には等信号を示すが，亜急性期には高信号を呈し，慢性期になると低信号を呈するようになる（**3**）[1]．

MRAでは，脳血管造影とほぼ同様の所見を呈する．最近ではBPAS（basi-parallel anatomical scanning）と呼ばれる方法を用いると椎骨・脳底動脈の外観をとらえることができ，MRAと比較することによって診断精度が向上す

> **血管画像所見の変化**
>
> 　発症から短期間のうちに血管画像所見がダイナミックに変化することは脳動脈解離の大きな特徴の一つである．解離の進展や壁内血腫の増大と吸収，瘤内血液の血栓化などが関与している．一般に1～2週以内には狭窄の進行，瘤の増大など悪化所見がみられ，それ以降は狭窄・閉塞の改善，瘤の縮小がみられることが多いとされるが，逆のパターンや，最初から増悪または改善が一相性に進むこともある．
> 　したがって，脳動脈解離発症後1か月程度は，症状に変化がなくとも1週間おきくらいには血管評価を行うことが望ましい．症状に変化，特に悪化がある場合にはさらに頻回に行う必要がある．

る（**4**）[8]．

3D-CT

　MRAでは，動脈瘤や狭窄などで血流が遅かったり乱流があるとアーチファクトを生じやすいが，3D-CTでは遅い血流であっても明瞭に描出可能である．

超音波

　頭蓋外内頸動脈解離や総頸動脈解離では頸部血管エコーが有用である．また，リアルタイムに動的に観察できるため，真腔と偽腔の血流方向・パターンやintimal flapの動きを観察できる[9]．

脳動脈解離の治療

　2009年に改訂された「脳卒中治療ガイドライン2009」では，脳動脈解離は，大項目「脳梗塞・TIA」[10]および，大項目「その他の脳血管障害」[11]の中で述べられている．前者では，「脳動脈解離による脳梗塞では，血管狭窄の程度や動脈瘤形成など個々の症例に応じて治療法を選択する」と記載されており，グレードC1（行うことを考慮してもよいが，十分な科学的根拠がない）に位置づけられている（**5**）．
　虚血発症例の急性期は，血栓塞栓症の予防のために抗凝固療法が選択されることが多い．頭蓋外動脈解離で，複数の脳血管領域に及ぶ大梗塞，頭蓋内動脈瘤や出血性病変を合併した例では，抗血小板療法の適応を症例ごとに検討する．頭蓋内動脈解離では，解離腔の拡張性変化やくも膜下出血のないことを確認した症例にのみ，抗凝固療法を選択する．その後，血管病変の経過に応じて抗凝固療法・抗血小板療法を継続する．

内科的治療（急性期）

　虚血発症，出血発症いずれにおいても，まず一般の脳卒中急性期に準じて安静，補液を行う．重要なのは血圧の管理である．血圧上昇は，解離の進展や再出血の危険性を増大させる反面，過度の降圧は脳血流低下の可能性もあり，症例ごとに適切な血圧管理が必要となる．

5 脳梗塞・TIA —特殊な病態による脳梗塞の治療の推奨

2-1. 脳動脈解離
脳動脈解離による脳梗塞では，血管狭窄の程度や動脈瘤形成など個々の症例に応じて治療法を選択する（グレードC1）

2-2. 大動脈解離
大動脈解離を合併する脳梗塞ではアルテプラーゼ静注療法は禁忌である（グレードD）

（脳卒中合同ガイドライン委員会〈編〉．脳卒中治療ガイドライン2009, p.74, 75[10]より）

6 その他の脳血管障害—頭蓋内・外動脈解離の内科的治療（抗血栓療法）の推奨

1. 虚血症状を発症した頭蓋外頸部動脈解離では，急性期に抗血栓療法（抗凝固療法または抗血小板療法）を考慮すべきである（グレードC1）
2. 虚血発症の頭蓋内動脈解離でも急性期に抗血栓療法（抗凝固療法または抗血小板療法）を考慮してもよい（グレードC1）．しかし，頭蓋内解離ではクモ膜下出血発症の危険性もあるので，解離部に瘤形成が明らかな場合には抗血栓療法は控えるべきである（グレードC2）
3. 虚血発症の脳動脈解離における再発予防では，抗血栓療法（抗凝固療法または抗血小板療法）を考慮すべきである．解離部の所見は時間経過とともに変化するので，3か月ごとに画像検査を行い，その所見をもとに抗血栓療法の変更や継続の必要性を考慮する（グレードC1）

（脳卒中合同ガイドライン委員会〈編〉．脳卒中治療ガイドライン2009, p.244[11]より）

■頭蓋外動脈解離における抗血栓療法

　頭蓋外の動脈解離は，解離が頭蓋内に進展しない限り，ほとんどが虚血性発症である．頭蓋外動脈解離による虚血性脳血管障害の発症機序は，多くが解離部で形成された血栓による動脈原性脳塞栓症である．欧米では頭蓋外内頸動脈解離が最も頻度の高い脳動脈解離であり，古くから抗血栓療法の有効性が示唆されているが，これまでにRCT（randomized controlled trial）は行われていない[12]．実際には，抗凝固療法が行われることが多いが，抗血小板療法より優れているというエビデンスはない[13]．

　「脳卒中治療ガイドライン2009」では，「虚血症状を発症した頭蓋外頸部動脈解離では，急性期に抗血栓療法（抗凝固療法または抗血小板療法）を考慮すべきである（グレードC1）」と記載されている（**6**）[11]．

　実際には，理論的，経験的に以下のような方法が推奨されているが，エビデンスがあるものではない．頸部の内頸動脈または椎骨動脈解離と診断されたら，まず抗凝固療法を開始し，3か月後の評価で解離所見が改善していれば中止，改善がなければさらに3か月後に評価する．そこで改善がみられれば中止し，改善がなければ抗血小板療法に切り替える．最初の診断時に，すでに大梗塞となっている場合，解離が頭蓋内に進展している場合，頭蓋内動脈瘤を認める場合，そのほか出血性病変など抗凝固療法の禁忌となる場合は，最初から抗血小板療法にて経過をみる．この場合も同様に3か月後，6か月後の評価で治療を継続するか否かを決定する[14]．わが国の研究班による報告でも，おおむね同様のアルゴリズムが示されている（**7**）[15]．

　実際には，抗凝固療法としては，ヘパリン（ヘパリンナトリウム®，ノボ・ヘパリン®など）の持続点滴を10,000〜15,000単位/日または，APTT（activated

7 頭蓋外脳動脈解離の急性期治療アルゴリズム

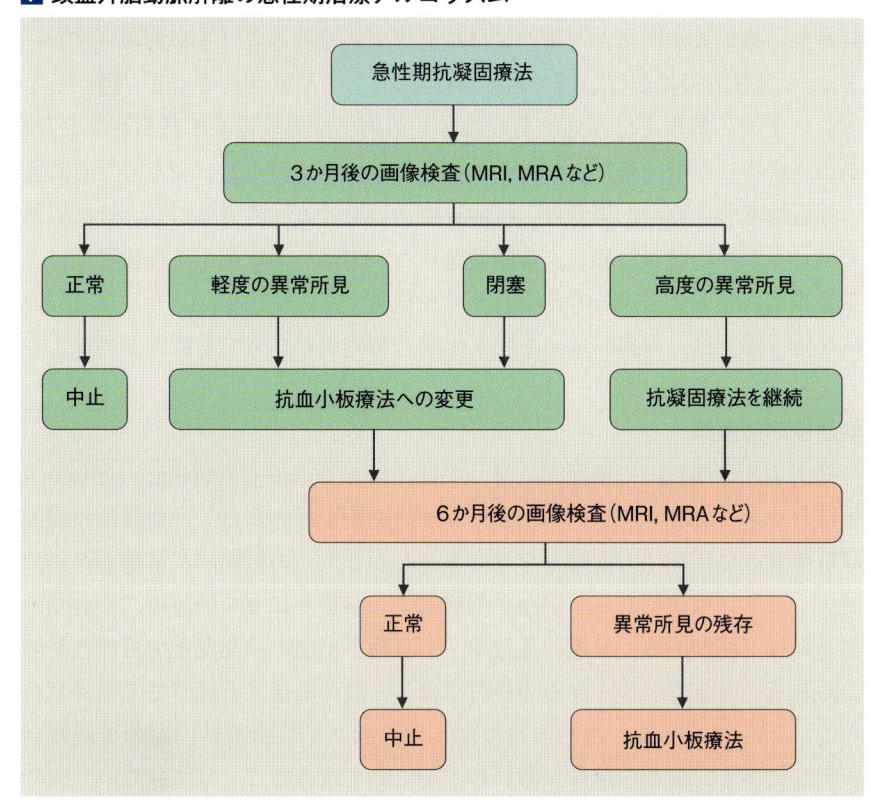

```
           急性期抗凝固療法
                │
           3か月後の画像検査（MRI, MRAなど）
    ┌───────┬────────┬────────┐
   正常   軽度の異常所見   閉塞    高度の異常所見
    │       │                │         │
   中止    抗血小板療法への変更      抗凝固療法を継続
                │                      │
           6か月後の画像検査（MRI, MRAなど）
                ├────────────┐
               正常          異常所見の残存
                │                │
               中止           抗血小板療法
```

（峰松一夫〈編〉. 脳動脈解離診療の手引き. 2009[15] より）

partial thromboplastin time：活性化部分トロンボプラスチン時間）を1.5～2倍程度に調整し、急性期以降は，ワルファリン（ワーファリン®など）に切り替え，PT-INR（prothrombin time-international normalized ratio：プロトロンビン時間国際標準比）を2.0～3.0に調整する．ワルファリンの代わりに経口抗トロンビン薬（ダビガトラン〈プラザキサ®〉）や，Xa阻害薬（リバーロキサバン〈イグザレルト®〉）を使用することもある．抗血小板療法は，アスピリンが使用されることが多いが，動脈解離の場合は，出血という観点から，より出血性合併症の少ないクロピドグレル（プラビックス®）やシロスタゾール（プレタール®）のほうが適している．

■頭蓋内動脈解離における抗血栓療法

　頭蓋内動脈解離は，頭蓋外動脈解離と異なり，虚血の発症機序としては，血行力学的機序が主と考えられている．虚血性発症の頭蓋内動脈解離についてもRCTはなく[12]，さらにcase seriesも各報告の症例数が少なく頭蓋外解離ほどデータが集積されていない．頭蓋内動脈は，頭蓋外動脈と異なり外弾性板がないためくも膜下出血を来しやすく，また抗血栓療法により解離の進行を助長させる可能性もあり，適応に関しては議論の多いところである[14,16]．

　「脳卒中治療ガイドライン2009」では，「虚血症状の頭蓋内動脈解離でも急性期に抗血栓療法（抗凝固療法または抗血小板療法）を考慮してもよい（グ

レードC1）．しかし，頭蓋内解離ではくも膜下出血発症の危険性もあるので，解離部に瘤形成が明らかな場合には抗血栓療法は控えるべきである（グレードC2：科学的根拠がないので勧められない）」と記載されている（**6**）[11]．

これまでの報告では虚血性発症の多くの例で抗血栓療法が行われており，その場合も比較的予後は良いとされている．一応現時点では少なくとも動脈の拡張性変化を認めた場合は，抗血栓療法は避けるべきであろう．それ以外の場合も頭蓋内動脈解離による脳梗塞においては，遠位部への血栓塞栓による場合は比較的少ないと考えられ，今後検討する必要がある．もし抗凝固療法を行う場合は，画像にてくも膜下出血が認められなくても腰椎穿刺により否定しておく必要がある．

■血栓溶解療法

発症4,5時間以内の脳梗塞に対しては，t-PA（tissue plasminogen activator：組織プラスミノゲンアクチベーター）静注療法が行われる．虚血発症の脳動脈解離もこの治療法の候補となりうる．しかし，この時間内に解離か否か診断することは困難である．脳動脈解離による脳梗塞にtPA静注療法が有効かどうかは不明である．解離の進行や，くも膜下出血の誘発などの可能性が考えられる．欧米での後ろ向きの検討では，一般の脳梗塞と比べて転帰は変わらないとされる[17,18]．ただ前述のように，欧米では頭蓋外内頸動脈解離が圧倒的に多く，頭蓋内解離が多いわが国にあてはめることはできない．現時点では，tPA投与前に解離と診断されたら，tPA静注療法は避けるべきと思われる．

また，「脳卒中治療ガイドライン2009」では，大動脈解離にも言及されている．「大動脈解離を合併する脳梗塞ではアルテプラーゼ静注療法は禁忌である．」として，グレードD（行わないよう勧められる）となっている（**5**）．

内科的治療（慢性期）

急性期以降の抗血栓療法については，画像による異常所見が残存しているか否かによる．画像が正常になっていれば抗血栓療法は中止する．狭窄が残存している場合は，程度にもよるが，3～6か月を過ぎた時点で，抗凝固療法から抗血小板療法に変更して継続することが多いが，やはりエビデンスがあるものではない．

「脳卒中治療ガイドライン2009」では，「虚血症状の脳動脈解離における再発予防では，抗血栓療法（抗凝固療法または抗血小板療法）を考慮すべきである．解離部の所見は時間経過とともに変化するので，3か月毎に画像検査を行い，その所見をもとに抗血栓療法の変更や継続の必要性を考慮する（グレードC1）．」と記載されている（**6**）[11]．

外科的治療

くも膜下出血で発症した頭蓋内動脈解離には外科的治療が行われる．虚血性発症であっても狭窄の程度などで外科的治療が選択される場合がある．

Memo

大動脈解離

大動脈解離が総頸動脈に進展して脳梗塞として発症することがある．背部痛があれば診断は難しくないが，背部痛がない例にしばしば遭遇する．解離の進展を考えると右総頸動脈が解離することが多く，したがって左片麻痺が多い．頸動脈洞反射により徐脈を認めることが多い．また，症状が動揺することも特徴である．これらの症候を呈している場合は，大動脈解離を常に念頭においておく必要がある．

8 その他の脳血管障害—頭蓋内・外動脈解離の外科治療の推奨

1. 出血性脳動脈解離では，発症後再出血をきたすことが多く早期の診断および治療が望ましい（グレードC1）．外科的治療が選択された場合には，出血後24時間以内の早期施行が望ましい（グレードC1）．
2. 非出血性脳動脈解離では，自然歴が不明であり保存的治療が選択されることが多いが，その場合MRIもしくは血管撮影などによる経時的観察を行うことが望ましい（グレードC1）．
3. 直達手術と血管内治療はそれぞれ利点および欠点があり，その適応は症例によって検討する（グレードC1）．直達手術は血行再建が必要な場合には有用であるが，血管内治療は低侵襲でより早期に治療開始が可能であり，外科的治療法として選択されることが多い（グレードC1）．再出血予防の観点から，病変部トラッピング術が行われることが望ましいが，困難な場合には親動脈近位部閉塞術を考慮する（グレードC1）

（脳卒中合同ガイドライン委員会〈編〉．脳卒中治療ガイドライン2009, p.247[11]より）

「脳卒中治療ガイドライン2009」では，「1．出血性脳動脈解離では，発症後再出血をきたすことが多く早期の診断および治療が望ましい（グレードC1）．外科的治療が選択された場合には，出血後24時間以内の早期施行が望ましい（グレードC1）．2．非出血性脳動脈解離では，自然歴が不明であり保存的治療が選択されることが多いが，その場合MRIもしくは血管撮影などによる経時的観察を行うことが望ましい（グレードC1）」と記載されている（8）[11]．最近では，狭窄性病変に対しては，ステント留置術が行われることが多い[19]．

また，直達手術と血管内治療については，「3．直達手術と血管内治療はそれぞれ利点および欠点があり，その適応は症例によって検討する（グレードC1）．直達手術は血行再建が必要な場合には有用であるが，血管内治療は低侵襲でより早期に治療開始が可能であり，外科的治療法として選択されることが多い（グレードC1）．再出血予防の観点から，病変部トラッピング術が行われることが望ましいが，困難な場合には親動脈近位部閉塞術を考慮する（グレードC1）」と記載されている．トラッピングの方法には，直達手術と血管内手術がある．直達手術では遠位部のクリッピングが技術的に困難であり，周囲を傷つける可能性が高いという理由で，最近は血管内手術により拡張部を含めて親動脈を閉塞するinternal trappingを行う報告も多い[11,19]．

いずれにしろこれら外科的治療法については，動脈解離の部位，特に分枝との位置関係，瘤の性状などをもとに症例により選択されている．

（山脇健盛）

文献

1) 山脇健盛．脳動脈解離．循環器内科 2010；68：398-408.
2) Arnold M, Sturzenegger M. Cervico-cephalic arterial dissections. In: Caplan LR, et al (editors). Uncommon causes of stroke. 2nd edition. Cambridge: Cambridge University press; 2008, pp.433-453.
3) 松岡秀樹．脳動脈解離の現状．本邦の実態（アンケート調査，後ろ向き登録研究から）．峰松一夫（編）．脳動脈解離診療の手引き．循環器病研究委託費18公-5脳血管解離の病態と治療法の開発．大阪：国立循環器病センター；2009. pp.8-16.
4) 山脇健盛ほか．頭頸部動脈解離による虚血性脳血管障害における頭痛の検討．日本頭痛会誌 2002；29：131-133.

5) Mokri B, et al. Cranial nerve palsy in spontaneous dissection of the extracranial internal carotid artery. *Neurology* 1996；46：356-359.
6) Baumgartner RW, et al. Carotid dissection with and without ischemic events：Local symptoms and cerebral artery findings. *Neurology* 2001；57：827-832.
7) 塚原徹也. 脳動脈解離の病態，症状，診断，治療のアウトライン. 峰松一夫(編). 脳動脈解離診療の手引き. 循環器病研究委託費18公-5脳血管解離の病態と治療法の開発. 大阪：国立循環器病センター；2009. pp.1-7.
8) 細谷貴亮ほか. Basi-parallel anatomical scan(BPAS)とMRAによる椎骨脳底動脈解離の診断. 峰松一夫(編). 脳動脈解離診療の手引き. 循環器病研究委託費18公-5脳血管解離の病態と治療法の開発. 大阪：国立循環器病センター；2009. pp.25-27.
9) de Bray JM, et al. Ultrasonic features of extracranial carotid dissections：47 cases studied by angiography. *J Ultrasound Med* 1994；13：659-664.
10) 篠原幸人ほか，脳卒中合同ガイドライン委員会(編). 脳卒中治療ガイドライン2009. 東京：協和企画；2009. pp.74-75.
11) 篠原幸人ほか，脳卒中合同ガイドライン委員会(編). 脳卒中治療ガイドライン2009. 東京：協和企画；2009. pp.244-249.
12) Lyrer P, Engelter S. Antithrombotic drugs for carotid artery dissection. Cochrane Database Syst Rev 2003；(3)：CD000255.
13) Kennedy F, et al. Antiplatelets vs anticoagulation for dissection：CADISS nonrandomized arm and meta-analysis. *Neurology* 2012；79：686-689.
14) Schievink WI. The treatment of spontaneous carotid and vertebral artery dissections. *Curr Opin Cardiol* 2000；15：316-321.
15) 髙木誠. 内科的治療. 文献Reviewと「手引き」. 峰松一夫(編). 脳動脈解離診療の手引き. 循環器病研究委託費18公-5脳血管解離の病態と治療法の開発. 大阪：国立循環器病センター；2009. pp.32-35.
16) 山脇健盛. 頭頸部動脈解離による虚血性脳血管障害─抗血栓療法適応に関する議論を含めて. 神経内科 2003；59：385-391.
17) Georgiadis D, et al. IV thrombolysis in patients with acute stroke due to spontaneous carotid dissection. *Neurology* 2005；64：1612-1614.
18) Zinkstok SM, et al. Safety and functional outcome of thrombolysis in dissection-ralated ischemic stroke：A meta-analysis of individual patient data. *Stroke* 2011；42：2515-2520.
19) 近藤竜史，松本康史. 脳動脈解離の外科的治療. 神経内科 2013；78：328-335

Further reading

- Arnold M, Sturzenegger M. Cervico-cephalic arterial dissections. In：Caplan LR, et al (editors). Uncommon causes of stroke. 2nd edition. Cambridge：Cambridge University press；2008, pp.433-453.
  欧米の脳動脈解離の概要を知るには，コンパクトによくまとまっている．

- 峰松一夫(編). 脳動脈解離診療の手引き. 循環器病研究委託費18公-5脳血管解離の病態と治療法の開発. 大阪：国立循環器病センター；2009.
  厚生労働省班研究の報告書で，わが国の脳動脈解離の現状がよくわかる．

- 特集II 脳動脈解離update. 神経内科 2013；78：290-335.
  脳動脈解離の疫学，症状，病理，治療の最新知識が得られる．

奇異性脳塞栓症

III. 脳梗塞・一過性脳虚血発作の治療

> **Point**
> - 静脈系の血栓が，右左シャント疾患を介して脳動脈に流入することにより発症する脳塞栓症は，奇異性脳塞栓症と呼ばれる．
> - 奇異性脳塞栓症の原因となる右左シャント疾患として，卵円孔開存（PFO），心房中隔欠損症，肺動静脈瘻（PAVF）などが知られる．
> - 奇異性脳塞栓症の診断には，経頭蓋超音波ドプラ（TCD）や経食道心エコー（TEE）による右左シャント疾患の評価に加え，静脈に存在する血栓症の評価が必要である．
> - 奇異性脳塞栓症の薬物療法は，静脈に血栓を認める症例では抗凝固療法を行い，深部静脈血栓症を認めない症例では抗血小板薬あるいは抗凝固療法を用いる．
> - カテーテルによる卵円孔閉鎖術や外科的閉鎖術の有用性は確立していない．

奇異性脳塞栓症とは

脳梗塞は脳動脈が閉塞することにより起こる脳血管障害である．頸動脈や大動脈の粥腫，心臓内に形成された血栓など，動脈系の塞栓子により発症する脳梗塞は脳塞栓症と呼ばれる．その中で，静脈系の血栓が，卵円孔開存（patent foramen ovale：PFO）に代表される右左シャント疾患を介して脳動脈に流入することにより発症する脳塞栓症は，奇異性脳塞栓症と呼ばれる．

奇異性脳塞栓症は，一般に若年性脳梗塞の原因の一つとして認識されているが，高齢者における脳梗塞の原因としても，比較的頻度が高い[1]．危険因子を合併しないラクナ梗塞や悪性腫瘍に伴う脳梗塞の一因となる可能性なども指摘されている[2,3]．

本稿では，奇異性脳塞栓症の診断と治療について述べる．

診断基準

奇異性脳塞栓症については1930年，Thompsonらにより報告されたのがはじまりである[4]．本邦では木村らが，脳梗塞と肺塞栓症の剖検例で，卵円孔を介した右房と左房を結ぶ紐状血栓を報告している[5]．

奇異性脳塞栓症の原因となる右左シャント疾患として，PFO，心房中隔欠損症，肺動静脈瘻（pulmonary arteriovenous fistula：PAVF）などが知られるが，なかでもPFOの頻度が高い．

PFOは健常者においても20〜30％程度の合併があることが知られており，PFOの存在のみではその病的意義ははっきりしない[6,7]．そこで当科では，脳梗塞症例でPFOの合併を認めた場合，**1**の診断基準を用いて奇異性脳塞栓症の診断を行っている[6]．この診断基準に基づき，急性期脳梗塞連続240

1 奇異性脳塞栓症の診断基準

1.	右左シャントの存在
2.	画像上，脳塞栓症と診断できる
3.	他の塞栓源がない
4.	深部静脈血栓症，肺塞栓症の存在

1＋2＋3＋4：確実な奇異性脳塞栓症
1＋2～4のうち2個：奇異性脳塞栓症疑い
1＋2～4のうち1個：奇異性脳塞栓症の可能性あり
1のみ：右左シャントのみ

(Ueno Y, et al. *J Neurol* 2007[6] より)

2 経頭蓋超音波ドプラによる右左シャントの評価

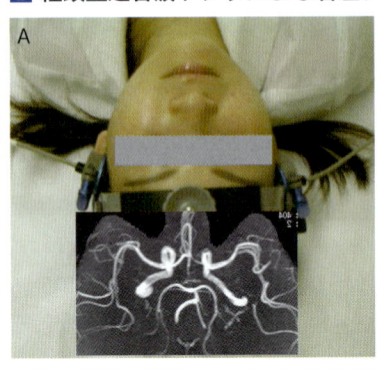

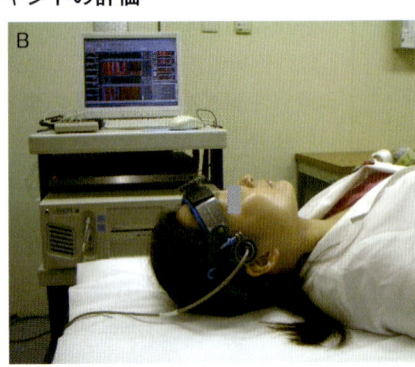

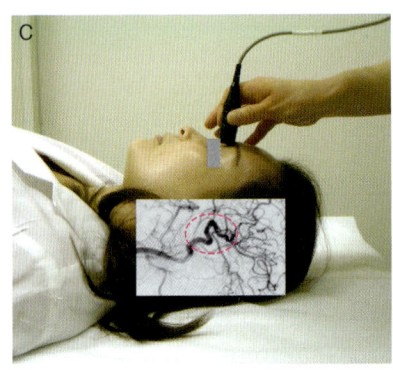

A：側頭骨ウインドウからの両側中大脳動脈の観察．
B：側頭骨ウインドウからの検査の様子．
C：眼窩窓からのモニタリング．眼窩部より内頸動脈サイフォン部（赤点線枠内）の評価が可能である．

例におけるPFOの陽性率および奇異性脳塞栓症の頻度について調べたところ，48例（20％）にPFO合併を認めたが，確実な奇異性脳塞栓症と診断しえたのは12例（5％）であった．しかしながら，実際には奇異性脳塞栓症の可能性が高い症例でも，深部静脈血栓症（deep venous thrombosis：DVT）が確認できない症例も少なくなく，奇異性脳塞栓症の診断が難しい点である．

診断

われわれの施設では，急性期の虚血性脳血管障害全例に入院当日に経頭蓋超音波ドプラ（transcranial Doppler：TCD）を用いて，右左シャント疾患のスクリーニングを行っている．確定診断には，経食道心エコー（transesophageal echocardiography：TEE）や造影CTなどが必要であるが，TCDは急性期に短時間で簡便に評価可能という点で，意義が高い．

経頭蓋超音波ドプラ（TCD）

TCDを用いた右左シャントの診断は，側頭骨ウインドウより一側または

3 経頭蓋超音波ドプラ（TCD）を用いた右左シャント疾患の診断

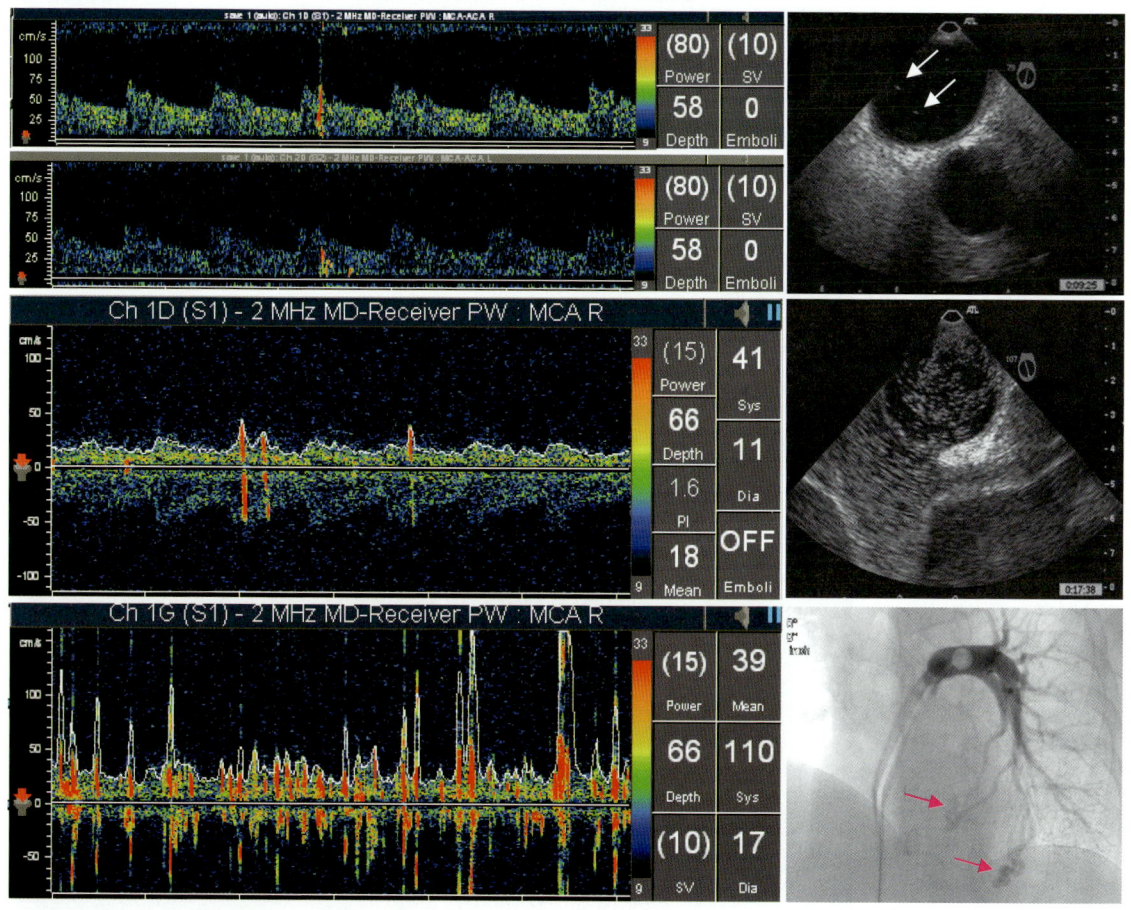

上段：small PFO の TCD（左）と TEE（右）所見．TCD 上 MES を 1 個認める．TEE では左房内に microbubble（→）を2 個認める．
中段：large PFO の TCD（左）と TEE（右）所見．TCD 上 MES を 2 個以上認める．TEE では左房内に microbubble を多数認める．
下段：PAVF の TCD（左）と肺動脈造影（右）所見．TCD ではヴァルサルヴァ負荷がない状態で連続して多数の MES を認める．肺動脈造影では PAVF を 2 か所に認める（→）．

両側中大脳動脈（middle cerebral artery：MCA）モニタリング下に行う（**2**-A，B）．側頭骨ウインドウからの MCA の観察が不可能な症例では，眼窩部より内頸動脈モニタリング下に行う（**2**-C）．右左シャントの診断は，生食 9 mL に空気 1 mL を撹拌したコントラスト剤を使用し，ヴァルサルヴァ負荷とコントラスト静脈注入を同時に行い，ヴァルサルヴァ負荷解除後にマイクロバブル（microbubble）に伴う微小栓子シグナル（microembolic signal：MES）[*1] が検出された場合に，シャント陽性と診断する（**3**）．また TCD により，右左シャント疾患の鑑別がある程度可能である（**3**）[8-10]．TCD 上，間欠的に MES を認める場合には PFO 合併（**3**上段，中段）を，多数の MES を連続して認める場合には PAVF を疑う（**3**下段）．また，当科にて TEE と TCD を同時に行った研究によると，MES が 2 個以上みられた場合には，large PFO の可能性が高い（**3**中段）．

[*1] p.184 ***Key words*** 参照．

右左シャント疾患とt-PA静注療法 **Column**

超急性期の脳梗塞に対する治療として tissue plasminogen activator（t-PA）静注療法が知られている．Kimura らは，t-PA 静注療法を行った連続 48 例について，右左シャント陽性であることが"t-PA 著効"の独立因子であることを報告した．右左シャント陽性例で t-PA が著効する機序として，塞栓源である深部静脈血栓が，フィブリン主体の血栓であるため，t-PA で溶解しやすいのではないかと推察されている[19]．

右左シャント疾患と突発性難聴 **Column**

突発性難聴の原因として，自己免疫，感染，微小循環障害などの機序が推察されている．Iguchi らは，右左シャントに伴う塞栓症が突発性難聴の一因である可能性について報告している．突発性難聴にて受診した連続 23 例とコントロール群 46 例について，TCD を用い，右左シャントの有無について検討したところ，突発性難聴群ではコントロール群に比べて，右左シャントの合併率が有意に高率であった（48% vs. 17%，$p=0.011$）[20]．

Keywords

微小栓子シグナル（MES）

経頭蓋超音波ドプラ（TCD）にて頭蓋内脳血管の血流速度評価が可能であるが，血流中の血液成分とは異なる微小栓子（血栓，粥腫，脂肪，〈空気〉，疣贅など）は，TCD によるドプラスペクトラム上，背景の血流信号と明らかに異なる，持続時間が短い（300 msec 以下）1 方向性のシグナルで特徴的な音（clip 音，snap 音）を伴う高輝度信号として検出され，微小栓子シグナル（MES）と呼ばれる．MES を認める症例では再発のリスクが高いため，注意が必要である．MES は治療により消失することが多く，治療効果の判定にも有用である．

4 経食道心エコーによる卵円孔開存の評価

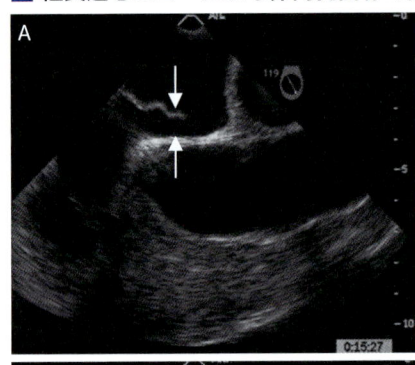

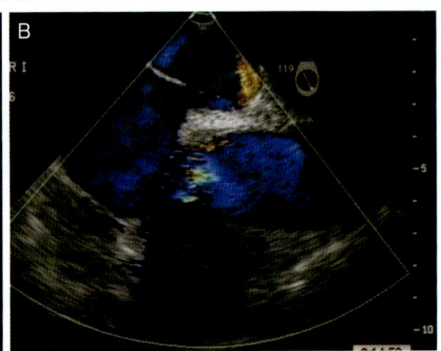

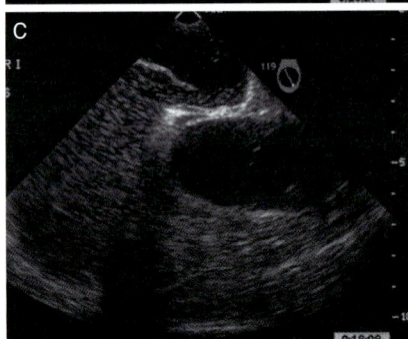

A：B モード．→は卵円孔開存の最大径を示す．
B：カラードプラ法．卵円孔開存と右房から左房へ流入する血流を認める．
C：B モード．ヴァルサルヴァコントラスト法．卵円孔開存と右房から左房へ流入する粒状エコーを認める．

経食道心エコー（TEE）

TEE は径 1 cm 程度のプローブを上部消化管内視鏡検査に準じて食道内へ挿入し，食道内から心臓を観察する心エコー図検査法である．

PFO 径がある程度大きければ B モードにて検出が可能で（4-A，→），カラーモードを併用するとシャント血流を確認することが可能である（4-B）．しかし，実際には，先に述べたヴァルサルヴァコントラスト法によってのみ診断可能な症例のほうが多い．ヴァルサルヴァ負荷解除後，右房内に

5 肺動静脈瘻におけるコイル塞栓術

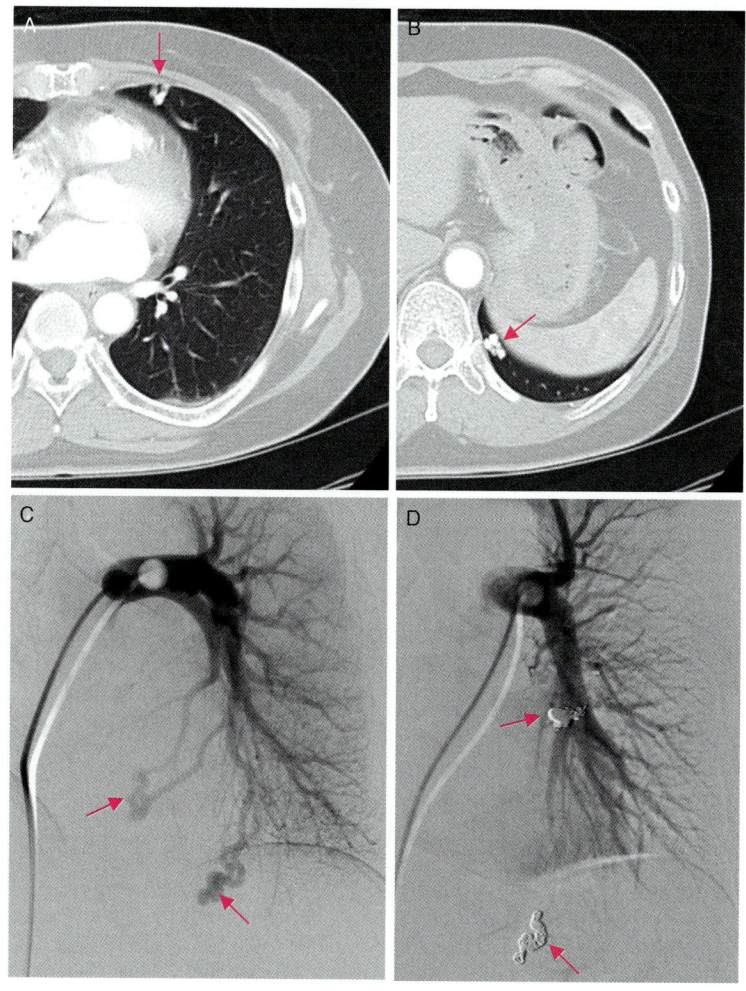

A, B：胸部造影CT. 左肺野に2か所, 肺動静脈瘻を認める（→）.
C：肺動脈造影. 左肺動脈末梢に2か所, 肺動静脈瘻を認める（→）.
D：肺動脈造影. 左肺動脈末梢に2か所, 塞栓術後の肺動静脈瘻を認める（→）.

充満したバブルと同程度（サイズおよびエコー輝度）の粒状エコーが，左房内にみられた場合に右左シャント陽性と診断している（**4**-C）．

　しばしば，ヴァルサルヴァ負荷のみで左房内に粒状エコーが認められることがあるが，これはnon-smoke spontaneous individual contrast（NSSIC）と呼ばれ，肺静脈内のうっ滞による赤血球の連銭形成によるものと考えられている[11]．このNSSICは，右左シャント時の左房内粒状エコーと比べ輝度が低く，大きいものが多いとされているが，実際には右左シャントとの鑑別が困難なことも少なくなく，必ずヴァルサルヴァ負荷のみでの観察をはじめに行い，これを基準としてシャントの診断を行う．NSSICと右左シャントとの鑑別が困難なときには，ヴァルサルヴァコントラスト法を用いた大動脈弓部における評価が有用である[12]．

造影CT

　造影CTにより，深部静脈血栓症や肺塞栓症の評価が可能である．また，TCDによるスクリーニング検査によりPAVFが疑われる場合には，確定診

Column

肺動静脈瘻（PAVF）

　肺動静脈瘻（PAVF）は，肺内における動静脈間の異常短絡と定義され，その病態は肺動静脈短絡による右左シャントが基本である．臨床的には慢性的低酸素血症によるチアノーゼ，ばち指，赤血球増多症の三主徴が知られ，二次的合併症として右左シャントによる脳膿瘍，奇異性脳塞栓症が知られる．遺伝性出血性毛細血管拡張症（レンドゥ・オスラー・ウェーバー病〈Rendu-Osler-Weber disease〉）は，皮膚，粘膜，肝臓などに毛細血管形成不全がみられ，それらの部位からの反復性出血や家族内発症を特徴とする疾患である．レンドゥ・オスラー・ウェーバー病の約15％にPAVFの合併がみられ，PAVFに伴う奇異性脳塞栓症の報告の多くは，レンドゥ・オスラー・ウェーバー病に伴うものである．レンドゥ・オスラー・ウェーバー病に伴わないPAVFについても報告されている．頻度は約0.6％で，診断には，経頭蓋超音波ドプラ（TCD）が有用であり，ヴァルサルヴァ負荷をかけずに微小栓子シグナル（MES）を認めることが診断のポイントである．

　レンドゥ・オスラー・ウェーバー病に合併しないPAVFに伴う奇異性脳塞栓症の特徴として，①中年女性，②PAVFを疑う三徴を欠くこと，③起床時発症が多いこと，④椎骨・脳底動脈系の塞栓症が多いこと，⑤PAVFは右下肺に多いこと，⑥カテーテルを用いたコイル塞栓術が再発予防に有用であること，が示されている．原因不明の脳梗塞では原因の一つとして鑑別すべき疾患と考えられる[9]．

断のために造影CTを行う（**5**-A，B）．PAVFは常時右左シャントが存在し，特に深部静脈血栓症合併例では，再発の可能性が高いため，可及的速やかにコイル塞栓術を行う[8,9]（**5**-C，D）．

下肢静脈エコー

　深部静脈血栓症（DVT）は肺塞栓症の原因となるが，右左シャント疾患に伴う奇異性脳塞栓症の塞栓源ともなる．下肢静脈エコーにより総大腿静脈，浅大腿静脈，膝窩静脈，腓骨静脈，前・後脛骨静脈，ひらめ静脈のDVTの評価が可能である．

　正常な静脈はプローブにより圧迫すると内腔が完全に消失するが，消失しない場合には血栓の可能性が疑われる．

治療

内科的治療

　PFOの有病率は20〜30％と報告されている．その一方で，PFOにおける奇異性脳塞栓症の発症頻度が著しく高いわけではないため，PFOに対する脳梗塞の一次予防は行われていない．

　PFOを合併した脳梗塞の二次予防に参考となる研究として，PFO in Cryptogenic Stroke Study（PICSS）が知られている[13]．PICSSではワルファリンの適応となるような塞栓源心疾患や深部静脈血栓症を除外した，TEEを施行された630例の脳血管障害例が登録された．うち，PFO陽性例ではワルファリン治療群（PT-INR 1.4〜2.8）とアスピリン（325 mg／日）治療群で2年間の再発率に有意差はなかった（16.5％ vs. 13.2％，p=0.49）．この結果を参考にすると，奇異性脳塞栓症の二次予防は，静脈に血栓を認める症例では抗凝固療法を，深部静脈血栓症を認めない症例では抗血小板薬あるいは

6 カテーテルを用いた PFO 閉鎖術に関する RCT

	CLOSURE I[*1]	RESPECT[*2]	PC Trial[*3]
症例数 　閉鎖術 　薬物治療	909 447 462	980 499 481	414 204 210
年齢（歳）	46 ± 9.4	45.9 ± 9.9	44.5 ± 10.2
男性（%）	51.8	54.7	49.8
高血圧（%）	31	31.4	25.8
糖尿病（%）	—	7.4	2.6
脂質異常症（%）	44.1	39.5	27
心房中隔瘤（%）	36.7	35.6	23.6
デバイス	STARFlex® Septal Closure System	AMPLATZER™ PFO Occluder	AMPLATZER™ PFO Occluder
薬物治療使用薬剤	ワルファリン，アスピリン，ワルファリン/アスピリン	ワルファリン，アスピリン，クロピドグレル，アスピリン/クロピドグレル，アスピリン/ジピリダモール	ワルファリン，アスピリン，チエノピリジン
一次エンドポイント	TIA，脳梗塞 30日以内の死亡 2年間の神経系の原因による死亡	非致死性脳梗塞 致死性脳梗塞 早期死亡†	TIA，非致死性脳梗塞 末梢動脈塞栓 症死亡
追跡期間	2年	平均2.6年	平均4.1年

† 治療群振り分け後 45 日以内の死亡，あるいはデバイス植え込み後 30 日以内の死亡．
(*[1] Furlan AJ, et al. *N Engl J Med* 2012[14])；*[2] Carroll JD, et al. *N Engl J Med* 2013[15])；*[3] Meier B, et al. *N Engl J Med* 2013[16])；Pineda AM, et al. *Catheter Cardiovasc Interv* 2013[17]) より）

抗凝固療法を用いるのが適切と考えられる．

カテーテルを用いた卵円孔閉鎖術，外科的卵円孔閉鎖術

　カテーテルを用いた卵円孔（PFO）閉鎖術は外科的治療に比べて侵襲が少ない．

　2012〜2013 年にかけて，内科的治療とカテーテルを用いた PFO 閉鎖術に関する 3 つの RCT の結果が発表されている（**6**）[14-17]．CLOSURE I では脳梗塞の既往があり，卵円孔開存以外の塞栓源心疾患合併がない 909 例を対象とし，2 年間の一過性脳虚血発作（transient ischemic attack：TIA）あるいは脳梗塞再発について，薬物治療と比較した観察研究である．カテーテルを用いた PFO 閉鎖術群（447 例）と内科的な薬物治療群（462 例）の 2 群間で，TIA あるいは脳梗塞再発に有意差はみられなかった（5.5% vs. 6.8%，HR 0.78，95% CI 0.45-1.35，$p=0.37$）[14]．RESPECT 試験では，69 施設で原因不明の脳梗塞 980 例が登録された[15]．intention-to-treat 解析では閉鎖術群（447 例）中 9 例と薬物治療群（462 例）中 16 例で脳梗塞再発がみられ，2 群間で有意差はみられなかった（HR 0.49，95% CI 0.10-0.75，$p=0.08$）．しかしながら，per-protocol 解析（閉鎖術群 6 例 vs. 薬物治療群 14 例，HR 0.37，95% CI

Column

AMPLATZER™ PFO Occluder

　カテーテルを用いた PFO 閉鎖術に用いるデバイスのうち，代表的なものとして，AMPLATZER™ PFO Occluder（セント・ジュード・メディカル社；7）が知られている．大腿静脈から挿入されたカテーテルは卵円孔を通過して左房まで挿入され，引き抜きながら心房中隔を挟み込むように留置される．局所麻酔下で行うことが可能で，手技時間も 1 時間程度と短時間である．この手技における合併症としては，デバイスによる心房壁の穿孔，心タンポナーデ，デバイスへの血栓付着，冠動脈への空気塞栓による一過性のST上昇，デバイスの脱落，不整脈などが報告されている．

7 AMPLATZER™ PFO Occluder

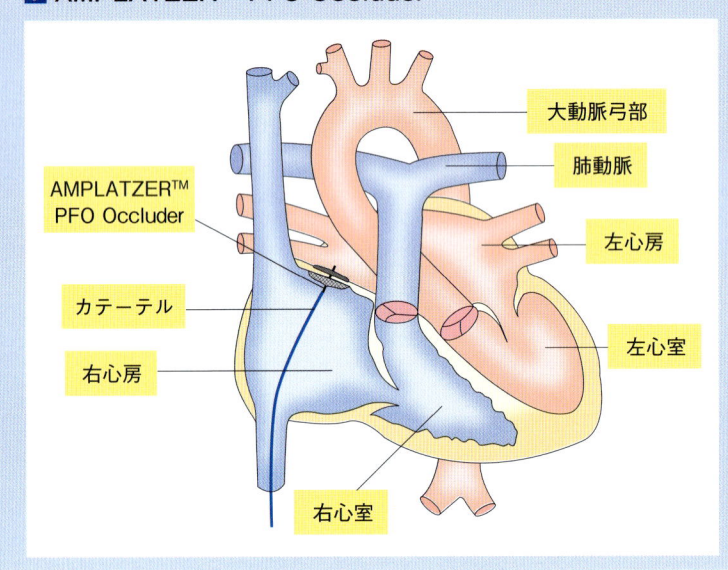

（ラベル：大動脈弓部，肺動脈，左心房，左心室，AMPLATZER™ PFO Occluder，カテーテル，右心房，右心室）

0.14-0.96，p=0.03）と as-treated 解析（閉鎖術群 5 例 vs. 薬物治療群 16 例，HR 0.27，95％ CI 0.10-0.75，p=0.007）では，閉鎖術群が薬物治療群単独よりも優れており，脳梗塞再発は少なかった．PC Trial では 29 施設において，PFO を有し脳梗塞や TIA あるいは末梢血栓塞栓症のいずれかを起こした症例 414 例が登録された[16]．非致死性脳梗塞は閉鎖術群の 1 例（0.5％），薬物治療群の 5 例（2.4％）に（HR 0.20，95％ CI 0.02-1.72）みられ，TIA はそれぞれ 5 例（2.5％）と 7 例（3.3％）に（HR 0.71，95％ CI 0.23-2.24，p=0.56）みられたが，2 群間で有意差はみられなかった．

　カテーテルを用いた PFO 閉鎖術の合併症の一つとして，心房細動の新規発生が知られている．CLOSURE I では，薬物治療群と比べ，閉鎖術群において有意に心房細動の発生が多く（5.7％ vs. 0.7％，p ＜ 0.001），他の 2 つの研究でも有意差はないものの，閉鎖術群において心房細動の発生が多かった（RESPECT 試験；3.0％ vs. 1.5％，p=0.13，PC Trial；2.9％ vs. 1.0％，p=0.17）．これらの研究の結果からは，現時点では，奇異性脳塞栓症の二次予防におけるカテーテルを用いた閉鎖術は内科的な薬物療法以上に有用とはいえない．

　外科的 PFO 閉鎖術についても，有用性は確立していない[18]．

最後に

奇異性脳塞栓症，および右左シャント疾患について述べた．

奇異性脳塞栓症は，急性期脳梗塞の約5％にみられる．奇異性脳塞栓症の二次予防は，静脈に血栓を認める症例では抗凝固療法を，深部静脈血栓症を認めない症例では抗血小板薬あるいは抗凝固療法を行う．カテーテルを用いたPFO閉鎖術や，外科的PFO閉鎖術の有用性は確立していない．

〈松本典子，木村和美〉

文献

1) Handke M, et al. Patent foramen ovale and cryptogenic stroke in older patients. *N Engl J Med* 2007；357：2262-2268.
2) Ueno Y, et al. Right-to-left shunt and lacunar stroke in patients without hypertension and diabetes. *Neurology* 2007；68：528-531.
3) Iguchi Y, et al. Ischaemic stroke with malignancy may often be caused by paradoxical embolism. *J Neurol Neurosurg Psychiatry* 2006；77：1336-1339.
4) Thompson T, Evans W. Paradoxical embolism. *Q J M* 1930；23：135-150.
5) 木村和美ほか．剖検にて卵円孔に紐状血栓が認められた奇異性脳塞栓症の1例．臨床神経学 1994；34：56-60.
6) Ueno Y, et al. Paradoxical brain embolism may not be uncommon-prospective study in acute ischemic stroke. *J Neurol* 2007；254：763-766.
7) Hagen PT, et al. Incidence and size of patent foramen ovale during the first 10 decades of life：An autopsy study of 965 normal hearts. *Mayo Clin Proc* 1984；59：17-20.
8) Kimura K, et al. Transcranial Doppler of a paradoxical brain embolism associated with a pulmonary arteriovenous fistula. *AJNR Am J Neuroradiol* 1999；20：1881-1884.
9) Kimura K, et al. Isolated pulmonary arteriovenous fistula without Rendu-Osler-Weber disease as a cause of cryptogenic stroke. J Neurol Neurosurg Psychiatry 2004；75：311-313.
10) Kobayashi K, et al. Contrast transcranial Doppler can diagnose large patent foramen ovale. Cerebrovasc Dis 2009；27：230-234.
11) Van Camp G, et al. Non-smoke spontaneous contrast in left atrium intensified by respiratory manoeuvres：A new transoesophageal echocardiographic observation. *Br Heart J* 1994；72：446-451.
12) Yasaka M, et al. Right-to-left shunt evaluated at the aortic arch by contrast-enhanced transesophageal echocardiography. *J Ultrasound Med* 2005；24：155-159.
13) Homma S, et al. Effect of medical treatment in stroke patients with patent foramen ovale：Patent foramen ovale in Cryptogenic Stroke Study. *Circulation* 2002；105：2625-2631.
14) Furlan AJ, et al. Closure or medical therapy for cryptogenic stroke with patent foramen ovale. *N Engl J Med* 2012；366：991-999.
15) Carroll JD, et al. Closure of patent foramen ovale versus medical therapy after cryptogenic stroke. *N Engl J Med* 2013；368：1092-1100.
16) Meier B, et al. Percutaneous closure of patent foramen ovale in cryptogenic embolism. *N Engl J Med* 2013；368：1083-1091.
17) Pineda AM, et al. A meta-analysis of transcatheter closure of patent foramen ovale versus medical therapy for prevention of recurrent thromboembolic events in patients with cryptogenic cerebrovascular events. *Catheter Cardiovasc Interv* 2013；82：968-975.
18) Klotz S, et al. Surgical closure of combined symptomatic patent foramen ovale and atrial septum aneurysm for prevention of recurrent cerebral emboli. *J Card Surg* 2005；20：370-374.
19) Kimura K, et al. The presence of a right-to-left shunt is associated with dramatic improvement after thrombolytic therapy in patients with acute ischemic stroke. *Stroke* 2009；40：303-305.
20) Iguchi Y, et al. Sudden deafness and right-to-left shunts. *Cerebrovasc Dis* 2008；26：409-412.

III. 脳梗塞・一過性脳虚血発作の治療
大動脈疾患と脳血管障害

Point
- アテローム硬化，動脈瘤，大動脈炎などの大動脈弓の病変やこの部位の外科的侵襲により一過性脳虚血発作（TIA）や脳梗塞が起こる．
- 腕頭動脈あるいは左鎖骨下動脈の左椎骨動脈分岐部の近位の閉塞により，椎骨動脈の血流が逆行性になり，脳の posterior circulation あるいは anterior circulation 領域に虚血が起こる（脳盗血症候群）．
- 血管手術，大動脈瘤，アテローム硬化病変，大動脈炎などの大動脈病変で脊髄梗塞が起こる．好発部位は中部から下部胸髄であり，障害レベルの前脊髄動脈症候群を呈することが多い．
- 大動脈に形成されたアテロームが脳血管障害の原因となり得るかについては議論が多いが，アテロームの存在部位と程度により脳梗塞のリスクが高まるとの指摘もある．最近では，プラークあるいはアテローム硬化の内容や質的変化を明らかにすべく，経食道心エコー（TEE）や超音波に加え，CT angiography，MRI，PET などの応用も試みられている．
- 大動脈解離が脳梗塞あるいは脊髄梗塞を惹起する原因として，従来の説に加え，頸動脈，椎骨動脈，脊椎動脈とともに伴行する末梢神経の vasa vasorum の閉塞機転が出現することも関係していると考えられている．
- 大動脈弓の動脈瘤は脳梗塞や反回神経麻痺を起こし，下行胸部大動脈瘤では脊髄梗塞を起こしうるなど，神経症状は直接の圧迫によるものか，破裂することによる神経系の灌流圧低下に起因するものが多い．
- 全身性の肉芽腫性血管炎である高安病では，大動脈の分枝閉塞に伴う脳梗塞，大動脈の狭窄に伴う脳盗血症候群，二次性の大動脈瘤やその解離などに伴う神経症状を認める．
- 巨細胞性動脈炎と呼ばれる側頭動脈炎では，脳梗塞を認める頻度はさほど多くなく 3～4% といわれており，椎骨動脈領域に多く，内頸動脈領域に少ない．

　大動脈の病変により，同じ血管系疾患である脳血管障害が起こることは想像に難くない．しかし，どのような病変がどこに起こるかということについては，系統的な検討が近年にいたるまでなされていなかったために，特に致死的な経過をとらなかった症例については，知見が乏しかった．しかし，超音波を使用した血管病変の評価が非侵襲的に可能となったこと，あるいはCTやMRIを使用した血管病変の検討が可能となってきたことにより，大動脈病変とその臨床的な位置づけについては，系統的な質の高いエビデンスとなり得る報告が増加している．これらより，大動脈疾患と関連する神経学的な合併症または併存症としては，原因の明らかでない虚血病変（すなわち脳あるいは脊髄梗塞）が多く，これらの本態が徐々に解明されるとともにその治療へのアプローチが明らかにされつつある．

　そこで本稿では，大動脈病変と関連する血管病変（梗塞）とその治療について，概説したい．なお，紙面に制限があるので引用文献としては，総説的

なものや，代表的なものに限らせていただいていることをお許しいただきたい．

大動脈病変とそれらに起因する脳血管障害

脳梗塞

　従来より知られているように，アテローム硬化，動脈瘤，大動脈炎などの大動脈弓の病変やこの部位の外科的な侵襲により一過性脳虚血発作（transient ischemic attack：TIA）や脳梗塞が起こることは明らかである．これは，直接中枢神経を栄養する大血管を閉塞するか，アテロームまたはフィブリンその他の血液成分が脳血管の塞栓を起こすことによる．したがって，通常の脳梗塞と同様に，大動脈の病変そのものやその本態と無関係に，閉塞した血管の部位や閉塞時間によって惹起される臨床症状が決定される．しかし，一般的に頻度の高い内頸動脈系のアテローム硬化と比較して，大動脈弓のアテローム硬化はTIAや脳梗塞の原因となりにくい．これは，大動脈弓近傍の頸部血管はanastomosis（吻合）が多いことと，頸動脈分岐部に比べてアテローム硬化の頻度が少ないことによると考えられていた．しかし，その後超音波を使用した血管状態の検討で，アテローム硬化のある大動脈病変を有する高齢者では，アテロームの程度と部位により梗塞を起こしうるとする指摘もあり，議論が分かれるところである．ただアテローム硬化病変のある大動脈のプラークとそれに伴う頭蓋内血管のアテローム硬化は脳梗塞のリスクになる[1]．しかし，一方ではアテローム硬化に伴う大動脈のdebrisはcryptogenic ischemic strokeあるいはTIAのリスクを高めないとする等の否定的な意見もある[2,3]．

脳盗血症候群（cerebral steal syndrome）

　腕頭動脈あるいは左鎖骨下動脈の左椎骨動脈分岐部の近位の閉塞により，椎骨動脈の血流が逆行性になり得ることが明らかにされている．このために運動時などに脳のposterior circulation領域に虚血が起こる．腕頭動脈の近位での閉塞で，右頸動脈の血流が逆行した時には，anterior circulation領域で障害を起こしうる．しかし，その後の超音波を使用した検討によれば，必ずしも上肢の運動とは関係するとは限らないが，再建手術により症状が改善したとする報告もある[4]．また，大動脈縮窄（coarctation）でも異なる盗血現象が起こりうる．すなわち，大動脈の縮窄より近位では前脊髄動脈は鎖骨下動脈より，遠位では肋間動脈や腰動脈により血流が供給される[5]．このとき，前脊髄動脈は拡張・蛇行して，その結果脊髄障害の病変を起こすというが，その病態の詳細については明らかではない．

脊髄梗塞

　大動脈より分枝する肋間動脈や腰動脈より脊髄は血行が供給されている

が，variation が多く，また豊富な anastomosis を有するので，脊髄梗塞が発症しても正確に責任血管を確認できないことも多い．大動脈病変で脊髄梗塞が起こる場合は，血管手術，大動脈瘤，アテローム硬化病変，大動脈炎，まれながら妊娠子宮による遠位の大動脈が圧迫されて起こる症例等がある．好発部位としては，脊髄内にいわゆる watershed area があることより，特に中部から下部胸髄である．具体的な症状としては，障害レベルの前脊髄動脈症候群を呈することが多く[*1]，横断性脊髄障害が出現した場合には障害部位が上下にある程度の広がりを有するので，非特異的な事も多い．また，数は少ないが頸髄病変や腰髄病変でもある程度の脆弱部位があり症状を呈するが，これらは aortic hypotension が契機となる病変ではある程度参考になる[2]．しかし，病変を呈する障害部位を決定する最も重要なものは大動脈の病変部位である．たとえば，遠位の大動脈病変では腰仙髄に病巣を作るし，胸部の解離性大動脈瘤では，胸髄病変を形成する．

また，血管の支配等の組み合わせで，前角細胞に虚血が加わり，運動神経ニューロン疾患と類似の病像を呈した報告[6]がある．現在では MRI 等で容易に鑑別が可能であるが，注意が必要であろう．

その他

間欠性跛行（脊髄病変あるいは末梢の血行障害などによる），性機能障害や末梢神経の虚血もしくは直接の圧迫により神経症状を呈することがある．

大動脈疾患による血管障害の病態生理

大動脈の走行と解剖学的な特色を理解することが重要である．その病態を形成する機序としては比較的単純であり，大動脈を形成する血管組織に病変が出現して，①その病変が分枝にも進展する（アテローム硬化など），②大動脈自体に起こる病変により，分枝の血行を遮断する（大動脈解離など），③大動脈病変の部分が塞栓となり末梢の血管を閉塞する，④大動脈自体により直接圧迫する，⑤その他あるいは上記の複数，によりさまざまな脳あるいは脊髄の血管病変を起こすことにより神経症状が出現する．

診断と治療

血管障害の出現部位による．脳あるいは脊髄の梗塞と診断されたら，原因疾患の検索の過程で，臨床症状に応じて補助検査を導入する．また，大動脈疾患を検討するうえで，より重要なのは一般身体学的な所見を注意深くとることと，既往歴の聴取である．また，通常の入院患者にほぼルーチンに行われる単純 X 線写真，一般血液検査で原因が明らかになることも多い．最近では，血管の超音波による診断法の進歩により，患者に無用の侵襲を加えることがなく，臨床所見を得ることができるようになってきた．

治療は，それぞれの原因疾患により異なるので，以下のそれぞれの項で述べる．

[*1] 脊髄内では，後脊髄動脈の支配領域では，さらに anastomosis が多くて虚血病変を起こしにくいこともあり，前脊髄動脈領域が圧倒的に多い．

大動脈の動脈硬化と脳血管障害

　アテローム硬化は中～大血管の全身性の血管疾患と考えられ，アテロームという内膜の病変を血管の至る所に形成する．大動脈に形成されたアテロームが脳血管障害の原因となり得るかについては議論が多い[7]．実際，大動脈のアテロームに直接起因する明らかな脳血管障害の臨床像はさまざまで，確立されていない．しかし，その多くはアテロームに起因する塞栓（いわゆるA to A embolism）であることも知られている．また，アテロームの大動脈内の存在部位（左鎖骨下動脈の分岐部位の上流）により脳梗塞が発症しやすく，posterior circulation 領域に起こりやすい[8,9]．さらに，4 mm 以上の大きさの不安定なプラークが，胸部大動脈に存在するときに，脳梗塞のリスクは高まり，血行が何らかの形で変動することも関係していることも想定されている[7,9]．

　しかし一方，コレステロール塞栓症候群（cholesterol embolization syndrome）は，大動脈に起因する予後不良な病態であるが，特徴的な症状を呈するので注意が必要である[7,10]．すなわち，本症候群は大動脈のアテロームから成るプラークが破綻してその内容物のコレステロールの結晶が，血管内に漏れ出て起こるものであり，心カテーテルや血管再建術後に起こりやすい．脳に多発性の梗塞を形成するだけではなく，腎等の多臓器に虚血をもたらす．50 歳以上の男性に多いが，線溶療法実施中か，長期に抗凝固療法を行っている患者に起こりやすいことに注意することが重要である．本症候群による脳梗塞では，発症直後の治療において，抗血栓療法，抗凝固療法などではむしろ症状が悪化することが知られているので，注意が必要である．

　病理学的な検討では，脳梗塞の原因として，大動脈のアテロームが連続して頭蓋内血管に存在するわけではなく，大動脈からの塞栓が脳梗塞の原因として重要であると考えられている[11]．実際，大動脈のプラークが可動性であるときに，塞栓の原因となる率が高まることも示されている[12]．

　最近では，経食道心エコー（transesophageal echocardiography：TEE）により，大動脈の近位部に存在するプラークの評価が容易に可能となった．これによれば大動脈の鎖骨下動脈より末梢のプラークが存在しても，脳血管障害の原因とはなりにくいという[13]．また，TEE により動脈塞栓の病歴を有する患者群において大動脈内の 5 mm 以上の厚さのプラークが有意に高頻度であること[2,7]が示されて以来，4 mm 以上のプラークが頸動脈狭窄や心房細動とは独立した危険因子であること，またこのようなプラークが，原因が明らかではないいわゆる cryptogenic stroke（潜因性脳卒中）で有意に高頻度に認められることも明らかにされている[7]．この関係については最近大規模な検討が行われており，大動脈の 4 mm 以上のプラーク，また可動性を有するものは脳梗塞，特に塞栓を起こしやすいことも明らかにされてきている[14]．さらに，プラークあるいはアテローム硬化の内容や質的な変化を明らかにすべく，最近では超音波に加えて，CT angiography，MRI，PET などの応用も試みられている．

大動脈のプラークに影響を与える因子として，喫煙，糖尿病，hypercoagulable state，フィブリノーゲンレベル，血漿ホモシステイン，内皮機能などに加えて，重要な因子として高脂血症が明らかにされている．これに対する治療として，スタチンを使用してプラークの安定化を図る．もし高血圧があれば，もちろん血圧を厳重にコントロールする．このような大動脈の動脈硬化により起こる脳梗塞に対して，抗凝固療法は，他の身体状況が許すようなら，行ってもよいがその有効性は定かではない[15]．同様に抗血小板薬も，アスピリンとクロピドグレルの併用，低用量のアスピリン，などの検討がなされているが，使用のエビデンスは十分ではない[7]．

解離性大動脈瘤

　大動脈解離は，上行大動脈の起始部や左鎖骨下動脈の遠位部（胸部大動脈）に起こりやすい．現在でも正確な病因は不明である．ただしアテローム硬化の存在は重要な要因ではないことが知られている[2,7]．実際，アテローム硬化は解離部位のintimal tearの領域には通常認められず，また，大動脈の全領域のアテローム硬化を検討してもその分布は解離部位と関連づけることもできなかったという[16]．

　動脈解離は，脳梗塞もしくは脊髄梗塞を惹起するが，その原因は解離により重要な動脈が巻き込まれるか，解離部位に血栓塞栓が形成されることによる血管閉塞によるものと従来は考えられていたが，これに加えて頸動脈，椎骨動脈，脊髄動脈とともに伴行する末梢神経のvasa vasorumの閉塞機転が出現し，低血圧を伴うことによる灌流圧の低下による神経症状としても起こりうることも想定されている[17]．

　症例を集積した検討（type A aortic dissection）[17,18]では，29％の症例で神経症状を呈しており，その半数以上で脳梗塞を有し，他に頻度は小であるが，虚血性ニューロパチー，脊髄梗塞，低酸素性脳症などがある．また，症状としてはすぐに消失するが，失神，痙攣も多いという．特有の胸痛がない症例や，神経症状のみの症例や頭頸部にくも膜下出血様の症状も起きうることも報告されている[18]．また，予後は神経症候の重症度により変動するというが，致死率は神経症状の有無によっては差がなかったという．

　なお，大動脈解離の治療の基本は外科的な再建術ではあるが，急性期には巻き込まれた血管や全身状態によっては保存的な治療を行うことも多い．他に大動脈解離が交通外傷などの外傷により発症することが知られており予後は不良であるが，外科的な治療，最近では血管内治療も試みられている．

大動脈瘤

　炎症，感染症，アテローム硬化などにより大動脈壁の脆弱化をもたらす病態で非解離性動脈瘤が形成される．かつては梅毒が病因の多くを占めていたが，現在ではアテローム硬化による患者がほとんどである．大動脈瘤の存在部位はアテローム硬化の強い部位に多く，腹部に多い．破裂しない腹部大動

脈瘤そのものが神経症状を来すことは少数であるものの，大動脈のどこに動脈瘤が出現するかにより来す神経症状は異なる．すなわち，大動脈弓の動脈瘤は脳梗塞や反回神経麻痺を起こすし，下行胸部大動脈瘤では脊髄梗塞を起こしうる[19]．腹部大動脈瘤は，圧迫性の末梢神経障害や性機能障害を来す．

このように大動脈瘤による神経症状は，直接の圧迫によるものか，破裂して全身の低血圧とこれによる神経系の灌流圧低下に起因するものが多い．しかし，原因が動脈瘤に伴う脳梗塞によるとは考えにくい，また定型的な症状を呈さない例の報告もある[20]ので注意する．

大動脈瘤の治療については，径が5.5 cmを超えるものや，急速に増大傾向を呈する例，伴う神経症状を呈する例には，手術適応がある[2]．それより小口径で，増大傾向がなく症状を呈さない症例では，手術することが予後を改善するのかは明らかではない．また手術の有無にかかわらず，適正に降圧を図ることが必要である．

大動脈の手術

大動脈の疾患で手術が必要な症例においては，術後に脳梗塞や脊髄梗塞を来すリスクが存在することは，手術法，麻酔法，術前・術後管理が進歩してきた今日でも否定できない．とりわけ最近では血管内手術が行われることも増加しており，従来の方法に比べて合併症は少ないとされるが，再手術等の問題を考慮すると，より技術の改善と術前後の管理の厳密化が望まれるところであろう[21]．

大動脈縮窄症

大動脈縮窄症は，従来より知られていた先天性のものの他に，放射線照射や高安動脈炎により起こるものが知られている[2]．左鎖骨下動脈の分岐した直後の胸部大動脈での狭窄を来す．神経症状としては，頭痛，意識障害などの多彩な症状を呈するが，脳梗塞としては，狭窄部位直前の拡張した大動脈からの血栓による塞栓が起こりやすい．また，直接の圧迫による脊髄症状，先に述べたような脳盗血症候群を来すこともある．症状を起こせば，ステント挿入などの外科的な治療の適応もあるが，その手技自体で脳梗塞を起こしやすいので注意が必要である．

急性大動脈閉塞

まれではあるが，心原性の塞栓症により大動脈閉塞を来すことがある．腹部大動脈から腸骨動脈で閉塞が起こり，腰仙髄病変や末梢神経障害を呈することがある．外科的な救急疾患である．術後の抗凝固療法も必要である．

高安病（大動脈炎症候群）

高安病は全身性の肉芽腫性血管炎で，大動脈やその大きな分枝の閉塞を来す．アジア人やヒスパニックに多く認められ，若い女性に多く出現する[3,22]．胸部か

ら腹部大動脈とその大きな分枝に狭窄または閉塞病変を来しやすく，何らかの脳血管障害に起因する症状は，40〜60％に認めるというが，明らかな脳梗塞はむしろそれほど多くないと考えられている[22,23]．

本疾患の症状は，発熱，体重減少，関節痛，筋痛などの血管炎を示唆する全身症状に加えて，血管狭窄や閉塞に伴う血圧の左右差などがさまざまな組み合わせで認められる．大動脈の分枝閉塞に伴う脳梗塞，大動脈の狭窄に伴う脳盗血症候群，二次性の大動脈瘤やその解離などに伴う神経症状を認める[23]．

診断基準として，①40歳以下の発症，②四肢のclaudication（跛行）の存在，③上腕動脈の拍動低下，④両上肢の血圧の10 mmHg以上の左右差，⑤鎖骨下動脈や大動脈の血管雑音（bruits）の聴取，⑥動脈造影の異常所見，のうち3項目以上を満たすことが示されている[24]．

治療は，副腎皮質ステロイドを主体とする免疫抑制薬などである．脳梗塞に対する抗血栓療法は血栓形成に関するイベントはむしろ少数であることから積極的には薦められず，原病を良好な状態にコントロールすることが重要である．

側頭動脈炎（巨細胞性動脈炎）

側頭動脈炎は，内弾性板とその周辺を首座とする巨細胞を呈する，全身性の血管炎である[3]．本疾患は，60歳以上の高齢者に多く認められる．多くは，頭痛や顎関節部の痛みで発症するが，その後頭皮や口腔粘膜の痛みや潰瘍形成などの血管炎に伴う症状を認める[3,25]．また，全身性にリウマチ性多発性筋痛（polymyalgia rheumatica：PMR）といわれる筋痛を認める．また特有な症状として，側頭筋の痛みが，堅いものを咀嚼するうちに徐々に増強し，中止すると徐々に軽快する特有の痛み（jaw claudication）を認める[25,26]．また，最も注意すべき症状である頭痛に引き続く失明は，虚血性視神経炎や網膜中心動脈の閉塞により出現する．脳梗塞を認めることはさほど高頻度ではなく，3〜4％程度であるといわれており，椎骨動脈領域に多く，内頸動脈領域には少ない．この多くは直接脳内血管に血管炎が及ぶよりは，椎骨動脈や頭蓋外の頸動脈よりの塞栓による二次的なものと考えられている[3,25]．

診断には，①50歳以上の発症，②新たな頭痛の出現，③側頭動脈の異常（圧痛，拍動の低下），④血沈の亢進，⑤側頭動脈生検での陽性所見，のうち3項目以上を満たせば，かなり確率は高いとされる[26]．

治療としては，副腎皮質ステロイドを血沈の推移をみながら投与するが，初期の診断と治療を迅速に行うことが何より重要である．脳梗塞に対しては，抗凝固薬あるいは抗血小板薬を使用するが，その有効性については明確ではない．

おわりに

大動脈の病変からみた脳血管障害について，概説した．未だに，臨床的なエビデンスが不明確な部分も多く，今後さらなる検討が必要である．

（濱田潤一）

文献

1) Nam HS, et al. Association of aortic plaque with intracranial atherosclerosis in patients with stroke. *Neurology* 2006；67：1184-1188.
2) Goodin DS. Neurological complications of aortic disease and surgery. In：Aminoff MJ（editor）. Neurology and General Medicine, 4th edition. Philadelphia：Churchill Livingston Elsevier；2008, pp.23-44.
3) Garg A. Vascular brain pathologies. *Neuroimaging Clin N Am* 2011；21：897-926.
4) Williams SJ 2nd. Chronic upper extremity ischemia：Current concepts in management. *Surg Clin North Am* 1986；66：355-375.
5) Taylor CL, et al. Steal affecting the central nervous system. *Neurosurgery* 2002；50：679-688；discussion 688-689.
6) Herrick MK, Mills PE Jr. Infarction of spinal cord. Two cases of selective gray matter involvement secondary to asymptomatic aortic disease. *Arch Neurol* 1971；24：228-241.
7) Di Tullio MR, Homma S. Atherosclerotic disease of the proximal aorta. In：Mohr JP, Wolf PA, et al（editors）. Stroke：Pathophysiology, Diagnosis, and Management, 5th edition. Philadelphia：Elsevier Saunders；2011, pp.741-757.
8) Amarenco P, et al. Atherosclerotic disease of the aortic arch and the risk of ischemic stroke. *N Engl J Med* 1994；331：1474-1479.
9) Harloff A, et al. Retrograde embolism from the descending aorta：Visualization by multidirectional 3D velocity mapping in cryptogenic stroke. *Stroke* 2009；40：1505-1508.
10) Fukumoto Y, et al. The incidence and risk factors of cholesterol embolization syndrome, a complication of cardiac catheterization：A prospective study. *J Am Coll Cardiol* 2003；42：211-216.
11) Khatibzadeh M, et al. Aortic atherosclerotic plaques as a source of systemic embolism. *J Am Coll Cardiol* 1996；27：664-669.
12) Karalis DG, et al. Recognition and embolic potential of intraaortic atherosclerotic debris. *J Am Coll Cardiol* 1991；17：73-78.
13) Tunick PA, et al. Protruding atheromas in the thoracic aorta and systemic embolization. *Ann Intern Med* 1991；115：423-427.
14) Di Tullio MR, et al. Aortic atheroma morphology and the risk of ischemic stroke in a multiethnic population. *Am Heart J* 2000；139：329-336.
15) Tunick PA, et al. Effect of treatment on the incidence of stroke and other emboli in 519 patients with severe thoracic aortic plaque. *Am J Cardiol* 2002；190：1320-1325.
16) Dalen JE, et al. Dissection of the aorta：Pathogenesis, diagnosis, and treatment. *Prog Cardiovasc Dis* 1980；23：237-245.
17) Gaul C, et al. Neurological symptoms in type A aortic dissections. *Stroke* 2007；38：292-297.
18) Gaul C, et al. Neurological symptoms in aortic dissection：A challenge for neurologists. *Cerebrovasc Dis* 2008；26：1-8.
19) DeBakey ME, et al. Dissection and dissecting aneurysms of the aorta：Twenty-year follow-up of five hundred twenty-seven patients treated surgically. *Surgery* 1982；92：1118-1134.
20) Fitzpatrick D, Maguire D. Neurological symptoms occurring in the context of ruptured abdominal aortic aneurysm：A paramedic's perspective. *Emerg Med J* 2007；24：669-670.
21) Bavaria JE, et al. Endovascular stent grafting versus open surgical repair of descending thoracic aortic aneurysms in low-risk patients：A multicenter comparative trial. *J Thorac Cardiovasc Surg* 2007；133：369-377.
22) Numano F. Differences in clinical presentation and outcome in different countries for Takayasu's arteritis. *Curr Opin Rheumatol* 1997；9：12-15.
23) Kerr GS, et al. Takayasu arteritis. *Ann Intern Med* 1994；120：919-929.
24) Arend WP, et al. The American College of Rheumatology 1990 criteria for the classification of Takayasu arteritis. *Arthritis Rheum* 1990；33：1129-1134.
25) Falardeau J. Giant cell arteritis. *Neurol Clin* 2010；28：581-591.
26) Waldman CW, et al. Giant cell arteritis. *Med Clin N Am* 2013；97：329-335.

III. 脳梗塞・一過性脳虚血発作の治療

脳静脈・静脈洞血栓症

Point
- 脳静脈洞血栓症は脳卒中の0.5～1％程度を占めるとされ，頭痛で初発することが多いが特異的な症候を認めないため診断に苦慮する場合も多く，非典型的な脳梗塞，出血病変をみた場合には本疾患の可能性を念頭に置くことが重要である．
- 上矢状静脈洞，横静脈洞の閉塞が多い．
- 先天性および後天性血栓性素因（経口避妊薬使用を含む）の検索が必要である．
- 診断には画像診断，特にCT，MRI，MR venographyが有用である．
- 治療は，ヘパリンによる抗凝固療法が原則となるが，病状悪化例では血管内治療，開頭減圧術の適応を考慮する．

脳静脈洞血栓症の概念

　脳卒中全体の0.5～1％を占めるとされている[1]．脳の静脈および静脈洞の閉塞は，頭頸部感染症によるものは抗生物質の投与により激減し，妊娠，全身疾患，経口避妊薬，血栓性素因などによるものが多くなっている．皮質または皮質下静脈が閉塞すると局所神経症状を呈するが，最も多い上矢状静脈洞では，頭蓋内圧亢進に伴う頭痛，うっ血乳頭などが初発症状であることが多く，診断に苦慮する．脳動脈血栓・塞栓症とは臨床症状，発症様式，画像所見などどこか異なると感じた場合，鑑別すべき疾患として本症を念頭に置く．また画像所見からは，脳腫瘍，脳炎，脱髄疾患と誤診されやすい．

　本疾患は適切な治療を行わないと致命的な経過を辿ることも多く，本疾患を疑えば積極的にCT，MRIといった画像診断による診断確定を行い，抗凝固療法を開始する必要がある．

発症原因，病態

　脳静脈洞血栓症の原因となる主な病態および疾患を**1**にまとめた[1]．発症部位としては上矢状静脈洞が最も多く，次いで横静脈洞，直静脈洞，大脳皮質静脈，大脳深部静脈，海綿静脈洞などに発生しうる（**2**）．原因不明な例も10～30％存在する．

　原因としては，経口避妊薬を中心とする薬剤使用，先天性・後天性血栓性素因，妊娠・産褥，感染，悪性腫瘍，重症貧血などがあげられるが，これら要因が複数重なっていることも多い．脳静脈は吻合がよく発達しており，灌流が障害された場合は吻合部が側副血行として働くが，その分血栓，感染が広がりやすいという特徴を有している．脳静脈閉塞に伴う頭蓋内圧亢進と局

Keywords

遺伝性血栓性素因

抗凝固蛋白欠乏症（アンチトロンビンIII，プロテインC，プロテインS），第V凝固因子Leiden変異，プロトロンビンG2010A変異が含まれる．欧米では第V凝固因子Leiden変異が多くみられるが，わが国では同変異はまれである．プロテインSとプロテインCは血管内皮での血液凝固制御に重要な役割を担っており，同因子の欠乏症は常染色体優性遺伝でプロテインS欠損症は日本人に多いことが報告されている．

脳静脈・静脈洞血栓症 | 199

1 脳静脈洞血栓症の原因

血栓性素因	遺伝性：プロテインCおよびS欠損症，アンチトロンビンIII欠損症 後天性：抗リン脂質抗体症候群，妊娠，産褥，高ホモシステイン血症，ネフローゼ症候群，脱水
薬剤	経口避妊薬，ホルモン補充療法，リチウム，ステロイドなど
感染症	髄膜炎，頸部・顔面・口腔感染症，中耳炎，副鼻腔炎
炎症性および自己免疫疾患	SLE，ベーチェット病，炎症性腸疾患，甲状腺疾患，サルコイドーシスなど
悪性腫瘍	中枢神経系腫瘍，トルーソー症候群（Trousseau syndrome），抗癌剤（タモキシフェン，アスパラギナーゼなど）
血液疾患	多血症，血小板増多症，発作性夜間血色素尿症，重症貧血
機械的原因	頭部外傷，頸静脈カテーテル，腰椎穿刺など

SLE：全身性エリテマトーデス

2 脳静脈血栓症の閉塞部位とその頻度

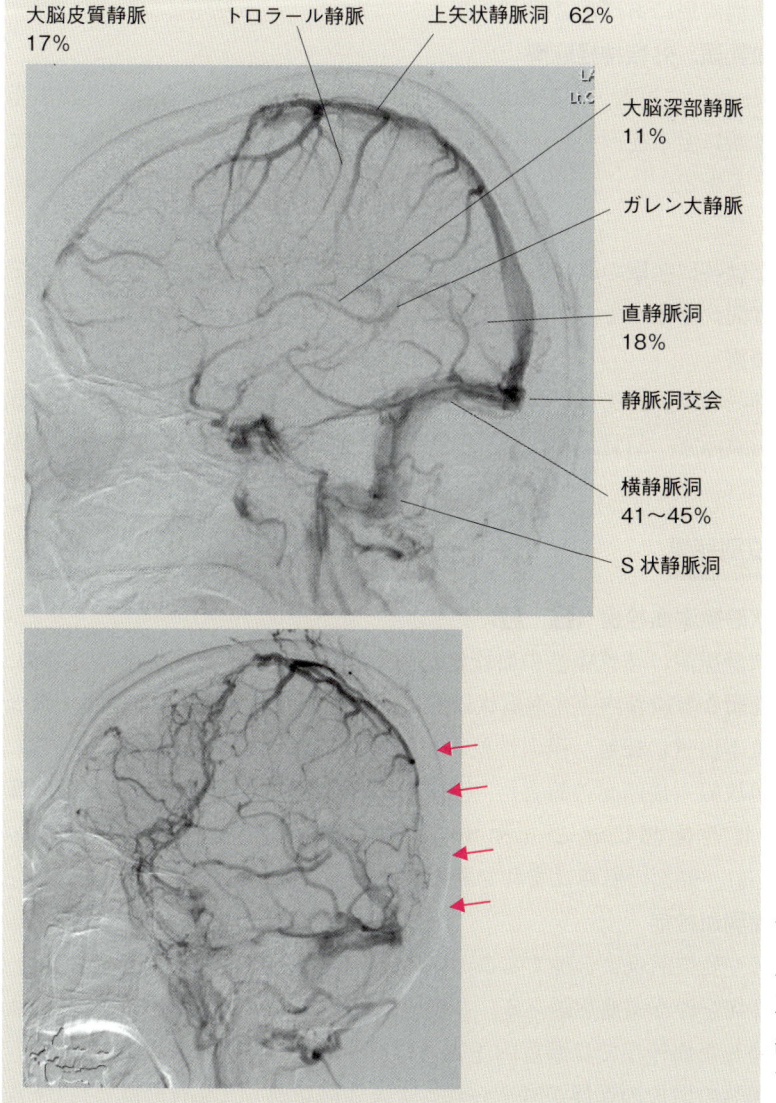

大脳皮質静脈 17%
トロラール静脈
上矢状静脈洞 62%
大脳深部静脈 11%
ガレン大静脈
直静脈洞 18%
静脈洞交会
横静脈洞 41〜45%
S状静脈洞

上段：内頸動脈血管撮影側面像静脈相の正常像と各静脈における血栓症の頻度を示す．上矢状静脈洞血栓症が全体の60%以上を占める．
下段：上矢状静脈洞血栓症の血管造影静脈相を示す．上矢状静脈洞の後半部分が静脈洞交会まで描出されていない．

Keywords

抗リン脂質抗体症候群

動静脈血栓症と妊娠異常が臨床的特徴である．女性に多く若年患者に発症しやすく，脳動脈血栓症とともに脳静脈血栓症の原因にもなる．まれに急激に多臓器不全となり死亡率の高い劇症型抗リン脂質抗体症候群もある．検査診断基準は12週以上の間隔をあけて2回以上，ループスアンチコアグラントが陽性，あるいは標準化されたELISA法によるIgGまたはIgM型抗カルジオリピン抗体が中等度以上の力価を2回以上検出，またはIgGまたはIgM型抗β2-グリコプロテインI抗体が2回以上陽性のいずれかを満たす必要がある．

Keywords

トルーソー症候群

悪性腫瘍に伴う血液凝固亢進により動静脈血栓症を発症する病態である．悪性腫瘍の種類としては婦人科系腫瘍を含む固形癌が多い．血液検査ではほとんどの症例でDダイマーは上昇しているので診断の一助となる．血栓症予防にはヘパリンは有効だが，ワルファリンは無効であることが多い．
→本章「トルーソー症候群」（p.207）参照．

所の灌流障害，出血性梗塞に伴う神経症状，特定の部位（海綿静脈洞など）では占拠性病変に伴う神経症状が病態の特徴である．International Study on Cerebral Vein and Dural Sinus Thrombosis（ISCVT）の研究結果では，脳静脈洞血栓症 624 例中急性期死亡例は 27 例（4.3％）であり，その大半は脳ヘルニアによるものであることが報告されている[2]．

症候

頭蓋内圧亢進に伴う症候

■頭痛

脳静脈洞血栓症の最も多い初発症状であり，局在徴候を伴わない場合も多い．一般に頭痛は持続的であり，臥位，運動，いきむ動作などにより増悪することがある．立位で軽快するので，脳脊髄液減少症による頭痛とは対照的である．鎮痛薬の効果が乏しいのも特徴的であり，新規の頭痛が持続する場合には鑑別疾患にあげる必要がある．

■うっ血乳頭，外転神経麻痺

頭痛とともに視力・視野障害を呈し，眼科を先に受診しうっ血乳頭を指摘され診断に至る症例もしばしば経験される．また，両側外転神経麻痺を呈することもある．

■痙攣

小児では特に痙攣の発症頻度が高い．上肢あるいは下肢のみの痙攣から全身の強直間代痙攣までさまざまである．

■意識障害

局所神経徴候，頭痛などを呈さず，意識障害が初期徴候のこともあり，軽度の見当識障害，幻覚，せん妄，性格変化，記憶障害などが出現する場合がある．

閉塞部位別症候

■上矢状静脈洞血栓症（2，3）

上矢状静脈洞は非感染性の血栓症が最も起こりやすい部位であり，頭痛，うっ血乳頭など頭蓋内圧亢進症状以外に，血栓が脳表静脈，深部静脈へ進展し，皮質下白質に梗塞，出血性梗塞を発症することにより，片麻痺，失語，半盲（視放線，後頭葉の障害），痙攣発作など局所神経症状を呈する．麻痺は上下肢近位部に起こりやすく，特に下肢近位部に強く（venous hemiplegia），顔面の麻痺はまれである．

■横静脈洞血栓症

中耳炎や乳突洞炎に合併することが多く，乳児，小児に多い．発熱，悪心，嘔吐，耳痛を伴う頭痛を訴える．右横静脈洞が閉塞する場合が多い．横静脈洞に限局した血栓症では頭蓋内圧亢進に伴う症候を呈するが，他の静脈洞，皮質静脈への血栓の進展が考えられ，上錐体静脈洞（三叉神経障害），下錐

3 上矢状静脈洞血栓症 3 症例の単純 CT 像（上段）と MRI FLAIR 画像（下段）

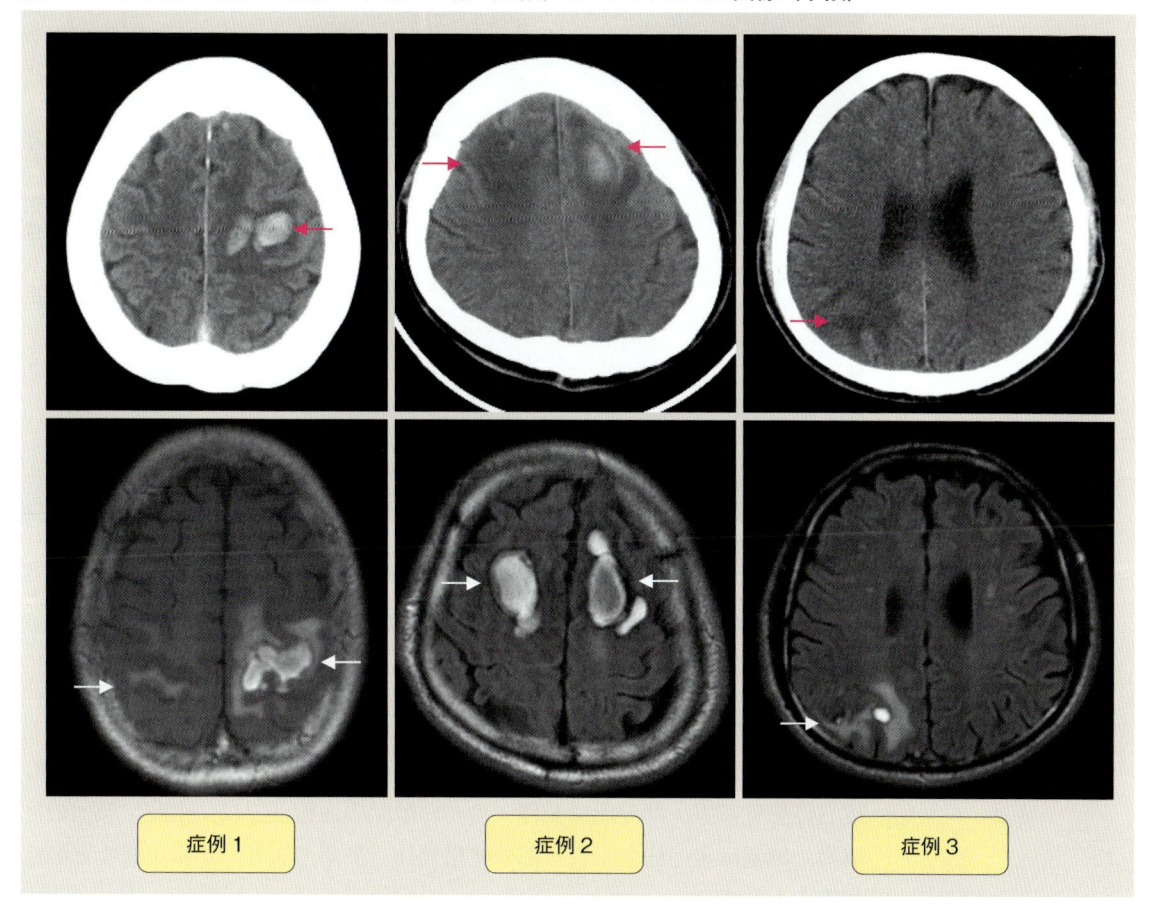

症例 1 　　　　　　　　 症例 2 　　　　　　　　 症例 3

症例 1, 2 では左前頭葉, 症例 3 では右頭頂葉に出血性病変を認める. また症例 2 では右前頭葉にも低吸収域を認める. 下段の FLAIR 像では症例 1, 2 では両側大脳半球にわたって高信号域を示す病変が観察される.

体静脈洞（外転神経障害），直静脈洞や深部静脈系（意識障害），皮質静脈（失語）への進展によって局所症状がみられる．

■海綿静脈洞血栓症

　海綿静脈洞血栓症は，眼窩，副鼻腔，顔面正中部の炎症が波及することにより発症することが多い．反対側の海綿静脈洞と交通があるため，炎症は反対側まで波及しやすい．眼球の痛み，眼球浮腫，眼球突出，結膜および眼瞼の毛細血管拡張がある．海綿静脈洞内を走行する脳神経の障害により，動眼神経麻痺（眼球運動障害，眼瞼下垂，瞳孔散大，対光反射消失），三叉神経麻痺（顔面感覚障害）を呈し，有痛性眼筋麻痺，トロサ・ハント症候群（Tolosa-Hunt syndrome）の原因となる．

■ガレン静脈および大脳深部静脈血栓症（4）

　ガレン静脈および大脳深部静脈の閉塞では，基底核内側部，視床に病変が及び，意識障害で発症することが多いが，片麻痺，垂直性眼球運動障害，ジストニアなどの不随意運動を呈することがある．ISCVT の調査では，68 例中 9 例（13.2％）が急性期に死亡しており，最も予後不良な血栓部位である[2]．

4 大脳深部静脈血栓症

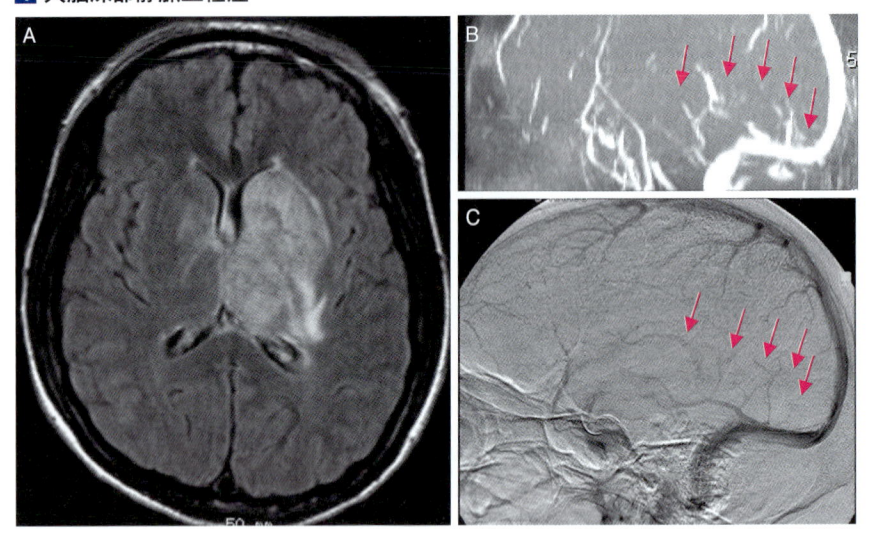

突然の意識障害で発症した54歳女性.
A：MRI FLAIR画像では，左基底核領域に広範な高信号域を示す病変を認める.
B：MR venographyでは直静脈洞からガレン大静脈，大脳深部静脈が造影されていない（→）.
C：内頸動脈造影静脈相でも静脈洞交会部から直静脈洞，ガレン大静脈，内大脳静脈，下矢状静脈洞が描出されていない（→）.

■皮質静脈血栓症

代表的な皮質静脈であるトロラール静脈の血栓症では，下肢に強い片麻痺，皮質性感覚障害，部分痙攣発作，ラベー静脈の血栓症では，上肢，顔面の片麻痺，感覚障害，同名半盲，部分痙攣発作，失語，失算，手指失認などの症状をきたしうる.

臨床検査

診断に特異的な血液検査はない．感染に伴うものであれば白血球，CRPなどの評価は有用である．また血栓性素因の検索のため，プロトロンビン時間，活性化部分トロンボプラスチン時間（APTT），Dダイマー，赤血球数，ヘモグロビン，ヘマトクリット，血小板数，ループス抗凝固因子，抗カルジオリピン抗体，アンチトロンビンⅢ，プロテインS，プロテインC，ホモシステインなどの計測を行う.

Dダイマーは，深部静脈血栓症や肺動脈塞栓症のスクリーニングに有用であり，脳静脈洞血栓症においても大部分の症例では上昇することが報告されているが（感度93.9％，特異度89.7％），頭痛単独の場合，症状発現から時間が経過している場合，罹患している静脈洞が限局している場合はDダイマーが正常値を示すことがあり，Dダイマーが正常というだけで本症の存在を否定できるものではない[3].

画像診断

脳静脈洞血栓症の診断は画像診断が唯一の診断法である[4].

5 上矢状静脈洞血栓症の血栓描出

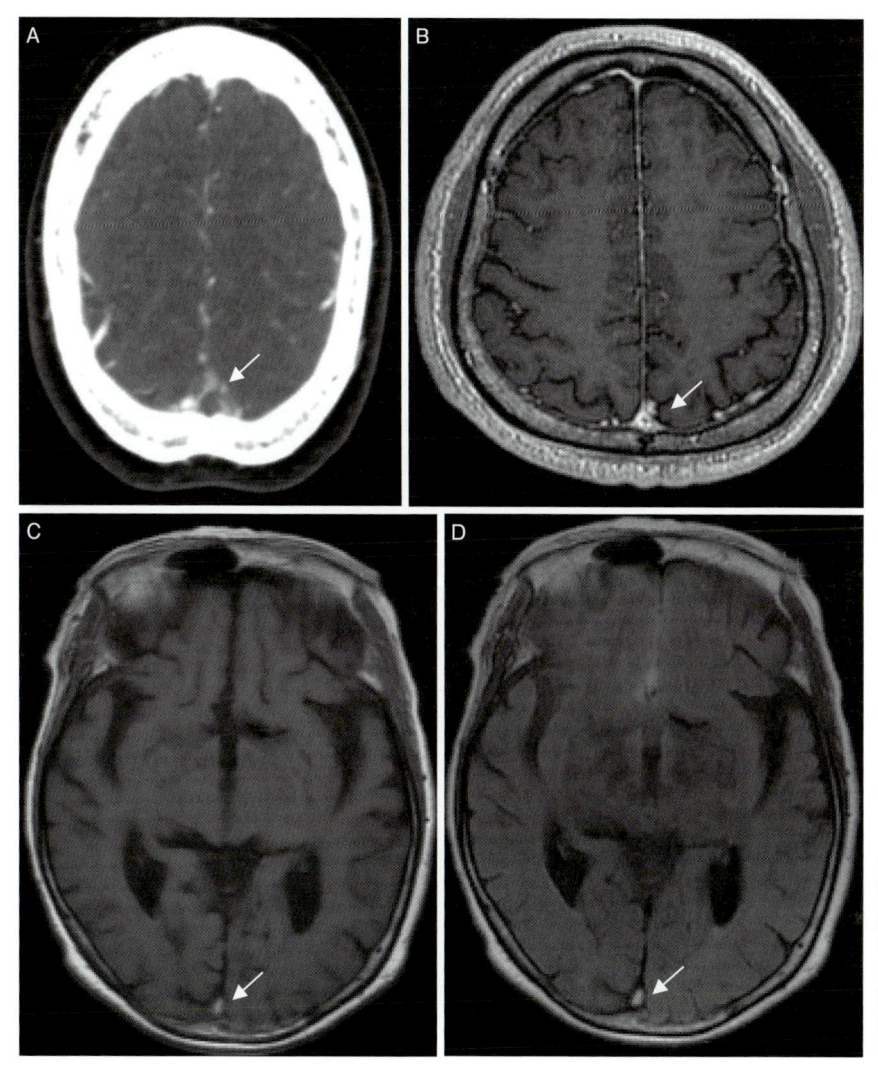

急性期には造影 CT（A），造影 MRI（B）で empty triangle sign または empty delta sign と呼ばれる特徴的な像を示す（→）．亜急性期では MRI T1 強調像（C），MRI FLAIR 画像（D）で高信号を示す．

CT

意識障害，頭痛，神経症状突発時には，脳神経救急疾患の鑑別のため CT 検査が実施される．脳静脈洞血栓症では，梗塞，出血性変化を認めることが多いが，頻度の多い脳動脈血栓・塞栓症，脳出血とは異なった病変部位，分布を示すことが多い．閉塞した脳表静脈や静脈洞は単純 CT で高吸収域を示すことがあり，cord sign と呼ばれる．静脈洞血栓症を疑えば，造影 CT を行う．発症 1〜4 週の血栓は造影されないので造影欠損として描出され，empty delta sign または empty triangle sign として知られ，上矢状静脈洞後半部で検出されやすい（ 5 -A）．

MRI

脳実質の出血性梗塞，浮腫は CT よりも鮮明に描出される．静脈洞が血栓

> **Memo**
> **静脈性梗塞**
> 脳静脈が閉塞した場合，静脈うっ滞が生じ静脈圧が上昇する結果，灌流圧が低下して梗塞を来す．また血管原性浮腫を伴い，出血変化を伴いやすい特徴がある．

により血流がなくなると flow void がみられなくなる．造影 MRI では造影 CT と同様に empty delta sign が認められる（**5**-B）．静脈洞の血栓を示唆する所見としては，急性期（1週間以内）の血栓は，T1強調像で等～高信号，T2強調像で低信号を示す．T2強調像では血栓の低信号と flow void を区別しにくい．1週間以後の亜急性期の血栓では T1強調像（**5**-C），T2強調像，FLAIR 画像（**5**-D）ともに高信号を示すようになる．血栓の低信号を強調する撮像法として T2* 強調像と SWI（susceptibility weighted image）があり，急性期血栓を明瞭な低信号病変として強調できるので今後の普及が期待される．

脳静脈洞血栓症の診断には MR venography（**4**-B）が有用である．2Dの time of flight 法が簡便でよく利用され，脳静脈，静脈洞全体の観察，静脈洞の閉塞所見に加え，脳溝内に拡張蛇行した皮質静脈を認めることがある．

血管造影

CT，MRI の普及に伴い診断に必須の検査ではなくなったが，最も確実な画像診断法であり，脳深部静脈血栓症などでは閉塞した静脈の同定に現在でも用いられる（**4**-C）．閉塞した静脈の造影欠損や側副血行として働く皮質静脈の様子が観察される．血管造影では静脈洞血栓症にしばしば合併する硬膜動静脈瘻の有無を確実に診断できる．

治療

診断から治療に至るフローチャートを示す（**6**）．

血栓に対する治療

脳静脈洞血栓症では診断が確定すれば直ちにヘパリン（ノボ・ヘパリン®など）による抗凝固療法を開始する．低分子ヘパリンは未分化ヘパリンと同等か優れた効果が期待される[5]．この際に治療開始前の頭蓋内出血の存在は抗凝固療法の禁忌とはならない．ヘパリンは APTT 値が約2倍程度になるように用量調節し，約2週間のヘパリン持続静注後，ワルファリン（ワーファリン®など）による経口投与へ切り替えていくようにする．ワルファリンによる PT-INR は2～3に保つようにする．経口抗凝固療法の期間は一時的な原因によるものでは3か月，原因不明あるいは軽度の血栓性素因のあるものでは6～12か月，血栓を再発したり重度の血栓性素因のあるものでは永久に続けることが推奨されている．

ヘパリンによる抗凝固療法を開始しても神経症状が悪化する症例では，カテーテルを用いてウロキナーゼ（ウロナーゼ®など），組織プラスミノゲンアクチベーター（t-PA）を直接投与し血栓を溶解する試みがされている．また Merci® Retriever（Concentric Medical 社），Penumbra System®（Penumbra 社）などの血栓回収デバイスを用いた機械的血栓摘出術も局所線溶療法で効果がみられない静脈洞血栓症に使い始められている．しかし，これら血管内治療

6 脳静脈洞血栓症（CVT）の診断と治療のフローチャート

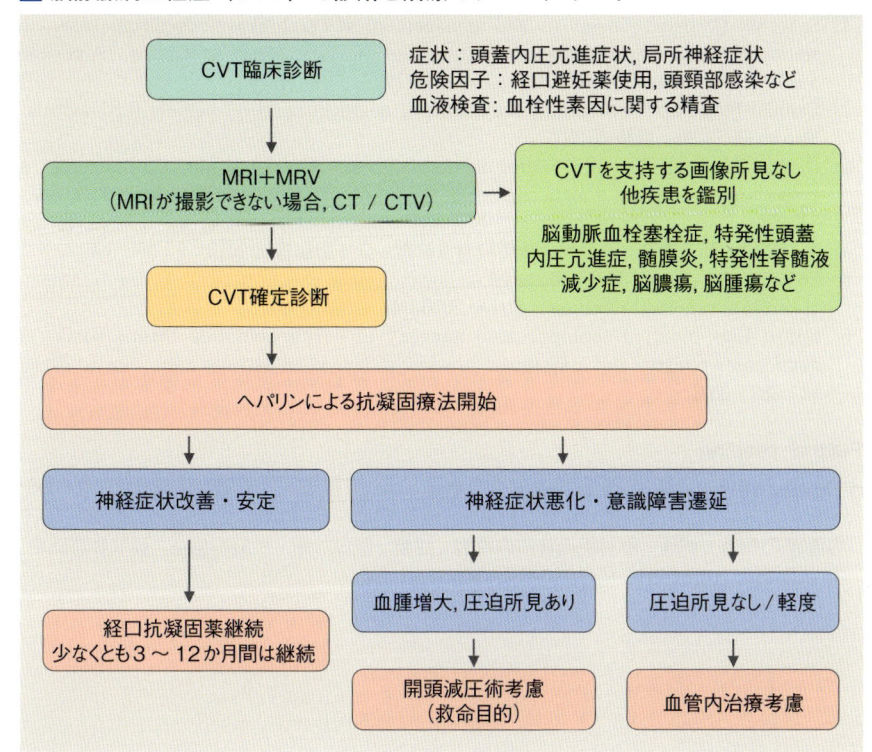

```
CVT臨床診断                症状：頭蓋内圧亢進症状，局所神経症状
     ↓                     危険因子：経口避妊薬使用，頭頸部感染など
                           血液検査：血栓性素因に関する精査
MRI+MRV       →   CVTを支持する画像所見なし
(MRIが撮影できない場合, CT/CTV)  他疾患を鑑別
     ↓            脳動脈血栓塞栓症，特発性頭蓋
                  内圧亢進症，髄膜炎，特発性脊髄液
CVT確定診断        減少症，脳膿瘍，脳腫瘍など
     ↓
ヘパリンによる抗凝固療法開始
     ↓                        ↓
神経症状改善・安定        神経症状悪化・意識障害遷延
     ↓                   ↓              ↓
経口抗凝固薬継続      血腫増大，圧迫所見あり  圧迫所見なし/軽度
少なくとも3～12か月間は継続  ↓              ↓
                      開頭減圧術考慮     血管内治療考慮
                        (救命目的)
```

CTV：CT venography

(Saposnik G, et al. *Stroke* 2011[1] より)

のエビデンスはまだ確立されていない．また血腫増大，圧迫所見がみられれば，開頭血腫除去術の適応を考慮する．脳静脈洞血栓症 45 例に対して開頭血腫除去術を施行したメタ解析では，術前には約 80％の患者が昏睡状態を呈していたが，術後家庭復帰できた症例（mRS 0～2）が半数近く存在したことが報告されている[6]．

妊娠中の脳静脈洞血栓症の患者にはヘパリン，特に低分子ヘパリンの使用による抗凝固療法が推奨される．

基礎疾患に対する治療

基礎疾患として，頭頸部感染症が明らかであれば，これに対する抗生剤治療を行う．原因となった薬剤（経口避妊薬，ホルモン補充療法）は中止し，脱水，貧血があればその補正を行う．

その他

頭蓋内圧亢進に対しては高張グリセロール（グリセオール®），痙攣発作に対しては抗てんかん薬による対症治療を行う．

（北川一夫）

文献

1) Saposnik G, et al. Diagnosis and management of cerebral venous thromobosis：A statement for healthcare professionals from the American Heart Asociation / American Stroke Association. *Stroke* 2011；42：1158-1192.
2) Canhão P, et al. Causes and predictors of death in cerebral venous thromobosis. *Stroke* 2005；36：1720-1725.
3) Dentali F, et al. D-dimer testing in the diagnosis of cerebral vein thromobosis：A systematic review and a meta-analysis of the literature. *J Thromb Haemost* 2012；10：582-589.
4) 豊口裕樹, 細矢貴亮. 脳静脈血栓症の画像診断. 分子脳血管病 2010；9：392-396.
5) Coutinho JM, et al. Unfractionated or low-molecular weight heparin for the treatment of cerebral venous thrombosis. *Stroke* 2010；41：2575-2580.
6) Ferro JM, et al. Decompressive surgery in cerebralvenous thromobosis：A multicenter registry and a systematic review of individual patients data. *Stroke* 2011；42：2825-2831.

Further reading

● 内山真一郎ほか（編）. 特集 脳静脈系の病態と脳血管障害. 分子脳血管病 2010；9：365-416.
脳静脈の解剖, 病理, 脳静脈血栓症の原因, 症候, 画像診断, 抗凝固療法, 硬膜動静脈瘻, 静脈奇形について詳細な解説がされている.

III. 脳梗塞・一過性脳虚血発作の治療

トルーソー症候群

Point
- 「トルーソー症候群」の定義は，原著では「悪性腫瘍に伴う凝固能亢進状態とそれによる静脈血栓症」であるが，現在では「悪性腫瘍（特に腺癌）に伴う凝固能亢進状態（DIC）および非細菌性心内膜炎（NBTE）などに起因する全身性（特に脳）塞栓症」を含む症候群として理解されている．
- 原因となる悪性腫瘍は，肺癌，膵癌，胃癌，大腸癌，卵巣癌，前立腺癌などの腺癌（特にムチン産生腫瘍）が多い．
- 約半数に NBTE が認められ，心原性脳塞栓症の原因となるが，経胸壁心エコーでの検出率は低く，経食道心エコーが診断に有用である．その他，凝固能亢進に伴う微小塞栓・血栓症などが脳梗塞の発症に関与している．
- 担癌患者（特に腺癌）が脳塞栓症，FDP，Dダイマー高値などの(pre)DIC傾向を呈した場合，本症候群を疑う．CA125やCA19-9などのムチン産生腫瘍マーカーが高値であることがある．
- 本症候群では，脳梗塞二次予防におけるワルファリンの効果は不確実とされ，出血がコントロールされていればヘパリンが投与される．在宅医療を導入するためには，低分子ヘパリン皮下注が用いられる．

トルーソー症候群の概念

1865 年 Trousseau[1] は，胃癌症例で認められた遊走性血栓性静脈炎を "Phlegmasia alba dolens" として初めて記載し，悪性疾患では血栓性静脈炎や静脈血栓症を高頻度に合併することを明らかにした（**1**）．しかし，1867 年 Trousseau は自らの下肢に深部静脈血栓を生じたことに気づき，病態を察して絶望し，そのわずか数か月後に胃癌で亡くなったとされる[2]．今日では一般に，「悪性腫瘍に伴う凝固能亢進状態（hypercoagulable state）」あるいは播種性血管内凝固（disseminated intravascular coagulation：DIC）（もしくは DIC 準備状態 pre DIC）のことを，彼の名にちなんで「トルーソー症候群（Trousseau syndrome）」と呼んでいるが，特に脳では外因系凝固カスケードの起点となる組織トロンボプラスチンが豊富に存在するため血栓症の標的臓器となりやすく，本邦では「悪性腫瘍に伴う血液凝固亢進により脳卒中を生じた病態」[2]をさすことが多い．

その後，1936 年 Gross & Friedberg[3] は，悪性腫瘍を有する患者で非細菌性心内膜炎（nonbacterial thromboendocarditis：NBTE，**2**，**3**）を合併することが多いことを報告した．逆に，MacDonald ら[4] による 78 例の剖検例における検討では，NBTE を有する患者の 36％ が担癌患者であり，Barron ら[5]

Keywords

非細菌性心内膜炎 (NBTE)

心内膜炎は，細菌性のものとそれ以外の非細菌性のものに大別される．NBTE という名称は，1888 年 Zeigler が初めて記載したが，1936 年の Gross & Friedberg[3] の報告以降，広く用いられるようになった．悪性疾患の悪液質や終末期にみられることが多いことから "cachectic (marantic) endocarditis" あるいは "terminal endocarditis" という名称もほぼ同義語として用いられる．悪性腫瘍の他，膠原病や抗リン脂質抗体症候群などの疾患でみられることもある．疣贅 (vegetation) は大動脈弁および僧帽弁に認められることが多いが（**2**），三尖弁や肺動脈弁に認められることもある[13,14]．

1 トルーソー症候群の概念の変遷

1865年	Trousseau A[1]	悪性腫瘍に伴う遊走性血栓性静脈炎を"Phlegmasia alba dolens"として初めて記載
1936年	Gross L & Friedberg CK[3]	悪性腫瘍に伴う非細菌性心内膜炎(NBTE)を報告
1957年	MacDonald RA & Robbins SL[4]	塞栓症の原因としてのNBTEの重要性を指摘
1966年	Rohner RFら[10]	ムチン産生腫瘍による静脈血栓症,NBTEを報告
1977年	Sack GHら[11]	ワルファリン無効,ヘパリン長期治療有効を報告
1984年	Kuramoto Kら[6]	剖検例におけるNBTEの頻度は9.3%で,その約半数に悪性腫瘍が合併することを報告
1996年	Evans TRJら[7]	卵巣腫瘍でNBTEの頻度が高いことを報告
1997年	Walsh-McMonagle D & Green D[12]	低分子ヘパリンの有効性を指摘

2 脳塞栓症を発症した卵巣癌患者(50歳)にみられたNBTEによる僧帽弁の疣贅

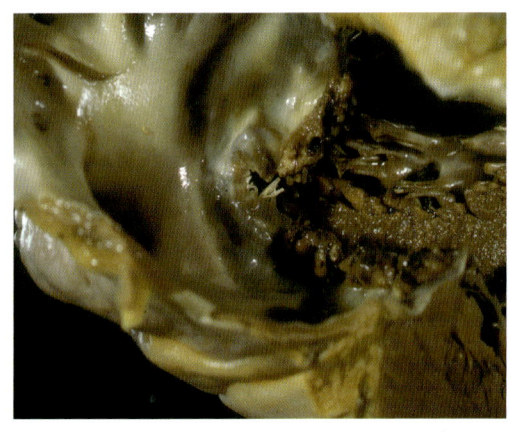

(Suzuki S, et al. *Clin Neuropathol* 2002[9] より)

NBTEの発現機序として,悪性腫瘍などによる凝固能亢進,あるいは外的ストレスや免疫異常に伴う内皮障害が考えられている.
(Lopez JA, et al. *Am Heart J* 1987[14] より)

3 NBTEの発現機序

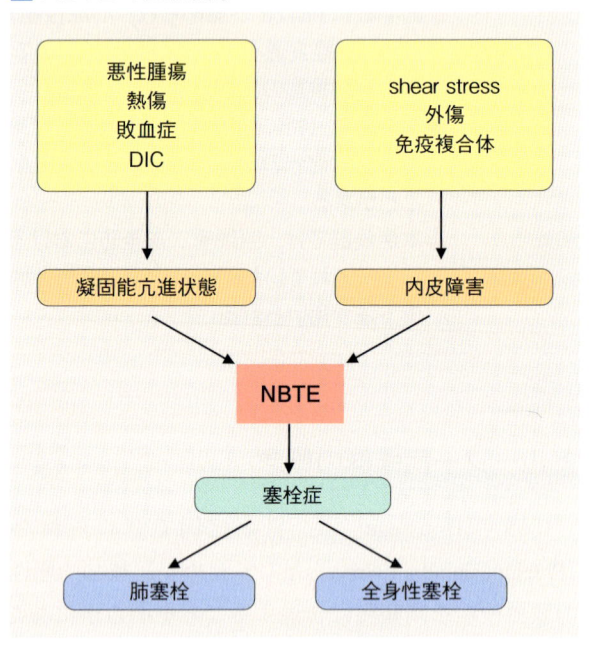

悪性腫瘍／熱傷／敗血症／DIC → 凝固能亢進状態
shear stress／外傷／免疫複合体 → 内皮障害
→ NBTE → 塞栓症 → 肺塞栓／全身性塞栓

もNBTEが脳塞栓症の原因となりうることを示した.1984年本邦のKuramotoら[6]も,NBTEを有する剖検例217例を集め,担癌患者の心筋梗塞あるいは脳梗塞の発症機序として,凝固能亢進による局所での血栓形成よりもNBTEによる心原性脳塞栓症のほうが重要であることを示した.

また,凝固能亢進(DIC)やNBTEは,どのような癌でも合併するわけではなく,肺癌,膵癌,卵巣癌(特にムチン産生腫瘍)[7]などの腺癌で,特にその頻度が高いことが明らかにされた.すなわち,当初「トルーソー症候群」は,原著に従って「悪性腫瘍に伴う凝固能亢進状態(静脈血栓症)」と定義されたが,現在では「悪性腫瘍(特に腺癌)に伴う凝固能亢進状態(DIC)およびNBTEなどに起因する全身性(特に脳)塞栓症」という一連のスペクトラムから成る症候群として理解されつつある[2,8].

ディベート

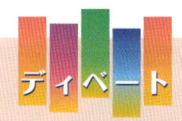

NBTEがなくても，脳塞栓症は起きる？

トルーソー症候群に伴う脳梗塞は，両側性に多発していることが多く，Cestariら[15]によれば，その54％は塞栓症であったとしている．しかし，実際には生前に経胸壁心エコーでNBTEが検出される症例はむしろ少ない．近年，経食道心エコーが汎用されるようになり，NBTEの検出率は増加しているものの低値にとどまっており，一部は凝固能亢進により動脈内で形成された微小血栓・塞栓による脳梗塞である可能性も指摘されている．また，深部静脈血栓が開存した卵円孔を介して奇異性脳塞栓症を生じたと考えられる症例も報告されている．

Column

担癌患者における脳梗塞発症機序

担癌患者が脳梗塞を発症する機序を**4**にまとめた．Grausら[16]によれば，NBTEによる心原性脳塞栓症が最も多く重要であるが（27％），その他DICに伴う局所脳血管での微小血栓・塞栓，脱水・過粘稠症候群による低灌流状態，脳静脈・静脈洞血栓症，免疫力低下に起因する細菌性塞栓，腫瘍塞栓，血管炎，動脈硬化など，さまざまな原因が関与している[16]．

4 担癌患者における脳梗塞発症機序

- 非細菌性血栓性心内膜炎（NBTE）による心原性脳塞栓症
- 播種性血管内凝固（DIC）による微小血栓・塞栓
- 脱水・過粘稠症候群（hyperviscosity syndrome）による低灌流状態（hypoperfusion）
- 脳静脈・静脈洞血栓症（venous occlusion）
- 細菌性塞栓（septic infarction）
- 腫瘍塞栓（tumor embolism）

（Graus F, et al. *Medicine (Baltimore)* 1985[16] などより作成）

症状

症状としては，原病（悪性疾患）に伴う食思不振，るいそう，発熱，四肢筋力低下のほか，凝固能亢進による静脈血栓症，NBTEによる心不全症状，呼吸不全，末梢動脈閉塞症がみられることがある．

また，脳梗塞により，意識障害，せん妄，片麻痺，感覚障害，痙攣，視力障害など，種々の症状を呈する[13]．特に，NBTEによる心原性脳塞栓症は，椎骨脳底動脈領域に比較的好発するため，中枢性視覚障害（同名性半盲，変形視，色覚異常など），認知能低下，性格変化などがみられることも多い．

診断

頭部画像所見

トルーソー症候群における脳梗塞の発症機序はさまざまであるが（**Column**参照），NBTEによる（多発性）心原性脳塞栓症が最も典型的であり，出血性脳梗塞となることも多い．さらに，DICに伴う局所脳血管での微小血

5 トルーソー症候群の頭部 CT・MRI

A：肺癌（腺癌）患者の頭部 CT．B：胆嚢癌患者の頭部 MRI 拡散強調画像（DWI）．C：卵巣癌で preDIC を呈した患者の DWI．D：同じ患者の MRA．左 M2 分枝が起始部で閉塞している．

栓・塞栓や脱水などによる循環障害に伴う所見がみられることもある．頭部 CT・MRI では，NBTE に起因する塞栓症は，脳主幹動脈から末梢までいずれの領域にも起こりうるが，しばしば多発性，両側性となる（**5**）[13]．さらに，頭部 MRI では，拡散強調画像（DWI）で新旧の病変が区別されることもある．

NBTE の検索

凝固能異常を来す担癌患者が脳梗塞を発症した場合，NBTE による疣贅（vegetation）の検索を行う必要がある．約 1 / 3 の患者で心雑音が聴取されるが，疣贅が存在しても，弁の機能障害を来さなければ心雑音は聴取されないことが多い．診断のために，まず経胸壁心エコーが行われるが，疣贅の検出率は必ずしも高くなく（多くの場合，疣贅は 3 mm 以下），経食道心エコー（transesophageal echocardiography：TEE）が有用であることが多い．しかし，実際にはトルーソー症候群を呈する担癌患者では，全身状態の悪化や出血傾向を呈し，侵襲的な TEE を施行できない場合も多い．

6 担癌患者の凝固能亢進機序

1. 組織因子（TF）の曝露：TF-VIIa 複合体形成（外因系凝固カスケード活性化）	Gonmori H, et al, 1983
2. ビタミンK依存性システイン・プロテアーゼの放出：第X因子活性化	Falanga A, et al, 1985；Nanninga PB, et al, 1990
3. 第VIII因子およびフィブリノゲンの増加：Xa および Va によるプロトロンビン活性化	
4. ムチン産生：シアル酸残基による直接的なプロトロンビン活性化	Pineo GF, et al, 1973；Donati MB, et al, 1995
5. PAI-1 産生：フィブリンを溶解するプラスミンを産生する t-PA を阻害	Hajjar KA, 1996
6. サイトカイン（IL-1, IL-6, IL-8, TNF, TGF, ICAM）放出：単球・血小板・内皮細胞などの活性化	Ornstein DL, et al, 1991
7. 腫瘍細胞へのフィブリン沈着	Dvorak HF, 1987

ICAM：intercellular adhesion molecule, IL：interleukin, PAI-1：plasminogen activator inhibitor-1, TF：tissue factor, t-PA：tissue plasminogen activator, TGF：tissue growth factor, TNF：tumor necrosis factor.
(Evans TR, et al. *Cancer* 1996[7]；Callander N, et al. *West J Med* 1993[8]；Walsh-McMonagle D, et al. *Cancer* 1997[12] より作成)

凝固線溶系マーカー 6

　担癌脳梗塞患者74例を検討した渡邊ら[17]の報告では，DIC の診断基準（厚生労働省 DIC score）を満たすのは26例（35.1％）に過ぎなかったが，脳梗塞発症時のDダイマーは対照群に比し，有意に高値であった．また，担癌脳梗塞患者10例を対象としたわれわれの検討では，全例で FDP＞30μg／mL（正常値＜10μg／mL）かつDダイマー＞5μg／mL（正常値＜1μg／mL）であった．したがって，慢性 DIC（または DIC 準備状態）を呈する場合はもちろん，FDP，Dダイマーなどの凝固能異常があり，先天性凝固能異常，原発性抗リン脂質抗体症候群（anti-phospholipid antibody syndrome：APS），血管奇形，高度血管狭窄などが除外されれば，本疾患も念頭において悪性腫瘍の検索を行う必要がある．また，固形腺癌における凝固能亢進について検討した Callander ら[8]の報告やムチン産生腫瘍における脳梗塞症例について検討した Amico ら[18]の報告では，Dダイマーが血栓症発症の予測因子として重要であるとしており，診断後もフォローアップする必要がある．

　さらに，鋭敏な凝固系マーカーとして，トロンビン・アンチトロンビンIII複合体（TAT），プロトロンビンフラグメント1＋2（F_{1+2}），可溶性フィブリンモノマー複合体（SFMC），フィブリノペプチドAなど，線溶系マーカーとして，PIC（プラスミン・α_2プラスミンインヒビター複合体），プラスミン・アンチプラスミン複合体（PAP）などがあり，本疾患における凝固・線溶系亢進の検索に有用と考えられている[7]．これらの凝固線溶系マーカーは，通常の脳梗塞でも変化しうるため非特異的で，トルーソー症候群における診断的価値はあまり高くないとする意見もあるが，これらのマーカーが持続的に異常値をとることが重要である．

悪性腫瘍の画像検索

　前述のように，本疾患の予後は原病に左右されることが多いため，原因不明の血液凝固異常や脳梗塞（特に脳塞栓症）を認め，トルーソー症候群が疑われる場合，積極的に血液検査，便潜血，（造影）CT・MRI画像，上部・下部消化管内視鏡などで悪性腫瘍を除外する必要がある．また，これらの検査で悪性所見が見つからない場合でも，ガリウム・シンチやFDG-PETなどで微小腺癌が見つかる場合がある．さらに，女性の場合，婦人科系腫瘍や乳癌を，男性の場合，前立腺癌を，当該科に依頼して除外する必要がある．

腫瘍マーカー

　前述のように，本疾患は腺癌，特にムチン産生腺癌に多く，卵巣癌マーカーCA125，膵臓癌マーカーCA19-9などがしばしば高値となることが知られている．CA125は分子量20万以上の多くの炭水化物を含むムチン蛋白（高値＞35U／mL，異常高値＞480U／mL）で，den Oudenら[19]は，卵巣癌患者では血清CA125とDダイマー，TATが相関することを報告した．また，渡邊ら[17]は，悪性腫瘍に伴う脳梗塞では血清CA19-9とDダイマーとの間に相関がみられることを報告した．CA125およびCA19-9は，血中ではいずれもシアロムチン巨大分子として存在しており，血管内に流出して直接脳塞栓源となったり，凝固能亢進を惹起してNBTEを発症し脳塞栓症を起こす可能性が考えられている．この他，肺癌ではCEAが，前立腺癌ではPSAが高値をとることがある．

治療

　本疾患では，基礎疾患に悪性腫瘍が存在し，また心原性脳塞栓症を発症することが多いため，予後は不良である．しかし，早期に悪性腫瘍を診断し治療することができるか，合併する凝固異常をコントロールできるかによって予後は大きく左右される．特にNBTEを有する症例では，消化管出血がコントロールできない場合を除いて，抗凝固療法が行われることが多い．一方，通常の担癌患者における脳梗塞再発は，凝固能亢進や心原性脳塞栓症によるものよりも，むしろ単なる動脈硬化性のものが多く，抗血小板療法で十分であるとする意見もある．したがって，DICやNBTEの有無を見極め，脳梗塞と腫瘍による出血のリスク評価を慎重に行ったうえで治療を行う必要がある．

　7に示すように，本疾患の凝固能亢進機序は多様であるため，II，VII，IX，X因子の産生抑制に基づくワルファリンの効果は不確実であるとされる．このため，凝固カスケードの最終産物であるフィブリンの生成を促すトロンビンあるいはその前段階の活性化第X因子（Xa）を不活化するヘパリンが第一選択薬とされる[2]．Sackら[11]の報告では，ワルファリンではわずか19％の患者しか効果が得られなかったのに対し，ヘパリンは65％の患者で有

ディベート

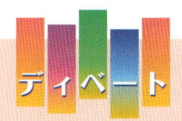

ムチン産生（卵巣）腫瘍ではDICおよびNBTEを合併しやすい？

1966年Rohnerら[10]は，ムチン産生腫瘍で静脈血栓症およびNBTEを呈した症例を，一つの症候群として報告した．すなわち，ムチン産生腫瘍は，**7**のような機序を介して凝固能亢進およびNBTEを発症すると考えられる．

一方，1968年WeberらはDICおよび脳梗塞を呈した卵巣癌症例を初めて報告したが，その後，本邦を含めて数多くの卵巣癌によるトルーソー症候群が報告されている．1977年のSackら[11]の報告では，トルーソー症候群全体に占める卵巣癌の割合は全体の3.8％にすぎなかったが，1978年のPlannerらの報告では，59例の卵巣癌のうち44％が凝固能異常を来していた．すなわち，卵巣癌，特にムチン産生腫瘍では，DICが惹起され，NBTEを基盤とする脳梗塞を発症させる可能性がある．しかし，必ずしもムチン産生腫瘍である必要はなく，漿液性であっても卵巣癌ではDICを起こしやすいとする意見もある．最近，悪性腫瘍を認めないCA125高値の症例が脳梗塞を来した症例も報告されており，トルーソー症候群における脳梗塞発症機序を考えるうえで興味深い．

7 凝固能亢進機序と治療

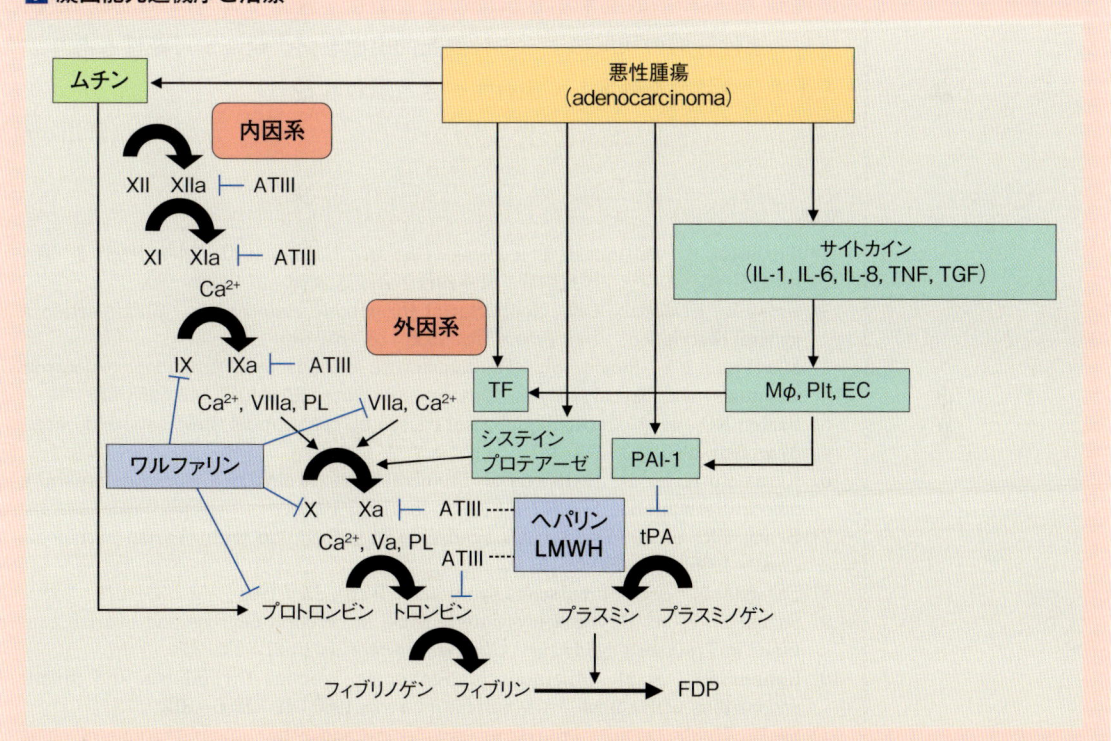

ワルファリン：ビタミンK依存性因子（プロトロンビン，VII，IX，X）の生合成を阻害．
ヘパリン：ATIII存在下にトロンビン，Xaなどを不活化．
LMWH：ATIII存在下に主にXaを不活化し，用量依存性に優れる．
ATIII：antithrombin III, EC：endothelial cell, FDP：fibrin degradation product, IL：interleukin, LMWH：low-molecular-weight heparin, Mφ：macrophage, PAI-1：plasminogen activator inhibitor-1, PL：phospholipid, Plt：platelet, TF：tissue factor, TGF：transforming growth factor, TNF：tumor necrosis factor, t-PA：tissue plasminogen activator.

効であったとし，長期のヘパリンの使用が有効であるとした．一般に，ヘパリンが抗凝固活性を発揮するためにアンチトロンビンIII（AT III）が存在することが必要で，AT IIIが70％以下の場合には同時にAT IIIを補充する必要

がある．また，血小板や凝固因子の消費が顕著である場合，これらの補充療法を行い，DIC が進行する場合，ガベキサートメシル酸塩やナファモスタットメシル酸塩による DIC 治療も必要となる．

未分化ヘパリンは血中半減期が短いため持続点滴が望ましく，悪性腫瘍のコントロールが良好であっても，脳梗塞再発予防のために入院を余儀なくされることもある．しかし，最近では在宅医療導入目的で，ヘパリン皮下注を導入する患者も増えてきている[7]．特に，低分子ヘパリンは血漿や基質の蛋白，血小板や単球とは結合しにくく，比較的血中半減期も長いため，皮下注に適しているが[12]，本邦では DIC に対しては保険適用はない．さらに，低分子ヘパリンには，未分化ヘパリンにはない血管新生抑制作用，腫瘍増殖抑制効果も期待できるとする報告もある．固形癌 385 例を対象に低分子ヘパリン（ダルテパリン）とプラセボの効果を比較した FAMOUS（Fragmin Advanced Malignancy Outcome Study）試験では，低分子ヘパリン群において 1 年後の生存率の改善が示された[20]．しかし，前述のように，抗凝固療法は原病の悪性腫瘍の状況によっては致死的出血を引き起こす可能性もあり，あくまで全身状態を勘案して施行すべきと思われる．

（野川　茂）

文献

1) Trousseau A. Phlegmasia alba dolens. *Clin Med Hotel Dieu De PAris* 1865；3：94.
2) 内山真一郎．トルーソー症候群．日本内科学会雑誌 2008；97：1805-1808.
3) Gross L, Friedberg CK. Nonbacterial thrombotic endocarditis. Classification and general description. *Arch Intern Med* 1936；58：620-640.
4) MacDonald RA, Robbins SL. The significance of nonbacterial thrombotic endocarditis：an autopsy and clinical study of 78 cases. *Ann Intern Med* 1957；46：255-273.
5) Barron KD, et al. Cerebral embolism caused by nonbacterial thrombotic endocarditis. *Neurology* 1960；10：391-397.
6) Kuramoto K, et al. Nonbacterial thrombotic endocarditis as a cause of cerebral and myocardial infarction. *Jpn Circ J* 1984；48：1000-1006.
7) Evans TR, et al. Trousseau's syndrome in association with ovarian carcinoma. *Cancer* 1996；77：2544-2549. .
8) Callander N, et al. Trousseau's syndrome. *West J Med* 1993；158：364-371.
9) Suzuki S, et al. Expression of interleukin-6 in cerebral neurons and ovarian cancer tissue in Trousseau syndrome. *Clin Neuropathol* 2002；21：232-235.
10) Rohner RF, et al. Mucinous malignancies, venous thrombosis and terminal endocarditis with emboli. A syndrome. *Cancer* 1966；19：1805-1812.
11) Sack GH, Jr, et al. Trousseau's syndrome and other manifestations of chronic disseminated coagulopathy in patients with neoplasms：Clinical, pathophysiologic, and therapeutic features. *Medicine（Baltimore）* 1977；56：1-37.
12) Walsh-McMonagle D, Green D. Low-molecular-weight heparin in the management of Trousseau's syndrome. *Cancer* 1997；80：649-655.
13) Biller J, et al. Nonbacterial thrombotic endocarditis. A neurologic perspective of clinicopathologic correlations of 99 patients. *Arch Neurol* 1982；39：95-98.
14) Lopez JA, et al. Nonbacterial thrombotic endocarditis：A review. *Am Heart J* 1987；113：773-784.
15) Cestari DM, et al. Stroke in patients with cancer：Incidence and etiology. *Neurology* 2004；62：2025-2030.
16) Graus F, et al. Cerebrovascular complications in patients with cancer. *Medicine（Baltimore）* 1985；64：1-35.
17) 渡邊雅男ほか．担癌患者における脳梗塞の臨床的特徴―凝血学的マーカーの有用性．脳卒中 2006；28：351-359.

18) Amico L, et al. Cerebrovascular complications of mucinous cancers. *Neurology* 1989；39：522-526.
19) den Ouden M, et al. Thrombin-antithrombin III and D-dimer plasma levels in patients with benign or malignant ovarian tumours. *Scand J Clin Lab Invest* 1998；58：555-559.
20) Kakkar AK, et al. Low molecular weight heparin, therapy with dalteparin, and survival in advanced cancer：The fragmin advanced malignancy outcome study (FAMOUS). *J Clin Oncol* 2004；22：1944-1948.

Further reading

- Leira R, et al. Cancer and paraneoplastic stroke. In：Caplan L, et al (editors). Uncommon Causes of Stroke, 2nd edition. New York, NY：Cambridge University Press；2008, pp.371-376.
この脳卒中の成書のなかでは，悪性腫瘍に伴う脳梗塞の2大原因としてNBTEとDICをあげ，トルーソー症候群を原著に基づき「悪性腫瘍にともなう遊走性血栓性静脈炎」として取りあげている．

- Donati MB. Cancer and thrombosis：From Phlegmasia alba dolens to transgenic mice. *Thromb Haemost* 1995；74：278-281.
ムチンのシアル酸残基による直接的プロトロンビン活性化など，凝固能亢進機序の解説．

- Falanga A, Rickles FR. Pathophysiology of the thrombophilic state in the cancer patient. *Semin Thromb Hemost* 1999；25：173-182.
腫瘍細胞と凝固系の相互作用経路に関する総説．

III. 脳梗塞・一過性脳虚血発作の治療
もやもや病（ウィリス動脈輪閉塞症）

Point

- もやもや病（ウィリス動脈輪閉塞症）は，内頚動脈終末部の狭窄に伴って，側副血行路としてレンズ核線条体動脈などの穿通動脈が拡張して「もやもや血管」を形成するのが最大の特徴で，厚生労働省が指定する特定疾患の一つである．
- もやもや病は小児，成人の両者に発生する点で，そのほかの脳血管疾患と比較して特異的である．
- 脳梗塞は分水嶺を中心とする大脳皮質あるいは白質に出現することが多く，脳 MRI T2 強調画像あるいは FLAIR 画像などを用いて検出するのが容易である．
- 脳 MRA では，もやもや病に認められるウィリス動脈輪の主要分枝の狭窄・閉塞，もやもや血管などを非侵襲的に検出することが可能である．また，脳 SPECT は国内でも広く普及した脳循環診断法となっている．
- 最近の「もやもや病（ウィリス動脈輪閉塞症）診断・治療ガイドライン」には，「もやもや病の内科的治療として抗血小板薬の服用がすすめられるが，十分な科学的根拠はない（C1）」と記されている．
- もやもや病に対する脳血行再建術として直接バイパス術は，周術期の虚血合併症を減少させ，TIA や頭痛発作を早期に改善させるうえできわめて有用であるが，術後の過灌流には注意が必要である．

もやもや病の概念

　もやもや病（moyamoya disease）は，ウィリス動脈輪閉塞症（spontaneous occlusion of circle of Willis）とも呼称される疾患で，その本態は両側内頚動脈終末部を中心に生じる進行性の狭窄および閉塞である．わが国で発見された疾患で，1969 年，Suzuki らが「moyamoya disease」として初めて報告して疾患概念が確立した[1,2]．側副血行路としてレンズ核線条体動脈などの穿通動脈が拡張して「もやもや血管」を形成するのが，最大の特徴である．厚生労働省が指定する特定疾患の一つである．もやもや病の診断基準を示す（ **1** ）[3]．

　本疾患の脳脊髄液中には線維芽細胞増殖因子（fibroblast growth factor：FGF）-2，肝細胞増殖因子（hepatocyte growth factor：HGF）など数多くの angiogenic factor が高濃度に存在していることが判明しているが，本疾患の原因なのか結果なのかは判明していない[1]．もやもや病では約 15％に家系内発症以前から，家族性もやもや病では第 17 番染色体短腕の遺伝子変異が指摘されていたが[4]，近年の研究によって，その領域に存在する RNF213 遺伝子の多型 p.R4810K が感受性遺伝子であることが判明している[5]．さらに，RNF213 遺伝子の 14576 多型は，日本人における発症リスクを 259 倍に高めること，14576 多型のホモ接合体ではヘテロ接合体に比べて発症年齢が低く，

1 もやもや病の診断基準

診断基準

(1) 診断上，脳血管撮影は必須であり，少なくとも次の所見がある
　1. 頭蓋内内頸動脈終末部，前および中大脳動脈近位部に狭窄または閉塞がみられる
　2. その付近に異常血管網が動脈相においてみられる
　3. 1と2の所見が両側性にある
(2) ただし，磁気共鳴画像（MRI）と磁気共鳴血管撮影（MRA）の所見が下記のすべての項目を満たしうる場合は脳血管撮影は省いてもよい．「MRI・MRAによる画像診断のための指針」を参照のこと
　1. MRAで頭蓋内内頸動脈終末部，前および中大脳動脈近位部に狭窄または閉塞がみられる
　2. MRAで大脳基底核部に異常血管網がみられる
　　注：MRI上，大脳基底核部に少なくとも一側で2つ以上の明らかなflow voidを認める場合，異常血管網と判定してよい
　3. 1と2の所見が両側性にある
(3) もやもや病は原因不明の疾患であり，下記の基礎疾患に伴う類似の脳血管病変は除外する
　1. 動脈硬化，2. 自己免疫疾患，3. 髄膜炎，4. 脳腫瘍，5. ダウン症候群，6. レックリングハウゼン病，7. 頭部外傷，8. 頭部放射線照射後の脳血管病変，9. その他
(4) 診断の参考となる病理学的所見
　1. 内頸動脈終末部を中心とする動脈の内膜肥厚と，それによる内腔狭窄ないし閉塞が通常両側性に認められる．時に肥厚内膜内に脂質沈着を伴うこともある
　2. 前大脳動脈，中大脳動脈，後大脳動脈などウイリス動脈輪を構成する動脈に，しばしば内膜の線維性肥厚，内弾性板の屈曲，中膜の菲薄化を伴う種々の程度の狭窄ないし閉塞が認められる
　3. ウイリス動脈輪を中心として多数の小血管（穿通枝および吻合枝）がみられる
　4. しばしば軟膜内に小血管の網状集合がみられる

診断の判定

(1)〜(4)を参考として，下記のごとく分類する．なお脳血管撮影を行わず剖検を行ったものについては，(4)を参考として別途に検討する
　確実例：(1)あるいは(2)のすべての条件および(3)を満たすもの．ただし，小児では一側に(1)あるいは(2)の1，2を満たし，他側の内頸動脈終末部付近にも狭窄の所見が明らかにあるものを含む
　疑い例：(1)あるいは(2)および(3)のうち，(1)の3あるいは(2)の3の条件のみを満たさないもの

（厚生労働科学研究費補助金・難治性疾患克服事業「ウイリス動脈輪閉塞症における病態・治療に関する研究班」．脳卒中の外科 2009[3]）より）

脳梗塞で発症するなど重症化しやすいことも明らかとされている[6]．さらに，末梢血中の血管内皮前駆細胞（endothelial progenitor cell：EPC）の異常を指摘する報告もなされている．

もやもや病の臨床病型

　もやもや病は小児，成人の両者に発生する点で，そのほかの脳血管疾患と比較して特異的である．さらに，大部分の小児は脳梗塞あるいは一過性脳虚血発作（transient ischemic attack：TIA）で発症するのに対して，成人では脳梗塞・TIAのほかに頭蓋内出血で発症することもあるのが特徴である[1]．

小児もやもや病

　小児もやもや病は5〜6歳に発症のピークが存在している．大部分の脳梗塞・TIAの発症には血行力学的脳虚血が関与していると考えられている．多くの場合，啼泣，熱い食事の摂取，管楽器の演奏など，過換気によってTIA

無症候性もやもや病 Column

　脳MRI・MRAの進歩や普及に伴って，もやもや病が発症前に発見される機会が増加しているが，明確な疫学，予後，治療法についてのエビデンスは確立されていないのが現状である．2007年に公表された国内初の多施設共同研究では，保存的治療がなされた34例を平均43.7か月間，経過観察したところ，脳卒中発症率は年間3.2％，TIAおよび脳卒中発症率は年間5.7％であることが判明した．無症候のまま経過した症例においても，病期の進行，微小出血の出現など，さまざまな画像上の変化が観察されている[10]．これらの知見をもとに作成されたガイドラインでも，無症候例は脳血管イベントをきたす可能性を潜在的に有していると考え，保存的に経過観察する場合もMRI・MRAを用いた注意深い経過観察が長期にわたって必要であると記されている[3]．

　現在，厚生労働省のもやもや病研究班が中心となって，無症候性もやもや病の前向き観察研究であるAMORE(Asymptomatic Moyamoya Registry)研究を実施中である．2012年1月〜2014年12月の3年間，無症候性もやもや病を登録して，5年間の経過観察を実施する予定である[11]．

Memo
小児もやもや病の頭痛発作

小児もやもや病の頭痛は特徴的である．その多くは，起床時に前頭部あるいは側頭部に発生する片頭痛様の発作である．ただし，乳幼児の場合には頭痛の部位を特定できないことも多い．嘔吐を伴うことが多く，しばしば学校を休むほどの高度の頭痛であるが，数時間で自然に軽快するのが特徴である．多くの場合，頭痛の局在が脳血流量や脳血管反応性の低下した部位と一致すること，前頭部を広くカバーした脳血行再建術（後述参照）を実施すると頭痛が消失することから，頭痛の発生には慢性的な脳灌流圧の低下が深く関与していると考えられる[9]．

が誘発される．その病態は脳波上，re-build up現象としてとらえることが可能であるが，近年，これらの現象は，過換気による脳血流量低下とその後に生じる低酸素血症とが脳循環予備能の低下した部位の機能異常を招く結果，発生していることが判明している[7]．片麻痺や失語症などの巣症状をきたすことが多いが，重症例では意識消失，四肢麻痺をきたすことがあり，てんかんと誤診されることも少なくないので，診察の際には特段の注意が必要である．そのほかにも，小児もやもや病は，頭痛，てんかん，不随意運動など，多彩な神経症状をきたすことがあるため，病歴の聴取の際，常に本疾患を念頭に置く必要がある．

　小児もやもや病の中でも，3歳未満の乳幼児例は突然の脳梗塞で発症することが多く，脳血行再建術を計画している間にも脳梗塞を再発することが多い点で，現在においても周術期の管理に細心の注意を要する．すなわち，3歳未満の症例のうち87％が脳梗塞で発症し，39％が短期間のうちに脳梗塞を再発する[8]．したがって，未就学児，特に3歳未満で発症したもやもや病の症例では，手術待機中に脳梗塞を再発する可能性が高いという認識をチームで共有するとともに，通常よりも頻回の画像フォロー，脱水の対策などに留意すべきである．

成人もやもや病

　成人もやもや病は40歳に発症のピークが存在している．約半数あまりが脳梗塞・TIAで発症するが，そのほかの成人例は頭蓋内出血で発症する．脳梗塞・TIAの発症機転は小児と同様，血行力学的脳虚血と考えられている．頭蓋内出血は大別して2つの発症機転が存在している．一つは，側副血行路として拡張している穿通動脈（もやもや血管）にかかる血行力学的ストレスが穿通動脈の破綻を招くため，大脳基底核・視床や脳室上衣下で発生する脳出血である．時に，拡張した穿通動脈に仮性動脈瘤が観察されることもある．もう一つは，側副血行路として機能する椎骨脳底動脈系に発生する嚢状動脈瘤の破裂によるくも膜下出血である．この場合も血行力学的ストレスが脳動

もやもや病（ウィリス動脈輪閉塞症） 219

2 もやもや病のMRI所見

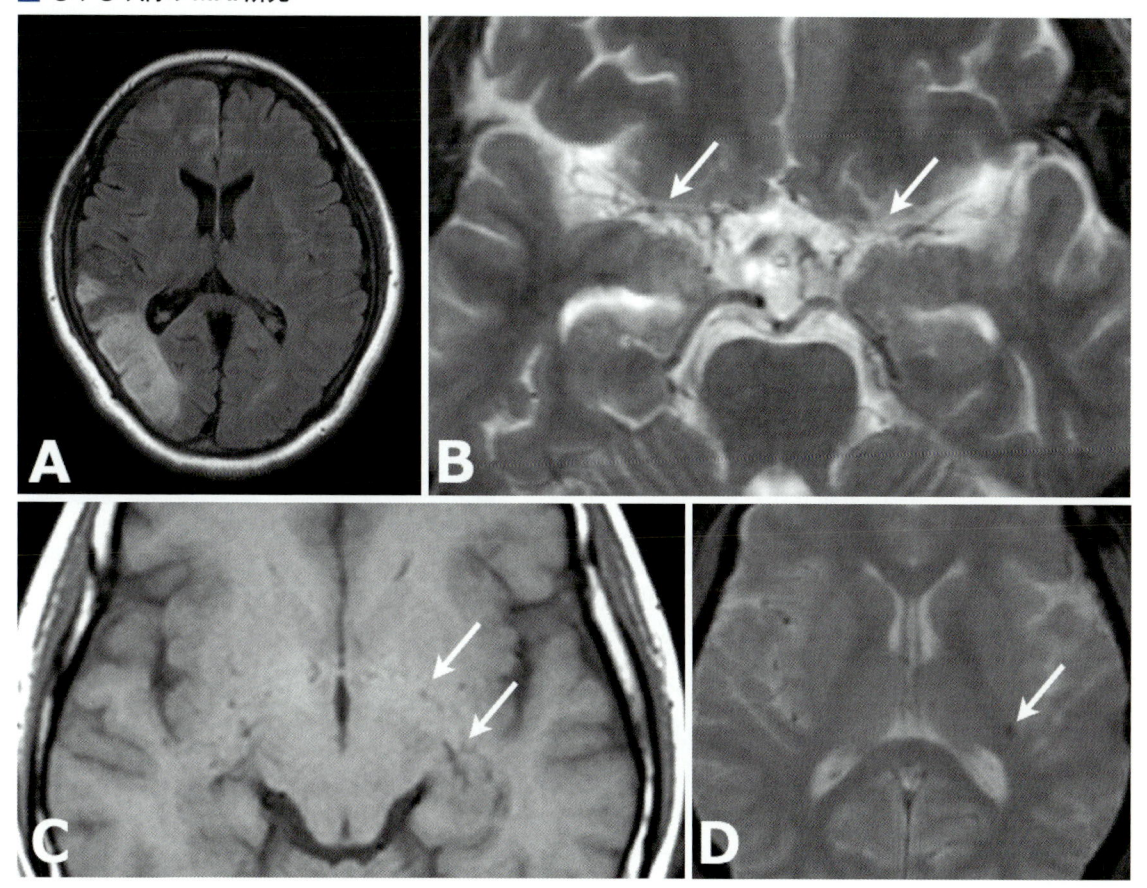

A：42歳女性のFLAIR画像．右側頭葉〜頭頂葉に脳梗塞を認める．
B：28歳女性のT2強調画像．両側中大脳動脈水平部の高度狭窄を認める（→）．
C：11歳男性のT1強調画像．大脳基底核を中心に多数のもやもや血管を認める（→）．
D：30歳女性のT2*強調画像．左内包後脚に微小出血を認める（→）．

脈瘤の発生に深く関与していると考えられている[1]．

もやもや病の画像診断

脳MRI

　脳梗塞は分水嶺を中心とする大脳皮質あるいは白質に出現することが多く，T2強調画像あるいはFLAIR画像などを用いて検出するのが容易である．T2強調画像では，脳底槽にて内頸動脈と主要分枝の狭窄を検出することが可能で，確定診断のきっかけとなることが多いため，見逃さないよう注意が必要である．T1強調画像は，大脳基底核〜半卵円中心に存在する拡張したもやもや血管をflow void signalとして検出するのに有用である（**2**-C）．現在においても，なお，長期にわたってTIAによる脱力が痙攣発作によるものと判断された症例や，もやもや病が疑われたものの，脳MRIのみを実施したために診断がつかなかった症例などが散見されている．適切な治療が実施されないために脳梗塞に移行した症例もあり，もやもや病の早期診断のた

3 もやもや病のMRA所見

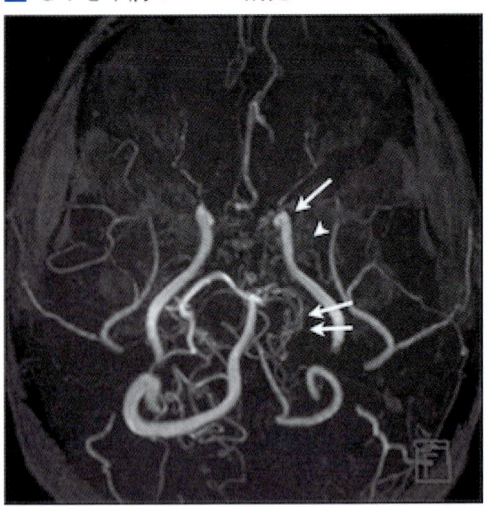

14歳女性．両側内頸動脈終末部から前および中大脳動脈にかけて高度狭窄を認める（→）．多数のもやもや血管（basal moyamoya）を認める（▶）．左後大脳動脈にも高度狭窄を合併しており，周辺にもやもや血管の発達を認める（⇒）．

めには，今後も小児科医，内科医などに対して本疾患の診断と治療について啓発の努力を継続する必要がある．

近年，T2*- あるいは susceptibility-weighted MRI がもやもや病における大脳基底核や側脳室近傍の白質に存在する微小出血（microbleeds）を検出するのに有用であることが判明している（ 2 -D）．すなわち，成人もやもや病の16〜44％が微小出血を有していることが明らかとなっている．微小出血は大脳基底核など，もやもや血管が発達している領域，あるいは，脳出血が好発する領域に多く認められることから，頭蓋内出血の発症と深く関与していることが示唆されている．実際，複数の微小出血を有する例では頭蓋内出血を発症するリスクが高い（ハザード比 = 2.89，95％信頼区間 = 1.001〜13.24）[12]．ごく最近の研究においても，微小出血は，小児例ではほとんど認められないものの，成人では出血発作の予測因子となる可能性が示唆されており，読影や治療計画の立案の際に重要である[13]．

脳MRA

脳MRAでは，もやもや病に認められるウィリス動脈輪の主要分枝の狭窄・閉塞，もやもや血管などを非侵襲的に検出することが可能である（ 3 ）．ただし，MRAはCT，脳血管撮影，MRI以上に，使用機種，磁場強度や撮像条件によって診断能力が大きく異なることに注意が必要である．脳MRAの最大の特徴はその非侵襲性であり，繰り返し検査が可能である．したがって，脳血行再建術後のもやもや血管消退や新たな側副血行路形成を経時的に観察するうえでもさまざまな情報が得られる．これまでの検討から，術後の変化はいずれの症例においても術後3〜6か月後の間に完成することが判明している[14]．

4 もやもや病のPET所見

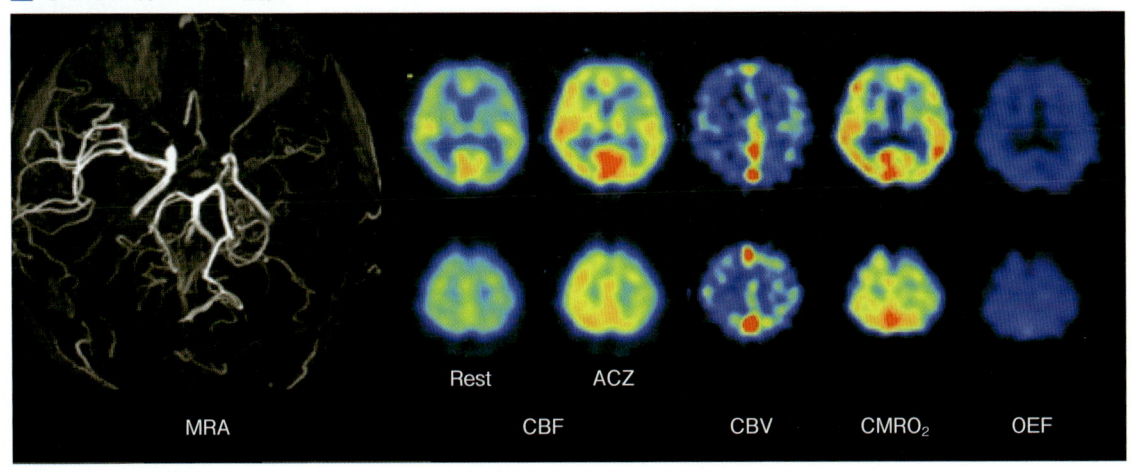

28歳男性．脳MRA上，左片側もやもや病と診断された．左前頭葉でアセタゾラミド（ACZ）反応性の低下，CBVの上昇を認める（黒田のType 2，PowersのstageⅠ）．

脳SPECT・PET

　脳SPECTは国内でも広く普及した脳循環診断法となっている．安静時に加えてアセタゾラミド負荷時の脳血流量（cerebral blood flow：CBF）を測定することによって脳血管反応性（cerebrovascular reactivity：CVR）を算出することが一般的である．脳PETでは，CBFに加えてCBV（cerebral blood volume）やOEF（oxygen extraction fraction）の測定が可能であり，血行力学的脳虚血を可視化するうえで有用である（4）．

もやもや病の治療

内科治療

　最近の「もやもや病（ウィリス動脈輪閉塞症）診断・治療ガイドライン」には，「もやもや病の内科的治療として抗血小板薬の服用がすすめられるが，十分な科学的根拠はない（C1）」と記されている[3]．実際，国内外において抗血小板薬が処方されている症例は少なくないのが現状と思われる．しかしながら，散発的な症例報告を除けば，アスピリンなどの抗血小板薬の効用について検討した研究は皆無に近い．ごく最近，Kraemerらが実施した国際的なアンケート調査では，日韓を中心とするアジアでは14％，欧米では64％のエキスパートが抗血小板薬の長期投与を行っていると回答し，アジアでは57％，欧米では27％のエキスパートが抗血小板薬は必ずしも，あるいは，一切必要ないと回答しており，両者間の見解に相違が認められている．ただし，この調査では小児のみならず成人もやもや病も調査の対象になっていることに注意が必要である[15]．

　Hornらの経頭蓋ドプラを用いた検討によれば，成人もやもや病の約7％

Column

術後過灌流

5に示すごとく，もやもや病に対する直接バイパス術は周術期の虚血合併症を減少させ，TIAや頭痛発作を早期に改善させるうえできわめて有用である．JAM Trialでは，直接あるいは複合的バイパス術が出血型成人もやもや病における頭蓋内出血の再発を有意に抑制することも判明している．しかしながら，もやもや病に対する直接バイパス術は，術後に過灌流（hyper-perfusion）をきたす可能性があり，巣症状のほか痙攣，脳出血など重篤なイベントに発展しないよう，周術期管理に注意を要する．最近の研究によれば，術後過灌流は術後2〜14日後，成人の66%，小児の20%に認められ，過灌流症候群を呈するリスクは成人で32%，小児で5%である．神経症候の多くは24時間以内に消失するが，なかには数日以上持続する症例もいる．血圧のコントロールが症候化を抑制するうえで有用である[17]．

表5 直接および間接バイパス術の長所，短所

	長所	短所
間接バイパス	・容易かつ簡便	・2〜3か月で効果 ・虚血合併症のリスクあり ・成人では50%のみ有効
直接バイパス	・脳循環はすぐに改善 ・虚血合併症が少ない ・TIAは急速に減少・消失する	・それなりのトレーニング必要 ・過灌流のリスクあり

でhigh-intensity transient signal（HITS）が検出されており，いずれの大脳半球においても脳灌流圧の低下を伴っていたという[16]．またてんかん発作で発症した小児例では，抗てんかん薬が必要である．

脳血行再建術

■概論

　もやもや病に対する脳血行再建術は，浅側頭動脈-中大脳動脈吻合術（STA-MCA anastomosis）に代表される直接バイパス術と，硬膜，側頭筋などの有茎組織を脳表に接着させる間接バイパス術に大別される．各術式の特徴を**5**に示す．両者を同時に実施する複合的バイパス術も広く実施されている．近年，直接バイパス術の普及は，虚血および出血発作の再発を減少させるほか，周術期の虚血性合併症を減少させるが，術後の過灌流に注意が必要である．

■適応

　虚血型もやもや病に対する脳血行再建術の有効性について検討したランダム化臨床試験は存在しないが，これまでの数多くの経験により，脳血行再建術がその後のTIAや脳梗塞のリスクを減少させて自然予後を改善することが明らかとなっている．その適応に関しても確固たる基準は定められていないが，一般にTIA，脳梗塞やてんかん発作，不随意運動などのエピソードを有し，脳灌流圧（cerebral perfusion pressure：CPP）の低下が証明された場合，脳血行再建術を検討すべきである．われわれは，脳SPECT・PETにおける定量的評価において，CBF正常・CVR低下（Type 2），あるいは，CBF低下・

6 間接バイパス術のデザインと治療効果

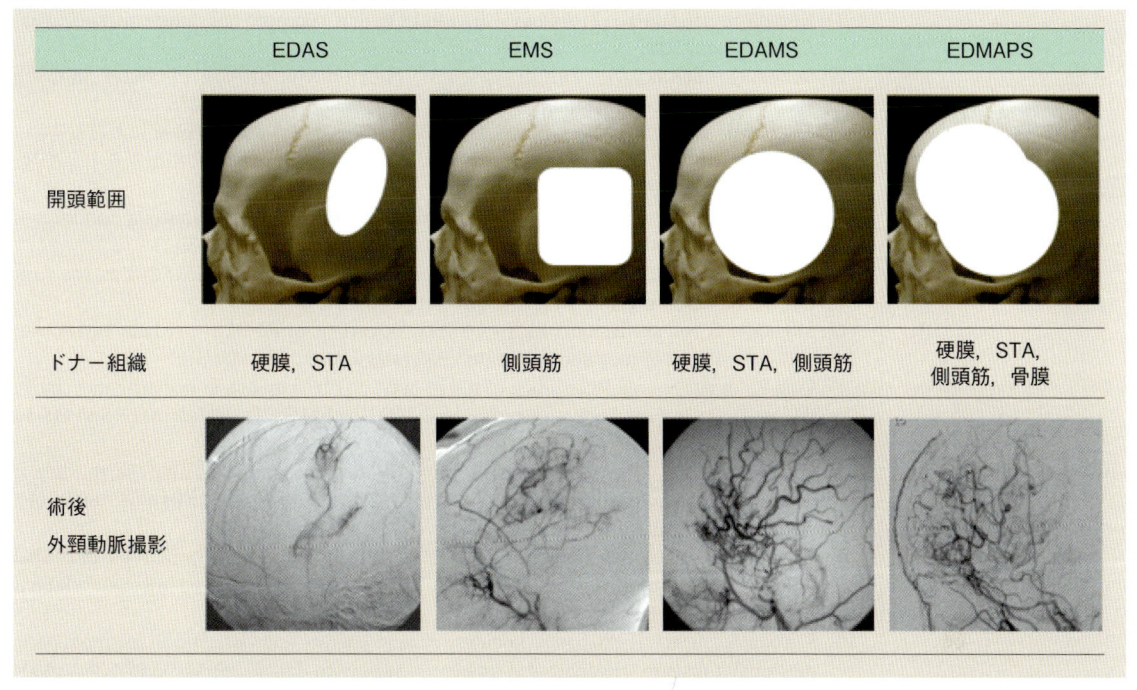

	EDAS	EMS	EDAMS	EDMAPS
開頭範囲				
ドナー組織	硬膜，STA	側頭筋	硬膜，STA，側頭筋	硬膜，STA，側頭筋，骨膜
術後外頸動脈撮影				

EDAS：encephalo-duro-arterio-synangiosis, EMS：encephalo-myo-synangiosis, EDAMS：encephalo-duro-arterio-myosynangiosis, EDMAPS：encephalo-duro-myo-arterio-pericranial synangiosis, STA：superficial temporal artery.

（黒田敏ほか．小児もやもや病の外科治療と周術期管理．脳外誌 2013；22：283-291 より）

CVR 低下（Type 3）の領域を有する例，脳 PET では CBF 正常・CBV 上昇（stage I），あるいは，CBF 低下・OEF 上昇（stage II）の領域を有する例で脳血行再建術を考慮している[1]．

また，国内で実施されていた Japan Adult Moyamoya（JAM）Trial の結果，直接あるいは複合的バイパス術が出血型成人もやもや病における再発を有意に抑制することが明らかとなっている[18]．

■脳血行再建術のデザインと手技

間接バイパス術の場合，6 に示すごとく，術後に形成される側副血行路は，開頭範囲に大きく依存することを常に留意すべきである[19]．前頭部での虚血が最も高度であることが本疾患の特徴であることをふまえれば，前頭部をなるべく広くカバーし得る手術デザインを考慮すべきである．周到な準備と的確な手技を用いれば，大きな開頭による手術は手術リスクを決して高めるものではない[20]．実際，多変量解析によって，良好な知能予後の決定因子の一つは前頭部に拡大した開頭による脳血行再建術であることが明らかとなっている[21]．

われわれは，長年，複合バイパス術を実施している．1997 年以降は従来から用いてきた硬膜，側頭筋，浅側頭動脈に加えて前頭部骨膜を使用した新たな間接バイパス術である encephalo-duro-myo-arterio-pericranial synangiosis（EDMAPS；エドマップス）を実施して良好な治療成績をおさめている[19,20]．

（黒田　敏）

文献

1) Kuroda S, Houkin K. Moyamoya disease : Current concepts and future perspectives. *Lancet Neurol* 2008 ; 7 : 1056-1066.
2) Suzuki J, Takaku A. Cerebrovascular "moyamoya" disease. Disease showing abnormal net-like vessels in base of brain. *Arch Neurol* 1969 ; 20 : 288-299.
3) 厚生労働科学研究費補助金・難治性疾患克服事業「ウイリス動脈輪閉塞症における病態・治療に関する研究班」．もやもや病（ウイリス動脈輪閉塞症）診断・治療ガイドライン．脳卒中の外科 2009 ; 37 : 321-327.
4) Yamauchi T, et al. Linkage of familial moyamoya disease (spontaneous occlusion of the circle of Willis) to chromosome 17q25. *Stroke* 2000 ; 31 : 930-935.
5) Kamada F, et al. A genome-wide association study identifies RNF213 as the first Moyamoya disease gene. *J Hum Genet* 2011 ; 56 : 34-40.
6) Miyatake S, et al. Homozygous c.14576G>A variant of RNF213 predicts early-onset and severe form of moyamoya disease. *Neurology* 2012 ; 78 : 803-810.
7) Qiao F, et al. Source localization of the re-build up phenomenon in pediatric moyamoya disease-a dipole distribution analysis using MEG and SPECT. *Childs Nerv Syst* 2003 ; 19 : 760-764.
8) Kim SK, et al. Moyamoya disease among young patients : Its aggressive clinical course and the role of active surgical treatment. *Neurosurgery* 2004 ; 54 : 840-844 ; discussion 844-846.
9) Kawabori M, et al. Effective surgical revascularization improves cerebral hemodynamics and resolves headache in pediatric moyamoya disease. *World Neurosurg* 2013 ; 80 : 612-619.
10) Kuroda S, et al. Radiological findings, clinical course, and outcome in asymptomatic moyamoya disease : Results of multicenter survey in Japan. *Stroke* 2007 ; 38 : 1430-1435.
11) AMORE Study Group. 無症候性もやもや病の予後と治療法の確立をめざした多施設共同研究―AMORE 研究について．脳卒中の外科 2013 ; 41 : 235-239.
12) Kikuta K, et al. The presence of multiple microbleeds as a predictor of subsequent cerebral hemorrhage in patients with moyamoya disease. *Neurosurgery* 2008 ; 62 : 104-111, discussion 111-112.
13) Kuroda S, et al. Incidence, locations, and longitudinal course of silent microbleeds in moyamoya disease : A prospective T2*-weighted MRI study. *Stroke* 2013 ; 44 : 516-518.
14) Houkin K, et al. How does angiogenesis develop in pediatric moyamoya disease after surgery? A prospective study with MR angiography. *Childs Nerv Syst* 2004 ; 20 : 734-741.
15) Kraemer M, et al. What is the expert's option on antiplatelet therapy in moyamoya disease? Results of a worldwide Survey. *Eur J Neurol* 2012 ; 19 : 163-167.
16) Horn P, et al. Hemodynamic reserve and high-intensity transient signals in moyamoya disease. *Cerebrovasc Dis* 2005 ; 19 : 141-146.
17) Uchino H, et al. Predictors and Clinical Features of Postoperative Hyperperfusion after Surgical Revascularization for Moyamoya Disease : A Serial Single Photon Emission CT / Positron Emission Tomography Study. *Stroke* 2012 ; 43 : 2610-2616.
18) Miyamoto S, et al. Effects of Extracranial-Intracranial Bypass for Patients With Hemorrhagic Moyamoya Disease : Results of the Japan Adult Moyamoya Trial. *Stroke* 2014 Mar 25. [Epub ahead of print]
19) Kuroda S, Houkin K. Bypass surgery for moyamoya disease - Concept and essence of surgical technique. *Neurol Med Chir（Tokyo）* 2012 ; 52 : 287-294.
20) Kuroda S, et al. Novel bypass surgery for moyamoya disease using pericranial flap : Its impacts on cerebral hemodynamics and long-term outcome. *Neurosurgery* 2010 ; 66 : 1093-1101 ; discussion 1101.
21) Kuroda S, et al. Determinants of intellectual outcome after surgical revascularization in pediatric moyamoya disease : A multivariate analysis. *Childs Nerv Syst* 2004 ; 20 : 302-308.

III. 脳梗塞・一過性脳虚血発作の治療
若年性脳梗塞

> **Point**
> - 45歳以下の脳卒中を若年性脳卒中と定義すると，虚血性脳卒中（脳梗塞）は出血性脳卒中（脳出血，くも膜下出血）に比べて頻度が低く，原因も多様である．
> - 本邦で若年性脳梗塞の原因として多いのは臨床病型からは"その他の脳梗塞"で，その中では動脈解離が最も多く，その他，もやもや病，抗リン脂質抗体症候群，血管炎，凝固異常症，脳静脈洞血栓症などがある．卵円孔開存による心原性脳塞栓症も頻度の高い疾患である．
> - 生活様式の欧米化に伴い，今後，若年性の動脈硬化に基づく脳梗塞が増えることが予想される．
> - 治療については個々の病態に応じて行う．

若年性脳梗塞は頻度は低いが，その臨床症状や原因精査のアプローチが，高齢発症の脳梗塞とは異なる．本稿では産褥期・新生児の脳梗塞は除き，幼児期～思春期，さらに45歳までの成人期にみられる若年性脳梗塞の臨床的特徴，治療などについて概説する．

若年性脳卒中の臨床的特徴

ここでは虚血性脳卒中と出血性脳卒中を併せて若年性脳卒中とし，その特徴を述べる[1]．

① 原因には多くの病態があり，遺伝性，先天性，代謝性，全身性疾患に伴うもの，さらに動脈硬化性のもの，がある．

② 若年性を45歳以下と仮定したとき，脳卒中の原因は年齢によって異なる．周産期と新生児期，1～15歳の幼児期，15～45歳の思春期・成人期ではそれぞれ地理的要因，経済的要因，環境要因などが関与して，さまざまな異なった原因で脳卒中が発症する．

③ 高齢者の脳卒中での虚血性脳卒中／出血性脳卒中の比は4：1で，虚血性脳卒中が全体の80％であるのに対して，若年性脳卒中ではこの比が1～1.5で，出血性脳卒中が全体の約60％を占める．

④ 若年性脳卒中患者の予後については，全身の動脈硬化病変が少ないこと，側副血行路が発達していることなどから，高度な脳損傷をできるだけ少なくする機構が働き，一般的には高齢者より予後は良好である．1～45歳の若年性脳卒中患者の予後に与える因子として，精神的・社会的要因，雇用の妨げとなる身体的要因，QOLの低下が問題となる．

若年性脳卒中の疫学

人口10万あたりの発症率

　若年性脳卒中の発症率について，おおよそ人口10万人あたり5〜10人と推定されている．米国での1988〜1999年の10年間での15歳以下の小児の脳卒中発症率はほぼ不変で，1999年の10万人あたり発症率は6.4人であった．デンマークでは15〜44歳の間で14.4〜15.5人，ストックホルムでは54歳以下で34人であった．本邦での大阪・吹田では50歳以下で男性11.1人，女性4.8人であった．秋田では45歳未満では脳梗塞が5.6人，脳内出血が4.9人，くも膜下出血5.3人，脳卒中全体で15.7人であった[2]．

死亡統計からのデータ

　本邦での人口動態調査によると，45歳未満の脳血管障害死亡数は全脳血管障害死亡数の1.3%で，死亡に占める各病型別割合は脳梗塞は約5%で，その他のほとんどが出血性脳卒中で占め，脳内出血は約40%，くも膜下出血は約50%であった．

病院統計，地域統計による全脳卒中に占める割合

　病院統計によると，若年性の脳卒中が全脳卒中に占める割合は，米国では8.5%，本邦の久留米市，福岡市ではそれぞれ7.9%，12.3%であった．地域統計では，イタリアからの報告では2.0%，本邦では滋賀県のデータで2.9%，秋田県では3%であった．

本邦での若年者脳卒中診療の現状に関する共同調査研究—若年者脳卒中共同調査グループ（SASSY-JAPAN）[3]

　わが国からの重要なデータで，1995〜1999年に入院した発症1か月以内の50歳未満の脳卒中症例7,245例の共同調査研究の結果が報告された．これによると全脳卒中に占める若年者脳卒中の割合は，50歳以下で8.9%，45歳以下で4.2%，40歳以下で2.2%であった．

　これら内外の成績を総合して考えると，若年性脳卒中の割合は入院統計からは10%程度，地域統計では2〜5%程度である．近年，その頻度は増大傾向にあり，今後の推移の観察が必要である[4,5]．

若年性脳梗塞の原因と病型別頻度

若年性脳梗塞の原因[1]

　1は15〜40歳の鑑別診断上あげられる疾患を示す．今までに報告された若年性脳卒中の各病型の頻度を**2**に示す．心原性脳塞栓症，動脈解離が多いが，原因は多岐にわたる．

1 15～40歳の若年性虚血性脳卒中の鑑別診断

1. 片頭痛
2. 動脈解離
3. 薬物（特にコカイン，ヘロイン）
4. 動脈硬化（若年性）：高脂血症，高血圧，糖尿病，喫煙，ホモシスチン尿症
5. 女性のホルモン関連（経口避妊薬，妊娠，産褥）：
   子癇，硬膜静脈洞閉塞症，動脈梗塞，静脈洞血栓症
6. 血液疾患：
   プロテインC欠乏症，プロテインS欠乏症，アンチトロンビンIII欠乏症，プロトロンビン遺伝子変異，線溶系異常，プラスミノゲンアクチベータ欠損症，抗リン脂質抗体症候群，第VIII因子増加症，癌，血小板増多症，多血症，血栓性血小板減少性紫斑病，播種性血管内凝固症候群
7. リウマチ性，感染性：
   全身性エリテマトーデス，関節リウマチ，サルコイドーシス，シェーグレン症候群，強皮症，結節性多発動脈炎，クリオグロブリン血症，クローン病，潰瘍性大腸炎
8. 心臓疾患：
   左房内中隔欠損，卵円孔開存，僧帽弁逸脱，僧帽弁annulus石灰化，心房中隔欠損，心筋症，不整脈，心内膜炎
9. 穿通枝動脈梗塞：高血圧，糖尿病
10. その他：
    もやもや病，ベーチェット病，神経梅毒，高安病（大動脈炎症候群），スネッドン症候群（Sneddon syndrome），線維筋形成不全，ファブリ病（Fabry disease），コーガン症候群（Cogan syndrome）

（Caplan LR. Caplan's Stroke：A Clinical Approach, 4th ed, 2009[1]より抜粋）

2 若年性脳梗塞の病因別頻度

	症例数	若年性動脈硬化症（％）	心原性脳塞栓症（％）	外傷（％）	動脈解離（％）	経口避妊薬／分娩（％）	片頭痛（％）	その他，原因不明（％）	脳出血（症例数）
Snyderら（1980）	61	47	11	—	—	11/1	—	8	
Hartら（1983）	100	18	31	2	2	9/5	12	15	
Hilton-Jonesら（1985）	75（全脳卒中）	9	7	17	—	9/—	13	7	20
Adamsら（1986）	144	27	24	—	6	4/5	14	42	
Bougousslavskyら（1987）	41	5	29	—	21	65/—	15	20	
Gautierら（1989）	133（全脳卒中）	15	12	13	21	34/—	14	14	9
Caroleiら（1993）	107	34	24	—	0.3	4/—	1	8	
Giovannoniら（1993）	75	37	38	—	0	5/—	9	24	
Kappelleら（1994）	333	22	21	—	—	*/—	—	42	
Williamsら（1997）	75（TIA）	16	14	—	15	—	—	32	
Kristensenら（1997）	116	12	33	—	—	3/—	1	30	

＊10例中5例と報告あり．

（Caplan LR. Caplan's Stroke：A Clinical Approach, 4th ed, 2009[1]より抜粋）

本邦での若年者脳卒中診療の現状に関する共同調査研究[3]

若年者を50歳以下と仮定した場合，脳卒中の病型別割合は脳梗塞43％，一過性脳虚血発作（transient ischemic attacks：TIA）7％，両者を併せて虚血性脳卒中が50％，脳出血32％，くも膜下出血18％で，50歳までに発症する脳出血やくも膜下出血の割合が50歳を超える非若年者での割合に比べて多い結果であった．

脳梗塞の病型別ではラクナ梗塞36.4％，アテローム血栓性脳梗塞20.1％，心原性脳塞栓症15.1％，その他の原因による脳梗塞25.1％で，この割合を50歳を超える非若年者と比較すると，その他の原因によるものが非若年者では圧倒的に多く，アテローム血栓性脳梗塞，ラクナ梗塞の割合は低い結果であった．

若年者のその他の原因による脳梗塞の内訳は動脈解離が27.9％，もやもや病10.3％，抗リン脂質抗体症候群5.9％で，その他，線維筋形成不全，脳静脈洞血栓症，多血症，dolicoectasia，全身性エリテマトーデス（systemic lupus erythematosus：SLE），マルファン症候群（Marfan syndrome），片頭痛など多くの原因が関連していた．

若年性脳梗塞の代表的疾患の特徴と治療

動脈解離

動脈解離とは，何らかの原因により動脈壁内に偽腔が生じ，1本の血管に2つの腔が存在する病態で，50歳以下の脳卒中の10～25％を占め，若年者に発症する脳梗塞の原因として，心原性脳塞栓症に次いで頻度が高い[6]．平均発症年齢は40歳代の男性に多い．

原因は，外傷性，非外傷性の2つに大別される．前者は明らかな外傷が契機となって生じるもので，後者はそれ以外の原因を有するものである．非外傷性動脈解離の場合には，その誘因として一部に線維筋形成不全などの血管の脆弱性を示す基礎疾患がある場合や，種々のスポーツ活動や頸部の急速な捻転や過伸展などが誘因となりうる．部位別には椎骨脳底動脈系および頸動脈系に大別され，それぞれ頭蓋外，頭蓋内，および両者の合併したものに分類される．また，臨床症候的には無症候型，脳虚血型，くも膜下出血型，その他の症候型に分類される．わが国において発症部位は，頭蓋内椎骨動脈に動脈解離が起こることが最も多く，脳梗塞を起こすと同時に，欧米に比べて，くも膜下出血が起こる頻度が高い．頭蓋外解離は脳梗塞を生じる頻度が高く，くも膜下出血の頻度が低い．

治療は保存的治療と血管内治療を含む外科的治療に大別される[7]．保存的治療は，非出血性に発症した動脈解離症例に対する抗血栓療法（抗凝固療法と抗血小板療法）が主体となる．また，出血性脳卒中の場合も含め，血圧管理を怠らないことが重要である．ただし，抗血栓療法の有効性を示すエビデ

ンスはない．現時点での治療方針として，少なくとも動脈の拡張性変化や pearl and strings sign を呈する場合には，抗血栓療法は避けたほうがよいとされ，逆に抗血栓療法の適応は，解離部が閉塞または狭窄性の病変であり，遠位部への塞栓症を反復する場合と考えられている．解離部の所見は時間の経過とともに変化するので，3 か月ごとに画像検査を行い，その所見を元に抗血栓療法の変更や継続の必要性を考慮する．

卵円孔開存[*1]

*1
本章「奇異性脳塞栓症」
(p.181) 参照．

若年者の脳血管障害の原因として奇異性脳塞栓症が多い．特に卵円孔開存（patent foramen ovale：PFO）によるものは経食道心エコー，経頭蓋超音波カラードプラを用いて心臓の左右シャントを証明することにより診断が可能である．本邦からの報告では 50 歳以下の脳梗塞のうち，卵円孔開存による奇異性脳塞栓症は 22％であったとし[8]，欧州からの報告も 45 歳以下の若年性脳梗塞の 28％が卵円孔開存や心房中隔瘤が原因としている．PFO は特に塞栓源が不明の脳梗塞では 26.8％，55 歳以下の若年性脳梗塞例では 40％の頻度で認められると報告されている．先に述べた SASSY-JAPAN の報告では 50 歳以下の症例の頻度が 1.2％となっているが，PFO に対する認識が低く，塞栓源の検索のための検査が十分に行われていない可能性が高い．卵円孔開存を有する脳梗塞で，深部静脈血栓症のある場合には，INR 2.0〜3.0 の範囲に抗凝固療法を行い，ない場合には抗血小板療法でも抗凝固療法と同様の再発予防効果が得られる．卵円孔開存を外科的に閉鎖する手術や経皮的にカテーテル卵円孔閉鎖術が開発されているが，有用性は確立していない[7]．

もやもや病[*2]

*2
本章「もやもや病（ウィリス動脈輪閉塞症）」(p.216)
参照．

もやもや病（ウィリス動脈輪閉塞症）は両側内頸動脈終末部からウィリス動脈輪，さらには脳主幹動脈基部にかけての血管に閉塞をきたす原因不明の疾患である．人口 10 万人あたりの有病率は 3.16 人，推定発病率は 0.35 人とされ，男女比は 1：1.83 と女性に多い[9]．発症年齢は 5 歳前後と 30〜40 歳の 2 つのピークがあり，前者は若年型，後者は成人型と呼ばれ，若年型は脳虚血で発症するのに対して，成人型では脳虚血のみならず，頭蓋内出血で発症する場合が多い．虚血型のピークは 30 歳代にも緩やかなピークがあり，動脈硬化の関与も示唆されている．本症の発症機序は不明であるが，炎症，免疫学的機序も指摘されている．わが国では 10％に家族歴がみられている．遺伝子連鎖解析で RNF213 遺伝子が感受性遺伝子として同定された．本疾患の診断にあたり 2010 年に厚労省研究班の診断基準の改定があり，内頸動脈終末部での狭窄または閉塞ともやもや血管については不変であるが，以前問題になった両側病変と片側病変の取り扱いについては両側病変であることを必要条件としないことになった．

もやもや病の内科的治療として抗血小板薬の服用が勧められるが，長期のアスピリン投与は症状が虚血性から出血性に変わる可能性があるため注意を

要する．虚血症状を繰り返す小児に対して，脳血流の状態に応じて，外頸動脈の血管を含む組織を付着させて血管新生を促す間接的血行再建術が行われることがある．成人例では直接血行再建術を含めた術式が有効である[9]．

抗リン脂質抗体症候群

　抗リン脂質抗体症候群は動脈硬化を基盤としない後天的な血栓症の原因として第1位を占め，免疫学的な機序で起こる血栓症として重要である[10]．抗リン脂質抗体症候群は特に若年性脳梗塞の発症や，多臓器の動・静脈血栓症，習慣性流産などに関与し，多彩な臨床像を呈し，一般に予後不良で血栓症の再発が多く，治療に抵抗性であり，多彩な合併症を呈する難治性の疾患である．抗リン脂質抗体症候群にはSLEなどの自己免疫疾患を合併する症例と基礎疾患が明らかでない症例があり，後者は原発性抗リン脂質抗体症候群と呼ばれている．

　抗リン脂質抗体と血栓症との関連についてretrospectiveな研究では両者の関係を示しているが，prospectiveな研究ではその関係はそれほど強くない．その理由として，抗リン脂質抗体の種類，サンプルサイズ，対象患者のばらつき，年齢などが関与している．今までの報告で抗リン脂質抗体症候群と脳卒中の最も強い関係を示しているのは50歳以下の若年者で，特に女性で明らかであるとしている．The RATIO studyでは，ループスアンチコアグラントが若い女性での症候性脳梗塞と心筋梗塞の大きな危険因子であるとし，特に喫煙者あるいは経口避妊薬を服用している場合にはその危険度が高まる，としている．高齢患者では，両者の関係については意見の分かれるところである．抗リン脂質抗体が脳梗塞再発のマーカーとなるかに関しては，まだ肯定的な意見と否定的な意見がある．

　抗リン脂質抗体症候群の脳梗塞に対する治療は「脳卒中治療ガイドライン2009」では，「1.抗リン脂質抗体陽性者の脳梗塞の再発予防に，第一選択としてワルファリンが使用されるが，十分な科学的根拠はない（グレードC1），2.抗リン脂質抗体陽性者の脳梗塞の再発予防において全身性エリテマトーデス（SLE）合併例では副腎皮質ステロイドが推奨される（グレードC1）」と記載されている．2006年のAmerican Heart Associationの「脳梗塞・TIAの予防ガイドライン」では，潜因性の脳梗塞あるいはTIAで抗リン脂質抗体が陽性の症例では抗血小板療法がよい，多臓器にわたる静脈血栓・動脈血栓，流産，網状皮斑があり，抗リン脂質抗体症候群のクライテリアに一致する症例ではINR 2.0～3.0の間に調整した抗凝固療法がよい，としている．抗リン脂質抗体陽性を呈する多発性脳梗塞患者に対する再発予防効果について，ワルファリンによる抗凝固療法と抗血小板療法とを比較した場合，抗凝固療法を選択した場合のほうが優位であることを示すデータが多いのが実状である．今後の新規抗凝固薬の効果が期待される．

高安病（大動脈炎症候群）

　高安病は大血管の中膜と内膜を侵す慢性の肉芽腫性炎症性疾患で，頭部の虚血症状として体位変換時のめまい，失神発作，視力障害，上肢虚血症状として血圧左右差，指冷感，上肢疲労感がある．厚生省難治性血管炎分科会（1998年）報告では，初発症状としてめまい（12.9％），頭痛（7.1％），失神発作（2.6％），脳梗塞（1.7％），神経症状としてめまい（33％），頭痛（30.4％），失神発作（2.9％），片麻痺（2.1％），の頻度である．脳血管障害の病型別（厚生省研究班）では TIA 5.7％，脳梗塞 5.5％，脳出血 0.7％であった．大動脈，鎖骨下動脈，総頸動脈，腕頭動脈の順に障害され，椎骨動脈は最後まで障害されにくい．鎖骨下動脈の早期からの狭窄があると，鎖骨下動脈盗血症候群を呈する．

　治療として副腎皮質ステロイド 0.5～1.0 mg/kg/日から開始，2週間をめどに調整し，脳梗塞に対する治療は抗血小板薬，適切な血圧管理を行う．高血圧性脳出血に対しては降圧薬，鎖骨下動脈盗血症候群，頸動脈・腎動脈狭窄には血管形成術を行う[11]．

全身性エリテマトーデス（SLE）

　SLE における脳血管障害の頻度は 3～21％といわれており，われわれの成績では 5.6％で発症時の平均年齢は 44 歳であった[12]．SLE の脳血管障害発症機序については，SLE そのものによる一次的原因として，免疫複合物を介した血管炎，抗リン脂質抗体症候群が考えられ，二次的原因としては高血圧，心弁膜疣贅による塞栓，ステロイドによる動脈硬化などが考えられている．病理学的検討では SLE で脳内に血管炎を起こす頻度は低いとされている．

　SLE で抗リン脂質抗体が陽性の場合には，前述の抗リン脂質抗体陽性梗塞の治療に準ずる．SLE の活動性に応じて現病に対するステロイドの投与を行う．

凝固異常症

　虚血性脳卒中患者で凝固異常が関与する可能性が高いと考えられるのは，以下の場合である．
　①50 歳以下の若年発症で，なんら古典的な脳卒中の危険因子がない場合
　②原因が不明の再発性，多発性の病変がある場合
　③静脈血栓症の既往のある場合
　④血栓症の家族歴のある場合
　⑤凝固系のスクリーニングテスト（TT，APTT）で異常のある場合
　血液凝固異常として抗リン脂質抗体症候群のほか，プロテインC欠乏症，プロテインS欠乏症，アンチトロンビンIII（ATIII）欠乏症，鎌状赤血球症など，さまざまな疾患がある．

■プロテインC欠乏症

　プロテインC欠乏症は常染色体優性遺伝で，ヘテロ接合体のプロテインC欠乏症は，若年者の静脈血栓症，動脈血栓症を起こす．最近，ホモ接合または二重ヘテロ接合が血栓症を発症するという，常染色体劣性遺伝説が出された．

　プロテインC欠乏症は健常者の0.5％以下で，国内ではヘテロ接合体保因者は0.2％との報告があり，通常は20歳まで無症状で，まれなホモ接合体では電撃性紫斑病を起こす．40歳以下の静脈血栓症の6～8％を占め，静脈血栓症は下肢深部静脈に多く75％を占める．脳梗塞としての発症は，先天性プロテインC欠乏症の0.2％とされている．

■プロテインS欠乏症

　プロテインS欠乏症は常染色体優性遺伝でAPCコファクター活性のある血漿遊離型（40％），APCコファクター活性のないCb4結合蛋白と複合体を形成するCb4BP結合型（60％）がある．遊離プロテインS（PS）測定が総PS測定より，ヘテロ接合体のプロテインS欠乏症と健常者との鑑別に有用である．ヘテロ接合体の先天性プロテインS欠乏症は約2％との報告がある．血栓症として静脈血栓症，下肢の静脈血栓が多い．初発深部静脈血栓症の2～5％はプロテインS欠乏症で，脳梗塞としての発症はプロテインS欠乏症の7.5％で，若年～中年期の女性に多く，再発する率が高い[13]．経口避妊薬や妊娠，エストロゲンの増加で減少する点に注意を要する．近年プロテインSにおけるLys196Glu変異が日本人において高頻度にみられ，静脈血栓症の発症リスクであることが報告されている[14]．

■アンチトロンビンIII（AT III）欠乏症

　本症は常染色体優性遺伝で，ヘテロ接合体のAT III欠乏症は，若年者の静脈血栓症，動脈血栓症を起こす．ヘテロ接合体のAT III欠乏症は，血栓症のリスクが健常者の5倍といわれている．AT III欠乏症は健常者の0.05～1.0％にみられ，初発の深部静脈血栓症の1％，遺伝性血栓性素因家系の4％にみられ，静脈血栓症で発症することが多く，動脈血栓症はほとんどみられない．血栓症の発症は10～35歳の若年者で，軽微な外傷，手術，妊娠，経口避妊薬の内服などで発症するといわれている．血栓発症時には通常使用されるヘパリンの抗凝固作用が，血中のAT IIIレベルに依存することから，本疾患ではヘパリンの効果は期待できず，AT III濃縮製剤による補充を要する．現在までに79の異なった遺伝子変異が知られている．

脳静脈・静脈洞血栓

　脳静脈・静脈洞血栓症は30～40歳代の若年に多く，女性が80～90％を占める．特に妊娠末期や産褥期に発症しやすい．静脈洞血栓症の原因として，上に述べた凝固異常症，抗リン脂質抗体症候群，高ホモシステイン血症などの血栓形成傾向や，感染症，悪性腫瘍，経口避妊薬服用などが原因となる．血栓症による脳静脈血栓症が脳梗塞を生じた場合，急性期にはヘパリン（ノ

ボ・ヘパリン®など）による抗凝固療法を行い，APTTが約2倍になるように調節し，約2週間のヘパリン持続静注後，経口抗凝固薬に切り替える．

おわりに

若年性脳卒中の頻度，原因，治療について概説した．成人発症の脳卒中に比べ，原因となる疾患も多様で，全体の頻度からは出血性脳卒中が虚血性脳卒中よりも多い．今後，若年者の生活習慣病の増加に伴い，動脈硬化を基盤とした脳梗塞が増えていくことが予想され，それに対する対応が必要である．

（北川泰久）

文献

1) Caplan LR. Stroke in children and young adults. In : Caplan LR. Caplan's Stroke : A Clinical Approach, 4th edition. Philadelphia : Saunders ; 2009, pp.523-542.
2) 秋田県. Available at : http://www.pref.akita.lg.jp/www/contents/1287488551823/files/data.pdf（Accessed 2014/04/25）
3) 峰松一夫ほか. 若年者脳卒中診療の現状に関する共同研究—若年者脳卒中共同調査グループ（SASSY-Japan）. 脳卒中 2004 ; 26 : 331-339.
4) Kissela BM, et al. Age at stroke : Temporal trends in stroke incidence in a large, biracial population. *Neurology* 2012 ; 79 : 1781-1787.
5) Larrue V, et al. Etiologic investigation of ischemic stroke in young adults. *Neurology* 2011 ; 76 : 1983-1988.
6) 高木誠. 脳動脈解離（Cerebral arterial dissection）の診断と治療の手引き. 若年脳卒中診療の手引き. 循環器病研究委託費12指-2 若年世代の脳卒中の診断，治療，予防戦略に関する全国多施設共同研究（主任研究者 峰松一夫）. 大阪：国立循環器病センター；2003, pp.85-90.
7) 篠原幸人ほか, 脳卒中合同ガイドライン委員会(編). 脳卒中治療ガイドライン2009. 東京：協和企画；2009.
8) 橋本洋一郎. 心原性脳塞栓症の機序とその発生要因. 山口武典（編）. 脳卒中学. 東京：医学書院；1998, pp.59-76.
9) 厚生労働科学研究費補助金難治性疾患克服事業ウイリス動脈輪閉塞症における病態・治療に関する研究班. もやもや病（ウイリス動脈輪閉塞症）診断・治療ガイドライン. 脳卒中の外科 2009 ; 37 : 321-337.
10) 北川泰久ほか. 抗リン脂質抗体陽性脳梗塞. BRAIN and NERVE 2008 ; 60 : 1144-1158.
11) Kitagawa Y. Takayasu's arteritis. In : Lisak RP, et al (editors). International Neurology : A Clinical Approach. Oxford : Wiley-Blackwell ; 2009, pp.51-53.
12) Kitagawa Y, et al. Stroke in systemic lupus erythematosus. Stroke 1990 ; 21 : 1533-1539.
13) Sakata T, et al. Prevalence of protein S deficiency in the Japanese general population : The Suita study. *J Thromb Haemost* 2004 ; 6 : 1012-1013.
14) Miyata T, et al. Genetic risk factors for deep vein thrombosis among Japanese : Importance of protein S K196E mutation. Int J Hematol 2006 ; 83 : 217-223.

III. 脳梗塞・一過性脳虚血発作の治療
再発予防のための抗血小板薬

Point
- 抗血小板薬は非心原性脳梗塞の再発予防に有効であるが，抗血小板薬の有効性と安全性には，脳梗塞の臨床病型や病期によって相違が認められる．
- 抗血小板療法を行う場合には，個々の症例において病態を評価し，再発リスクと出血リスクを勘案して適応を決定することが最も重要である．
- アテローム血栓性脳梗塞は冠動脈疾患や末梢動脈疾患と併存しやすく抗血小板療法の有用性が高い病態であるが，ラクナ梗塞は脳梗塞とともに脳出血も起こしやすい病態のため抗血小板療法の適応を慎重に判断する必要がある．
- 抗血小板療法中には副作用としての出血の予防と早期発見に努める必要がある．頭蓋内出血を回避するためには，血圧を厳格に管理することが重要である．

脳梗塞と一過性脳虚血発作（transient ischemic attack：TIA）の大多数は，動脈硬化を基盤として，血栓により脳動脈が閉塞することによって発症する．したがって，再発を予防するための治療の基本は，抗血栓療法と動脈硬化危険因子の管理となる．心原性以外の機序により発症する脳梗塞の再発予防では，有効性と安全性を合わせた有用性がワルファリンよりも抗血小板薬で優れている．このため，非心原性脳梗塞の再発予防には抗血小板療法が推奨されている[1,2]．

非心原性脳梗塞の臨床病型と抗血小板療法

非心原性脳梗塞は，アテローム血栓性脳梗塞，ラクナ梗塞，原因不明の脳梗塞に分けられる．これらの臨床病型や病期によって脳梗塞の病態は異なり，抗血小板療法の有効性や安全性（出血合併症）も一様ではない．このため，脳梗塞の臨床病型診断は，治療薬を選択する際に重要となる．しかし，抗血小板療法の有効性を検証する臨床試験の大多数では，心原性脳塞栓症を除く虚血性脳卒中が対象となっており，個別の病型について検討されているわけではない．病型ごとの有効性はサブグループ解析において検討されているものの，抗血小板療法の推奨内容が病型によって変わるほどのエビデンスは集積していない．ガイドラインでは非心原性脳梗塞全般に抗血小板薬が推奨され，個別の症例において病態を考慮しながら適応が判断されている．

アテローム血栓性脳梗塞は，頭蓋内外の主幹動脈のアテローム硬化性病変が基盤となり，血小板が発症に重要な役割を果たし，脳出血の危険性は高くはない．アテローム血栓症（atherothrombosis）の一疾患として抗血小板療法の有用性が高く，抗血小板療法の良い適応となる．一方，ラクナ梗塞の基盤

Keywords
アテローム血栓症
脳梗塞，心筋梗塞と末梢動脈疾患は，動脈硬化を基盤とし，アテローム硬化巣（プラーク）の破綻を契機とした血栓形成により臓器灌流血管が閉塞して発症する．この病態を全身病（アテローム血栓症）ととらえて，予防・治療が行われている．

1 脳卒中の二次予防におけるアスピリンの効果

	イベント数 （アスピリン vs 対照） 43,000人/年	相対リスク比（95%信頼区間） （アスピリン vs 対照）
脳卒中	480 vs 580	0.81（0.71〜0.92）
出血性	36 vs 19	1.67（0.97〜2.90）
虚血性	140 vs 176	0.78（0.61〜0.99）
原因不明	304 vs 385	0.77（0.66〜0.91）
重大な頭蓋外出血	23 vs 6	2.69（1.25〜5.76）

（Antithrombotic Trialists'（ATT）Collaboration. *Lancet* 2009[3] より抜粋引用）

となる小血管病変には高血圧の関与が大きく，脳微小出血が併存することが多く，脳出血の危険性が高い．病態への血小板の関与はアテローム血栓性脳梗塞に比べて小さいと考えられており，抗血小板効果を高めるよりも，抗血小板療法中の血圧管理を厳格に行うことによって脳出血を予防することが，脳卒中全体の予防のために重要である[1]．

脳梗塞再発予防における抗血小板療法

国際的に抗血栓療法の有効性を評価している Antithrombotic Trialists' Collaboration（ATT）のメタ解析によれば，アスピリンを中心とする抗血小板療法により，脳梗塞患者では心血管イベント（脳卒中，心筋梗塞，血管死）は18%減少することが示されている（**1**）[3]．

抗血小板薬単剤療法

抗血小板薬には作用機序の異なるいくつかの薬剤がある（**2**）．この中で，アスピリンはエビデンスが最も豊富で安価であることから，脳梗塞再発予防の基本薬となっている．しかし，脳梗塞再発予防におけるアスピリンの有効性と安全性のバランスは，必ずしも理想的とはいえない（**1**）．特にハイリスク症例におけるアスピリンの有効性が不十分であることや，他の抗血小板薬よりも頭蓋内出血が多い可能性が指摘されている．クロピドグレルは，脳梗塞単独の抑制効果はアスピリンと差がないものの，アテローム血栓症全体の再発予防効果をみるとアスピリンよりもやや優れていることが示されている[4]．シロスタゾールも，脳梗塞再発抑制効果はアスピリンと同等だが出血が半減するため，出血性脳卒中を含めた全脳卒中はアスピリンよりも有意に抑制することが示されている[5]．このように抗血小板薬単剤療法の有効性を直接比較した臨床試験は限られており，明確な使い分けの根拠となるような有効性の相違は認められない．わが国の脳卒中治療ガイドライン2009では，慢性期の非心原性脳梗塞の再発予防にはアスピリン，クロピドグレル，シロスタゾール，チクロピジンの投与が推奨されており（**3**）[1]，それぞれの作用機序や副作用の特徴（**4**）から，個々の症例に適切と考えられる抗血小板薬が選択されている．

Memo
net clinical benefit
抗血小板療法により脳梗塞再発が減少しても，脳出血が増加して脳卒中全体としては減少しなければ，治療を行う意義は乏しい．このため，抗血小板療法の有用性は，再発抑制（有効性）と安全性を加味したnet clinical benefitにより評価されている．

Memo
抗血小板療法の有効性の評価
アテローム血栓症の概念では，全身の動脈硬化性変化と血栓性亢進による血管閉塞が脳血管に生じたものが脳梗塞であり，再発する臓器は脳とは限らず心臓のこともある．抗血小板療法はこれらを同時に抑制するため，臨床試験では両者の抑制効果により有効性を評価している．

Memo
抗血小板療法の臨床試験
抗血小板薬のエビデンスの多くは，欧米人のアテローム血栓症を対象とした臨床試験に基づく．日本人脳梗塞症例では，ラクナ梗塞などアテローム血栓症の概念ではとらえられない多様な病態も含まれることや，人種差があることを考慮する必要がある．

抗血小板薬の薬効評価

　抗血小板薬は,「病的血栓形成」を抑制すると同時に「生理的な止血」も阻害してしまうため,抗血栓効果に応じて出血合併症も増加する.したがって,抗血小板療法を行う際には,血栓症と出血のリスクを評価し,有用性が高いと考えられる症例を選択することが重要である.しかし,高血圧,加齢,喫煙,脳血管障害の既往などは血栓症の危険因子であると同時に出血の危険因子でもあり,一般的には血栓症のリスクが高い人ほど出血のリスクも高くなる.このような症例では,抗血小板薬の薬効を評価して個別の症例に適切な抗血小板療法を行うことができれば,治療の有効性も安全性も高まるのではないかと期待されている.

　一方,抗血小板薬の薬効には個人差があり,抗血小板療法下の血小板機能亢進が血栓症発症リスクの一つになっている可能性が示されている.特にクロピドグレルはCYP2C19などにより活性体へと代謝されるプロドラッグで,遺伝子多型などの原因によりCYP2C19の活性が低い患者群では血小板機能抑制が弱く,ステント血栓症などが多いことが報告されている.このような「クロピドグレル抵抗性」の臨床的意義はまだ明らかとなっていないが,血小板機能を評価して適切な抗血小板療法を行えば,有効性が高まると期待されている.

　このような背景から,抗血小板薬の薬効評価が望まれているものの,評価方法は未確立である.現在施行可能な血小板機能検査法は,いずれも血栓症との関連が明らかとなっていない.また,抗血小板薬が血小板機能を抑制する薬理作用を持つことと,血栓症を抑制することはそれぞれ明らかだが,両者が並行するかどうかは不明である.「クロピドグレル抵抗性」についても,血小板機能検査に基づいて治療法を変更することを支持するエビデンスは得られていない.そもそも抗血小板薬は血小板活性化の1経路しか阻害しないが,血栓症は複合要因で発症する.血栓症の再発予防に抗血小板療法を行う場合には,抗血小板薬の薬効のみに注目するのではなく,血栓症発症の危険因子を総合的に治療することが重要である.

② 抗血小板薬の作用機序

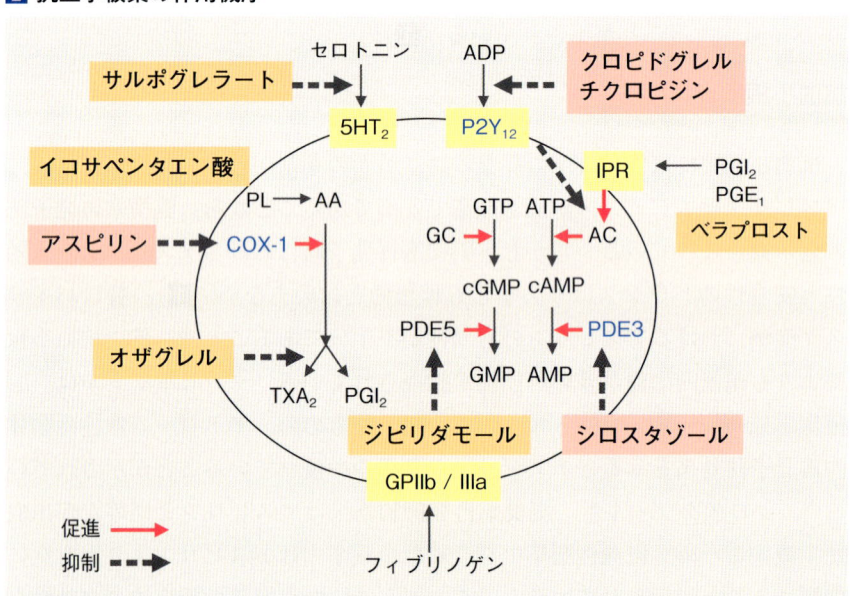

5-HT:5-hydroxytryptamine, AMP:adenosine monophosphate, ADP:adenosine diphosphate, ATP:adenosine triphosphate, GMP:guanosine monophosphate, GTP:guanosine triphosphate, AC:adenylate cyclase, GC:guanylate cyclase, PL:phospholipase, AA:arachidonic acid, COX:cyclooxygenase, TXA$_2$:thromboxane A$_2$, PGI$_2$:prostaglandin I$_2$, PDE:phosphodiesterase, GPIIb/IIIa:glycoprotein IIb/IIIa, IPR:inositol triphosphate receptor.

3 脳梗塞慢性期—非心原性脳梗塞（アテローム血栓性脳梗塞，ラクナ梗塞など）の再発予防のための抗血小板療法の推奨

1. 非心原性脳梗塞の再発予防には，抗血小板薬の投与が推奨される（グレードA）
2. 現段階で非心原性脳梗塞の再発予防上，最も有効な抗血小板療法（本邦で使用可能なもの）はアスピリン75〜150 mg／日，クロピドグレル75 mg／日（以上，グレードA），シロスタゾール200 mg／日，チクロピジン200 mg／日（以上，グレードB）である
3. 非心原性脳梗塞のうち，ラクナ梗塞の再発予防にも抗血小板薬の使用が奨められる（グレードB）．ただし十分な血圧のコントロールを行う必要がある

（脳卒中合同ガイドライン委員会〈編〉．脳卒中治療ガイドライン2009, p.103[1]）より）

4 脳梗塞慢性期の再発予防に用いる抗血小板薬の特徴

一般名	アスピリン	チエノピリジン系 クロピドグレル	チエノピリジン系 チクロピジン	シロスタゾール
作用	シクロオキシゲナーゼ1阻害 非可逆的	ADP受容体P2Y12へのADPの結合阻害 非可逆的	ADP受容体P2Y12へのADPの結合阻害 非可逆的	ホスホジエステラーゼ3阻害 可逆的
商品名	バイアスピリン® バファリン配合錠A81	プラビックス®	パナルジン®	プレタール®
1回投与量 投与回数	81, 100，または162 mg 1日1回	75 mg* 1日1回	100 mg 1日2回	100 mg 1日2回
観血的処置時の休薬	3〜5日	5〜7日	5〜7日	1日
副作用	・出血 ・胃腸障害 ・気管支喘息 ・アレルギー	・出血 ・血小板減少 ・顆粒球減少 ・肝障害 ・発疹 ・下痢	・出血 ・血小板減少性紫斑病 ・顆粒球減少 ・肝障害	・頭痛 ・動悸・頻脈
禁忌	・出血傾向 ・消化性潰瘍 ・アスピリン喘息 ・サリチル酸系製剤過敏症歴	・活動性の出血	・活動性の出血 ・重篤な肝障害 ・白血球減少症	・活動性の出血 ・うっ血性心不全 ・妊婦
特徴	・エビデンスが豊富 ・安価で費用対効果が高い ・消化性潰瘍を悪化させるためプロトンポンプ阻害薬などによる予防が必要	・プロドラッグ ・チクロピジンと有効性は同等で副作用の頻度が1/2 ・新規の処方はクロピドグレルが優先される	・プロドラッグ ・投与開始後2か月は2週間に1回，副作用チェックのために血液検査が必要	・出血が少ない ・日本人の脳梗塞，ラクナ梗塞における有効性が示されている ・忍容性が低い

TIA：一過性脳虚血発作
*年齢体重により50 mg

抗血小板薬併用療法

抗血小板薬による非心原性脳梗塞再発抑制効果は20％前後と，抗凝固薬による心原性脳塞栓症予防効果の70％弱に比べて低い．この原因の一つとして，1種類の抗血小板薬により血小板活性化の1経路のみを阻害しても，他の経路を介する血小板活性化が起こるという可能性が考えられる．その場合，作用機序の異なる抗血小板薬を併用し，複数の経路を介する血小板活性

5 抗血小板療法中の頭蓋内出血の危険因子

適応を判断する際に考慮すべき危険因子

- 年齢（特に75歳以上）
- 高血圧（血圧のコントロール状態，特に収縮期血圧＞160 mmHg）
- 脳血管疾患の既往
- 脳アミロイドアンギオパチー
- CT / MRI 上の白質病変
- T2* MRI による微小出血
- 大量飲酒歴
- 人種（日本人）
- APOEεⅡ または Ⅳ

抗血小板療法中にコントロールすべき危険因子

- 抗血小板療法の強度（併用療法）
- 高血圧（130未満 / 80未満）
- 飲酒量（節酒）

化を抑制すれば，抗血小板療法の有効性が高まることになる．しかし，アスピリン・クロピドグレル併用療法とクロピドグレル単独[6]またはアスピリン単独療法[7,8]を比較した試験において，併用療法では血栓症の抑制に比べて出血合併症の増加が大きく，有用性が示されていない．わが国で調査されたBleeding with Antithrombotic Therapy（BAT）Study でも，抗血小板薬単独療法に比べ併用療法で重篤な出血が2倍近く増加することが示されている[9]．このため，長期の脳梗塞再発予防治療には原則として抗血小板薬単剤療法が推奨される[1]．

一方，中国で行われた Clopidogrel in High-risk patients with Acute Non-disabling Cerebrovascular Events（CHANCE）において，発症24時間以内の脳梗塞またはTIAに対する21日間のアスピリン・クロピドグレル併用療法はアスピリン単独療法よりも有効であることが示された[10]．また，発症後2週間から6か月までの日本人の症候性頭蓋内動脈狭窄症例を対象に，アスピリン・シロスタゾール併用療法とアスピリン単独療法を比較したCilostazol-Aspirin Therapy Against Recurrent Stroke with Intracranial Artery Stenosis（CATHARSIS）では，脳卒中と無症候性脳梗塞の複合エンドポイントが単独療法よりも併用療法で少ないことが示された[11]．

このように適応となる病態や病期および併用期間を限定し，出血を増加させない併用薬を用いれば，脳梗塞にも冠動脈疾患と同様に抗血小板薬併用療法が有効な可能性が示唆される．

抗血小板療法中の出血合併症の予防

抗血小板療法中には，副作用としての出血に常に配慮する必要がある．出血合併症の中で重篤なのは頭蓋内出血と消化管出血で，消化性潰瘍治療薬投与などによる予防と，貧血のチェックなどによる早期発見に努めることが重要である．

脳梗塞患者では冠動脈疾患患者よりも，抗血小板療法中の頭蓋内出血合併

が高頻度である[9]．頭蓋内出血は一般的に重篤で，脳梗塞の再発よりも生命および機能予後が不良となりやすい．このため，抗血小板療法を行う際には，頭蓋内出血の危険因子（**5**）も評価し，個々の症例において再発リスクと出血リスクを勘案して適応を決定する必要がある．また，頭蓋内出血のリスクを減らすためには，厳格な降圧療法が有効であることが示されている[12,13]．脳梗塞，なかでもラクナ梗塞患者に抗血小板療法を行う場合には，収縮期血圧 130 mmHg 未満，拡張期血圧 80 mmHg 未満に血圧をコントロールするとともに，血圧の変動をできるだけ少なくすることが重要と考えられている[13]．

（山崎昌子，内山真一郎）

文献

1) 篠原幸人ほか，脳卒中合同ガイドライン委員会（編）．脳卒中治療ガイドライン 2009．東京：協和企画；2009．pp.103-109.
2) 日本循環器学会ほか（編）．循環器病の診断と治療に関するガイドライン（2008 年度合同研究班報告）循環器疾患における抗凝固・抗血小板療法に関するガイドライン（2009 年改訂版）．http://www.j-circ.or.jp/guideline/pdf/JCS2009_hori_h.pdf（2014 年 3 月アクセス）
3) Antithrombotic Trialists'(ATT) Collaboration. Aspirin in the primary and secondary prevention of vascular disease: Collaborative meta-analysis of individual participant data from randomised trials. *Lancet* 2009; 373: 1849-1860.
4) CAPRIE Steering Committee. A randomized, blinded, trial of clopidogrel versus aspirin in patients at risk of ischaemic events(CAPRIE). *Lancet* 1996; 348: 1329-1339.
5) Shinohara Y, et al. Cilostazol for prevention of secondary stroke(CSPS 2): An aspirin-controlled, double-blind, randomised non-inferiority trial. *Lancet Neurol* 2010; 9: 959-968.
6) Diener HC, et al. Aspirin and clopidogrel compared with clopidogrel alone after recent ischaemic stroke or transient ischaemic attack in high-risk patients(MATCH): Randomized, double-blind, placebo-controlled trial. *Lancet* 2004; 364: 331-337.
7) Bhatt DL, et al. Clopidogrel and aspirin versus aspirin alone for the prevention of atherothrombotic events. *N Engl J Med* 2006; 354: 1706-1717.
8) SPS3 Investigators. Effects of clopidogrel added to aspirin in patients with recent lacunar stroke. *N Engl J Med* 2012; 367: 817-825.
9) Toyoda K, et al. Dual antithrombotic therapy increases severe bleeding events in patients with stroke and cardiovascular disease: A prospective, multicenter, observational study. *Stroke* 2008; 39: 1740-1745.
10) Wang Y, et al. Clopidogrel with aspirin in acute minor stroke or transient ischemic attack. *N Engl J Med* 2013; 369: 11-19.
11) 内山真一郎．抗血小板療法―再発予防 update. BRAIN and NERVE 2013; 65: 771-782.
12) Toyoda K, et al. Blood pressure levels and bleeding events during antithrombotic therapy: The Bleeding with Antithrombotic Therapy (BAT) Study. *Stroke* 2010; 41: 1440-1444.
13) SPS3 Study Group. Blood-pressure targets in patients with recent lacunar stroke: The SPS3 randomised trial. *Lancet* 2013; 382: 507-515.

再発予防のための抗凝固療法

III. 脳梗塞・一過性脳虚血発作の治療

Point
- 心房細動を伴う脳梗塞患者では，左心耳内で血流がうっ滞して血液凝固カスケードが活性化され，フィブリン血栓の形成が進展する．
- 非弁膜症性心房細動を伴う脳梗塞の再発予防では，ワルファリンによる抗凝固療法（INR 2.0～3.0）が推奨される．
- 非弁膜症性心房細動を伴う脳梗塞の再発予防において，新規経口抗凝固薬は，ワルファリンと同等以上の再発予防効果があり出血性合併症はワルファリンに比較し少ない傾向にある．
- どの抗凝固薬を選択するかは，各薬剤の特徴を理解したうえで patient-oriented に決定すべきである．
- 抗凝固療法は脳梗塞の再発予防に有効である反面，出血性合併症の危険性があることを十分認識して対応しなければならない．特に血圧のコントロールが肝要である．

　脳梗塞は一種の血栓症であり，再発予防には抗血栓療法が行われる．抗血栓療法が脳梗塞の再発予防に有効であることは，さまざまな大規模臨床試験[1,2]で示されているが，出血性合併症などの副作用を併せ持つことも十分認識して抗血栓薬を使用しなければならない．脳梗塞の再発予防における抗血栓療法を理解するためには，血栓形成のメカニズム，脳梗塞の臨床病型と血栓形成の特徴，各種抗血栓薬の薬効と副作用に関する正確な理解が必要である．

心原性脳塞栓症および深部静脈血栓症における血栓形成のメカニズム

　血管内で血栓が形成されるためには，血管内皮，血流，血液成分が三大要素（Virchow's triad）であり，血管内皮障害，血流の低下，血液凝固能の亢進が重なると血栓が生じやすくなる．血管壁が損傷すると，血管内皮細胞下組織のコラーゲンが露出し，コラーゲンに血漿中の von Willebrand 因子（vWF）が結合する．血小板が血小板膜糖蛋白の GPIb 受容体を介して vWF につながれ血管内皮細胞下組織に粘着して停滞し，さらに，血小板が活性化されて凝集し，血小板血栓（一次血栓：白色血栓）が形成される．次に，この一次血栓上で血液凝固カスケードが活性化されてフィブリン線維が形成され，フィブリン線維の網が一次血栓を覆って血栓を強化し，最終的にフィブリンと赤血球が豊富なフィブリン血栓（二次血栓：赤色血栓）が形成される．

　血栓形成のメカニズムを考慮した場合，脳梗塞は心原性脳塞栓症と非心原性脳梗塞（アテローム血栓性脳梗塞，ラクナ梗塞，その他）に分けられる．大部分の心原性脳塞栓症は，心房細動を合併し，左房内に形成された血栓が脳の血管に流入して発症する血栓塞栓症である．心房細動では，左心房内，

1 血液凝固カスケードと各種抗凝固薬の作用点

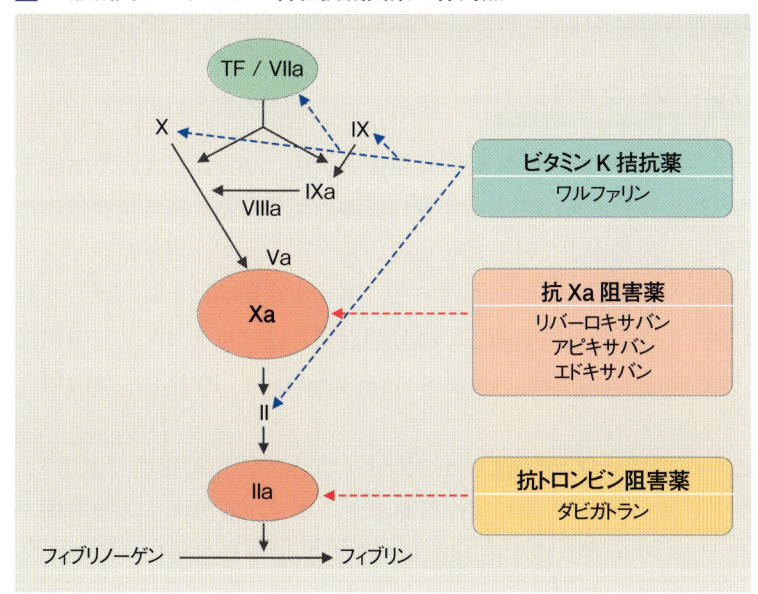

組織因子（TF）や活性化第 VII 因子（VIIa）により，血液凝固カスケードが活性化し，最終的に活性化トロンビンがフィブリノーゲンに作用してフィブリンが形成される．ワルファリンは II，VII，IX，X 因子の生成を，抗 Xa 阻害薬は Xa 因子の活性を，抗トロンビン阻害薬は IIa 因子の活性を，それぞれ抑制する．

特に左心耳で血流がうっ滞して血液凝固カスケードが活性化され，フィブリン形成が進展する．拡張した左心耳の内皮障害や左心房内での血液凝固能の亢進も加わり，フィブリン血栓の形成が促進する．左心房内での血栓形成は，深部静脈で血栓（静脈血栓）が形成される場合と類似している．

以上のように，心原性脳塞栓症や奇異性脳塞栓症（深部静脈血栓症に起因）ではフィブリン血栓が形成され，血栓形成の予防には，血液凝固カスケードの活性化を抑制する抗凝固療法が有効である． **1** に血液凝固カスケードと各種薬剤の作用点を示した．

脳梗塞再発予防における抗凝固療法の適応

近年，脳梗塞再発予防に対する抗凝固療法に関して，さまざまなランダム化比較試験が行われ，非弁膜症性心房細動（non-valvular atrial fibrillation：NVAF）を伴う脳梗塞または一過性脳虚血発作（transient ischemic attack：TIA）の再発予防には，ワルファリン[1-3]あるいは新規経口抗凝固薬（novel oral anticoagulants：NOAC）[4-6]による抗凝固療法が推奨される．ただし，弁膜症性心房細動を伴う患者に対してはワルファリンのみ適応があり，NOACにはエビデンスがないので現時点では適応はない．また，奇異性脳塞栓症の栓子となり得る深部静脈血栓症の再発予防にもワルファリンによる抗凝固療法が推奨される[1,7]．ただし，非心原性の脳梗塞または TIA 患者の再発予防に関しては，抗血小板薬に比較して出血性合併症の頻度が高いので，抗凝固療法の適応はない[8]．

各種経口抗凝固薬の特徴（2）と再発予防のエビデンス

ワルファリン（ワーファリン®）

　ワルファリンはビタミンK依存性凝固因子（II，VII，IX，X）の生成を阻害することにより抗血栓作用を示す経口抗凝固薬である．用量依存性に抗血栓作用を示し，用量が少なければ抗血栓作用が不十分で，用量が多くなると出血性合併症が問題になる．したがって，薬効を定期的にチェックして緻密なコントロールを行う必要がある．薬効の判定にはプロトロンビン時間国際標準比（prothrombin time-international normalized ratio：PT-INR）が用いられる．

　吸収されたワルファリンの99％はアルブミンなどの血漿蛋白と結合し，遊離型ワルファリン（1％）のみが作用を示す．また，凝固因子の半減期が数日と長く，ワルファリン投与後36〜48時間経過してはじめて抗凝固活性を示すので，初回導入時にワルファリンの効果が一定になるまでには時間がかかる．さらに，抗凝固活性を有するプロテインCもビタミンK依存性因子であり，ワルファリン導入時にプロテインCが低下して，凝固能がかえって亢進することもあり得る（paradoxical hypercoagulability）．そこで，ワルファリンの効果が一定になるまではヘパリンの点滴を併用することが推奨される．

　ワルファリンの半減期は約37時間と長く，投与を中止しても2〜3日は抗凝固活性が持続する．ワルファリンは肝臓において代謝され，食生活（納豆などビタミンKを含有する食物）や併用薬（NSAIDsなど）に影響されやすく，投薬量を一定にしても，薬効すなわちPT-INRを一定に保つことが困難な場合が多い．

　さらに，ワルファリン耐性が存在して，治療域の維持にワルファリンが5 mg/日以上必要となることがある．反対に，ワルファリンの標的分子であるビタミンKエポキシド還元酵素複合体サブユニット1（VKORC1）および代謝を担うCYP2C9の遺伝子多型により，ワルファリンの感受性が高く必要量が少なくてすむ場合もある．このようにワルファリンの感受性に個人差が非常に大きいことも問題である．

　実臨床において，ワルファリンによる抗凝固療法中に，PT-INRが低値になったり高値になったりして，治療域を逸脱することがしばしばある．その際にPT-INRの数値のみを参考にして投与量を変更するのではなく，PT-INRの変動の要因，すなわち，食生活の影響，併用薬の影響，服薬のアドヒアランスなどを確認することが大切である．まず，変動の原因を取り除いて，そのうえで，投与量の変更を考慮すべきである．そして，できる限り少量の変更で用量の調節を行うことが賢明である．

　European Atrial Fibrillation Trial（EAFT）試験[2]では，NVAFを伴う脳梗塞またはTIA患者1,007例について検討した結果，年間脳梗塞発症率は対照群

2 各種経口抗凝固薬の薬物動態

種類	ワルファリン	ダビガトラン	リバーロキサバン	アピキサバン	エドキサバン
標的分子	II、VII、IX、X因子	トロンビン	活性化第X因子	活性化第X因子	活性化第X因子
半減期（時間）	37	12〜14	9〜13	8〜15	9〜11
T_{max}（時間）	3〜9	0.5〜2	2〜4	1〜4	1〜4
投与回数	1回	2回	1回	2回	1回
代謝	R体（CYP1A2、2C19、3A4）S体（CYP2C9）	プロドラッグ、グルクロン酸抱合	66%肝代謝（CYP3A4、2J2）	75%肝代謝（CYP3A4）	65%肝代謝
腎排泄	0%	80%	33%	25%	35%

12%に比べてワルファリン群（INR 2.5〜4.0）4%と有意に少なく、ワルファリンの再発予防効果が示された。しかし、出血性合併症は、対照群に比べてワルファリン群で有意に多かった。さらに、Stroke Prevention in Atrial Fibrillation III（SPAF III）試験では、NVAFを伴う脳梗塞患者での再発率は、固定用量ワルファリン群（INR 1.2〜1.5に調整後、投与量を固定し、アスピリン325 mg／日を併用）では11.9%であるが、調節用量群（INR 2.0〜3.0）は3.4%と有意に低く、重篤な出血性合併症では差がなかった[9]。NVAFのある脳梗塞患者でワルファリン療法中の再発群と非再発群のINRを比較した場合、INR 2.0未満では脳梗塞の再発率が有意に高く、INR 4.0〜5.0では出血性イベントが多いので、脳梗塞再発予防のINRは2.0〜3.0を目標にするべきとされた[10]。

さらに、わが国の研究では、NVAFを伴う心原性脳塞栓症において低用量ワルファリン群（INR1.5〜2.1、目標1.9）と常用量群（INR 2.2〜3.5、目標2.5）では脳梗塞の再発率に差がなかったが、常用量群の高齢者で出血の副作用が有意に多かった[11]。さらに、症例を加えて検討され、わが国の70歳以上の高齢者ではワルファリンの至適治療域はINR 1.6〜2.6が推奨されている[12]。

ダビガトラン（プラザキサ®）

ダビガトランは、直接トロンビン阻害剤であり、その抗凝固活性は血中濃度とよく相関し、半減期が約13時間と短いので、血中濃度および凝固活性には、一日の中でピークとトラフが存在する。通常、成人には1回150 mgあるいは110mgを1日2回、経口投与する。ワルファリンと違い、用量は固定され、治療域にコントロールするために血液検査を定期的に行う必要がなく簡便である。また、食物や薬物の影響を受けることが少ないことも利点である。ただし、腎排泄が約80%であり、腎機能低下がある患者では、半減期が延長して血中濃度が高くなり、副作用である出血性合併症を併発しやすくなるので注意が必要である。また、dyspepsiaなどの消化器症状の副作

用が比較的多いことも問題である．

　NVAFを合併した脳梗塞患者を対象に，ダビガトラン150 mg1日2回，110 mg1日2回，ワルファリン（PT-INR 2～3）の抗凝固療法3群間で，脳梗塞の再発予防効果と安全性を解析したRE-LY試験のサブ解析[4]では，一次予防を含んだRE-LY試験の結果と同様に，ダビガトランの150 mg群ではワルファリン群に比較して有意に脳梗塞の再発が抑制されたが，重大な出血性合併症の頻度には有意差はなかった．また，110 mg群では再発予防効果はワルファリン群と有意差はなかったが，重大な出血合併症はワルファリン群に比較して有意に少なかった．

　以上より，NVAFを合併した脳梗塞の再発予防に，健常成人ではダビガトラン150 mg1日2回が勧められるが，70歳以上の高齢者，消化管出血の既往のある患者では，110mg1日2回を考慮する．クレアチニンクリアランス（CCr）＜30 mL／分の腎機能障害患者には禁忌であるが，中等度の腎機能障害（CCr 30～49 mL／分）のある患者にもダビガトランは積極的には推奨されない．ダビガトランは定期的な凝固能のモニタリングの必要はないが，投与開始から2週間以内に活性化部分トロンボプラスチン時間（APTT）を測定し，効果過剰の有無を確認し，数か月に1回程度，APTT，CCr，貧血の有無を確認して，慎重に投薬治療を行うことが勧められる．

リバーロキサバン（イグザレルト®）

　リバーロキサバンは直接型経口Xa阻害薬である．生物学的利用率は80～100％と高値であり，血液透析では除去されない．腎排泄率は33％と比較的低く，肝代謝が66％である．ダビガトランと同様に半減期は短く，凝固活性には一日の中でピークとトラフが存在する．通常，成人には1回15 mgあるいは10 mgを1日1回経口投与する．

　NVAFを合併した脳梗塞患者を対象に，リバーロキサバン20 mg1日1回とワルファリン（PT-INR 2～3）の2群間で，脳梗塞の再発予防効果と安全性を解析したROCKET AF試験のサブ解析[5]では，脳梗塞の再発予防効果および出血合併症の頻度は両群間に有意差はなかった．また，わが国で行われたJ-ROCKET AF試験[13]では，リバーロキサバン群（15 mg1日1回，ただしCCr 30～49 mL／分では10 mg1日1回）とワルファリン群（PT-INR基準を70歳以上1.6～2.6に修正）で比較し，有効性と安全性で両群間に有意差はなかった．

　以上より，NVAFを合併した脳梗塞の再発予防に，健常成人ではリバーロキサバン15 mg1日1回が勧められるが，腎機能障害（CCr 30～49 mL／分）のある患者には，10 mg1日1回を考慮する．

アピキサバン（エリキュース®）

　アピキサバンは直接型経口Xa阻害薬である．腎排泄率は25％と低く，肝代謝が75％である．リバーロキサバンとほぼ同様の半減期ではあるが，通常，

3 再発予防に新規経口抗凝固薬が推奨される場合

1. ワルファリン療法で PT-INR のコントロールが不良な患者
2. 速やかな抗凝固療法の導入が必要な場合
3. 頭蓋内出血のリスクの高い患者（microbleeds の存在など）*
4. ワルファリン耐性（6〜9 mg 以上）がある患者
5. ワルファリンと強い相互作用（CYP2C9 など）を有する薬物を服用する場合
6. 定期的な血液検査を望まない患者
7. ビタミン K 含有食物（納豆など）の愛好者

*高齢者や腎機能障害も出血リスクが高いが，凝固能の調節ができないので NOAC は慎重に考慮する．

4 再発予防にワルファリンが推奨される場合

1. ワルファリン療法で PT-INR のコントロールが良好な患者
2. 弁膜症性心房細動および機械弁の患者[*1]
3. 高度の腎機能低下（CCr < 30 mL / 分）がある場合
4. 低体重（< 40 kg）あるいは極端な高体重の場合
5. 経済的な問題がある患者
6. 抗血小板薬を併用する場合[*2]
7. アドヒアランスが不良の患者[*3]
8. イトラコナゾールなど，NOAC と強い相互作用を有する薬物を服用する場合

[*1] NOAC でのエビデンスがなく，保険適用がない．
[*2] 抗血小板薬は併用注意薬であるが，NOAC との併用は未知である．
[*3] NOAC は半減期が短いので，アドヒアランス不良の影響がワルファリンより大きい可能性がある．

成人には 1 回 5 mg あるいは 2.5 mg を 1 日 2 回，経口投与する．

NVAF を合併した脳梗塞患者を対象に，アピキサバン群（5 mg 1 日 2 回，ただし，80 歳以上，体重 60 kg 以下，血清クレアチニン > 1.5 mg / dL の場合は 2.5 mg 1 日 2 回投与とする）とワルファリン群（PT-INR 2〜3）の 2 群間で，脳梗塞の再発予防効果と安全性を解析した ARISTOTLE 試験のサブ解析[6]では，アピキサバン群ではワルファリン群に比較して有意に脳梗塞の再発が抑制されたが，重大な出血性合併症の頻度には有意差はなかった．

以上より，NVAF を合併した脳梗塞の再発予防に，健常成人ではアピキサバン 5 mg 1 日 2 回が勧められるが，80 歳以上，体重 60 kg 以下，血清クレアチニン > 1.5 mg / dL の 2 項目以上に該当する患者には，2.5 mg 1 日 2 回を投与する．

エドキサバン（リクシアナ®）

エドキサバンもリバーロキサバン，アピキサバンと同様に活性化第 Xa 因子を競合的・選択的に抑制する直接型経口 Xa 阻害薬である．わが国で開発された NOAC であり，すでに整形外科術後の静脈血栓塞栓症の予防に関しては，保険適用が承認されている．心房細動患者に対する脳梗塞の予防に関しては，第 III 相臨床試験の結果に基づき，2013 年 12 月に承認申請された．

3 に NOAC の使用が勧められる場合，さらに **4** にワルファリンの使用が勧められる場合を列挙した．

現時点ではNOACを各々対比したランダム化比較試験が存在しないのでNOACの中でどれが優れているかの判断はできない[14]．どの抗凝固薬を選択するかは，各薬剤の特徴を理解したうえでpatient-orientedに決定すべきである．

抗凝固療法による出血性合併症の予防

抗凝固療法は脳梗塞の再発予防に有効である反面，出血性合併症の危険性がある両刃の剣である．ワルファリン療法中の心房細動患者において重大な出血性合併症を併発するリスク評価法として，HAS-BLEDスコアが知られている[15]．スコアが高くなるほど出血性合併症の危険性が高くなる．したがって，抗凝固療法を行う際は，厳重に血圧をコントロールすることが肝要である．また，わが国で行われたBAT研究[16]では，抗血栓薬の併用で大出血の頻度が増加することが明らかにされた．頭蓋内アテローム硬化性動脈狭窄による脳梗塞患者に対しても，抗凝固薬は抗血小板薬と同等に有効である[17]ので，ステント治療などの特別な理由がない限り，抗凝固薬と抗血小板薬の併用は避けるべきである．

なお，各薬剤の併用禁忌および注意すべき薬剤に関する詳細，および，抜歯や生検など出血を伴う周術期の対応に関しては，紙面の都合上省略した．

（高嶋修太郎）

Key words

HAS-BLED スコア
心房細動患者に対して抗凝固療法を行う際に，出血性合併症の危険性を評価するスコアである．H：高血圧（1点），A：腎機能や肝機能の異常（1点 or 2点），S：脳卒中の既往（1点），B：出血の既往や素因（1点），L：不安定なPT-INR値（1点），E：高齢者（>65歳）（1点），D：アルコールや薬物中毒（1点 or 2点）の危険因子のうち，存在する項目の合計をスコア化し，高スコアほど出血の危険性が高くなる．

文献

1) 篠原幸人ほか，脳卒中合同ガイドライン委員会（編）．脳卒中治療ガイドライン2009．東京：協和企画；2009.
2) European Atrial Fibrillation Trial (EAFT) Study Group. Secondary prevention in non-rheumatic atrial fibrillation after transient ischaemic attack or minor stroke. *Lancet* 1993；342：1255-1262.
3) Saxena R, Koudstaal PJ. Anticoagulants for preventing stroke in patients with nonrheumatic atrial fibrillation and a history of stroke or transient ischaemic attack. *Cochrane Database Syst Rev* 2004(2)：CD000185.
4) Diener HC, et al. Dabigatran compared with warfarin in patients with atrial fibrillation and previous transient ischaemic attack or stroke：A subgroup analysis of the RE-LY trial. *Lancet Neurol* 2010；9：1157-1163.
5) Hankey GJ, et al. Rivaroxaban compared with warfarin in patients with atrial fibrillation and previous stroke or transient ischaemic attack：A subgroup analysis of ROCKET AF. *Lancet Neurol* 2012；11：315-322.
6) Easton JD, et al. Apixaban compared with warfarin in patients with atrial fibrillation and previous stroke or transient ischaemic attack：A subgroup analysis of the ARISTOTLE trial. *Lancet Neurol* 2012；11：503-511.
7) 日本循環器学会ほか（編）．循環器病の診断と治療に関するガイドライン（2008年度合同研究班報告）肺血栓塞栓症および深部静脈血栓症の診断，治療，予防に関するガイドライン（2009年改訂版）．http://www.j-circ.or.jp/guideline/pdf/JCS2009_andoh_h.pdf
8) Sandercock PAG, et al. Anticoagulants for preventing recurrence following presumed non-cardioembolic ischaemic stroke or transient ischaemic attack. *Cochrane Database Syst Rev* 2009 (2)：CD000248.
9) Stroke Prevention in Atrial Fibrillation Investigators. Adjusted-dose warfarin versus low intensity, fixed-dose warfarin plus aspirin for high-risk patients with atrial fibrillation：Stroke Prevention in Atrial Fibrillation III randomised clinical trial. *Lancet* 1996；348：633-638.
10) Hylek EM, et al. An analysis of the lowest effective intensity of prophylactic anticoagulation for patients with nonrheumatic atrial fibrillation. *N Engl J Med* 1996；

335 : 540-546.
11) Yamaguchi T. Optimal intensity of warfarin therapy for secondary prevention of stroke in patients with nonvalvular atrial fibrillation : A multicenter, prospective, randomized trial. Japanese Nonvalvular Atrial Fibrillation-Embolism Secondary Prevention Cooperative Study Group. *Stroke* 2000 ; 31 : 817-821.
12) Yasaka M, et al. Optimal intensity of international normalized ratio in warfarin therapy for secondary prevention of stroke in patients with non-valvular atrial fibrillation. *Intern Med* 2001 ; 40 : 1183-1188.
13) Hori M, et al. Rivaroxaban vs. warfarin in Japanese patients with atrial fibrillation-the J-ROCKET AF study. *Circ J* 2012 ; 76 : 2104-2111.
14) Bruins Slot KMH, Berge E. Factor Xa inhibitors versus vitamin K antagonists for preventing cerebral or systemic embolism in patients with atrial fibrillation. *Cochrane Database Syst Rev* 2013 ; 8 : CD008980.
15) Pisters R, et al. A novel user-friendly score (HAS-BLED) to assess 1-year risk of major bleeding in patients with atrial fibrillation : The Euro Heart Survey. *Chest* 2010 ; 138 : 1093-1100.
16) Toyoda K, et al. Dual antithrombotic therapy increases severe bleeding events in patients with stroke and cardiovascular disease : A prospective, multicenter, observational study. *Stroke* 2008 ; 39 : 1740-1745.
17) Chimowitz MI, et al. Comparison of warfarin and aspirin for symptomatic intracranial arterial stenosis. *N Engl J Med* 2005 ; 352 : 1305-1316.

頸動脈内膜剝離術とステント留置術

III. 脳梗塞・一過性脳虚血発作の治療

Point
- 頸動脈狭窄症に起因する症候かどうかを確認する．単なる失神発作やめまいを症候と判断しない．
- 血行再建の適応を径狭窄率（NASCET 法）で判断する．
- 頸動脈内膜剝離術（CEA）では，エビデンスが確立しており，径狭窄率（NASCET 法）で症候性 50％，無症候性 60％が一般的である．
- 頸動脈ステント留置術（CAS）では，症候性 50％，無症候性 80％の CEA 高危険群が適応とされるが，機器技術の進歩と最近のエビデンスにより CAS 標準危険群に適応が拡大する傾向にある．
- CEA，CAS いずれも，周術期合併症率を低く抑えることが求められており，適切な抗血栓療法や周術期管理，長期にわたる全身管理が必要である．

頸動脈狭窄症の診断と治療アルゴリズム

　頸部頸動脈狭窄症の診断は，頸部超音波検査がそのスクリーニングに最適であることは言うまでもない．しかし，軽度脳梗塞や一過性脳虚血発作を呈し，その原因が頸部頸動脈狭窄症と考えられる場合は，内科治療，外科治療——頸動脈内膜剝離術（carotid endarterectomy，以下 CEA），頸動脈ステント留置術（carotid artery stenting，以下 CAS）——を適切に選択しなければならない（**1**）[*1]．

*1 脳梗塞・一過性脳虚血発作急性期におけるステント留置術については本章「急性期血管形成術・ステント留置術」（p.113）参照．

頸動脈狭窄症に起因する症候とは

　頸動脈狭窄症の血行再建の基準は，後述するように症候性か無症候性かで大きくその判断が異なる．そのため，脳梗塞や一過性脳虚血発作を呈し，頸動脈に動脈硬化性狭窄が確認された場合，症候が一過性黒内障，一側の運動麻痺，失語症，失行など，頸動脈領域の巣症状と呼ばれるものか，痙攣，意識消失，めまい，複視など頸動脈領域の巣症状とは考えにくいのかを確認する必要がある（**2**）．
　また，頸動脈狭窄症が脳梗塞や一過性脳虚血発作を生じる機序は，血行不全よりも塞栓症として生じることが圧倒的に多い．心原性塞栓をはじめとする他の塞栓源に起因する症候ではないことを慎重に見極める必要がある（**3**）．

1 頸部頸動脈狭窄症の診断と治療アルゴリズム

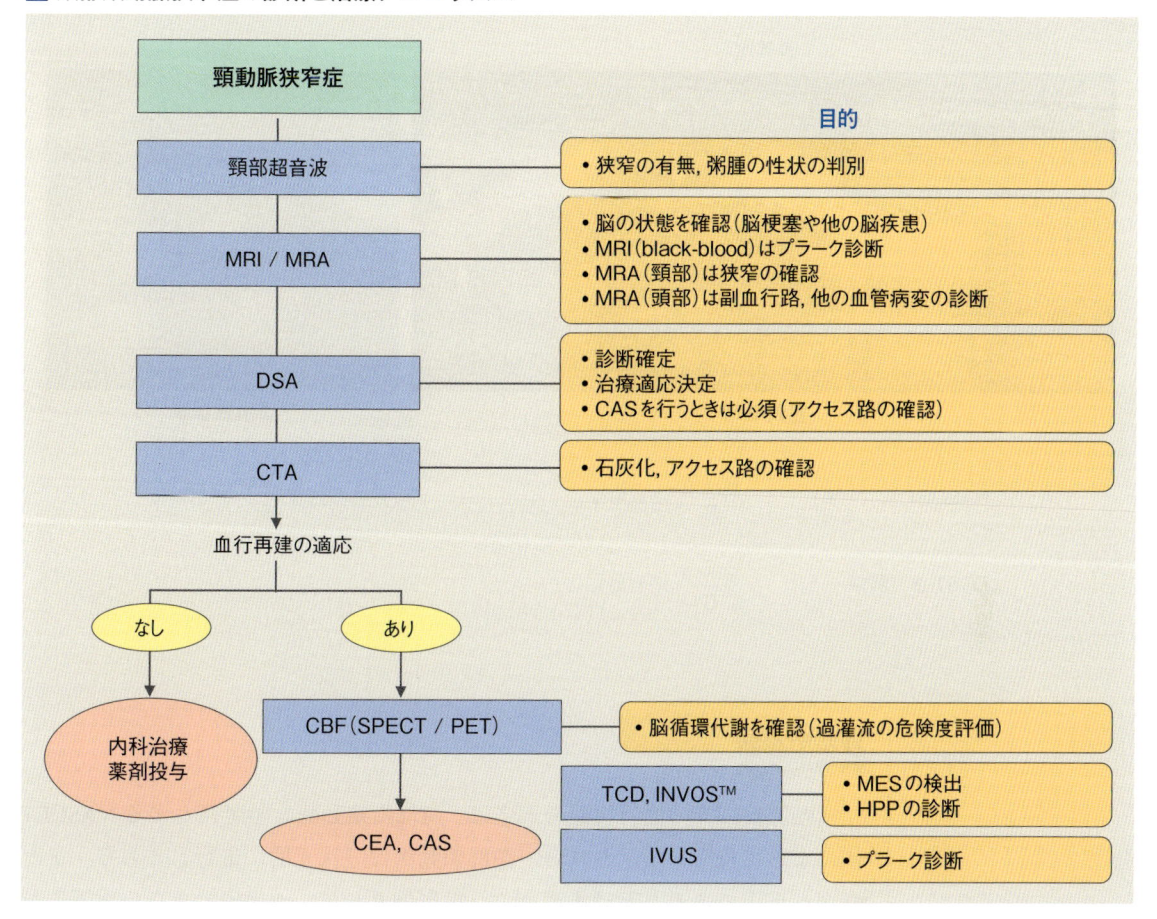

```
頸動脈狭窄症
    │
 頸部超音波 ──── 目的
    │         ・狭窄の有無，粥腫の性状の判別
    │
 MRI / MRA ──── ・脳の状態を確認（脳梗塞や他の脳疾患）
    │           ・MRI（black-blood）はプラーク診断
    │           ・MRA（頸部）は狭窄の確認
    │           ・MRA（頭部）は副血行路，他の血管病変の診断
    │
  DSA ──────── ・診断確定
    │          ・治療適応決定
    │          ・CASを行うときは必須（アクセス路の確認）
    │
  CTA ──────── ・石灰化，アクセス路の確認
    │
 血行再建の適応
   ┌──┴──┐
  なし   あり
   │     │
 内科治療  CBF（SPECT / PET） ── ・脳循環代謝を確認（過灌流の危険度評価）
 薬剤投与   │
           │          TCD, INVOS™ ── ・MESの検出
         CEA, CAS                    ・HPPの診断
                      IVUS ──────── ・プラーク診断
```

MES：microembolic signal, HPP：hyperperfusion.

2 単独で頸動脈狭窄症の症候と考えない症候

TIAに特徴的でない症状	・椎骨脳底動脈系の症状を伴わない意識障害 ・強直性間代性痙攣 ・身体の各所に遷延性にマーチする症状 ・閃輝性暗点
TIAとは考えにくい症状	・感覚障害のマーチ ・回転性めまいのみ ・浮動性めまいのみ ・嚥下障害のみ ・構音障害のみ ・複視のみ ・尿便失禁 ・意識レベルの変化を伴う視力障害 ・片頭痛に伴う局所神経症状 ・錯乱のみ ・健忘のみ ・脱力発作のみ

TIA：transient ischemic attack（一過性脳虚血発作）

3 頸動脈以外の塞栓源

- 大動脈
- 非弁膜症性心房細動（NVAF）
- リウマチ性弁膜症（特にMS）
- 左心耳内血栓，左房粘液腫
- 機械弁，感染性心内膜炎
- 急性心筋梗塞（4W以内），心室瘤
- 拡張型心筋症
- 卵円孔開存，心房中隔瘤

MS：mitral stenosis（僧帽弁狭窄症）

4 頸部超音波(duplex US)

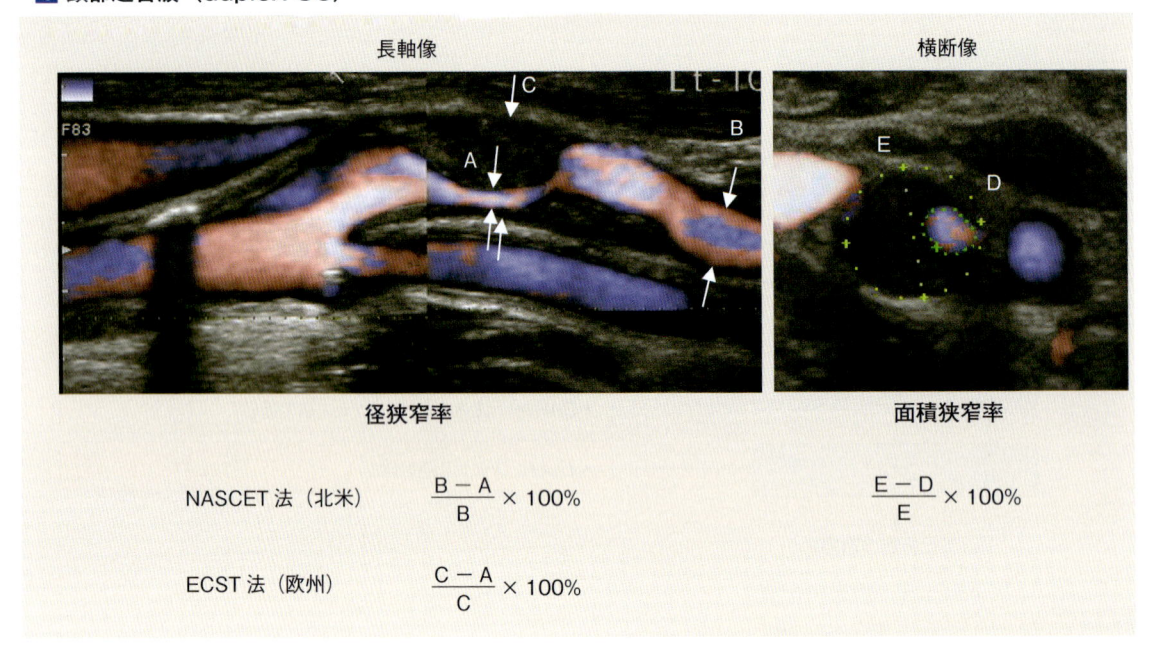

長軸像 / 横断像

径狭窄率

NASCET法（北米）　$\dfrac{B-A}{B} \times 100\%$

ECST法（欧州）　$\dfrac{C-A}{C} \times 100\%$

面積狭窄率

$\dfrac{E-D}{E} \times 100\%$

狭窄率診断

　頸動脈狭窄症の血行再建の適応は，遠位内頸動脈を参照径とする NASCET 法による径狭窄率で示される．頸部頸動脈は三次元的に走行しており，また病変も真円であることはまずなく，投影像としてしか評価できない血管造影では，たとえ斜位に角度を調整しても真の狭窄率を評価することはできない．「狭窄率49％なので血行再建の適応はない」というたぐいの判断はまったく科学的ではなく，むしろドプラ機能を備えた超音波診断（duplex ultrasound）を用いた最大収縮期拡張速度（peak systolic velocity）のほうが有用な場合が多い．径狭窄率70％が200 cm／秒に相当するとされている．また頸部超音波検査では，レポートに最狭窄部の面積狭窄率や ECST 法の径狭窄率も記載されるため，NASCET 法の径狭窄率との違いを理解しなければならない（ 4 ）．

頸動脈狭窄症に対する血行再建の基本は頸動脈内膜剝離術（CEA）

　高度頸動脈狭窄症の血行再建は，北米および欧州で行われた比較研究により症候性病変（NASCET[1]，ECST[2]），無症候性病変（ACAS[3]，ACST[4]）ともに科学的に有用性が証明された CEA が基本となる．注意すべきポイントをあげると，第1に，これらの科学的根拠は症候性6％，無症候性3％と低い周術期合併症率（死亡，脳卒中）により得られたものであり，それぞれ10％，5％を越える術者や症例では CEA の有用性はないことに留意する[5]．第2に，第1の低い合併症率を達成することが困難な因子を有する場合，いわゆる CEA 高危険群の評価を適応判断に際して意識しなければならない

CEA / CAS後過灌流

2006年の日本頸部脳血管治療学会（現日本心血管脳卒中学会）に際し，2000年4月〜2005年3月までに経験したCEAおよびCASを登録し，血行再建後の過灌流の発生の実態を調査した．62施設からCEA 1,596例，CAS 2,898例，合計4,494例が集まり，過灌流は62（1.4%），過灌流に伴う頭蓋内出血は27（0.6%）発生し，頭蓋内出血は有意に転帰不良に関連していた（mortality $p=0.001$，morbidity $p=0.017$）．発生のピークは，CEAは術後6日だったが，CAS後は術後12時間以内で，術後の血圧管理不良はCEAでは相関したが，CASでは相関しなかった[18]．

これまでもこの後も，これ以上のまとまった報告はなく，過灌流の発生状況がCEAとCASでは異なることがわかったことは大きな収穫である．転帰不良に直結する事象であり，その余地と対策を考える基礎資料として貴重な報告となった．

5 CEA，CASの危険因子

	内科的要因	解剖学的要因
CEA 危険因子	・6週以内の心筋梗塞 ・不安定狭心症 ・うっ血性心不全 ・6週以内の大手術 ・重症呼吸器疾患 ・高齢 ・超肥満 ・コントロール不良の糖尿病	・対側頸動脈の閉塞または血行再建を要する高度狭窄 ・タンデム病変 ・高位，低位病変 ・CEA後再狭窄 ・対側喉頭神経麻痺 ・放射線後狭窄 ・偽閉塞
		病態的要因 ・進行性脳卒中 ・繰り返すTIA
CAS 危険因子	・不安定プラーク ・低血圧で悪化する心血管疾患 ・高度（全周性）石灰化 ・血管内血栓（抗血小板薬の長期使用に伴うリスク） ・腎障害（造影剤使用に伴うリスク）	・アクセス困難 ・近位，遠位血管の高度屈曲蛇行

（神戸市立医療センター中央市民病院，先端医療センター）

（⑤）．CEA後や放射線照射後，対側喉頭神経麻痺など，CEAが困難であるとコンセンサスを得られている要因を除けば，CASと比較して相対的に評価すべきである．第3に，術前術後の冠動脈疾患の管理に注意を払わねばならない．本邦では発生率は欧米ほど高くないが，CEAの術後合併症の要因として無視できない．第4は術後の過灌流対策である．副血行に乏しいと考えられる症例では術前に脳循環の評価を行い，過灌流の危険が高いと判断したら，術中からのTCD，NIRS，術後のSPECTによる診断を用意し，全身麻酔，鎮静や降圧を厳密に行う．

頸動脈ステント留置術（CAS）はCEA高危険群から標準危険群へ

SAPPHIRE study[6]でCEA高危険群に対する有用性が確認されたCASは，AHAおよび本邦のガイドライン[7]でも考慮すべき治療として収載されている．その後，欧州からあいついでCASの有用性を否定する研究結果（EVA-3S[8]，SPACE[9]，ICSS[10]）が発表されたが，2010年に北米からCREST[11]の

CREST
Carotid Revascularization Endarterectomy vs Stenting Trial.
180日以内に症候を呈した50%以上の頸動脈狭窄症および60%以上の，CEAのnormal/average riskの無症候性頸動脈狭窄症を，無作為にCEAとCASに割り付け前向きに比較した研究．周術期合併症（安全性）である30日後の死亡，心筋梗塞，脳卒中の合計がCEA，CASそれぞれ4.5%，5.2%（$p=0.38$）で同等であり，4年以内の同側脳卒中を加えた主要評価項目（有効性）がそれぞれ6.8%，7.2%（$p=0.51$）で，これは症候性でも（8.6%，8.4%，$p=0.69$），無症候性でも（5.6%，4.9%，$p=0.56$）変わりなかった．症候性，無症候性のいずれも，頸動脈狭窄症に対するCASとCEAの周術期合併症，同側脳卒中の発生に有意な差はなかったが，脳卒中はCASに，心筋梗塞はCEAに多かった．

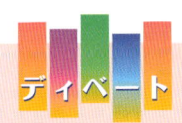

> ### ディベート
>
> ### staged CAS
>
> 　CAS後の過灌流を予防するため，術前の脳血流検査で脳循環予備能が低下している症例に対して，まず血管形成術を行い（stage 1），1～2か月後にCASを行う（stage 2）治療戦略（staged CAS）の結果を報告した．この報告によると，staged CASを行った8例では過灌流はなく，1例で1 stageでCASを行ったが，9例の一期的CASでは5例でSPECTで過灌流が見られ，1例で痙攣が生じた[19]．
> 　この治療戦略を評価する意見，効果を疑問視する意見，かえって治療合併症が増えるのではないかという意見など，議論は尽きない．何らかの前向き調査や比較試験がいずれ必要ではないかと思われる．

結果が報告されCASはCEAの標準危険群に対して同等な治療効果を有するという結果も発表されている．ただしCRESTおよびメタアナリシスでは周術期の脳卒中はCASに多い．しかもCASの周術期脳卒中の3分の1は，1日以上経過してから生じているとCRESTで報告されており，中長期の再狭窄とならび，まだ解決すべき課題が残っている．われわれはシロスタゾールの周術期の内服が再狭窄を抑制する可能性，および周術期合併症を減らす可能性を報告[12]したが，再狭窄に関しては現在前向きの比較研究CAS-CAREにより検証中である．適切な抗血小板療法の検討，脂質や血圧管理などに関心を払わねばならない．

頸動脈ステント留置術の技術的進歩と限界

　2007年にPRECISE®，ANGIOGUARD® XP（ともにCordis／Johnson & Johnson）が承認されCASは本邦でも本格的に始まった．それ以前は，GuardWire®（Medtronic）と他領域で承認されていた自己拡張型ステントを流用していた．遠位塞栓防止機器（embolic protection device，以下EPD）として導入されたdistal filterの限界が明らかになるに伴い，プラーク診断の重要性が指摘されるようになった．頸部超音波検査で低輝度を示すプラークが危険であることは以前から指摘されており[13]，最近のMRI診断の進歩は不安定プラークの診断に大きく貢献するようになった．black-blood法のT1強調像やtime-of-flight法で高信号を呈するプラークは血腫や脂質を含む不安定プラークであるとされており[14]，大量の不安定プラークを有する病変に対するCASの適用はできれば避けるべきである．プラーク診断の導入に加えて，バルーン付きガイディングシステム（Cello™〈Covidien〉，Optimo™〈東海メディカルプロダクツ〉など）の応用，新しいfilter型EPD（FilterWire EZ™〈Boston Scientific〉，SPIDER™〈eV3〉），balloon型EPD（Carotid Guardwire〈Medtronic〉），proximal control system（MOMA™ Ultra〈Medtronic〉），ステント（Carotid Wallstent®〈Boston Scientific〉，Protégé™〈eV3〉）の承認により，病態に合わせたCAS治療戦略の幅が拡がり，その結果本邦のCASの成績はCEAに匹敵することが証明されつつある[15]．

CASは局所麻酔，大腿動脈穿刺が標準的手技であり，大動脈弓の解剖学的評価（4）は重要である．いわゆるType 3 archやbovine archでは合併症発生の危険が高く，また総頸動脈から内頸動脈に強い屈曲を有する場合や，遠位内頸動脈の走行に強い屈曲蛇行がある場合は，CAS用機器の誘導や展開に支障を来し合併症発生につながる．CASの危険因子として，アクセス困難には特に留意しなければならない．

 CASに際しては，頸動脈洞反射によりしばしば徐脈低血圧が生じる．大動脈弁狭窄や冠動脈多枝病変など低血圧により悪化する心疾患では，CASの適用は特に慎重であるべきで，また腎機能障害があれば極力，造影剤の使用を制限しなければならない．いくら機器や技術が進歩したといっても，CASがすべての頸動脈血行再建を担うことはありえない．

CEA / CAS 術後の全身管理が重要

 わが国における頸動脈狭窄症に対する血行再建は，CEAもCASも受容できる範囲の合併症率にとどまっており[16]，CASの安定した成績[15,17]が，欧米諸国より高率にCASが行われている根拠となっている．一方，同側脳卒中を有意に減らすことを証明したCEAと内科治療の比較試験によると，NASCETでは2年後の脳卒中＋死亡がCEAで15.8％，内科治療で32.3％[1]，ACASでは3年後の脳卒中＋死亡がCEAで25.6％，内科治療で31.9％にのぼっている[3]．このように，CEA / CASでは病変に起因する脳梗塞を防ぐことはできても，その他の領域や機序に伴う脳卒中の危険はなくならず，心血管疾患や悪性疾患などで患者の転帰が不良になることをむしろ重視すべきである．CEA / CASを必要とする患者の全身動脈硬化性変化は相当高く，血圧・糖尿・脂質などの管理が必須であることは言うまでもない．合わせて，悪性疾患や呼吸器疾患などにも関心を払い，患者の転帰を総合的に改善することが重要である．

（坂井信幸）

文献

1) North American Symptomatic Carotid Endarterectomy Trial Collaborators : Beneficial effect of carotid endarterectomy in symptomatic patients with high-grade carotid stenosis. *N Engl J Med* 1991 ; 325 : 445-453.
2) European Carotid Surgery Trialists' Collaborative Group. MRC European Carotid Surgery Trial : Interim results for symptomatic patients with severe (70-99%) or with mild (0-29%) carotid stenosis. *Lancet* 1991 ; 337 : 1235-1243.
3) Asymptomatic Carotid Atherosclerosis Study. Endarterectomy for asymptomatic carotid artery stenosis. Exective Committee for the Asymptomatic Carotid Atherosclerosis Study. *JAMA* 1995 ; 273 : 1421-1428.
4) Halliday A, et al ; MRC Asymptomatic Carotid Surgery Trial (ACST) collaborative Grope. Prevention of disabling and fatal strokes by successful carotid endarterectomy in patients without recent neurological symptoms : Randomized controlled trial. *Lancet* 2004 ; 363 : 1491-1502.
5) 2011 ASA/ACCF/AHA/AANN/AANS/ACR/ASNR/CNS/SAIP/SCAI/SIR/SNIS/SVM/SVS. Guideline on the Management of Patients With Extracranial Carotid and Vertebral Artery Disease : Executive Summary. *Stroke* 2011 ; 42 : e420-e463.

6) Yadav JS, et al. Protected carotid-artery stenting versus endarterectomy in high risk patients. N Engl J Med 2004 ; 351 : 1493-1501.
7) 篠原幸人ほか, 脳卒中合同ガイドライン委員会（編）. 脳卒中治療ガイドライン 2009. 東京：協和企画；2009.
8) Mas JL, et al；EVA-3S Investigators. Endarterectomy versus stenting in patients with symptomatic severe carotid stenosis. *N Engl J Med* 2006 ; 355 : 1660-1671.
9) SPACE Collaborative Group, Ringleb PA, et al. 30 day results from the space trial of stent-protected angioplasty versus carotid endarterectomy in symptomatic patients : A randomised non-inferiority trial. *Lancet* 2006 ; 368 : 1239-1247.
10) International Carotid Stenting Study investigators, Ederle J, et al. Carotid artery stenting compared with endarterectomy in patients with symptomatic carotid stenosis (International Carotid Stenting Study): An interim analysis of a randomised controlled trial. *Lancet* 2010 ; 375 : 985-997.
11) Brott TG, et al；CREST Investigators. Stenting versus endarterectomy for treatment of carotid-artery stenosis. *N Eng J Med* 2010 ; 363 : 11-23.
12) Yamagami H, et al. Periprocedural Cilostazol Treatment and Restenosis after Carotid Artery Stenting : The Retrospective Study of In-Stent Restenosis after Carotid Artery Stenting (ReSISteR-CAS). *J Stroke Cerebrovasc Dis* 2012 ; 21 : 193-199.
13) Biasi GM, et al. Carotid plaque echolucency increases the risk of stroke in carotid stenting : The Imaging in Carotid Angioplasty and Risk of Stroke (ICAROS) study. *Circulation* 2004 ; 110 : 756-762.
14) Yamada N, et al. Association between signal hyperintensity on T1-weighted MR imaging of carotid plaques and ipsilateral ischemic events. *AJNR Am J Neuroradiol* 2007 ; 28 : 287-292.
15) Miyachi S, et al. Historical perspective of carotid artery stenting in Japan : Analysis of 8,092 cases in The Japanese CAS survey. *Acta Neurochir (Wien)* 2012 ; 154 : 2127-2137.
16) Endo S, et al；Japan Carotid Atherosclerosis Study. Japan Carotid Atherosclerosis Study : JCAS. *Neurol Med Chir (Tokyo)* 2004 ; 44 : 215-217.
17) Sakai N, et al. Prospective Registry of Carotid Artery Stenting in Japan - Investigation on Device and Antiplatelet for Carotid Artery Stenting (IDEALCAST). *J Stroke Cerebrovasc Dis* (in press, 2013)
18) Ogasawara K, et al. Intracranial hemorrhage associated with cerebral hyperperfusion syndrome following carotid endarterectomy and carotid artery stenting : retrospective review of 4494 patients. *J Neurosurg* 2007 ; 107 : 1130.
19) Yoshimura S, et al. Staged angioplasty for carotid artery stenosis to prevent postoperative hyperperfusion. *Neurosurgery* 2009 ; 64 : ons 122-128.

Further reading

- Kawaguchi S, et al. Ocular Circulation and Chronic Ocular Ischemic Syndrome before and after Carotid Artery Revascularization Surgery. *J Ophthalmol* 2012 ; 2012 : 350475. Epub 2012.
  CASに伴う眼動脈に関連する合併症の報告. CAS実施医は眼動脈にも関心を払うべきという貴重な指摘.

- Sakai N, et al. Prospective Registry of Carotid Artery Stenting in Japan - Investigation on Device and Antiplatelet for Carotid Artery Stenting (IDEALCAST). J Stroke Cerebrovasc Dis (in press, 2013)
  わが国でCASが承認された後に行われた前向き登録研究. 43施設から949例が登録され, 複合エンドポイント（死亡, 脳卒中, 一過性脳虚血発作, 心筋梗塞, 重篤な出血）の発生は30日以内7.4％, 30日以後1年以内4.3％で, アスピリンとシロスタゾールの内服はイベントの低下に, 高齢, 虚血性脳卒中, 大腿動脈穿刺, ガイディングカテーテルの使用, ANGIOGUARD® XPの使用はイベントの増加に有意に関係していた. CAS後のイベントに関する大規模研究の報告として興味深い.

III. 脳梗塞・一過性脳虚血発作の治療
EC-IC バイパス術

> **Point**
> - EC-IC バイパス術は，アテローム血栓性のカテゴリーである内頸動脈あるいは中大脳動脈等の脳主幹動脈慢性閉塞性病変による血行力学性脳虚血のうち，その一部が適応となる．
> - 薬物療法が発達した現在においても血行力学性脳虚血である貧困灌流は脳虚血発作再発の有意な因子である．
> - PET，SPECT あるいは cold Xe CT にて病側中大脳動脈灌流域の安静時血流量が正常値の 80% 未満かつアセタゾラミド反応性が 10% 未満で定義される貧困灌流に対する EC-IC バイパス術は，脳虚血再発作を予防する．

EC-IC バイパス術と脳梗塞の分類

EC（外頸動脈）-IC（内頸動脈）バイパスとは，内頸動脈あるいは中大脳動脈等の脳主幹動脈慢性閉塞性病変において，外頸動脈末梢である浅側頭動脈を内頸動脈末梢である中大脳動脈に吻合する手術であり（ 1 , 2 ），その目的は閉塞部末梢の脳血流を増加させ脳虚血発作の再発を予防することである．しかし，その手術適応は極めて厳密でなければならない．

脳梗塞は臨床的カテゴリーから，アテローム血栓性，心原性，ラクナ性の 3 つに分けられる[1]．内頸動脈あるいは中大脳動脈等の脳主幹動脈慢性閉塞性病変はアテローム血栓性のカテゴリーに入る．一方，発症メカニズムから脳梗塞は血栓性，塞栓性，血行力学性の 3 つに分けられるが[1]，脳主幹動脈慢性閉塞性病変はこのすべてのメカニズムが起こりうる．このうち，EC-IC バイパス術は血行力学性脳虚血の一部が適応となる．

血行力学性脳虚血の重症度分類

脳はあらゆる臓器の中で虚血に対し，最も脆弱である．このため，脳血流を維持しようとする機構（自動調節能）が存在する．すなわち，内頸動脈あるいは中大脳動脈などの脳主幹動脈の慢性閉塞性病変により末梢の脳灌流圧が徐々に低下していくと，細動脈を拡張させ血管抵抗を低下させる．これにより脳血流は維持される．しかし，この細動脈拡張には限界があり，この限界を超えてもなお，脳灌流圧が低下すると脳血流は低下し始める．

一方，少ない脳血流ながらも脳組織が正常な生命活動をするに足る酸素が何とか供給されていれば，この段階でも脳梗塞に陥らない．この酸素需要に対し酸素供給が相対的に減少している状態を貧困灌流といい[2]，脳梗塞発症の準備段階と考えられている．この状態からさらに何らかの原因で，脳灌流

1 EC-IC バイパスの術中所見

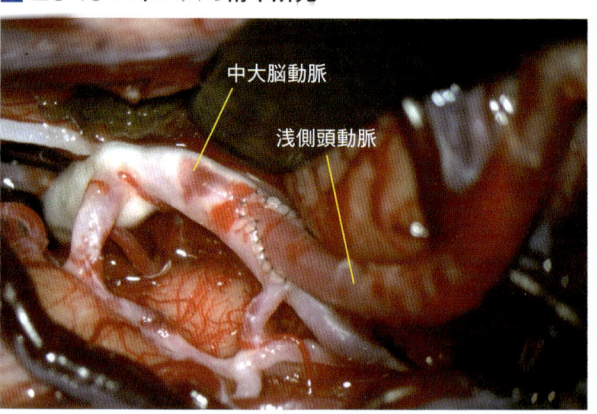

中大脳動脈
浅側頭動脈

右浅側頭動脈が右中大脳動脈に吻合されている．

2 右内頸動脈閉塞症に対する EC-IC バイパス術の術前（左図）と術後（右図）の脳血管撮影

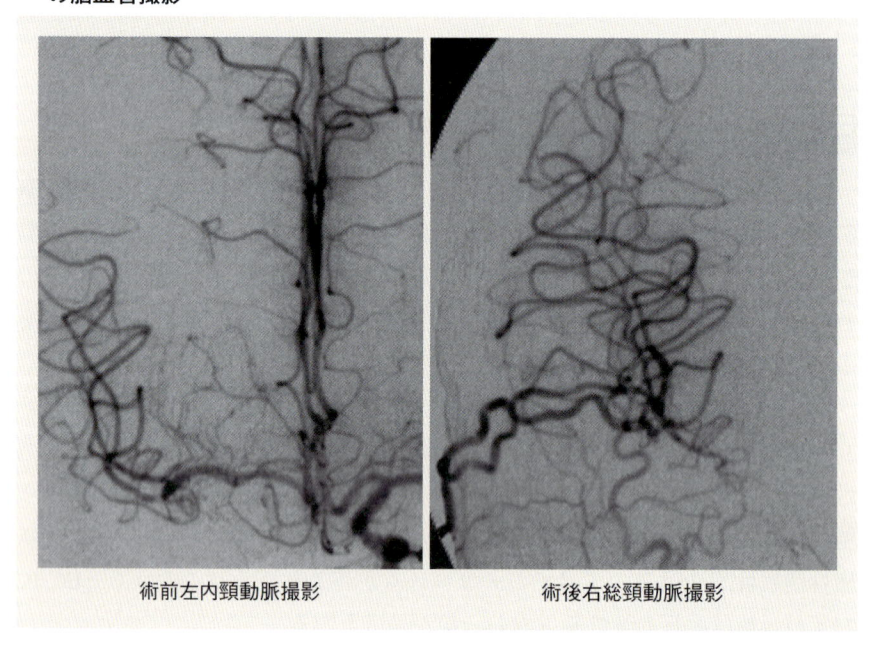

術前左内頸動脈撮影　　術後右総頸動脈撮影

圧が低下すると，ついに脳血流の低下により脳に対する酸素供給が絶対的に不足し脳組織が生存できなくなり，不可逆的変化，すなわち脳梗塞をきたす[2]．

貧困灌流と再発

　貧困灌流は positron emission tomography（PET）あるいは single photon emission CT（SPECT）を用いて検出する．本来，貧困灌流は「一定の脳血流に存在する酸素の何％が脳組織で用いられているか」の指標である酸素抽出率（oxygen extraction fraction：OEF）の上昇で表され，PET でなければ検出できない．しかし，自動調節能の出動による細動脈の拡張状態を知ることで間接的に貧困灌流を検出できることがわかっている[3]．すなわち，血管拡張物質による脳血流の増加率が著明に減少あるいは喪失しておりかつ脳血流

EC-ICバイパス術の概念の変遷

EC-IC バイパス術は 1969 年に Yasargil によって導入され，1970 年に入って多くの施設で内頸動脈あるいは中大脳動脈の慢性閉塞性病変に対し行われるようになった．しかし，その適応および効果に関しては不明であったため，1977 年から 1982 年にかけ，世界的規模で多施設参加による prospective randomization study が行われた[10]．そして，1985 年にバイパス術には内科的治療に勝る脳梗塞再発予防効果はないとする結果が発表された．この研究結果に対し，多くの批判がなされた．すなわち，多数の登録外での治療例，症例数の不足，研究期間の長期化，多数の不適合例，追跡不能例，不完全な経過観察，周術期合併症の多さ，脳血流からみた適応決定の曖昧さなどである．

最も大きな欠点は，患者選択に際し，貧困灌流の概念が導入されていないことにあった．すなわち，血行力学性脳虚血以外の原因で脳梗塞が再発している症例にはバイパス術は当然無効であり，また，脳主幹動脈閉塞性病変による脳梗塞の発症機序として血行力学性脳虚血は全体の 10％前後と少なく，これらが，国際共同研究の結果に影響しているものと考えられた．しかし，当時貧困灌流症を日常臨床で診断する方法が確立しておらず，国際共同研究の結果公表後，本邦を含め慢性脳主幹動脈閉塞性病変に対する EC-IC バイパス術は急速に行われなくなった．

一方，1990 年代になり，PET，SPECT あるいは transcranial Doppler（TCD）などの普及により脳循環代謝の測定が一般臨床でも可能となった．これらの手法を用いた多数例の脳循環代謝の測定から，①内頸動脈あるいは中大脳動脈の慢性閉塞性病変を持つ患者のうちでも，貧困灌流の存在する患者では存在しない患者に比し，有意に脳梗塞再発作をきたしやすいこと，②貧困灌流の存在する患者にバイパス術を行うと貧困灌流は消失することなどが証明されてきた．これらの結果から，貧困灌流の存在する症例のみを集め，検討を行えばバイパス術の有効性を証明できるのではないかという気運からJET study あるいは COSS が企図された．

3 左内頸動脈閉塞症の脳血流 SPECT 所見

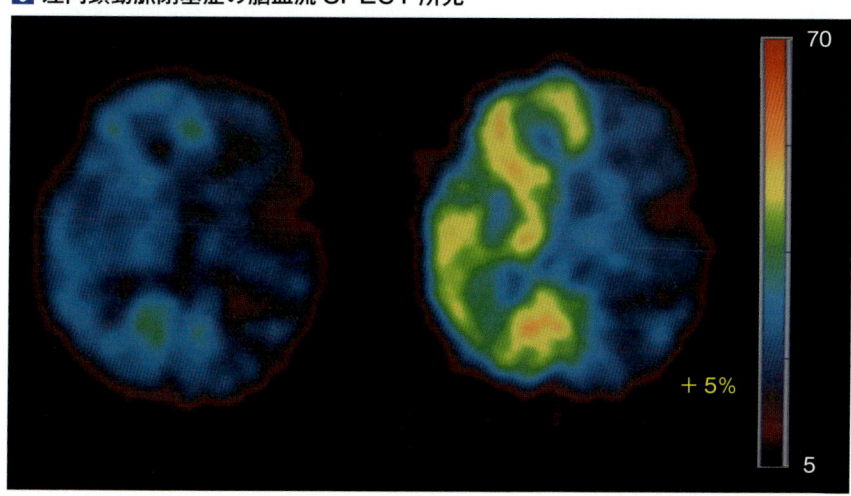

左図は安静時脳血流量，右図はアセタゾラミド（ダイアモックス®）負荷後脳血流量を示す．

そのものも低下している領域は貧困灌流をきたしている可能性が高い．

現在，血管拡張物質としてアセタゾラミド（ダイアモックス®）1 g が，脳血流測定装置としては PET，SPECT あるいは cold Xe CT が用いられている（3）．これらの手法を用いた多数例の脳循環代謝の測定から，症候性内頸動脈あるいは中大脳動脈の慢性閉塞性病変を持つ患者のうちでも，貧困灌流の存在する患者では存在しない患者に比し，有意に脳梗塞再発作をきたしやすいことが証明されている[4]．特にスタチンあるいはアンジオテンシンⅡ受容体拮抗薬などの薬物療法が発達した現在においても，貧困灌流の存在は

4 Japanese EC-IC Bypass Trial（JET Study）の inclusion criteria（組み入れ基準）

臨床的 criteria	①内頸動脈あるいは中大脳動脈の閉塞性脳血管病変による一過性虚血発作または完成卒中を3か月以内に認めた症例 ②73歳以下 ③日常生活動作が自立している（modified Rankin disability scale 0, 1, 2）
放射線学的 criteria	①CT ないしは MRI にて一血管支配領域に渡る広範な脳梗塞巣を認めない ②血管撮影上内頸動脈，中大脳動脈本幹の閉塞あるいは高度狭窄がある
脳血流 criteria	三次元的定量的脳血流測定法（PET, SPECT, cold Xe CT）にて病側中大脳動脈灌流域の安静時血流量が正常値の80%未満かつアセタゾラミド反応性が10%未満

脳虚血発作再発の有意な因子であることが証明されている[5]．

EC-IC バイパス術の適応

これまでの内容から，EC-IC バイパス術の適応は貧困灌流であることがわかる．

本邦で内頸動脈あるいは中大脳動脈の症候性慢性閉塞性病変による脳虚血再発作の予防に関するバイパス術の有効性を検討した本邦の多施設共同ランダム化比較試験である Japanese EC-IC Bypass Trial：JET Study[6,7] の inclusion criteria（組み入れ基準）は 4 のとおりである．

4 の適応では，EC-IC バイパス術は薬物療法単独に比して有効であることが証明されている．上記の中でも重要なのは，脳循環の測定法とその判定である．すなわち，病側中大脳動脈灌流域の安静時血流量が正常値の80%未満かつアセタゾラミド反応性が10%未満という重度の脳虚血のみにしか現時点では，EC-IC バイパス術の有効性は証明されていない．また，無症候性病変あるいは高齢者に対する有効性も証明されておらず，現時点ではEC-IC バイパス術の適応とはならない．

EC-IC バイパス術の問題

最近 JET study とほぼ同じ方法で行われた米国の多施設共同ランダム化比較試験である Carotid Occlusion Surgery Study（COSS）では，EC-IC バイパス術の薬物療法単独群に対する有効性は見出されなかった[8]．この COSS の薬物単独群の2年間の脳虚血発作再発率は23%であり，これは JET study の薬物単独群の同率よりむしろ高い．COSS と JET の結果の違いは，EC-IC バイパス術群の周術期合併症の出現率の高さである．最近の報告では，この原因はバイパスの術後開存度，すなわち手術の技術的問題ではなく，貧困灌流という不安定な血行動態が全身麻酔下開頭術という侵襲に耐えられないことによると結論している[9]．

確かに，貧困灌流は術中の血行再建前に灌流圧が少しでも下がると，脳梗塞を起こす可能性があり，血行再建後に灌流圧が上がりすぎると脳内出血の原因となる過灌流を起こす可能性がある．長らく脳主幹動脈の慢性閉塞性病変に対する EC-IC バイパス術を行ってこなかった米国と慢性脳虚血の病態

脳主幹動脈慢性狭窄病変の発症メカニズムによる分類

アテローム血栓性のカテゴリーである脳主幹動脈慢性狭窄病変は，発症メカニズムから血栓性，塞栓性，血行力学性の3つに分けられる．血栓性はいわゆる branch atheromatous disease であり，画像上はラクナ梗塞の形をとる（**5**）．塞栓性は artery-to-artery embolism の形をとり，画像上，大脳皮質を中心とした多発性梗塞を示す（**6**）．血行力学性は terminal zone infarction の形をとる（**7**）．

5 血栓性メカニズムを持つ右中大脳動脈狭窄症

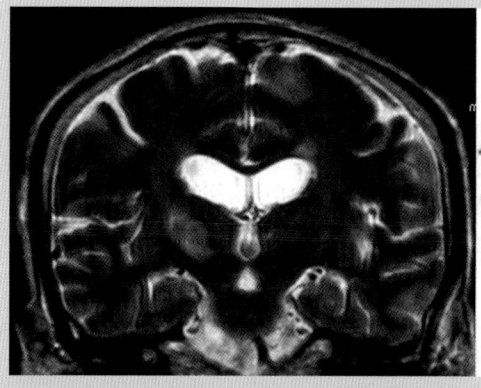

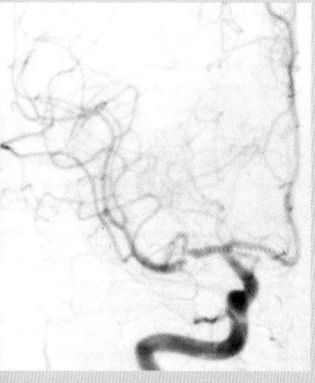

大脳基底核に大ラクナ梗塞．

6 塞栓性メカニズムを持つ右中大脳動脈狭窄症

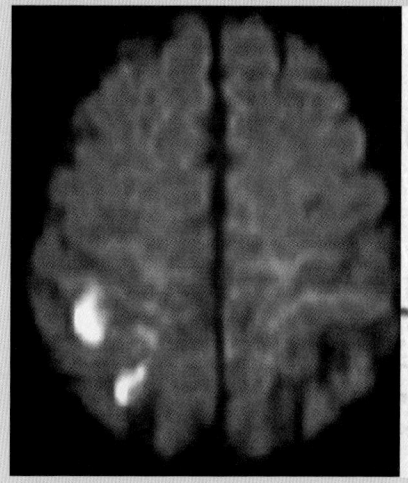

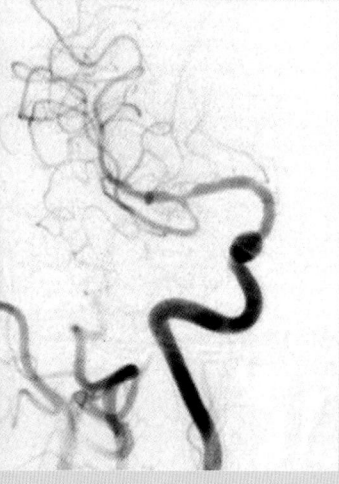

大脳皮質を中心に多発性梗塞．

7 血行力学性メカニズムを持つ右中大脳動脈狭窄症

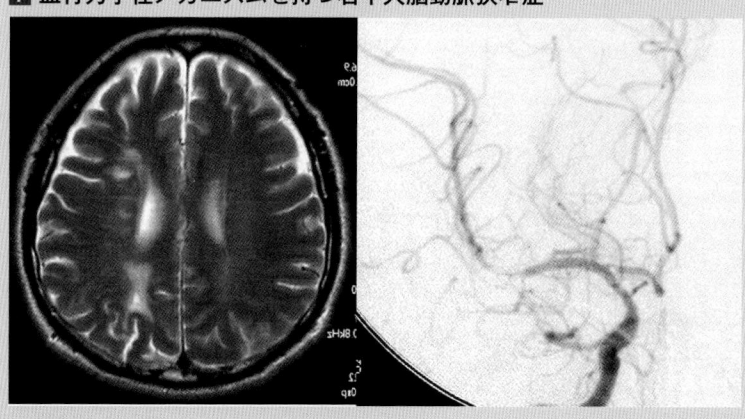

大脳深部白質に帯状の梗塞（terminal zone infarction）．

の研究およびEC-ICバイパス術を続けて行ってきた本邦の周術期管理の知識・技術の差が，異なる結果に繋がったと考えられる．しかし，貧困灌流に対するEC-ICバイパス術は周術期合併症をきたしやすいことは事実であり，経験豊富な施設あるいは術者が行うべきである．

〈小笠原邦昭〉

文献

1) Special report from the National Institute of Neurological Disorders and Stroke. Classification of cerebrovascular diseases III. *Stroke* 1990；21：637-676.
2) Baron JC, et al. Reversal of focal "misery-perfusion syndrome" by extra-intracranial arterial bypass in hemodynamic cerebral ischemia：A case study with 150 positron emission tomography. *Stroke* 1981；12：454-459.
3) Vorstrup S, et al. Effect of acetazolamide on cerebral blood flow and cerebral metabolic rate for oxygen. *J Clin Invest* 1984；74：1634-1639.
4) Ogasawara K, et al. Cerebrovascular reactivity to acetazolamide and outcome in patients with symptomatic internal carotid or middle cerebral artery occlusion：A xenon-133 single-photon emission computed tomography study. *Stroke* 2002；33：1857-1862.
5) Yamauchi H, et al. Is misery perfusion still a predictor of stroke in symptomatic major cerebral artery disease? *Brain* 2012；135：2515-2526.
6) JET Study Group．Japanese EC-IC Bypass Trial(JET Study)：Study designと中間解析．脳卒中の外科 2002；30：97-100.
7) JET Study Group．Japanese EC-IC Bypass Trial（JET Study)：中間解析結果（第二報)．脳卒中の外科 2002；30：434-437.
8) Powers WJ, et al. Extracranial-intracranial bypass surgery for stroke prevention in hemodynamic cerebral ischemia：The Carotid Occlusion Surgery Study randomized trial．*JAMA* 2011；306：1983-1992.
9) Reynolds MR, et al. Investigating the mechanisms of perioperative ischemic stroke in the Carotid Occlusion Surgery Study．*J Neurosurg* 2013；119：988-995.
10) The EC/IC Bypass Study Group. Failure of extracranial-intracranial arterial bypass to reduce the risk of ischemic stroke：Results of an international randomized trial. *N Engl J Med* 1985；313：1191-1200.

III. 脳梗塞・一過性脳虚血発作の治療
脳梗塞再発予防のためのリスク管理

> **Point**
> - 脳梗塞再発予防のためには抗血栓療法と同様に危険因子の管理がきわめて重要である.
> - 高血圧は脳梗塞の最大の危険因子であり,個々の症例に適応した厳格な血圧管理が必要である.
> - 糖尿病,脂質異常症に対する脳梗塞再発予防のエビデンスも明らかになってきており,ガイドラインに遵守したリスク管理が必要である.
> - 食生活の欧米化により危険因子が重積した症例が多くなっており,トータルケアと生活指導が重要である.

脳梗塞再発の危険因子

　脳梗塞の危険因子には年齢や性別など修正不可能な危険因子もあるが,高血圧や糖尿病,脂質異常症,喫煙,飲酒などの治療や生活指導により修正可能な危険因子がある(**1**)[1]. 脳梗塞の既往例は再発率が高く,再発した場合には機能予後を格段に悪化させるため,脳梗塞の再発予防のためには各症例の危険因子を正しく評価し,厳重に管理することが重要である.

リスク管理

高血圧

　高血圧は脳梗塞の一次予防のみならず二次予防においても最も重要なリスク管理項目である. 降圧療法による二次予防効果は確立されており,臨床試験のメタ解析では降圧療法により28%の再発抑制効果が報告されている[2]. 脳梗塞再発予防に降圧療法が推奨される科学的根拠となった試験としてPROGRESS試験(Perindopril Protection Against Recurrent Stroke Study)がある. PROGRESS試験では,ACE阻害薬ペリンドプリル単独または利尿薬インダパミドの併用による降圧療法の脳卒中再発予防効果を検討し,実薬群ではプラセボ群に比較して(他の降圧薬の併用は両群とも可)収縮期/拡張期血圧を9/4 mmHg低下させ,脳卒中は28%,虚血性脳卒中は24%の再発抑制が示された(**2**)[3]. さらに脳梗塞の病型別でも,ラクナ梗塞23%,アテローム血栓性梗塞39%,心原性脳塞栓症23%と,いずれの病型においても再発抑制が認められた. これらのエビデンスに基づき「脳卒中治療ガイドライン2009」では脳梗塞再発予防としての降圧療法を強く推奨(グレードA)している[4].

1 脳卒中の危険因子

修正不可能な危険因子	年齢，性，人種／民族，遺伝因子，出生時低体重
修正により効果が明確な危険因子	高血圧，糖尿病，脂質異常症，心房細動や他の心疾患 喫煙，運動不足，肥満や体脂肪分布 頸動脈狭窄，栄養不良，閉経後のホルモン補充療法 経口避妊薬，鎌状赤血球症
修正により効果が期待できる危険因子	飲酒，メタボリックシンドローム，片頭痛，睡眠関連呼吸障害 高ホモシステイン血症，薬物乱用，高リポ蛋白(a)血症 過凝固状態，炎症（高感度CRP上昇など）と感染症（Chlamydia pneumoniae など）

(Goldstein LB, et al. *Stroke* 2011[1] より)

2 PROGRESS試験—ACE阻害薬および利尿薬による脳卒中再発抑制効果

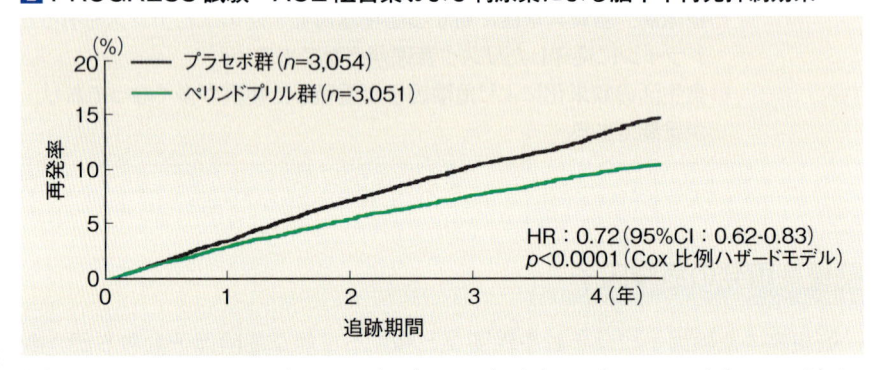

HR：0.72（95%CI：0.62-0.83）
$p<0.0001$（Cox比例ハザードモデル）

対象：過去5年間に一過性脳虚血発作（TIA）および脳卒中の既往歴のある患者6,105例（日本人を含む；血圧値は不問）．
方法：ペリンドプリルに耐薬性の悪い例を除き，ペリンドプリル4mg／日に医師の判断で利尿薬インダパミド2.5mg／日（日本のみ2mg／日）を追加する実薬群と，プラセボ群に，二重盲検にて無作為に割り付け検討した．平均追跡期間3.9年．
PROGRESS試験では，ACE阻害薬に利尿薬を併用した治療により，プラセボに比べて収縮期血圧は9mmHg，拡張期血圧は4mmHg低下し，脳卒中の再発が28％減少した．
サブ解析では，血圧は115／75mmHgまで低下しても有効性が認められ，脳卒中の再発抑制においても十分な降圧が必要なことが示された．

(PROGRESS Collaborative Group. *Lancet* 2001[3] より)

■降圧目標値（3）

「脳卒中治療ガイドライン2009」や「高血圧治療ガイドライン2014」では少なくとも140／90mmHg未満にするように提唱している[4,5]．しかし，過度の降圧により再発率が上昇するという，いわゆるJカーブ現象も報告されており，再発予防のための至適血圧値については確立していない．PROGRESS試験のサブ解析では，収縮期血圧120mmHg以上であれば血圧値が低いほど脳梗塞の再発率が低いことが示された[6]．一方で，脳主幹動脈の高度狭窄や閉塞例では過度の降圧により脳梗塞発症の増加や脳循環障害を生じる可能性があり，めまいやふらつきなどの症状に注意し，脳血流検査などを施行しながら個々の症例に適した降圧を行う必要がある．抗血栓薬服用例における血圧管理については，日本で行われたBAT研究（Bleeding with Antithrombotic Therapy Study）にて，130／81mmHg以上であると脳出血発症率が増加することが示されている[7]．したがって，抗血栓薬服用中の頭蓋内出血を予防する観点からは国内ガイドラインの推奨血圧値よりもより厳格

Key words
Jカーブ現象
脳梗塞の再発と拡張期血圧値の関係において，過度の血圧低下により再発率が上昇する現象．最も再発率が低かった拡張期血圧は，ラクナ梗塞では80～84mmHg，アテローム血栓性脳梗塞では85～89mmHgであったと報告されている．

3 脳梗塞再発予防のための各リスク管理の目標値

降圧目標値 （高血圧治療ガイドライン2014＊）	
脳血管障害患者	140 / 90 mmHg 未満
糖尿病合併 慢性腎臓病合併	130 / 80 mmHg 未満
抗血栓薬服用	130 / 80 mmHg 未満
合併症予防のための目標値 （糖尿病治療ガイドライン2012-2013）	
脳血管障害患者	HbA1c 7.0％未満
脂質管理目標値 （動脈硬化性疾患予防ガイドライン2012年版）	
脳血管障害患者	LDLコレステロール　120 mg / dL 未満 HDLコレステロール　40 mg / dL 以上 中性脂肪　150 mg / dL 未満 non HDLコレステロール　150 mg / dL 未満

＊BAT研究のデータ追加

Memo
降圧治療の海外のガイドラインに関しては，米国のガイドライン（AHA／ASAガイドライン）では目標血圧値の記載はなく，平均10／5 mmHg程度下げることで再発予防効果が得られるとしている．欧州のガイドライン2013年版（ESH／ESC）では糖尿病併発患者においては140／85 mmHg未満を，それ以外については140／90 mmHg未満を推奨している．

な降圧を行う必要が示唆される．

■降圧薬の種類

　脳梗塞再発予防における特定のクラスの降圧薬の優位性を示す根拠は十分ではない現状があるが，「高血圧治療ガイドライン2014」ではCa拮抗薬，ARB，ACE阻害薬，利尿薬が推奨されている[5]．特に，糖尿病や心房細動合併例では，糖尿病新規発症抑制作用，インスリン抵抗性改善作用，心房細動発症抑制作用も有しているARB，ACE阻害薬が推奨されている[5]．

糖尿病

　糖尿病は脳梗塞の確立された危険因子で，脳梗塞発症のリスクを2～3倍高くする．また，耐糖能異常における脳梗塞発症の相対危険度は，男性で1.60倍，女性で2.97倍に増加することが報告されており，耐糖能異常の状態においても脳梗塞発症リスクが高くなることが報告されている[8]．糖尿病が未診断の脳梗塞患者に糖負荷試験（75gOGTT）を行った検討では，新規に糖代謝異常を62.8％に認めており，脳梗塞再発予防のためには糖代謝異常を正しく診断し，管理する必要がある[9]．

　「脳卒中治療ガイドライン2009」では脳梗塞の再発予防に血糖のコントロールが推奨（グレードC1）されているが，血糖管理が脳梗塞再発予防に有効であることを明確にしたエビデンスはほとんどないのが現状である[4]．大血管合併症を有する2型糖尿病患者に対するインスリン抵抗性改善薬であるピオグリタゾンの効果を検討したPROactive（PROspective pioglitAzone Clinical Trial In macro Vascular Events）研究では，脳卒中既往例において脳卒中再発を47％抑制し，ピオグリタゾンによる糖尿病治療は，脳梗塞の再発予防に有効であることが示された（4）[10]．

Memo
糖尿病における大血管障害は耐糖能異常の状態から長期にわたり進行するため，血糖管理による脳梗塞の二次予防効果を検討するには，観察期間が短く，抗糖尿病薬の有効性を示すエビデンスがほとんどない．一方で，耐糖能異常の初期からの厳格な血糖管理は十数年後の心血管イベントを抑制する効果が示されている（いわゆる"legacy effect"といわれている）．

4 PROactive 試験—ピオグリタゾンによる脳卒中再発抑制効果

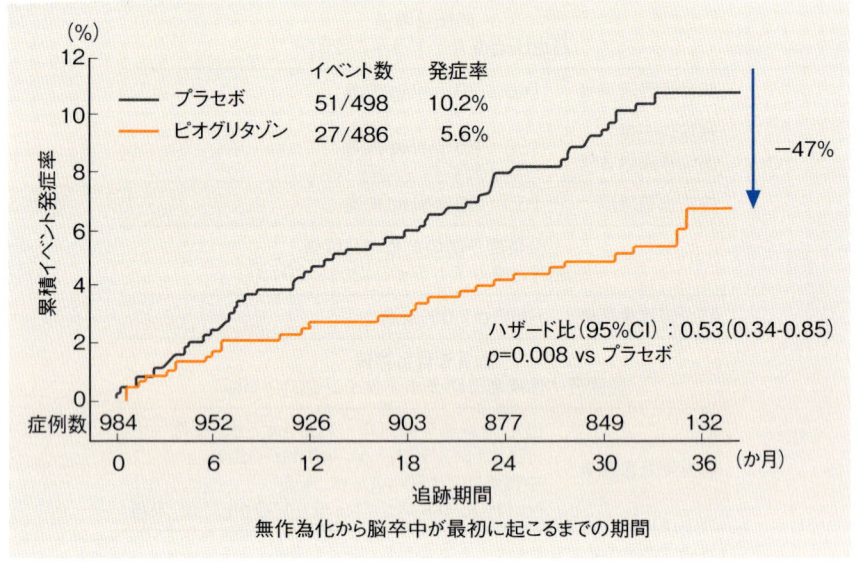

PROactive 試験では，プラセボ群のイベント発症率が 10.2％に対して，ピオグリタゾン群が 5.6％で，ピオグリタゾン群はプラセボ群に比べて，3 年間の再発リスクを 47％有意に低下させ，インスリン抵抗性改善薬であるピオグリタゾンが脳卒中再発予防に有効であることが示された．
（Wilcox R, et al. *Stroke* 2007[10]より）

	イベント数	発症率
プラセボ	51/498	10.2％
ピオグリタゾン	27/486	5.6％

ハザード比（95％CI）：0.53（0.34-0.85）
p=0.008 vs プラセボ

−47％

■血糖コントロール目標値（3）

糖尿病の合併症予防の観点から HbA1c 7.0％未満にすることが推奨されている[11]．また，糖尿病患者では，他の危険因子を合併していることが多く，血圧は 130／80 mmHg 未満，脂質異常はスタチンの投与により LDL コレステロールを 120 mg／dL 未満に管理することが推奨されている[5,12]．

脂質異常症

脂質異常症は脳梗塞の危険因子で，LDL コレステロールの高値はアテローム血栓性脳梗塞発症と，HDL コレステロールの低値は脳梗塞の発症と関連していることが報告されている[13,14]．一方，低コレステロール血症が脳出血のリスクであることも報告されている．

HMG-CoA 還元酵素阻害薬（スタチン）の脳梗塞発症抑制効果（一次予防効果）は確立しているが，脳梗塞の再発予防についてのデータはまだ少なく，現時点では SPARCL（Stroke Prevention by Aggressive Reduction of Cholesterol Levels）研究のみである．SPARCL 試験では脳卒中または TIA 既往患者にアトルバスタチン 80 mg／日の効果を検討し，脳卒中再発は 16％抑制された．脳卒中病型別では，脳梗塞再発は 22％減少したが，脳出血は反対に約 1.6 倍の増加が認められた[15]．本試験では日本人は参加しておらず，アトルバスタチンも高用量であるため，わが国の診療にあてはめるには慎重に判断する必要がある．日本人を対象とした試験では脂質異常症患者に常用量のスタチンにエイコサペンタエン酸（EPA）またはプラセボを投与した JELIS（Japan EPA Lipid Intervention Study）がある．JELIS 試験のサブ解析では，脳卒中既往者においてスタチンと EPA の投与群ではスタチン単独投与群に比較して脳卒中再発が 20％抑制されたことが報告された（5）[16]．

5 JELIS試験―低用量スタチン製剤とEPA製剤の併用による脳卒中再発予防効果

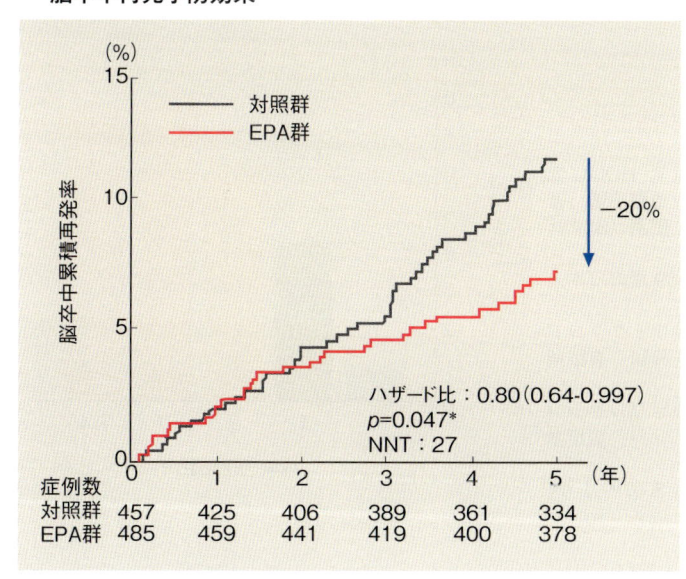

対照群：通常治療（プラバスタチン10mgまたはシンバスタチン5mg），EPA群：通常治療＋EPA．
*年齢，性別，高血圧，糖尿病，喫煙で調整．
JELIS試験では，日本人の脳卒中既往例において通常治療群（スタチン投与）と比べてEPA併用群では脳卒中の再発が20％抑制され，NNT（number needed treat）は27であることが示された．以上から，低用量スタチンで脂質異常症を治療中の患者において，EPA製剤の併用が脳卒中再発予防に有効であることが示された．

（Tanaka K, et al. *Stroke* 2008[16] より改変）

グラフ：
- ハザード比：0.80（0.64-0.997）
- p=0.047*
- NNT：27
- −20%

症例数（対照群／EPA群）：
- 0年：457／485
- 1年：425／459
- 2年：406／441
- 3年：389／419
- 4年：361／400
- 5年：334／378

Column

リスク管理における脳卒中再発予防のエビデンス

脳卒中二次予防のリスク管理のエビデンス（6）は，脳卒中一次予防のエビデンスに比べ少ない現状である．現在進行中の試験としては，高血圧治療に関しては，日本人の脳卒中既往者を対象として目標血圧値を140mmHg未満の標準治療群と120mmHg未満の厳格治療群に割り付けて，脳卒中の再発を検討するRESPECT研究がある．脂質異常症治療に関しては，日本人の総コレステロール値が180～240mg／dLで心原性脳塞栓症を除く脳梗塞患者を対象にプラバスタチン10mg服用群と非服用群に割り付けて，脳卒中の再発を検討するJ-STARS研究がある．これら日本人を対象とした脳梗塞二次予防の新たなエビデンス構築が必要である．

6 各リスク管理における脳卒中再発予防のエビデンス

	試験名	治療薬	症例数	期間	脳卒中発症率
降圧薬	MOSES	エプロサルタン	1,405	2.5年	25％減少（p=0.026）
	PROGRESS	ペリンドプリル	6,105	3.9年	28％減少（p < 0.0001）
	PRoFESS	テルミサルタン	20,322	2.5年	5％減少（p=0.23）
糖尿病治療薬	PROactive-stroke	ピオグリタゾン	984	3年	47％減少（p=0.008）
脂質異常症治療薬	HPS	シンバスタチン	5,963	4.8年	シンバスタチン：10.3％ プラセボ：10.4％（NS）
	SPARCL	アトルバスタチン	4,731	5年	16％減少（p=0.03）
	JELIS	EPA	948	5年	20％減少（p=0.047）

7 メタボリックシンドロームの危険因子数と脳梗塞発症リスク

危険因子：トリグリセライド高値（≧150 mg/dL），HDL-C低値（男性：＜40 mg/dL，女性：＜50 mg/dL），血糖高値（≧110 mg/dL），血圧高値（≧130/85 mmHg），肥満（BMI≧25.0 kg/m²）．
対象：虚血性心疾患および脳卒中既往のない40～69歳の日本人9,087例．
方法：虚血性心疾患および脳梗塞の発症とメタボリックシンドローム（NCEP-ATP III基準）の危険因子の関係を検討．追跡期間18年．
日本人約9千人を18年間追跡した報告では，メタボリックシンドロームの診断基準となっている危険因子の集積により，脳梗塞発症リスクが高まることが示された．

（Iso H, et al. Stroke 2007[18] より）

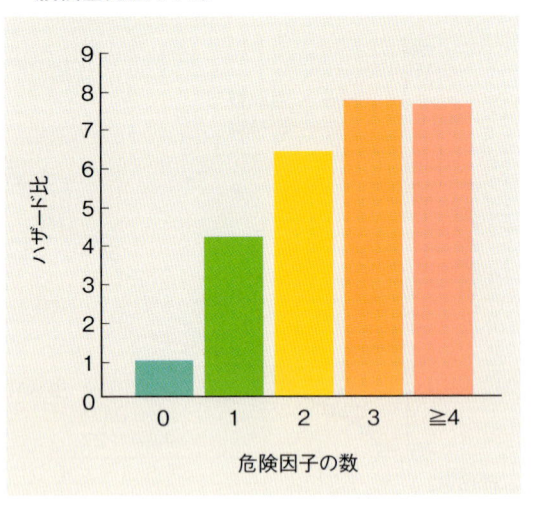

以上のエビデンスに基づき「脳卒中治療ガイドライン2009」では，脳梗塞の再発予防に脂質異常症のコントロールが推奨される（グレードC1），高用量のスタチンは脳梗塞の再発予防に有効である（グレードB），低用量スタチンで脂質異常症を治療中の患者において，EPA製剤の併用が脳卒中再発予防に有効である（グレードB），と示されている[4]．

■脂質管理の目標値（3）

「動脈硬化性疾患予防ガイドライン2012年版」では，脳梗塞既往者はハイリスク群に相当すると考えられ，脂質管理目標値としてLDLコレステロール120 mg/dL未満，HDLコレステロール40 mg/dL以上，中性脂肪150 mg/dL未満が推奨されている[12]．

飲酒・喫煙

飲酒に関しては，少量の飲酒では脳梗塞発症率を低下させるが，多量飲酒は脳梗塞の発症率を増大させることが報告されている[17]．しかし，少量の飲酒が脳梗塞再発率を低下させるか否かは十分な科学的根拠がない[4]．一方で，脳出血は少量の飲酒から発症リスクが増大することが知られている．よって脳梗塞既往の多量飲酒者では節酒（1合以下/日）をするように指導する．

喫煙は脳梗塞の危険因子であり，禁煙は脳梗塞発症を低下させるため，喫煙者に対する禁煙指導を徹底する必要がある．

メタボリックシンドローム，肥満

メタボリックシンドロームを有する人は脳梗塞発症リスクが高く，腹部肥満，高血圧，糖尿病，脂質異常症のうち，各々の危険因子が重積することで，より脳梗塞発症リスクが増大することが報告されている（7）[18]．

Key words

メタボリックシンドローム
日本におけるメタボリックシンドロームの診断基準は，内臓脂肪蓄積（ウエスト周囲径：男性85 cm以上，女性90 cm以上）を必須項目とし，高血圧（130/85 mmHg以上のいずれかまたは両方），脂質異常（中性脂肪150 mg/dL以上，HDLコレステロール40 mg/dL未満のいずれかまたは両方），高血糖（空腹時血糖110 mg/dL以上）の2項目以上を満たす場合である．

8 脳卒中予防のためのリスク管理におけるトータルマネジメント

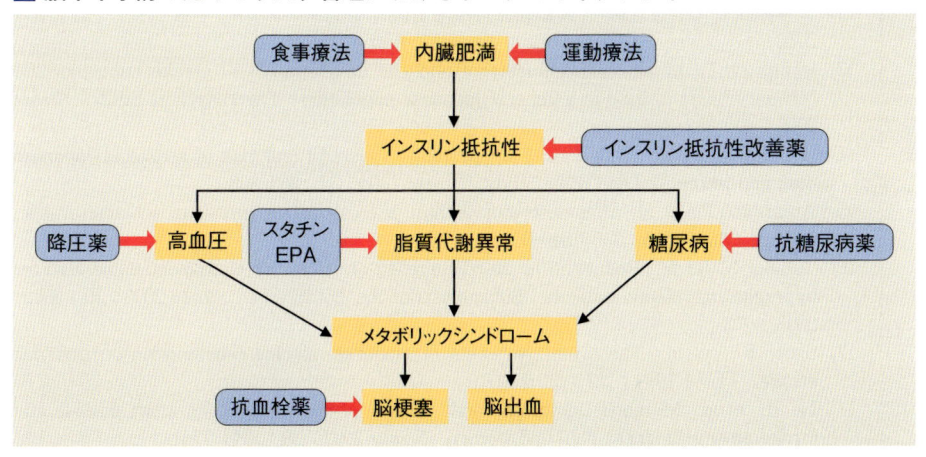

脳梗塞の危険因子は生活習慣が要因となっていることが多く，脳梗塞患者では危険因子が重積している場合がある．脳梗塞再発予防のためには，食事療法や運動療法も含めたトータルマネジメントが必要である．

　メタボリックシンドロームの最上流は内臓脂肪の過剰蓄積であり，食事療法，運動療法による生活指導が重要である．さらに，インスリン抵抗性に対する治療や高血圧，糖尿病，脂質異常症に対するトータルマネジメントが必要である（8）．しかし，「脳卒中治療ガイドライン2009」では，それらの管理が脳梗塞再発予防においても有効か否かは現在のところ十分なエビデンスがない[4]，とされている．

（田口芳治，田中耕太郎）

文献

1) Goldstein LB, et al. Guidelines for the primary prevention of stroke ; A guideline for healthcare professionals from the American Heart Association / American Stroke Association. *Stroke* 2011 ; 42 : 517-584.
2) Gueyffier F, et al ; The INDANA Project Collaborators. Effect of antihypertensive treatment in patients having already suffered from stroke. Gathering the evidence. *Stroke* 1997 ; 28 : 2557-2562.
3) PROGRESS Collaborative Group. Randomized trial of a perindopril-based blood-pressure-lowering regimen among 6,105 individuals with previous stroke or transient ischaemic attack. Lancet 2001 ; 358 : 1033-1041.
4) 篠原幸人ほか, 脳卒中合同ガイドライン委員会(編). 脳卒中治療ガイドライン2009. 東京：協和企画；2009.
5) 日本高血圧学会高血圧治療ガイドライン作成委員会（編）. 高血圧治療ガイドライン2014. 東京：ライフサイエンス出版；2014.
6) Arima H, et al. Lower target blood pressures are safe and effective for the prevention of recurrent stroke : The PROGRESS trial. *J Hypertens* 2006 ; 24 : 1201-1208.
7) Toyoda K, et al. Blood pressure levels and bleeding events during antithrombotic therapy : The Bleeding with Antithrombotic Therapy (BAT) Study. *Stroke* 2010 ; 41 : 1440-1444.
8) 大村隆夫ほか. 一般住民の22年間追跡調査における耐糖能異常と脳卒中発症の関連―久山町研究. 糖尿病 1993 ; 36 : 17-24.
9) Urabe T, et al. Prevalence of abnormal glucose metabolism and insulin resistance among subtypes of ischemic stroke in Japanese patients. *Stroke* 2009 ; 40 : 1289-1295.
10) Wilcox R, et al. Effects of pioglitazone in patients with type 2 diabetes with or without previous stroke : Results from PROactive (PROactive pioglitAzone Clinical Trial In macroVascular Events 04). *Stroke* 2007 ; 38 : 865-873.

11) 日本糖尿病学会（編）．糖尿病治療ガイド 2012-2013．東京：文光堂；2013．
12) 日本動脈硬化学会（編）．動脈硬化性疾患予防ガイドライン 2012 年版．東京：杏林舎；2012．
13) Imamura T, et al. LDL cholesterol and the development of stroke subtypes and coronary heart disease in a general Japanese population：The Hisayama Study. *Stroke* 2009；40：382-388.
14) Soyama Y, et al. High-density lipoprotein cholesterol and risk of stroke in Japanese men and women：The Oyabe Study. *Stroke* 2003；34：863-868.
15) Amarenco P, et al. High-dose atorvastatin after stroke or transient ischemic attack. *N Engl J Med* 2006；355：549-559.
16) Tanaka K, et al. Reduction in the recurrence of stroke by eicosapentaenoic acid for hypercholesterolemic patients：Subanalysis of the JELIS trial. *Stroke* 2008；39：2052-2058.
17) Sacco RL, et al. The protective effect of moderate alcohol consumption on ischemic stroke. *JAMA* 1999；281：53-60.
18) Iso H, et al. Metabolic syndrome and the risk of ischemic stroke heart disease and stroke among Japanese men and women. *Stroke* 2007；38：1744-1751.

III. 脳梗塞・一過性脳虚血発作の治療

無症候性脳梗塞および無症候性頸部頸動脈狭窄・閉塞

> **Point**
> - 無症候性脳梗塞や無症候性頸部頸動脈狭窄・閉塞は、画像診断の進歩により発見される頻度が増えている．
> - 無症候性脳梗塞の治療は降圧療法を中心とした危険因子の管理が重要であり、安易な抗血小板薬投与は控えるべきである．
> - 無症候性頸部頸動脈狭窄・閉塞の治療は、抗血小板薬投与を含む内科的治療を積極的に行う．
> - 高度狭窄病変の場合、内科的治療に加え外科的治療も考慮する．

無症候性脳梗塞

無症候性脳梗塞とは

　無症候性脳梗塞は、頭部 CT や MRI において脳梗塞を認め、一方で、その病変に相当する運動麻痺、感覚障害、言語障害、認知機能低下などの神経症候を現在および過去においても認めない状態である[1]．画像診断技術の進歩と脳ドックの普及により、無症候性脳梗塞が発見される頻度が増加している．

　無症候性脳梗塞は、年齢や高血圧などと同様に、独立した脳卒中発症の危険因子である[2,3]．無症候性脳梗塞の機序は、その多くがラクナ梗塞と同じ病態であるが、一部は心原性脳塞栓症やアテローム血栓性脳梗塞に準じて発症する．

診断

　無症候性脳梗塞の診断には MRI が有用である．厚生労働省研究班による MRI を用いた診断基準では、「無症候性脳梗塞の画像所見は、径が 3 mm を超える不整形の不均質の病変で、T2 強調画像で高信号域、T1 強調画像で低信号域、プロトン密度強調画像、FLAIR 画像で病巣中心部が低信号で周囲に高信号域を伴うことが多い」と定義されている[1]．無症候性脳梗塞と鑑別すべき画像所見は、血管周囲腔拡大と大脳白質病変である．**1**にこれらの鑑別のポイントを示す．

危険因子と治療

　日本での疫学調査では、無症候性脳梗塞の危険因子は、加齢、男性、高血圧などであり、なかでも高血圧の関与がオッズ比 3 以上と最も高かった[4]．

Keywords

無症候性脳血管障害
無症候性脳血管障害は、出血性病変である無症候性脳出血（T2* による微小出血）と梗塞性病変である無症候性脳梗塞（大脳白質病変を含む）、無症候性頸部・頭蓋内血管狭窄・閉塞、未破裂脳動脈瘤、未破裂脳動静脈奇形に分けられる．

無症候性脳梗塞と大脳白質病変 [Column]

大脳白質病変は，脳室周囲病変（periventricular hyperintensity：PVH）と深部皮質下白質病変（deep and subcortical white matter hyperintensity：DSWMH）に分けられる．これらの大脳白質病変は，脳卒中の危険因子であり，うつ病や認知機能障害との関連性も指摘されている．大脳白質病変の最大の危険因子は高血圧であり，高血圧を含めた糖尿病，脂質異常症などの危険因子の管理が重要であるとされる．

大脳白質病変のデータは無症候性脳梗塞とほぼ同じであるが，本文中**1**に示すように，ラクナ梗塞と大脳白質病変は画像的には別の様相である．大脳白質病変はラクナ梗塞と類似する要素も多いが，病理学的背景は不明な点が多く，画像所見も含め，両者は厳密には区別される病態である．

「脳卒中治療ガイドライン2009」では，両者は無症候性脳血管障害の項に記されているが，無症候性脳梗塞と大脳白質病変は別々の推奨ガイドラインとして掲載されている．時に大脳白質病変を脳梗塞と診断し，漫然と抗血小板薬が投与されている場合がある．無症候性脳梗塞の治療とともに，大脳白質病変についても留意する必要がある．

1 ラクナ梗塞，血管周囲腔拡大，大脳白質病変の鑑別

	ラクナ梗塞	血管周囲腔拡大	大脳白質病変
T1WI	低信号	等〜低信号	等〜灰白質程度
T2WI	明瞭な高信号	明瞭な高信号	淡い高信号
PDWI	明瞭な高信号 （＋中央部が低信号）	等〜低信号	淡い高信号
FLAIR	等〜高信号 （＋中央部が低信号）	等〜低信号	明瞭な高信号
大きさ	≧3 mm	＜3 mm*	さまざま
形状	不整形	整形・白質では線状	さまざま
好発部位	基底核（上2/3），白質，視床，脳幹	基底核（下1/3），大脳白質，海馬，中脳，島皮質下	大脳白質，橋底部

*基底核下1/3では1 cmを超えることがある．
T1WI：T1強調画像，T2WI：T2強調画像，PDWI：プロトン密度強調画像，
FLAIR：fluid attenuated inversion recovery.
（細矢貴亮ほか〈編〉．研修医必携 救急で役立つ頭部CT・MRI．東京：南江堂；2006 より）

その他，糖尿病[2]や非弁膜症性心房細動[5,6]，クレアチニン，喫煙，頸動脈50％以上狭窄[3]も無症候性脳梗塞の危険因子である．したがって，無症候性脳梗塞の予防には，これらの危険因子の管理が必要である．

日本で行われたPICA study[7]ではCa拮抗薬投与による降圧が無症候性脳梗塞の増加を抑制した．降圧療法は無症候性脳梗塞の発症予防に有効かもしれないが，その意義は不明である．脳ドックの追跡調査では，無症候性脳梗塞の既往のある受療者の脳卒中発症率は10％，うち脳出血は21％であった[4]．安易な抗血小板薬投与は脳出血発症を助長する可能性がある．頭蓋内外血管に高度な動脈硬化性病変が存在する場合に，血圧管理をしたうえで抗血小板薬投与が考慮されることもあるが，その有効性と安全性についての検証は不十分である．「脳卒中治療ガイドライン2009」では，**2**に示すように経過観

2 無症候性脳梗塞に対する推奨ガイドライン

1. 無症候性脳梗塞を有する例は，無症候性脳梗塞，および認知機能障害発症の高リスク群であるので，MRIおよび頸部エコーを含めた経過観察が必要である（グレードB）
2. しかし，無症候性ラクナ梗塞に対する抗血小板療法は慎重に行うべきである（グレードC1）．無症候性脳梗塞の最大の危険因子は高血圧であり，高血圧症例には適切かつ十分な降圧治療が必要である（グレードB）．降圧治療は，無症候性梗塞の数の増加を抑制する（グレードB）
3. 無症候性ラクナ梗塞を有する患者への説明は十分な注意を払い，いたずらに不安感をつのらせないようにするべきである（グレードC1）
4. 無症候の境界域（分水嶺）脳梗塞例では，その心臓側の脳主幹動脈の狭窄・閉塞を十分に検討する必要がある（グレードC1）

（脳卒中合同ガイドライン委員会〈編〉．脳卒中治療ガイドライン2009[8]，p.217より）

察と降圧療法が推奨されており，抗血小板薬投与は慎重にすべきと示している[8]．動脈硬化の進行をMRIおよび頸部血管超音波で経時的に観察していくことは重要である．

心房細動を有する症例では，CHADS$_2$やCHA$_2$DS$_2$-VAScなどのスコアを評価し，抗凝固療法の導入を検討する．CHAD$_2$スコアが高いほど脳梗塞発症リスクが高まる．したがって「心房細動治療（薬物）ガイドライン」では，CHADS$_2$スコアが0～1点と低リスクであっても，CHA$_2$DS$_2$-VAScを用いてさらにリスクを評価し，2点以上でワルファリンを推奨，1点以上で抗凝固療法を考慮する．最近では，ワルファリンに加えて，年齢や腎機能などの基準を満たせば新規経口抗凝固薬も選択可能である．

治療のまとめ

動脈硬化危険因子である高血圧の治療を十分に行う．頸部血管超音波やMRAで頭蓋内外血管の動脈硬化を経時的に観察し，有意狭窄を認める場合には抗血小板薬投与を考慮するが，安易な投与は脳出血を誘発する危険があり避けるべきである．心房細動を有する場合は，脳梗塞発症リスクを評価し抗凝固療法を検討する．

無症候性頸部頸動脈狭窄・閉塞

疫学

MRAや頸部血管超音波の普及により，無症候性頸部頸動脈狭窄・閉塞の検出率が増加しつつある．海外では，50％以上の無症候性頸部頸動脈狭窄は人口の2～9％に認める[9]．さらに，冠動脈病変を有する患者の11～26％，末梢動脈疾患の25～49％に無症候性頸部頸動脈狭窄が存在する[9]．

無症候性頸部頸動脈狭窄を有する症例で，同側の脳梗塞発症率は年間1～3％である[10]．また，狭窄率が高いと脳梗塞発症リスクが上昇する[11,12]．無症候性頸動脈狭窄を28か月間の頸部血管超音波で観察した研究では，9.3％の症例で頸動脈病変の狭窄度が進行する[13]．

3 狭窄率計測法

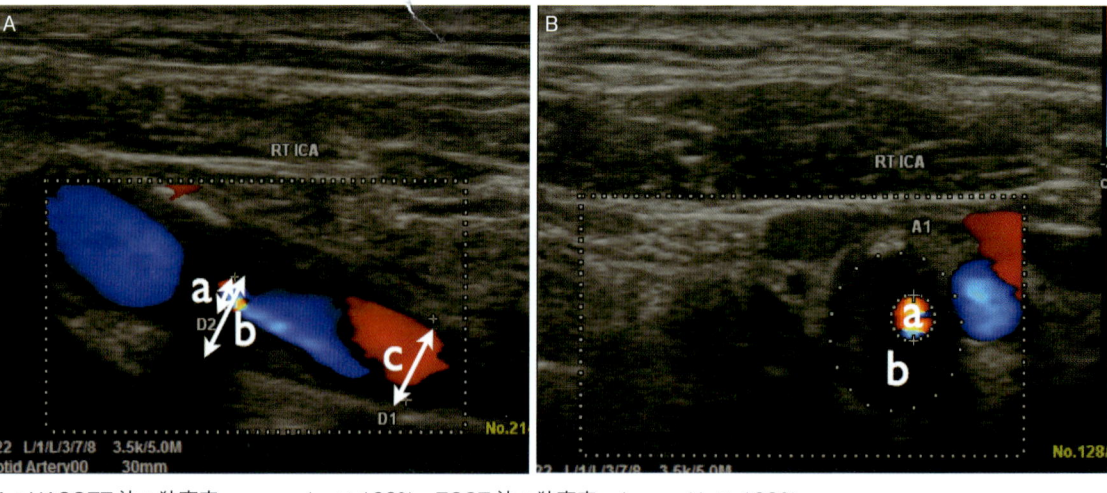

A：NASCET 法；狭窄率＝c－a／c×100%，ECST 法；狭窄率＝b－a／b×100%
B：断面積；狭窄率＝b－a／b×100%

狭窄率の計測には，径による計測（A）と断面積による計測（B）がある．径による計測方法には，NASCET 法と ECST 法がある．NASCET 法は，狭窄部の径(a)と末梢側の径が安定した遠位部内頸動脈を基準となる血管径(c)として計算する．ECST 法は，狭窄部と同レベルでの本来の血管径を基準となる血管径 (b) として算出する．ECST 法は NASCET 法より狭窄率が大きく算出される．断面積による計測は血管内腔が扁平になっているような場合でも正確に評価できるメリットがあるが，分岐部のように元の血管径が太い箇所では過大評価される危険性がある．断面積による狭窄率は，径による狭窄率より大きくなる．

Key words

NASCET 法と ECST 法

頸動脈エコーを用いて頸部血管の狭窄率を径で算出する方法には，NASCET 法と ECST 法がある．手術適応の基準などにはNASCET 法が用いられる．ECST 法のほうが狭窄率が大きく算出され，分岐部などの血管径が太い箇所では過大評価されやすい．

Memo

微小栓子シグナル（HITS／MES）

high-intensity transient signal あるいは micro-embolic signal．経頭蓋超音波ドプラで血流中の微小栓子が血流速度波形内に特徴的な chirp 音を伴う一過性の高輝度信号として検出される．頸動脈に高度狭窄病変や不安定プラークなどがあると，これらの病変部位から微小栓子が血流に入り，頭蓋内血管で微小栓子シグナルとして検出される．

診断

　無症候性頸部頸動脈狭窄・閉塞の診断は，主に頸部血管超音波を用いる．頸部血管超音波は簡便に繰り返し検査を行える利点があり，頸部頸動脈狭窄の進行を経時的に観察するのに有用である．評価項目は，内膜中膜複合体厚（IMT）やプラークの有無・性状，狭窄や閉塞の有無，血流速度などである．血管内腔に大きく突出するプラークを認めた場合には，狭窄率を計測する．狭窄率には血管径を用いる NASCET 法（North American Symptomatic Carotid Endarterectomy Trial），ECST 法（European Carotid Surgery Trial）および断面積を用いる計測方法がある（3）．低輝度や潰瘍形成，可動性を有するプラークは不安定プラークと呼称し，不安定プラークを有する症例は，頸動脈狭窄を有する同側の脳梗塞発症リスクが高くなる．

　MRI は，MPRAGE 法（magnetization prepared rapid acquisition with gradient-echo；MRI 反転回復型 T1 強調法）を用いてプラークの性状評価が可能である．MPRAGE 法では，高信号のプラークは不安定性が高く，頸動脈狭窄と同側の虚血イベントを高頻度に発症する[14]．MRA は頸部頸動脈狭窄・閉塞の評価が可能である．MRA 画像は，血流速度低下および乱流の影響を受けやすく，狭窄度を過大評価する可能性がある点に留意されたい．

外科治療

　過去に実施されたランダム化比較試験（The Veterans Affairs Cooperative

Study〈VACS〉[15]，The Asymptomatic Carotid Atherosclerosis Study〈ACAS〉[16]，Asymptomatic Carotid Surgery Trial〈ACST〉[17]）からは，無症候性頸部頸動脈狭窄に対し内科治療と外科治療（頸動脈内膜剥離術〈carotid endarterectomy：CEA〉）の併用は，内科治療単独と比較して脳梗塞発症が少ないことが示された．VACS では，50％以上狭窄の無症候性頸部頸動脈狭窄を有する男性444 例において，4 年間の一過性脳虚血発作，一過性黒内障および脳卒中発症率は内科治療群で高かった（CEA 群 8％，内科治療群 20.6％）[15]．ACAS では，60％以上の無症候性頸部頸動脈狭窄 1,662 例において，同側脳卒中発症の 5 年間累積リスクは CEA 群が低かった（CEA 群 5.1％，内科治療群 11％）[16]．ACST では，60％以上の無症候性頸部血管狭窄を有する 3,120 例において，5 年間の脳卒中または死亡の頻度は CEA 群が低かった（CEA 群 6.4％，内科治療群 11.8％）[17]．しかし，手術や周術期管理に習熟していないと CEA による合併症が増加し，脳梗塞発症予防効果が相殺された[18]．近年，内科治療は著しく進歩しつつあり，現在の最適な内科治療が外科治療に劣るかどうかは結論が得られていない．

　頸動脈ステント留置術（carotid artery stenting：CAS）は，CEA に代わる新たな外科治療として注目を集めている．SAPHIRE trial[19]では 80％以上の無症候性頸動脈狭窄に対し，CEA と CAS を行う群に分け転帰を評価した．1 年以内の死亡率と同側脳卒中発症率は CAS 群で有意に低かったが，3 年後の死亡率と同側脳卒中発症率は両群で差はなかった．

内科治療

　無症候性頸部頸動脈狭窄に対する脳梗塞発症予防に対し，抗血小板薬が有効か否かは不明である．日常臨床では，抗血小板薬によるプラーク部での血栓形成抑制効果を期待し，その投与を考慮する．降圧療法については，140／90 mmHg 未満を目標とする．両側高度狭窄例では個々の症例に応じ慎重に降圧を行う．脂質異常症に対しては，スタチン，EPA（エイコサペンタエン酸）などを使用する．スタチンには，脂質低下作用以外に，抗炎症作用，血管内皮機能改善作用，プラーク安定化作用などの pleiotropic effect が想定されている．EPA には中性脂肪低下作用や軽度の抗血小板作用に加えて，プラーク部でのマトリックスメタロプロテイナーゼ（MMP）やインターロイキン 6 などの炎症マーカー発現低下とプラーク安定化作用が期待されている．インスリン抵抗性改善薬（ピオグリタゾン〈アクトス®など〉）によるプラーク安定化作用が報告されているが，無症候性頸部頸動脈狭窄病変の進展抑制に対する効果は不明である．

治療のまとめ

　積極的な内科治療は無症候性頸部頸動脈狭窄病変に対する有効な治療方法である．外科治療は最適な内科治療を行ったうえで追加すべきである．頸動脈狭窄は無症候のまま血管病変が徐々に進行していく可能性があり，頸部血

4 無症候性頸部血管動脈狭窄・閉塞に対する推奨ガイドライン

1. 中等度ないし軽度の無症候性頸動脈狭窄に対しては，動脈硬化リスクファクターの管理と必要に応じての抗血小板療法を含む内科的加療が勧められる（グレードC1）．頸動脈内膜剥離術および経皮的血管形成術／ステント留置術などの血行再建術を行うことについて十分な科学的根拠はない（グレードC1）
2. 高度（60％以上）の無症候性頸動脈狭窄では，抗血小板療法を含む最良の内科的治療に加えて，手術および周術期管理に熟達した術者，および施設において頸動脈内膜剥離術（CEA）を行うことが推奨される（グレードB）
3. 高度（80％以上）の無症候性頸動脈狭窄で，頸動脈内膜剥離術（CEA）のハイリスク患者においては，最良の内科的治療に加えて経皮的血管形成術／ステント留置術（CAS）を行うことも妥当な選択肢とされる（グレードB）．しかし，報告された周術期合併症や脳梗塞・死亡の発生率からは，この群におけるCEAやCASの適応に関するコンセンサスは得られていない

（脳卒中合同ガイドライン委員会〈編〉．脳卒中治療ガイドライン2009[8]，p.227より）

管超音波で経時的に経過観察を行い，治療方針を適宜検討する必要がある．

「脳卒中治療ガイドライン2009」[8]においても，抗血小板療法を含む内科治療に加え，無症候性頸部頸動脈高度狭窄に対して熟練した術者と施設において外科治療が推奨されている（**4**）．

（三村秀毅，井口保之）

文献

1) 澤田徹ほか．無症候性脳血管障害の診断基準に関する研究．脳卒中 1997；19：489-493.
2) Vermeer SE, et al. Silent brain infarcts and white matter lesions increase stroke risk in the general population：The Rotterdam Scan Study. *Stroke* 2003；34：1126-1129.
3) Bernick C, et al. Silent MRI infarcts and the risk of future stroke：The cardiovascular health study. *Neurology* 2001；57：1222-1229.
4) Kobayashi S, et al. Subcortical silent brain infarction as a risk factor for clinical stroke. *Stroke* 1997；28：1932-1939.
5) Das RR, et al. Prevalence and correlates of silent cerebral infarcts in the Framingham offspring study. *Stroke* 2008；39：2929-2935.
6) Shinkawa A, et al. Silent cerebral infarction in a community-based autopsy series in Japan, The Hisayama Study. *Stroke* 1995；26：380-385.
7) Shinohara Y, et al. Effect of the Ca antagonist nilvadipine on stroke occurrence or recurrence and extension of asymptomatic cerebral infarction in hypertensive patients with or without history of stroke（PICA Study）．1．Design and results at enrollment. *Cerebrovasc Dis* 2007；24：202-209.
8) 篠原幸人ほか，脳卒中合同ガイドライン委員会（編）．脳卒中治療ガイドライン2009．東京：協和企画；2009.
9) Moussa ID, et al（editors）．Asymptomatic Carotid Artery Stenosis：Risk：Stratification and Management. London：Informa Healthcare；2007.
10) Taussky P, et al. Clinical considerations in the management of asymptomatic carotid artery stenosis. *Neurosurg Focus* 2011；31：E7.
11) Goessens BM, et al. Asymptomatic carotid artery stenosis and the risk of new vascular events in patients with manifest arterial disease：The SMART study. *Stroke* 2007；38：1470-1475.
12) Inzitari D, et al. The causes and risk of stroke in patients with asymptomatic internal-carotid-artery stenosis. North American Symptomatic Carotid Endarterectomy Trial Collaborators. *N Engl J Med* 2000；342：1693-1700.
13) Muluk SC, et al. Progression of asymptomatic carotid stenosis：A natural history study in 1004 patients. *J Vasc Surg* 1999；29：208-214.
14) Yamada N, et al. Association between signal hyperintensity on T1-weighted MR imaging of carotid plaques and ipsilateral ischemic events. *AJNR Am J Neuroradiol* 2007；28：287-292.
15) Hobson RW, et al. Efficacy of carotid endarterectomy for asymptomatic carotid

stenosis. The Veterans Affairs Cooperative Study Group. *N Engl J Med* 1993 ; 328 : 221-227.
16) Executive Committee for the Asymptomatic Carotid Atherosclerosis Study. Endarterectomy for asymptomatic carotid artery stenosis. *JAMA* 1995 ; 273 : 1421-1428.
17) Halliday A, et al. Prevention of disabling and fatal strokes by successful carotid endarterectomy in patients without recent neurological symptoms : Randomised controlled trial. *Lancet* 2004 ; 363 : 1491-1502.
18) Young B, et al. An analysis of perioperative surgical mortality and morbidity in the asymptomatic carotid atherosclerosis study. ACAS Investigators. Asymptomatic Carotid Atherosclerosis Study. *Stroke* 1996 ; 27 : 2216-2224.
19) Yadav JS, et al ; Stenting and Angioplasty with Protection in Patients at High Risk for Endarterectomy Investigators. Protected carotid-artery stenting versus endarterectomy in high-risk patients. *N Engl J Med* 2004 ; 351 : 1493-1501.

IV. 脳出血の治療

IV. 脳出血の治療

高血圧性脳出血の急性期非手術的治療法

> **Point**
> - 脳出血の原因の多くは高血圧であり，血圧，脳浮腫，合併症の管理といった内科的治療が主体となる．
> - 脳出血急性期では収縮期血圧 180 mmHg 未満，または平均血圧 130 mmHg 未満を目安に降圧を開始することが推奨されているが，降圧目標値に関しては一定した見解は得られていない．

わが国では脳出血は全脳卒中の約2割を占め，その発症頻度は欧米より約2倍高い[1]．脳出血の原因は多岐にわたる．最も多いのは高血圧を基礎疾患として発症する高血圧性脳出血で，特発性脳出血の約70％を占める．これは一般に，高血圧症の既往があり他に原因が明らかでないものをいうが，高血圧の既往を明確にできないこともありうる．病理学的には脳内小動脈（100〜300 μm）の血管壊死（血漿性動脈壊死）ないしフィブリノイド変性に起因した脳内小動脈瘤（シャルコー・ブシャール動脈瘤〈Charcot-Bouchard aneurysm〉）の破裂が原因とされる[2]．高血圧性脳出血の好発部位は，被殻，視床，皮質下，小脳，脳幹の順に多い．神経症状の変化と出血部位，血腫量により，内科的治療と外科的治療のいずれかが選択される．内科的治療は血圧管理と脳浮腫の管理が中心である．

本稿では特発性脳出血の急性期に必要な検査と内科的治療，特に血圧管理について述べる．脳アミロイドアンギオパチー[*1]，血管奇形[*2]，もやもや病[*3]，静脈洞血栓症[*4]などに合併する脳出血や抗血栓療法に伴う脳出血の治療については，各々の項を参照していただきたい．

診断と治療に必要な検査

頭部 CT 検査は出血部位，血腫量，血腫周囲の脳の圧迫，浮腫の程度，脳室穿破や水頭症の有無など，治療に必要な情報を得ることができる．発症後数時間以内に多いといわれる血腫の増大，占拠性効果，水頭症による頭蓋内圧亢進を調べることで，内科的加療を継続するか外科的加療に切り替えるかを判断する際の重要な情報が得られる．

皮質下出血やくも膜下出血を伴った脳出血，高血圧の既往のない脳出血，若年性脳出血などに対しては，高血圧性脳出血以外の病変（脳動静脈奇形，海綿状血管腫，もやもや病，脳静脈洞血栓症，脳腫瘍など）を鑑別するため，頭部 MRI 検査や脳血管造影検査を実施する必要がある．血腫が消退した慢性期の画像診断で，脳腫瘍が明らかとなる症例もある．

---

*1 本章「脳アミロイドアンギオパチー」(p.303) 参照．
*2 本章「血管奇形による脳出血」(p.294) 参照．
*3 本巻Ⅲ.「もやもや病（ウィリス動脈輪閉塞症）」(p.216) 参照．
*4 本巻Ⅲ.「脳静脈・静脈洞血栓症」(p.198) 参照．

1 脳出血急性期の血圧と患者転帰

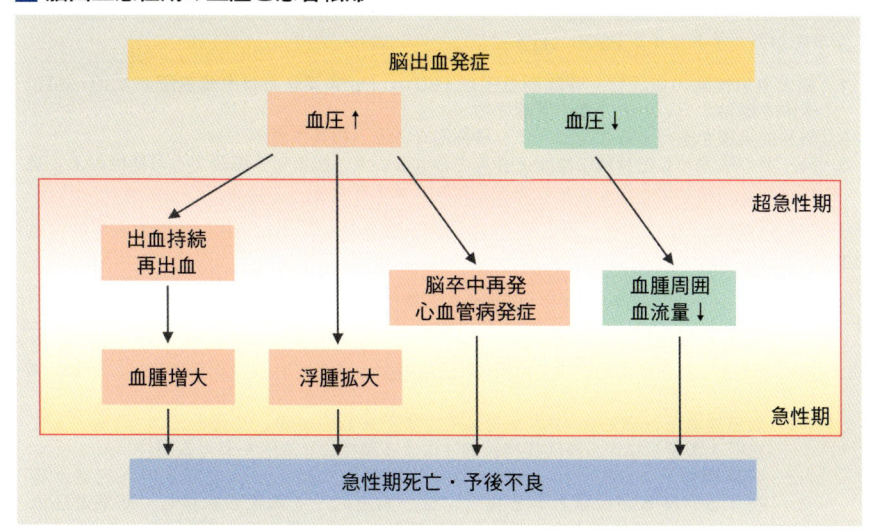

血圧管理（1）

　高血圧は脳出血の主な危険因子であり，発症時に血圧高値を伴うことが多い．入院時の血圧高値は，その後の出血持続・再出血による血腫拡大や浮腫拡大，脳卒中再発，心血管病発症などを介して，急性期死亡や予後不良に関連する[3-5]．一方，多くの脳出血患者は慢性高血圧で脳血流自動調節能の下限が上昇していると考えられるため，急性期降圧によって血腫周囲や半球全体に低灌流，脳虚血を招くことが懸念されるが，PETを用いてこのような低灌流の存在を否定した報告もある[6]．総じて急性期血圧高値は予後不良と考えられ，American Heart Association / American Stroke Association（AHA / ASA），European Stroke Initiative，日本脳卒中学会のガイドラインは急性期に収縮期血圧（systolic blood pressure：SBP）が180 mmHgを超える場合には降圧することを推奨している[7-9]．AHA / ASAの指針では平均血圧110 mmHgまたは血圧160 / 90 mmHgを降圧目標値として例示しており，INTensive blood pressure Reduction in Acute Cerebral Hemorrhage Trial（INTERACT）[10]，やAntihypertensive Treatment of Acute Cerebral Hemorrhage（ATACH）[11]の結果に基づいて，推奨事項としてSBP 150〜220 mmHgの場合には140 mmHgへの急性期降圧は安全であろうという項目も追加されている（2）．

　しかし，急性期脳出血に対する具体的な降圧の目標値についてのエビデンスは十分でない．また，慢性腎臓病（chronic kidney disease：CKD）では急速な降圧を避けるよう「CKD診療ガイド2012」に表記されているが[12]，CKD症例に脳出血を発症した際の急性期降圧療法がどこまで許容されるかも不明である．

　脳出血急性期降圧のエビデンスはこれまで観察研究によるものが多かったが，適切な降圧目標値確立のための大規模介入試験が始まった．ともに第III相国際共同試験であり，そのうちの一つであるINTERACT 2は2013年6

2 脳出血急性期の血圧管理指針

脳卒中治療ガイドライン2009（日本）*¹

1. 脳出血急性期の血圧は，収縮期血圧が180 mmHg 未満または平均血圧が130 mmHg 未満を維持することを目標に管理する
2. 外科的治療を施行する場合は，より積極的な降圧が推奨される
3. 降圧薬の種類としては特に推奨できるものはないが，脳血管を拡張する可能性のある薬剤は脳圧亢進を引き起こすため慎重な投与が望まれる

上記の3項目は，すべてグレードC1（行うことを考慮してもよいが，十分な科学的根拠がない）と評価されている

米国心臓病学会・米国脳卒中学会合同脳出血治療ガイドライン2010*²

1. 進行中の臨床試験の成績が明らかになるまでは，現状の不十分なエビデンスに基づいた血圧管理を行わざるをえない．以下のような指針が考慮される（クラスIIb，エビデンスレベルC）
   - 1-1. 収縮期血圧＞200 mmHg または平均血圧＞150 mmHg の場合には，5分ごとに血圧を測定しながら降圧薬持続静注による積極的な降圧を考える
   - 1-2. 収縮期血圧＞180 mmHg または平均血圧＞130 mmHg で頭蓋内圧亢進が存在する，あるいは疑われる場合には，頭蓋内圧を測定しながら，脳灌流圧≧60 mmHg を維持するように降圧薬持続ないし間欠静注による降圧を考える
   - 1-3. 収縮期血圧＞180 mmHg または平均血圧＞130 mmHg で頭蓋内圧亢進が存在しない，あるいは疑われない場合には，たとえば平均血圧110 mmHg または160/90 mmHg を目標とした緩やかな降圧を降圧薬持続ないし間欠静注によって行い，15分ごとに降圧を再検討する

   クラスIIb：有効性に関して対立するエビデンスや見解の相違があり，有効性を指示するエビデンスや見解が不十分である．エビデンスレベルC：専門家の見解による
2. 収縮期血圧が150～220 mmHg の場合には，140 mmHg への急性期降圧は安全であろう（クラスIIa，エビデンスレベルB）

   クラスIIa：有効性に関して対立するエビデンスや見解の相違がいくつかあるが，おそらく有効である．エビデンスレベルB：1つの無作為比較試験もしくは複数の非無作為比較試験による

（*¹脳卒中合同ガイドライン委員会（編）．脳卒中治療ガイドライン2009[9]，p.138；*² Morgenstern LB, et al. *Stroke* 2010[7] より作成）

月に結果が発表された[13]．発症6時間以内に急性期降圧療法を開始した無作為化介入試験であり，目標SBP 140 mmHg 未満（1,382例）は180 mmHg 未満（1,412例）よりも死亡もしくは3か月後 modified Rankin Scale（mRS）3～6が少ない傾向にあり（52% vs 56%，odds ratio［OR］0.87，95% confidence interval［CI］0.75-1.01，p=0.06），mRSを0～6の順序変数としてみると，有意に転帰不良が少なかった（OR 0.87，95% CI 0.77-1.00，p=0.04）．

もう一つの第III相国際共同試験でわが国も参加している ATACH-II[14,15] は現在進行中である．近い将来，INTERACT 2 や ATACH-II の結果により急性期脳出血の適切な血圧管理が確立することが切望される．

血圧管理に関するわが国の現状

国内外で急性期脳出血の血圧管理の確立が望まれる中，筆者らが主催する厚生労働科学研究 Stroke Acute Management with Urgent Risk-factor Assessment and Improvement（SAMURAI）研究班による専門臨床医家への国内アンケート調査が行われた[16]．降圧を開始するSBPは180 mmHg（36%）と160 mmHg（31%）が多く，全体としては2/3の症例においてガイドライ

ンで推奨された180 mmHgよりSBPが低い場合でも降圧療法が開始され，降圧目標値はSBP 160 mmHg以下と回答した施設が9割以上であった．第一選択の静注降圧薬はニカルジピンが57％，ジルチアゼム35％，ニトログリセリン7％で，第二選択まで併せるとニカルジピンは84％で使用されていた．

改訂前のニカルジピンの添付文書には，頭蓋内出血で止血が完成していない患者や脳卒中急性期で頭蓋内圧亢進の患者には使用禁忌とされていた．しかし，血腫増大や予後増悪に関連したことを示す直接的なエビデンスがないことや上記アンケート調査の結果などを基に，2011年6月に慎重投与項目へと記載変更となったことは記憶に新しい．

近年，SAMURAI研究班の参加施設で行った前向き観察研究で，発症3時間以内の急性期脳出血症例に対する静注ニカルジピンを用いてSBP 120～160 mmHgを目標とした急性期降圧療法の安全性と妥当性が示された[17]．同研究のサブ解析では，降圧療法開始から24時間に計30回測定したSBPの平均の上昇（10 mmHgごと）は神経症候増悪（OR 4.45，95％ CI 2.03-9.74），血腫増大（OR 1.86，95％ CI 1.09-3.16），3か月後mRS 4～6（OR 2.03，95％ CI 1.24-3.33）と独立して関連しており，SBP 130 mmHg程度までの降圧の有効性が示唆された[18]．

脳浮腫の管理

頭蓋内圧亢進を抑制するため，抗浮腫療法として高張グリセロール（グリセオール®など）の静脈内投与が推奨されている．1日投与量は，血腫量や浮腫の程度に応じて400～800 mLで，多量に用いる場合は高血糖，高ナトリウム血症，慢性心不全の増悪にも留意する必要がある．

マンニトール（マンニゲン®，マンニットール®など）の使用は，進行性に頭蓋内圧が亢進した場合や占拠性効果に随伴して臨床所見が増悪した場合に限られる．

副腎皮質ホルモンが脳出血急性期に有効とする明確な科学的根拠はない[9]．

下肢深部静脈血栓症の管理

脳出血急性期で下肢麻痺を伴う場合，深部静脈血栓症（deep venous thrombosis：DVT）を合併しやすく，DVTは肺塞栓（pulmonary embolism：PE）の原因となる．わが国における急性期脳出血症例でのDVT合併率は21％と少なくなく，DVTの予防に間欠的下肢空気圧迫法（IPC）や弾性ストッキングないしその併用が有効である[9,19]．2013年6月にClots in Legs OrsTockings after Stroke（CLOTS）3の結果が発表された．下肢麻痺を伴う脳卒中2,876例（うち脳出血376例）を対象にしたランダム化比較試験で，IPC使用群は非使用群よりもDVTの発症が少なく（OR 0.65，95％ CI 0.51-0.84，$p=0.001$），1か月後死亡が少ない傾向（OR 0.80，95％ CI 0.63-1.01，$p=0.057$）であった[20]．DVTを認めた際の治療については，小規模試験ではあるが，発症2日後からの低用量ヘパリンが再出血を増やさず有意にPEの発症を抑

制したと報告されている．

　筆者らの施設では，脳出血急性期で下肢麻痺を伴う場合，入院日もしくは入院翌日に下肢静脈エコーを行っている．DVT がなければ IPC や弾性ストッキングを開始し，DVT を認めれば，血腫拡大や再出血がないことを確認し PE 予防目的に発症 2〜4 日後に低用量ヘパリンを開始することが多い．個々の症例で異なる血栓・塞栓症リスク，出血リスク，下肢の状態（閉塞性動脈硬化症の既往，褥瘡の有無，下腿浮腫の程度，下肢の変形など）も考慮しなければならない．

呼吸，痙攣，上部消化管出血の管理

　意識障害が進行し，特に自発呼吸低下や舌根沈下などの呼吸障害がみられれば，気道確保や人工呼吸管理を考慮すべきである．人工呼吸器で呼吸を補助している症例では，軽度な過換気により炭酸ガス分圧を 30〜35 mmHg とすると脳圧は 25〜30％減少するため，頭蓋内圧亢進症例で勧められる[9]．頭蓋内圧亢進に伴い嘔吐の可能性もあるため，誤嚥防止の体位をとり，胃管の挿入も考慮する．

　痙攣発作には抗てんかん薬を使用するが，その後は晩発性てんかんを起こす可能性も考慮して慎重に減量する[9]．

　重症脳出血例や高齢者では消化管出血が高率に発症するため，抗潰瘍薬の予防的投与が推奨される[9]．

（宮城哲哉，豊田一則）

文献

1) Van Asch CJ, et al. Incidence, case fatality, and functional outcome of intracerebral haemorrhage over time, according to age, sex, and ethnic origin : A systematic review and meta-analy. *Lancet Neurol* 2010 ; 9 : 167-176.
2) Qureshi AI, et al. Intracerebral haemorrhage. *Lancet* 2009 ; 373 : 1632-1644.
3) Kazui S, et al. Enlargement of spontaneous intracerebral hemorrhage. Incidence and time course. *Stroke* 1996 ; 27 : 1783-1787.
4) Okumura K, et al. Effects of blood pressure levels on case fatality after acute stroke. *J Hypertens* 2005 ; 23 : 1217-1223.
5) Zhang Y, et al. Blood pressure and clinical outcome among patients with acute stroke in Inner Mongolia, China. *J Hypertens* 2008 ; 26 : 1446-1452.
6) Powers W, et al. Autoregulation of cerebral blood flow surrounding acute (6 to 22 hours) intracerebral hemorrhage. *Neurology* 2001 ; 57 : 18-24.
7) Morgenstern LB, et al. Guidelines for the management of spontaneous intracerebral hemorrhage : A guideline for healthcare professionals from the American Heart Association / American Stroke Association. *Stroke* 2010 ; 41 : 2108-2129.
8) Toyoda K, et al. Comparison of the European and Japanese guidelines for the acute management of intracerebral hemorrhage. *Cerebrovasc Dis* 2013 ; 35 : 419-429.
9) 篠原幸人ほか，脳卒中合同ガイドライン委員会（編）．脳卒中治療ガイドライン 2009．東京；協和企画：2009．
10) Anderson CS, et al. Intensive blood pressure reduction in acute cerebral haemorrhage trial (INTERACT) : A randomized pilot trial. *Lancet Neurol* 2008 ; 7 : 391-399.
11) Qureshi AI, et al. Effect of systolic blood pressure reduction on hematoma expansion, perihematomal edema, and 3-month outcome among patients with intracerebral hemorrhage : Results from the antihypertensive treatment of acute cerebral hemorrhage study. *Arch Neurol* 2010 ; 67 : 570-576.
12) 日本腎臓学会（編）．CKD 診療ガイド 2012．日腎会誌 2012 ; 54 : 1031-1189．
13) Anderson CS, et al. Rapid blood-pressure lowering in patients with acute intracerebral

hemorrhage. *N Engl J Med* 2013 ; 368 : 2355-2365.
14) Qureshi AI, Palesch YY. Antihypertensive Treatment of Acute Cerebral Hemorrhage (ATACH)-II : Design, mothods, and rationale. *Neurocrit Care* 2011 ; 15 : 559-576.
15) 佐藤祥一郎ほか. わが国における Antihypertensive Treatment of Acute Cerebral Hemorrhage (ATACH)-II 試験の開始―デザインと国内研究体制の構築. 臨床神経学 2012 ; 52 : 642-650.
16) Koga M, et al. Nationwide survey of antihypertensive treatment for acute intracerebral hemorrhage in Japan. *Hypertens Res* 2009 ; 32 : 759-764.
17) Koga M, et al. Systolic blood pressure lowering to 160 mmHg or less using nicardipine in acute intracerebral hemorrhage : A prospective, multicenter, observational study (the Stroke Acute Management with Urgent Risk-factor Assessment and Improvement-Intracerebral Hemorrhage study). *J Hypertens* 2012 ; 30 : 2357-2364.
18) Sakamoto Y, et al. Systolic blood pressure after intravenous antihypertensive treatment and clinical outcomes in hyperacute intracerebral hemorrhage : The stroke acute management with urgent risk-factor assessment and improvement-intracerebral hemorrhage study. *Stroke* 2013 ; 44 : 1846-1851.
19) Kawase K, et al. Sex difference in the prevalence of deep-vein thrombosis in Japanese patients with acute intracerebral hemorrhage. *Cerebrovasc Dis* 2009 ; 27 : 313-319.
20) CLOTS (Clots in Legs Or sTockings after Stroke) Trials Collaboration. Effectiveness of intermittent pneumatic compression in reduction of risk of deep vein thrombosis in patients who have had a stroke (CLOTS 3) : A multicentre randomised controlled trial. *Lancet* 2013 ; 382 : 516-524.

IV. 脳出血の治療

脳出血の手術適応

Point
- エビデンスに基づき脳機能回復を明らかに示した脳出血の手術適応は，いまだ一部に限られる．
- 出血部位に関係なく，血腫量が 10 mL 以下の小さな出血や神経学的所見が軽度な症例は手術適応とならない．
- 意識レベルが深昏睡の症例には血腫除去術を勧める根拠はない．
- 被殻出血の一部については，定位的血腫除去術により機能改善が期待できる．
- 皮質下出血や小脳出血の一部に対しては，手術が推奨されている．
- 血腫による圧迫や脳室内血腫により水頭症を合併しているときには，脳室ドレナージが推奨される．

脳出血の外科治療

　脳卒中の外科研究会が，共同研究により高血圧性脳出血の神経学的重症度とCT分類をまとめ1978年に報告している[1]．これにより脳出血を一定の基準に従って治療法や治療成績を論じることが可能となり，金谷らによる大規模な臨床研究へ発展する基礎となった[2,3]．この研究では手術により重症例に対する救命は得られるが，手術による機能予後の改善は明らかにされなかった．その後，定位的血腫吸引除去術が普及，さらに，近年は神経内視鏡下の血腫除去術といった低侵襲な手術法も普及してきた．しかし，治療法の選択について組織立った研究は少なく，脳出血の外科治療による脳機能回復についてrandomized controlled trial（RCT）に基づいた研究は現在に至るまで少なく，脳出血の手術適応は確立されていない．近年，脳出血の手術療法について多数の症例を対象とした国際共同研究（International Surgical Trial in Intracerebral Haemorrhage：STICH）[4]が行われ，その結果が報告されたが，研究プランが手術適応を明らかにすることを目指したものではなく，いまだ脳出血の手術適応は明確になっていない．

　本稿では，2009年に発表された脳卒中治療ガイドライン（以下GL）[5]に基づいて脳出血の手術適応をまとめた．

脳出血の手術適応

　1に，2009年GLの高血圧性脳出血の手術適応を示す．2004年のGL[6]では昏睡例や脳幹出血例は手術適応のないグレードDとされていたが，臨床の現場では患者の年齢，発症後の経過，家族の強い要望などで，救命を目

1 高血圧性脳出血の手術適応

1. 脳出血の部位に関係なく，血腫量 10 mL 未満の小出血または神経学的所見が軽度な症例は手術の適応にならない（グレード D）．また意識レベルが深昏睡（Japan Coma Scale：JCS で III-300）の症例に血腫除去を勧める根拠はない（グレード C2）
2. 被殻出血：神経学的所見が中等度，血腫量が 31 mL 以上でかつ血腫による圧迫所見が高度な被殻出血では手術の適応を考慮してもよい（グレード C1）．特に，JCS で II-20〜30 程度の意識障害を伴う場合は，定位的脳内血腫除去手術が勧められる（グレード B）
3. 視床出血：急性期の治療として本症に血腫除去を勧めるだけの根拠はない（グレード C2）．血腫の脳室内穿破を伴う場合，脳室拡大の強いものには脳室ドレナージ術を考慮してもよい（グレード C1）
4. 皮質下出血：脳表からの深さが 1 cm 以下のものでは特に手術の適応を考慮してよい（グレード C1）．手術方法としては，開頭血腫除去術が推奨される（グレード C1）
5. 小脳出血：最大径が 3 cm 以上の小脳出血で神経学的症候が増悪している場合，または小脳出血が脳幹を圧迫し脳室閉塞による水頭症をきたしている場合には，手術の適応となる（グレード C1）
6. 脳幹出血：急性期の脳幹出血に血腫除去を勧めるだけの根拠はない（グレード C2）．脳幹出血のうち脳室内穿破が主体で，脳室拡大の強いものは，脳室ドレナージ術を考慮しても良い（グレード C1）
7. 成人の脳室内出血：脳血管の異常による可能性が高く血管撮影などにて出血源を検索することが望ましい（グレード C1）．急性水頭症が疑われるものは脳室ドレナージを考慮する（グレード C1）

(脳卒中合同ガイドライン委員会〈編〉．脳卒中治療ガイドライン 2009，p.152[5]）より）

的とした血腫除去を行わざるをえない状況もあるため，2009 年の GL では「血腫除去を勧める根拠はない（グレード C2）」に変更された．

出血部位別の手術適応で推奨のグレード B とされたのは，被殻出血で意識レベルが JCS（Japan Coma Scale）II-20〜30 程度の意識障害を伴う場合に定位的脳内血腫除去手術が勧められたのみである．その他の血腫では，皮質下出血の一部や 3 cm 以上の小脳出血で神経症候が増悪している場合などが手術適応とされている．また，血腫により脳室拡大が強いものには脳室ドレナージが推奨グレード C1 とされているのみである．これら以外に対しては血腫除去術を推奨する根拠はないとして推奨されていない．

多数の症例を対象とした STICH 研究の結果が 2005 年に報告された（Column「STICH」参照）[4]．本研究は，外科医が早期手術と保存的治療のどちらがよいか判断に迷った症例を早期手術群と保存治療群の 2 群に分けて検討している．その 2 群間の比較で早期手術群の有効性は証明されなかったが，そもそも STICH は手術適応を判断できる研究プランではなく，ガイドライン改訂に大きな影響を与えるエビデンスとはならなかった．注意すべきは早期に保存治療を選んだ群では 1 / 4 の症例が経過中に手術を施行されており，急性期に保存治療を選べば，手術が必要となる可能性を念頭に置いた観察が必要であることが示された．この研究で有意差を認めたのは，脳表から 1 cm 以下の皮質下出血に対し開頭手術による血腫除去を行った症例で，改善が得られたためグレード C1 で推奨とされた．これらに対して，その後追加の研究（STICH II）[7]が行われ，その結果が最近報告されている．

また，Hattori らによる被殻出血に関する RCT による臨床研究（Column「ランダマイズ研究」参照）[8]の結果を受け，前述のように被殻出血患者で JCS II-20〜30 程度の意識障害を伴う場合は定位的脳内血腫除去術が推奨された．

問題点と今後の展望

脳出血の手術については，ナビゲーションや内視鏡を用いた手術が発達し

STICH

STICHの研究プランと治療成績

脳神経外科病棟でテント上脳内出血に対して外科医が手術と保存治療のどちらがよいか判断しかねるとき，早期手術を行った場合（初期外科手術群）と，初期は保存治療を選択し，外科医が手術を必要と判断したときに手術を行うという治療方針をとった場合（初期保存治療群）との間に，治療成績に違いがあるかをRCTで検討した．primary outcomeは死亡または発症6か月後のGlasgow Outcome Scale（GOS）の後遺障害，secondary outcomeは死亡率，Barthel index（BI）およびmodified Rankin Scale（mRS）で評価した．

最終的には，27か国，107センターが参加し，83センターから合計1,033症例がこの研究に登録された．そのうち，最終的に初期外科手術群に496例が振り分けられ，465例に手術が施行され，31例には手術が施行されなかった．初期保存治療群に振り分けられたのは529例で，その中の140例（保存群の26％）に対して手術が施行されていた．

2に治療結果を示すが，2群間に有意な違いはなかった．サブグループ解析では，脳表から血腫までの深さが1cm以上と以下を比較したとき，脳表から浅い血腫のみに有意に外科治療群で良好な結果が得られた．

STICHの問題点

STICHでは，①外科治療が必要と脳外科医が判断したテント上脳内血腫は手術を施行し研究に含まれていない，②その手術施行基準は不明，③参加施設において，この研究に含まれなかった症例の治療がまったく不明，④わが国の脳出血治療GLで手術適応がないとしている意識障害のない軽症例が，対象に含まれている，⑤保存治療と選択された症例に対して外科治療を行う基準も，まったく不明である，など，脳出血の手術適応という観点からすると問題点が多い研究プランである．

この研究の結果でいえるのは，外科医が手術施行を迷ったときには，入院後すぐに手術を行わなくても，入院後の悪化例に手術を行っても早期手術と成績に差がないことが示されたのみであり，脳出血の血腫除去が果たして生命および機能予後に良好な結果を及ぼし得るのか，その手術適応基準について答えられる研究プランとなっていない．

STICH II [7]

STICH IIは，STICHのサブグループ解析で早期外科治療群の転帰良好の可能性が示された，血腫が脳表から1cm以下の皮質下出血例を対象として，早期外科治療の治療効果を検討するために行われたRCTである．脳室内血腫がない10〜100mLの表層性脳内出血で発作後48時間以内に入院した患者を対象とし，ランダマイズして以下の2群に振り分けて，発症6か月後の治療成績を比較した．初期手術群は12時間以内の早期血腫除去＋薬物治療に振り分けられた301例で，288例に手術が施行された．初期薬物療法単独は291例で，そのうち62例（21％）に対してその後手術が施行された．その結果，脳室内血腫のない特発性表層性脳内出血の早期手術群の6か月後の死亡率や要介護群が59％だったのに対し，初期保存治療群は62％であった．

これらの結果から，早期手術が発症6か月の時点で死亡や障害を増加させず，わずかではあるが臨床的に価値のある生存に有利と結論している．

2 STICHにおける6か月後の転帰

	早期手術治療群 (n = 468)	初期保存治療群 (n = 497)	絶対的利益 (95% CI)
primary outcome			
良好	122 (26%)	118 (24%)	2.3 (−3.2〜7.7)
不良	346 (74%)	378 (76%)	—
記録なし	—	1	—
secondary outcome			
死亡率			
生存*	304 (64%)	316 (63%)	1.2 (−4.9〜7.2)
死亡	173 (36%)	189 (37%)	—
予後 (modified Rankin Scale)			
良好	152 (33%)	137 (28%)	4.7 (−1.2〜10.5)
不良	312 (67%)	351 (72%)	—
記録なし	4	9	—
予後 (Barthel Index)			
良好	124 (27%)	119 (23%)	4.1 (−1.4〜9.5)
不良	341 (73%)	377 (77%)	—
記録なし	3	10	—

*6か月後生存だが状態不明の17症例を含む．

(Mendelow AD, et al. Lancet 2005 [4] より)

Column

ランダマイズ研究—被殻出血の自立度に対する定位的血腫除去術の効果

Hattoriら[8]は意識レベルが軽度〜中等度に障害された被殻出血242人を，定位脳手術による血腫除去群と内科的治療群に無作為に割り当て，1年後の死亡率，機能改善度（自立度）を検討し報告している（**3**）．入院時の神経学的重症度が Grade 2（軽度の刺激で開眼）と Grade 3（強い刺激で開眼）の症例をランダマイズし，定位的血腫除去術を行った Group I と保存的治療を行った Group II の2群に振り分けた．その結果，Grade 3 では血腫除去を行った Group I で有意に死亡率が少なく，機能予後良好例が多く，限られたグループではあるが定位的血腫除去術の有効性を報告している．

3 神経学的重症度と治療法からみた被殻出血の死亡率と機能予後

神経学的重症度		患者数	死亡率（％）	機能予後（患者数 %）	
				自立	要介護
Grade 2	Group I	70	4.3	52.9	42.9
	Group II	70	11.4	40.0	48.6
Grade 3	Group I	51	11.8	47.1	41.1 *
	Group II	51	23.5	21.6	54.9

* χ^2 検定にて Group II と比較して $p<0.05$ で有意差あり．

（Hattori N, et al. *J Neurosurg* 2004[8] より）

てきているが，大規模な臨床試験を行うことが困難な状況であり，エビデンスの確立は今後も困難であるといわざるをえない．脳出血の治療現場においては，個々の治療の推奨とエビデンスレベルを十分に理解したうえで，患者の状態のみならず，担当医の経験や家族の希望などもふまえ，最良の治療を選択しなければならないのが現状である．

（安井信之，鈴木幹男）

文献

1) 金谷春之ほか．高血圧性脳出血における新しい Neurological Grading および CT による血腫分類とその予後について．高血圧性脳出血の外科 III．東京：第7回脳卒中の外科研究会；1978, pp.265-270.
2) 金谷春之．高血圧性脳出血の治療の現況—全国調査の成績より．脳卒中 1990；12：509-524.
3) Kanaya H, Kuroda K. Development in neurosurgical approaches to hypertensive intracerebral hemorrhage. In：Kaufman HH (editor). Intracerebral Hematomas. New York, NY：Raven Press Publishers；1992, pp.197-210.
4) Mendelow AD, et al. Early surgery versus initial conservative treatment in patients with spontaneous supratentorial intracerebral haematomas in the International Surgical Trial in Intracerebral Haemorrhage (STICH)：A randomised trial. *Lancet* 2005；365：387-397.
5) 篠原幸人ほか，脳卒中合同ガイドライン委員会（編）．脳卒中治療ガイドライン 2009．東京：協和企画；2009, pp.130-179.
6) 篠原幸人ほか，脳卒中合同ガイドライン委員会（編）．脳卒中治療ガイドライン 2004．東京：協和企画；2004, pp.96-139.
7) Mendelow AD, et al. Early surgery versus initial conservative treatment in patients with spontaneous supratentorial lobar intracerebral haematomas (STICH II)：A randomised trial. *Lancet* 2013；382：397-408.
8) Hattori N, et al. Impact of stereotactic hematoma evacuation on activities of daily living during the chronic period following spontaneous putaminal hemorrhage：A randomized study. *J Neurosurg* 2004；101：417-420.

IV. 脳出血の治療

抗血栓療法・血栓溶解療法に伴う脳出血

Point
- 脳出血は抗血栓療法の重大な合併症であり,生命予後・機能予後に大きく影響する.
- ワルファリン治療中の急性脳出血時のPT-INRの緊急是正に乾燥人血液凝固第IX因子複合体(PCC)が最も有効であり(保険適用外),ビタミンKと合わせて投与を考慮する.PCCを投与できない場合に新鮮凍結血漿の投与を考慮する.
- NOAC(novel oral anticoagulants)を選択することで頭蓋内出血を大幅に減らすことができる.
- 抗血小板療法中の急性脳出血への特別な治療法は確立しておらず,血圧管理が重要である.
- 介入可能なリスクである高血圧,高血糖,過度のアルコール摂取,喫煙を徹底的に管理し,抗血栓薬の併用は慎重に適応を考える.

血栓症や塞栓症を有する高齢者の増加に伴い,抗血栓療法に伴う大出血や頭蓋内出血が増加している.本稿では,抗血栓療法に伴う出血性事故の実態と予防を含む対応策を解説する.

血栓溶解療法に伴う脳出血

遺伝子組換え組織プラスミノゲンアクチベーター(recombinant tissue-type plasminogen activator:rt-PA)を用いた,発症4.5時間以内の虚血性脳血管障害患者へのrt-PA静注療法が認可されている.この治療は脳動脈内の病的血栓を速やかに溶解しうるが,頭蓋内出血に十分に留意する必要がある.rt-PA静注療法後の頭蓋内出血を回避するために,日本脳卒中学会による適正治療指針[1]のチェックリスト[*1]に則った患者選択が望ましい.特に治療中および治療後24時間の血圧管理が重要である.

抗血栓療法(抗凝固療法,抗血小板療法)に伴う脳出血

抗凝固療法に伴う脳出血

■急性期治療

①必ず行うべき対応

まず,①休薬を行うこと,そして外科的な手技を含めて,②止血操作を行うこと,である.③点滴によるバイタルの安定は基本であるが,新規経口抗凝固薬ではバイタルを安定させることで,半日~1日程度で相当量の薬物を腎臓や肝臓で代謝できる.④脳内出血やくも膜下出血などの頭蓋内出血時には十分な降圧を行う.

Keywords

NIHSS
脳卒中重症度評価スケールで,意識レベルや四肢筋力など15種類の評価項目から成る.各評価項目のスコアを合計すると0~42点(麻痺がある場合,失調をカウントしないので,最高点は40点)になり,点数が高いほど重症(本巻II.「脳卒中評価スケール」〈p.42 [2]〉参照).

[*1]
本巻III.「血栓溶解療法」(p.103 [5])参照.

②各治療薬別に行う対応

ヘパリン（ノボ・ヘパリン®など）投与時

中和が必要な場合はプロタミン硫酸塩（ノボ硫酸プロタミン®）を投与する．プロタミン硫酸塩は1バイアル10 mL中に100 mgを有している．ヘパリン1,000単位に対して，プロタミン硫酸塩1.0～1.5 mLを，通常1回につき5 mL（プロタミン硫酸塩として50 mg）を超えない量を生食などに希釈して10分以上をかけて徐々に静脈内に投与する．投与後，APTTを測定し，追加治療の必要性を検討する．

アルガトロバン（ノバスタンHI®，スロンノンHI®）投与時

本薬に特異的な中和薬は知られていない．半減期が30分程度であることを念頭に置いて，出血の程度や緊急処置への反応をみながら，必要時は新鮮凍結血漿投与の可否を考慮する．

ワルファリン（ワーファリン®など）投与時

ワルファリン療法中の脳出血は，発症時INRが2.0以上の場合に発症24時間まで血腫が増大しやすい[2]．したがって，脳出血急性期の降圧療法や抗脳浮腫療法に加えて，脳出血急性期にはINRの早急な是正が必要である．従来，ビタミンKの静脈内注射や新鮮凍結血漿の投与が行われてきたが，いずれの方法も早急なINRの是正は期待できない．乾燥人血液凝固第IX因子複合体（prothrombin complex concentrate：PCC）は早急なINR是正が可能であり，日本循環器学会ガイドラインで推奨されている（保険適用外）[3]．PCC 1バイアルには血液500 mL中の第II，VII，IX，Xの凝固因子が25 mLに凝集されており，INRが2.0以上であれば1～2バイアルの投与でINRは10分以内に是正される．投与10分後にINRを測定し，効果が不十分な場合は追加投与する．PCCを単独で投与すると半減期に応じてINRは12～24時間後に再上昇するが，ビタミンKを同時に投与すると肝での合成が加わりINRの再上昇はみられない．

新規経口抗凝固薬投与時

ダビガトラン（プラザキサ®）やリバーロキサバン（イグザレルト®），およびアピキサバン（エリキュース®）の場合，食後のT_{max}が4時間程度なので，4時間以内の場合は胃洗浄や活性炭を投与し吸収を抑制する．ダビガトランは蛋白結合率が低く，透析での除去が期待される．PCC投与の効果が期待されるが，十分なデータはない．

■リスク評価

ダビガトランとワルファリンの効果を比較したRE-LY試験[4,5]によれば，高齢者，日本人を含むアジア人もしくは白人以外，脳卒中の既往を有する症例，MRI-T2*画像でのmicrobleedsを有する症例，アスピリン併用，腎機能障害，低体重，およびダビガトランに対するワルファリン療法が大出血，脳内出血，もしくは頭蓋内出血のリスクであることが指摘されている．

■予防

調整できるリスクである高血圧，高血糖，喫煙，過度のアルコール摂取を

Memo

microbleeds
MRIのT2*画像でサイズが10 mm以下の低信号病変で，血管周囲へのヘモジデリン沈着を反映している．基底核，テント下に存在する深部微小出血は年齢，高血圧，低コレステロール血症などが関与する高血圧性血管病変を反映していると考えられている[13]．

1 頭蓋内出血発現率

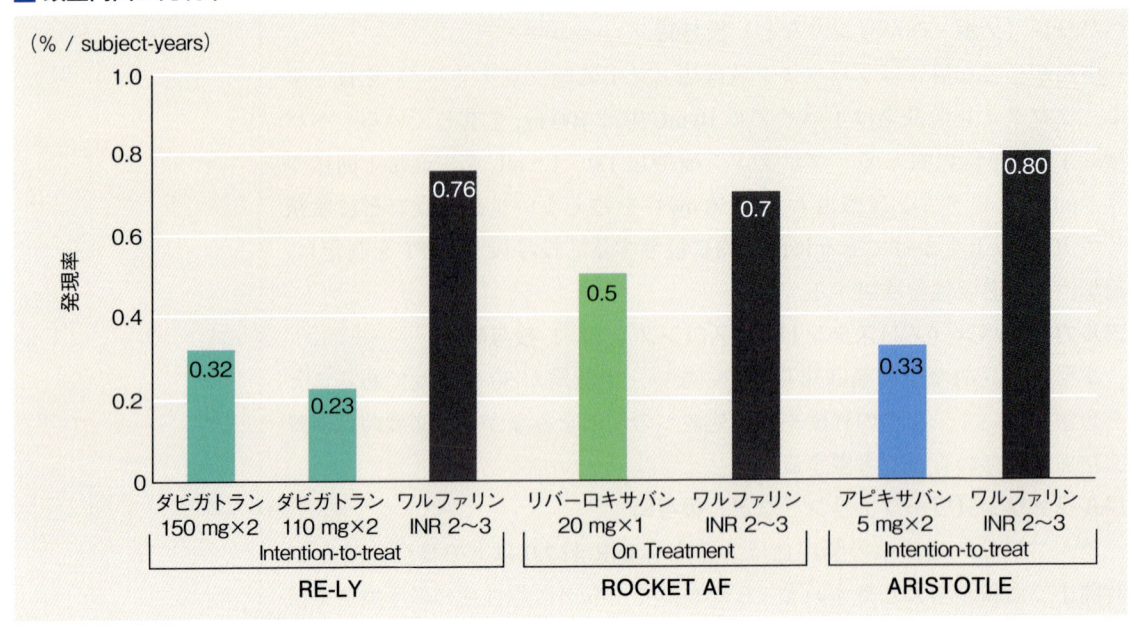

(% / subject-years)

発現率

- ダビガトラン 150 mg×2: 0.32
- ダビガトラン 110 mg×2: 0.23
- ワルファリン INR 2〜3: 0.76

Intention-to-treat / RE-LY

- リバーロキサバン 20 mg×1: 0.5
- ワルファリン INR 2〜3: 0.7

On Treatment / ROCKET AF

- アピキサバン 5 mg×2: 0.33
- ワルファリン INR 2〜3: 0.80

Intention-to-treat / ARISTOTLE

RE-LY 試験, ROCKET AF 試験, および ARISTOTLE 試験における各群の頭蓋内出血発現率. いずれの試験でもワルファリンと比較し新規経口抗凝固薬各群で大幅に低い.

徹底的に管理することは大出血予防の観点からきわめて重要である. 脳卒中の既往者の血圧は 140 / 90 mmHg 未満, 非高齢者では 130 / 85 mmHg 未満, 糖尿病, 腎機能障害, もしくは心筋梗塞の既往者では 130 / 80 mmHg 未満を目標に降圧を行う. BAT 研究第 2 報では頭蓋内出血発症者と非発症者のカットオフ値が 130 / 81 mmHg と報告されており, 抗血栓療法中の症例の血圧管理目標を 130 / 80 mmHg 未満とすることも一法と思われる[6]. 抗血栓薬の併用をできるだけ避けることも重要である. 新規経口抗凝固薬はワルファリンと比較して頭蓋内出血発現率, 大出血発症率が大幅に抑制されることも明らかにされているので, 頭蓋内出血を避ける点で新規経口抗凝固薬を選択することは理にかなっている[4,5,7-9] (**1**).

抗血小板療法に伴う脳出血

■急性期治療

　抗血小板療法中の出血性合併症や頭蓋内出血および脳出血への特別な治療法は確立していない. アスピリン (バイアスピリン®), チクロピジン (パナルジン®) およびクロピドグレル (プラビックス®) は不可逆的な抗血小板作用を呈するので, 内服を中止してもその効果には血小板寿命に応じて 7〜10 日程度を要する. シロスタゾール (プレタール®) の抗血小板作用は可逆的であるため, 抗血小板作用は 2〜3 日で消失する. 発症直後は特に血圧を十分に下げることによって血腫の増大を避ける. 血小板輸血は通常行わない.

ディベート

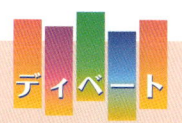

遺伝子組換え活性型血液凝固第VII因子製剤（rFVIIa）

遺伝子組換え活性型血液凝固第VII因子製剤（rFVIIa）の脳出血急性期における血腫増大抑制効果が注目されている．発症3時間以内の脳出血399例を対象としたrFVIIaの血腫量変化と予後への影響を調べたプラセボ対照ランダム比較試験で，rFVIIa投与が血腫の増大を抑え，生命予後や機能予後を改善させることが示された[10,11]．しかし，その後，海外で行われた大規模第III相試験で，3か月後の転帰改善効果を証明できなかったため，一般の脳出血を対象とした開発は中止された．ワルファリン療法中の脳出血における血腫拡大予防効果が示されていることから，抗血栓療法中の脳出血を対象とした開発が継続されることが望まれる．

Column

HAS-BLEDスコア

HAS-BLEDスコアは，心房細動患者に抗凝固療法を行う場合の大出血リスクを評価する方法として，2010年のESCガイドラインで提唱された（0～9点）．点数が高いほど出血性合併症の頻度が高くなり（表2），3点以上は高リスク患者として，抗凝固療法や抗血小板療法の導入に際して厳格な注意を喚起している．なお本スコアは，高血圧，高齢者，脳梗塞など脳梗塞のリスクを含むため，本スコア高値例はCHADS$_2$スコアやCHA$_2$DS$_2$-VAScスコアも高いことから，塞栓症のリスクが高い症例では，出血性リスクも高くなる．これらの患者に抗凝固療法を行う際には，介入可能な高血圧などのリスク管理が重要である[12]．

表2 HAS-BLEDスコア

H（Hypertension）	高血圧（未治療もしくは収縮期血圧＞160 mmHg）	1点
A（Abnormal renal/liver function）	肝・腎機能障害（それぞれ1点ずつ）	1点 or 2点
S（Stroke）	脳卒中の既往（特にラクナ梗塞）	1点
B（Bleeding history or predisposition）	出血性イベントの既往 or 出血性素因	1点
L（Labile international normalized ratio）	不安定なINR（例：therapeutic time in range＜60%）	1点
E（Elderly）	高齢（＞65歳）	1点
D（Drug / alcohol concomitantly）	内服薬（抗血小板薬，NSAIDs）or 飲酒（それぞれ1点ずつ）	1点 or 2点

■リスク評価

抗血小板薬内服中の頭蓋内出血のリスクとして高齢，喫煙，高血圧があげられる．さらにラクナ梗塞，脳出血の既往およびT2*画像でmicrobleedsが確認された症例は特に，脳出血のハイリスク例と考えられる．

■予防

アスピリンを用いた5つの心血管病一次予防研究に基づくメタ解析で，出血性脳卒中の相対危険は1.4であった[14]．一方，二次予防を中心とする16編の論文に基づくメタ解析では，平均37か月間のアスピリン服用（平均用量273 mg／日）によって出血性脳卒中の相対危険が1.84と増えた．しかしホスホジエステラーゼを阻害するシロスタゾールは，わが国で行われたCSPS試験[15]で，偽薬に比べて頭蓋内出血や全身出血性疾患を増やさなかっ

3 各抗血栓療法における出血性合併症の内訳

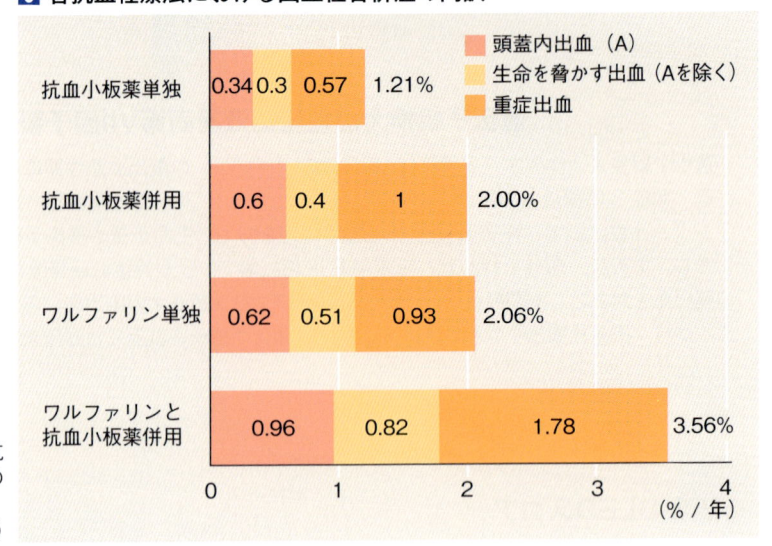

	頭蓋内出血(A)	生命を脅かす出血(Aを除く)	重症出血	合計
抗血小板薬単独	0.34	0.3	0.57	1.21%
抗血小板薬併用	0.6	0.4	1	2.00%
ワルファリン単独	0.62	0.51	0.93	2.06%
ワルファリンと抗血小板薬併用	0.96	0.82	1.78	3.56%

抗血小板薬の併用や,ワルファリンに抗血小板薬を併用すると出血性合併症の頻度が増大する.
(Toyoda K, et al. *Stroke* 2010[6] より)

た.さらにシロスタゾールは,アスピリンとの対比研究で脳卒中の発症を有意に抑制した(CSPS2研究).特にシロスタゾール群で頭蓋内出血と消化管出血が大幅に低下したことは特筆すべき点である.また本邦で行われたBAT研究で示されたように,抗血栓薬を併用すると大出血や頭蓋内出血が増加することに注意する[6](3).

おわりに

抗血栓療法中の大出血や頭蓋内出血を回避するために,抗血栓薬のリスクとベネフィットを常に勘案し,大出血や頭蓋内出血のリスク管理,抗血栓薬の併用をできるだけ避けること,大出血や頭蓋内出血の少ない薬剤を選択することが重要である.

(芝原友也,矢坂正弘)

文献

1) 日本脳卒中学会医療向上・社会保険委員会rt-PA(アルテプラーゼ)静注療法指針改訂部会.rt-PA(アルテプラーゼ)静注療法適正治療指針 第二版.2012年12月.http://www.jsts.gr.jp/img/rt-PA02.pdf(2013年5月アクセス)
2) Yasaka M, et al. Predisposing factors for enlargement of intracerebral hemorrhage in patients treated with warfarin. *Thromb Haemost* 2003 ; 89 : 278-283.
3) 日本循環器学会ほか(編).循環器病の診断と治療に関するガイドライン(2008年合同研究班報告)循環器疾患における抗凝固・抗血小板療法に関するガイドライン(2009年改訂版).http://www.j-circ.or.jp/guideline/pdf/JCS2009_hori_d.pdf(2013年5月アクセス)
4) Hart RG, et al. Intracranial hemorrhage in atrial fibrillation patients during anticoagulation with warfarin or dabigatran : The RE-LY trial. *Stroke* 2012 ; 43 : 1511-1517.
5) Eikelboom JW, et al. Risk of bleeding with 2 doses of dabigatran compared with warfarin in older and younger patients with atrial fibrillation : An analysis of the randomized evaluation of long-term anticoagulant therapy (RE-LY) trial. *Circulation* 2011 ; 123 : 2363-2372.
6) Toyoda K, et al ; Bleeding with Antithrombotic Therapy (BAT) Study Group. Blood pressure levels and bleeding events during antithrombotic therapy : The Bleeding with

Antithrombotic Therapy (BAT) Study. *Stroke* 2010 ; 41 : 1440-1444.
7) Connolly SJ, et al ; RE-LY Steering Committee and Investigators. Dabigatran versus warfarin in patients with atrial fibrillation. *N Engl J Med* 2009 ; 361 : 1139-1151, and Erratum in : N Engl J Med 2010 ; 363 : 1877.
8) Patel MR, et al ; the ROCKET AF Investigators. Rivaroxaban versus warfarin in nonvalvular atrial fibrillation. *N Engl J Med* 2011 ; 365 : 883-891.
9) Granger CB, et al ; ARISTOTLE Committees and Investigators. Apixaban versus warfarin in patients with atrial fibrillation. *N Engl J Med* 2011 ; 365 : 981-992.
10) Mayer SA, et al ; Recombinant Activated Factor VII Intracerebral Hemorrhage Trial Investigators. Recombinant activated factor VII for acute intracerebral hemorrhage. *N Engl J Med* 2005 ; 352 : 777-785.
11) Mayer SA, et al ; Europe / AustralAsia NovoSeven ICH Trial Investigators. Safety and feasibility of recombinant factor VIIa for acute intracerebral hemorrhage. *Stroke* 2005 ; 36 : 74-79.
12) Pisters R, et al. A novel user-friendly score (HAS-BLED) to assess 1-year risk of major bleeding in patients with atrial fibrillation : The Euro Heart Survey. *Chest* 2010 ; 138 : 1093-1100.
13) Greenberg SM, et al. Cerebral microbleeds : A guide to detection and interpretation. *Lancet Neurol* 2009 ; 8 : 165-174.
14) Hayden M, et al. Aspirin for the primary prevention of cardiovascular events : A summary of the evidence for the U.S. Preventive Services Task Force. *Ann Intern Med* 2002 ; 136 : 161-172.
15) Gotoh F, et al. Cilostazol stroke prevention study : A placebo-controlled double-blind trial for secondary prevention of cerebral infarction. *J Stroke Cerebrovasc Dis* 2000 ; 9 : 147-157.

IV. 脳出血の治療
血管奇形による脳出血

> **Point**
> - 頭蓋内血管奇形は，脳動静脈奇形（AVM），脳静脈奇形（DVAs），海綿状血管腫，毛細血管拡張の4つに分類される．
> - 脳動静脈奇形（AVM）と海綿状血管腫は出血しやすく重篤化することが多い．
> - 脳動静脈奇形（AVM）と海綿状血管腫の根治的な治療は外科的切除であるが，大きさ，部位，血管構築によって治療方針は決定される．

血管奇形の分類

頭蓋内血管奇形は，脳動静脈奇形（arteriovenous malformation：AVM），脳静脈奇形（developmental venous anomalies：DVAs），海綿状血管腫（cavernous angioma），毛細血管拡張（capillary telangiectasia）の4つに分類される[1,2]．それぞれ出血に関連するが，一般的に脳静脈奇形と毛細血管拡張が臨床上良性の性質であるのに対し，脳動静脈奇形と海綿状血管腫は，出血により重症化する危険性のある病変である．有病率は剖検やMRスクリーニングによる報告から，脳静脈奇形（DVAs）が最も多く2.6%[3]，脳動静脈奇形（AVM）は0.05%[4]，海綿状血管腫0.5%[5]，毛細血管拡張0.1～0.7%[6]などの報告がある．

脳動静脈奇形（AVM）

脳動静脈奇形（AVM）は，nidusを介して流入動脈（feeder）から流出静脈（drainer）へ血流が直接短絡する血管奇形である．胎生3～4週に毛細血管網を形成するprimitive arteriovenous connectionが遺残したものと考えられている．脆弱なnidusを形成する血管や静脈系へ動脈圧がかかるため，それら血管の破綻による頭蓋内出血が，臨床上最も問題となる．

脳動静脈奇形の年間出血率は，全体で年間約3%（2.8～4.6%）とされており[7-9]，一度出血をすると出血の危険性が高くなることは多くの調査で一致しており，その後の年間出血率は7%と報告されている[10]．その他に，動脈瘤の合併，深部局在，流出静脈がすべて深部静脈系であることは出血のリスクが高いことが知られている．1回の出血によるmortality（死亡率）/morbidity（罹患率）はそれぞれ約10%，30%とされており，出血率とmortality / morbidityの高さから特に出血例には積極的な治療が検討される．

1 Spetzler-Martin 分類

特徴		点数
大きさ	小（< 3cm）	1
	中（3〜6cm）	2
	大（> 6cm）	3
周囲脳の機能的重要性	non-eloquent	0
	eloquent	1
流出静脈の型	表在性のみ	0
	深在性	1

grade は合計点数.
eloquent area：視床, 視床下部, 脳幹, 小脳脚, 小脳核, 運動野, 感覚野, 言語野, 一次視覚野, 内包.

2 高血圧以外の原因による脳出血の治療—脳動静脈奇形

1. 脳動静脈奇形からの脳出血例は再出血が多いので，特に再発の危険の高い場合（出血発症，深部静脈への流出）は，外科的治療を考慮する（グレードB）
2. Spetzler-Martin 分類の grade 1 および 2 では外科的切除が勧められる（グレード C1）．Spetzler-Martin 分類 grade 3 では外科的手術または塞栓術後外科的手術の併用が勧められる（グレード C1）．Spetzler-Martin 分類 grade 4 および 5 では，出血例，動脈瘤合併例，症状が進行性に悪化する例以外は保存療法が勧められる（グレード C1）
3. 病巣部位や流入血管の状況，合併症の有無などにより外科的手術の危険が高く病巣が小さい場合（10 mL 以下または最大径 3 cm 以下）は定位放射線治療が勧められる（グレード C1）
4. 痙攣をともなった脳動静脈奇形では，てんかん発作を軽減するため外科的手術のみならず，定位的放射線治療を含めた積極的治療が勧められる（グレード C1）

（脳卒中合同ガイドライン委員会〈編〉. 脳卒中治療ガイドライン 2009[12], p.159 より）

3 AHA Scientific Statement "AVM 治療選択"

一般的に Spetzler-Martin grade 1, 2 は手術的切除が勧められる．部位や栄養血管解剖により手術治療のリスクが高い場合には放射線手術が推奨される．grade 3 には塞栓術後の切除が推奨される．grade 4, 5 については，手術のリスクが高いため，手術単独の治療は推奨されない

（Ogilvy CS, et al. *Stroke* 2001 [13] より）

治療方針

　治療方針は，出血発症の場合と非出血の場合で異なる．ここでは，出血発症を前提に治療方針を解説するが，非出血の場合，特に無症候性 AVM については病変の特徴など個々の症例について検討し，積極的な治療が必要と判断された場合には，出血発症に準じて治療方針を決めることとなる．非出血 AVM の治療予後については，現在ランダム化比較試験が進行中である．

　AVM は大きさ，部位，血管構築が症例ごとに異なり，治療方法も単一ではない．治療が難しい疾患であるので，症例ごとに治療方針をよく検討したうえで治療を行うべきである．Spetzler-Martin 分類（1）[11] は，AVM 治療の難易度をよく反映しているので汎用されており，脳卒中治療ガイドライン 2009（2）[12] や 2001 年の AHA からの AVM 治療に関する Scientific Statement（3）[13] も Spetzler-Martin 分類に基づいて記述されている．いずれにおいても，Spetzler-Martin grade 1 および 2 では外科的切除を推奨しており，grade 3 には塞栓術後の外科的切除が推奨されている．そして grade 4, 5 には例外を除き外科的切除は推奨しないという内容である．また，病巣は小さいが外科的切除のリスクが高い場合には，定位放射線治療が推奨されている．

4 右前頭葉 AVM

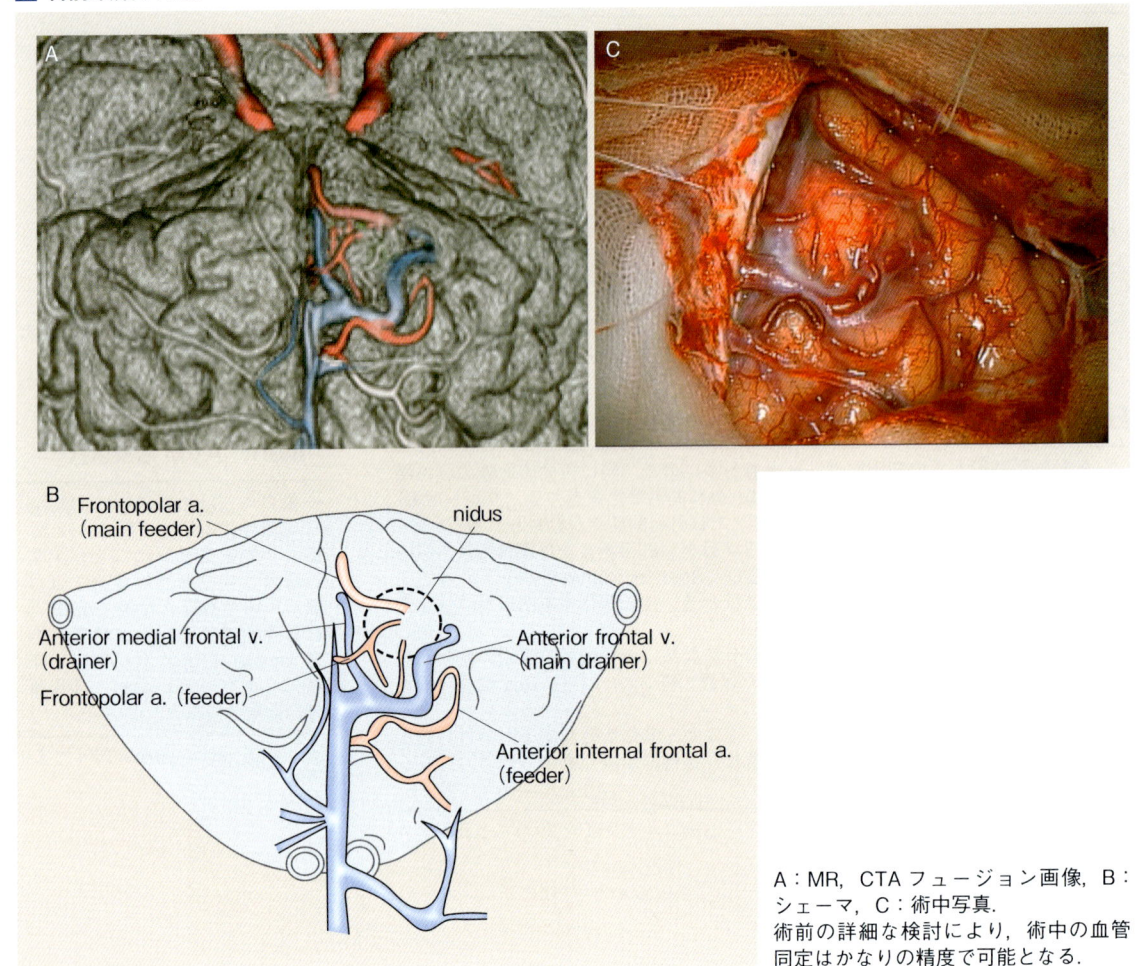

A：MR, CTA フュージョン画像, B：シェーマ, C：術中写真.
術前の詳細な検討により, 術中の血管同定はかなりの精度で可能となる.

■出血発症急性期の治療

　基本的に根治的治療は, 急性期には行わない. 急性期は頭蓋内圧をコントロールし, 根治的治療に備えて精査を行いながら計画を立てる. 未処置の破裂脳動脈瘤の再破裂率が急性期に高いのに比べ, AVM の急性期再出血率は低い. 出血急性期には, 血腫により病変の全貌が脳血管造影などで描出されないこともあるため, 可能であれば慢性期に vascular image の評価を行うべきである.

①血腫による mass effect により, 頭蓋内圧亢進状態になっている場合には, 急性期に開頭手術を行う. ただし, AVM が小さく, 表在する場合以外は, 血腫除去にとどめ, 根治的治療は精査のうえで計画的に行うべきである.
②脳室内出血による急性水頭症を来している場合には, 脳室ドレナージ, あるいは内視鏡的脳室内血腫除去を行い, 頭蓋内圧を管理し, 根治的治療は計画的に行う.
③血腫が少量で, 頭蓋内圧亢進が軽度な場合は, 保存的に急性期は管理し, 根治的治療に備える.

5 NBCA による摘出前塞栓術

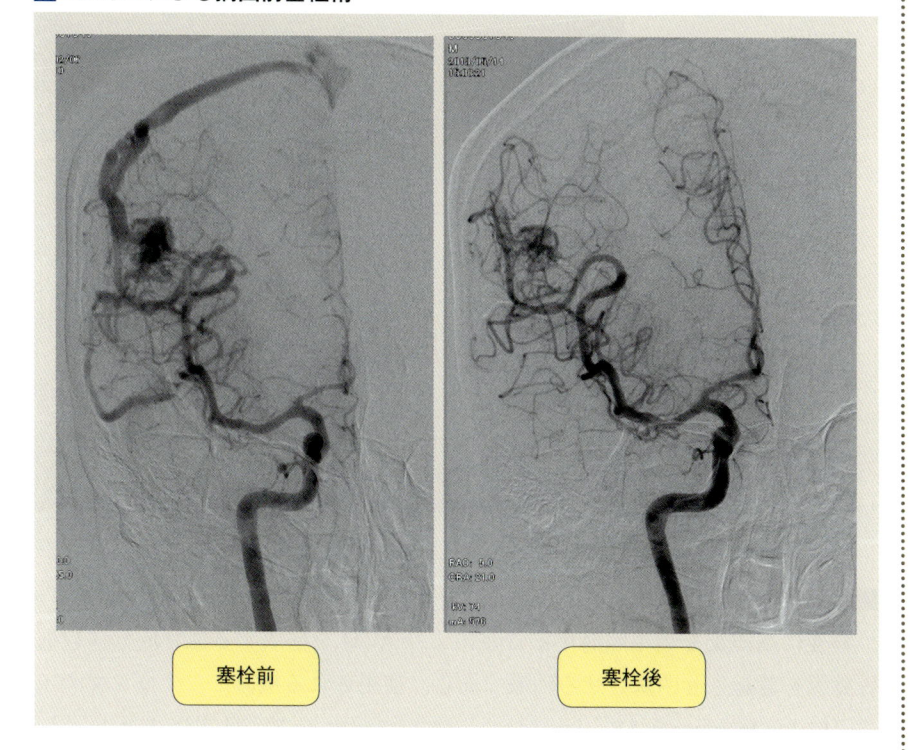

塞栓前　　　　　　　塞栓後

■外科的切除

　手術の原則は，まず feeder の処理を行っていく．術前に 3D 画像などを使用しシミュレーションしておくことは大切である（**4**）．術中は，ドプラ血流計や ICG ビデオアンギオグラフィーにより，構造と血流の方向などを確認することも手がかりとなる．正常組織を灌流する passing artery を同定することも同様の手段で可能なことが多い．feeder の処理ができれば，nidus を周囲の gliosis から剝離していく．この操作では脆弱な小血管からの出血を丹念に止血しながら行っていく．全周性に nidus の剝離ができれば，最後に drainer を結紮切離し，AVM を一塊として摘出する．術中血管造影はAVM の残存の有無を確認するには有用な方法である．また，術中のモニタリングは AVM の存在部位により検討され，運動野から錐体路に関連する場合には運動誘発電位（MEP），視神経から視放線，視覚野に関連する場合には視覚誘発電位（VEP）などを使用する．

■脳血管内治療（塞栓術）

　塞栓術は，外科的摘出術の前処置という位置づけになっている．術野から到達しにくい feeder の処理や，high flow AVM の flow reduction を行い，術中出血を軽減することが主な目的である（**5**）．これまで重合型液体塞栓物質である NBCA（*N*-butyl cyanoacrylate）が主に使用されてきたが，2009 年に導入された析出型液体塞栓物質 Onyx は，plug & push 法といわれる方法で，塞栓物質をゆっくり devascularization させながら nidus を閉塞していくことが可能で，その塞栓率は飛躍的に向上している．

6 造影 MRI 矢状断

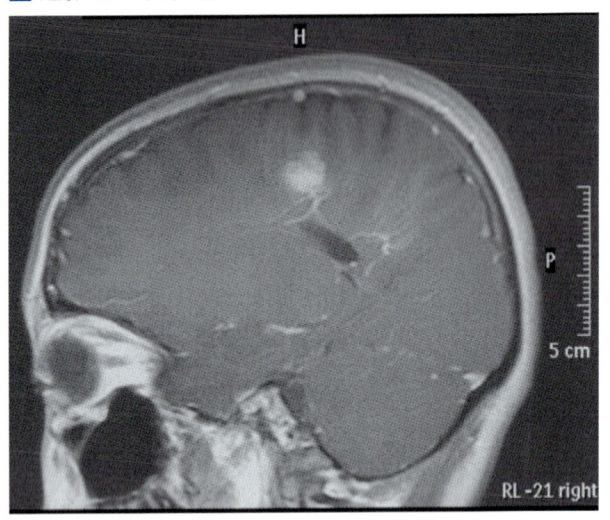

2つの脳静脈奇形（DVAs）があり，前方の静脈性血管腫に海綿状血管腫が合併している．

■定位放射線治療

病変に高線量を集中照射することによりAVMを構成する血管成分に放射線障害を惹起させ閉塞させる治療である．使用される機器としてガンマナイフ（Elekta Instrument AB, Sweeden），サイバーナイフ（日本アキュレイ），ライナック（linac）がある．閉塞率は境界線量に影響され[14]，閉塞率約90％を得る境界線量20 Gyを照射可能な病巣の大きさは2〜3 cm，体積で10 cm^{3}程度とされる．これ以上の大きな病巣に境界線量20 Gyを当てた場合，正常脳への線量が急激に増大し，合併症を来す危険性が高まる．深部AVMやeloquent areaに存在するものには適応されることが多い．約80〜90％の閉塞率が報告されているが，閉塞まで2〜4年かかる．その間は出血率は低下するが，リスクは残存する．放射線障害による合併症は約5％とされている．

海綿状血管腫

海綿状血管腫（cavernous malformation）は病理学上，大小さまざまの拡張した毛細血管が密に集合している．血管壁は1層の内皮細胞と膠原線維から成り，弾性線維や平滑筋を欠く．その間に結合織はあるが脳組織は介在しない．脳静脈奇形（DVAs）を14〜44％で合併する（**6**）と報告されている[15,16]．

家族性と孤発性があり，家族性海綿状血管腫では遺伝子が3つ同定されている．ヒスパニック系アメリカ人に多く，欧米で家族性の占める割合が10〜30％とされているので，わが国ではかなり少ないものと考えられる．家族性では80〜90％が多発性海綿状血管腫である．一方，孤発性で多発性の症例は10〜33％である[17]．

年間出血率は0.39〜1.3％で，出血発症後の再出血率は高率で4.5〜22.9％とされている．後頭蓋窩病変は再出血率が17〜21％と高く[18]，神経症状増

7 海綿状血管腫症例 MRI T1 強調像

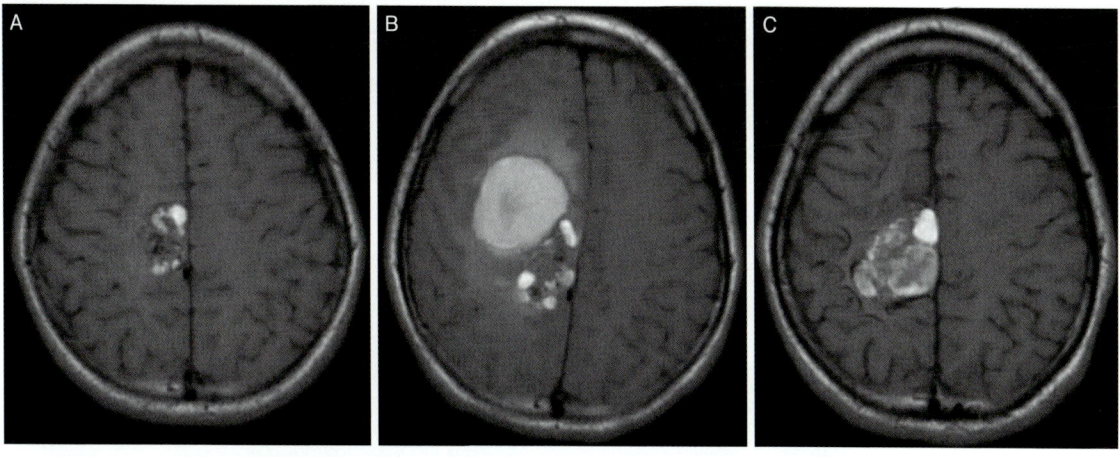

B：1年後，C：3年後．出血を繰り返し病巣は徐々に増大．

悪のリスクが高い[19]．

治療方針

脳卒中治療ガイドライン 2009[12] で以下のように示されている．
1. 無症候性海綿状血管腫は保存的治療が勧められる（グレード C1）．
2. 症候性海綿状血管腫（出血，痙攣ほか）のうち，摘出可能な部位（テント上脳表付近）に存在する症例では外科的切除術を考慮する（グレード C1）．
3. 出血により神経症候を来した表在性の脳幹部海綿状血管腫の症例には外科的治療が勧められる（グレード C1）．
4. 定位放射線治療には出血防止効果はあるが，合併症の危険が高く，外科的治療が困難な例にのみ考慮すべきである（グレード C2）．

■外科的切除術

　海綿状血管腫は出血すると出血を繰り返し徐々に神経症候は進行することが多いため，特に繰り返し出血するような症例（7）で摘出術に際してリスクが高くない症例では摘出術が行われる．海綿状血管腫は，病変の境界は明瞭であり，発達した栄養血管などもないので，摘出に際して出血も少ない．血腫を除去しながら血腫腔の内側から海綿状血管腫を同定し，確実に摘出することが大切である．脳静脈奇形（DVAs）を合併しているときには，脳静脈奇形自体が正常静脈還流に関与しているため，損傷しないように注意が必要である．痙攣の責任病巣として摘出する際には，海綿状血管腫の部位を同定することが大切であり，ナビゲーションシステムや，術中超音波検査が有効である．てんかん症例では，海綿状血管腫周囲のヘモジデリンを残さないことが大切とされている[20]．

　脳幹部海綿状血管腫は，当然，手術のリスクも高くなるが，再出血のリスクが高く，神経症候もより重篤であるため，表在性の病巣には積極的な摘出

8 脳静脈奇形（DVAs）の頭部単純CT（A）と右椎骨動脈造影静脈相（B）

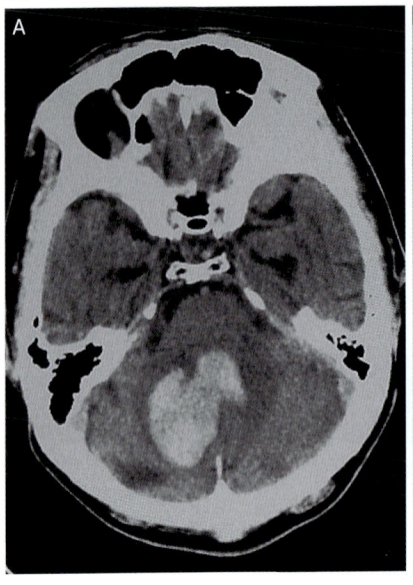

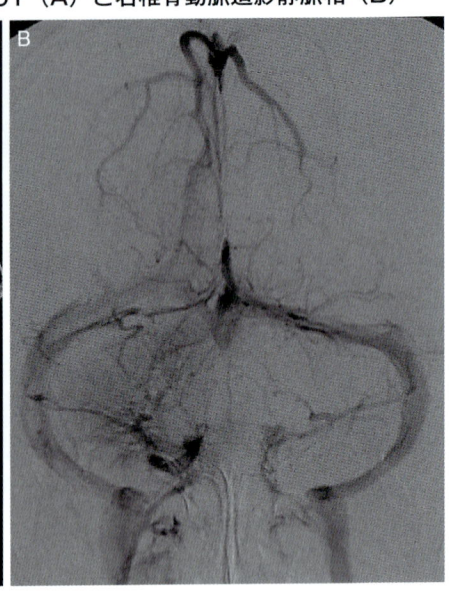

小脳出血で発症．脳血管造影で右小脳半球に静脈性血管腫を認める．

術が勧められる[21]．

■**放射線治療**

到達困難な病変に対してはガンマナイフなどによる定位放射線治療が考慮される．ガンマナイフ治療により出血率は顕著に低下することが示されている[22,23]．脳幹病変については放射線障害による有害事象も問題になるが，その有効性は高いものと考えられる[24]．

脳静脈奇形（DVAs）

脳静脈奇形（DVAs）の発生については議論があるが，先天性であることでは意見が一致している．発生の段階で，皮質静脈あるいは深部静脈の流出経路に障害が生じ，皮質静脈と深部静脈の間を連絡する静脈（intracerebral anastomotic vein）がそれを補うように発達するものと説明されている[25]．したがって，通常より広い範囲の静脈還流に関わるため，静脈性血管腫を閉塞した場合には，強い静脈還流障害による梗塞や出血を来す危険性がある．脳血管造影はDVAsの全体像と静脈還流の状態を診断するためには最も有用な検査である．静脈が静脈根に集まる像は"caput Medusae"といわれる（**8**）．DVAsには海綿状血管腫が合併することが多く，2～18％の頻度である[16]．

出血発症のDVAsの出血源はこの合併した海綿状血管腫と考えられている．

治療方針

脳静脈奇形（DVAs）そのものには治療適応はない．いかなる状況においても，脳静脈奇形は温存することが治療の前提となる．

出血で発症した場合には，血腫除去が必要な場合がある．この際には，血

腫のみを除去し，脳静脈奇形を損傷しないように注意する必要がある．脳静脈奇形はその発生から，広範な静脈還流に関わることを理解し，静脈の走行と静脈還流を脳血管造影で把握したうえでアプローチする．脳静脈奇形を温存し血腫を除去し，血腫腔から出血の責任病巣（通常は海綿状血管腫）を同定し，これを摘出するのが理想的である．

　まれにではあるが，拡張した静脈による三叉神経痛や，髄液循環障害による水頭症の報告はあるが，いずれにしても脳静脈奇形は温存して処置を行うことが大切である．

毛細血管拡張

　正常脳実質内で，平滑筋線維や弾性線維を含まない拡張した毛細血管で構成される血管奇形である．橋，中小脳脚に認められることが多いが，それらも偶然発見されるもので病的意義は低い．

治療方針

　臨床的に通常は無症候であり，治療の適応はない．

（石原秀行，鈴木倫保）

文献

1) McCormick WF. The pathology of vascular ("arteriovenous") malformations. *J Neurosurg* 1966；24：807-816.
2) Nussbaum ES, et al. The pathogenesis of arteriovenous malformations：Insights provided by a case of multiple arteriovenous malformations developing in relation to a developmental venous anomaly. *Neurosurgery* 1998；43：347-351.
3) Sarwar M, McCormick WF. Intracerebral venous angioma. Case report and review. *Arch Neurol* 1978；35：323-325.
4) Morris Z, et al. Incidental findings on brain magnetic resonance imaging：Systematic review and meta-analysis. *BMJ* 2009；339：b3016.
5) Otten P, et al. 131 cases of cavernous angioma (cavernomas) of the CNS, discovered by retrospective analysis of 24,535 autopsies. *Neurochirurgie* 1989；35：82-83, 128-131.
6) Jellinger K. Vascular malformations of the central nervous system：A morphological overview. *Neurosurg Rev* 1986；9：177-216.
7) Gross BA, et al. Natural history of cerebral arteriovenous malformations：A meta-analysis. *J Neurosurg* 2013；118：437-443.
8) Stapf C, et al. Predictors of hemorrhage in patients with untreated brain arteriovenous malformation. *Neurology* 2006；66：1350-1355.
9) da Costa L, et al. The natural history and predictive features of hemorrhage from brain arteriovenous malformations. *Stroke* 2009；40：100-105.
10) Choi JH, et al. Clinical outcome after first and recurrent hemorrhage in patients with untreated brainarteriovenous malformation. *Stroke* 2006；37：1243-1247.
11) Spetzler RF, Martin NA. A proposed grading system for arteriovenous malformations. *J Neurosurg* 1986；65：476-483.
12) 篠原幸人ほか，脳卒中合同ガイドライン委員会（編）．脳卒中治療ガイドライン2009．東京：協和企画；2009.
13) Ogilvy CS, et al；Special Writing Group of the Stroke Council, American Stroke Association. AHA Scientific Statement：Recommendations for the management of intracranial arteriovenous malformations：A statement for healthcare professionals from a special writing group of the Stroke Council, American Stroke Association. *Stroke* 2001；32：1458-1471.
14) Flickinger JC, et al. A dose-response analysis of arteriovenous malformation

obliteration after radiosurgery. *Int J Radiat Oncol Biol Phys* 1996 ; 36 : 873-879.
15) Abdulrauf SI, et al. A comparison of the clinical profile of cavernous malformations with and without associated venous malformations. *Neurosurgery* 1999 ; 44 : 41-46.
16) Rammos SK, et al. Developmental venous anomalies : Current concepts and implications for management. *Neurosurgery* 2009 ; 65 : 20-29.
17) Petersen TA, et al. Familial versus sporadic cavernous malformations : Differences in developmental venous anomaly association and lesion phenotype. *AJNR Am J Neuroradiol* 2010 ; 31 : 377-382.
18) Fritschi JA, et al. Cavernous malformations of the brain stem. A review of 139 cases. *Acta Neurochir (Wien)* 1994 ; 130 : 35-46.
19) Gross BA, et al. The natural history of intracranial cavernous malformations. *Neurosurg Focus* 2011 ; 30 : E24.
20) Baumann CR, et al. Seizure outcome after resection of cavernous malformations is better when surrounding hemosiderin-stained brain also is removed. *Epilepsia* 2006 ; 47 : 563-566.
21) Abla AA, et al. Advances in the treatment and outcome of brainstem cavernous malformation surgery : A single-center case series of 300 surgically treated patients. *Neurosurgery* 2011 ; 68 : 403-414.
22) Hasegawa T, et al. Long-term results after stereotactic radiosurgery for patients with cavernous malformations. *Neurosurgery* 2002 ; 50 : 1190-1197.
23) Park SH, Hwang SK. Gamma knife radiosurgery for symptomatic brainstem intra-axial cavernous malformations. *World Neurosurg* 2013 ; 80 : e261-266
24) Lunsford LD, et al. Stereotactic radiosurgery for symptomatic solitary cerebral cavernous malformations considered high risk for resection. *J Neurosurg* 2010 ; 113 : 23-29.
25) Ruiz DS, et al. Cerebral developmental venous anomalies : Current concepts. *Ann Neurol* 2009 ; 66 : 271-283.

IV. 脳出血の治療
脳アミロイドアンギオパチー

> **Point**
> - 脳アミロイドアンギオパチー（CAA）は，脳血管へのアミロイド沈着症である．
> - 脳血管に沈着するアミロイド蛋白としてアミロイドβ蛋白（Aβ），シスタチンC（シスタチンC関連アミロイド：ACys），プリオン蛋白（PrP）（PrP関連アミロイド：AScr），トランスサイレチン（TTR）（TTR関連アミロイド：ATTR），ゲルゾリン（ゲルゾリン関連アミロイド：AGel），ABri / ADan，ALの7種類が知られている．
> - Aβによる孤発性のCAAの頻度が最も多く，高齢者やアルツハイマー病（AD）患者でしばしば認められる．
> - CAAの確定診断は病理学的な証明によるが，全例で病理学的な検索が行えるわけではなく，それ以外の検査による臨床診断の精度を上げる必要がある．
> - CAAの臨床診断において確立された方法はなく，CAA自体を診断する診断基準は存在しないが，CAAに関連した脳出血の診断基準として，Boston Criteria for Diagnosis of CAA-related Hemorrhage がある．
> - 現時点で確立されたCAAの治療法はない．

脳アミロイドアンギオパチー（cerebral amyloid angiopathy：CAA）は，脳血管へのアミロイド沈着症である．現在までに，脳血管に沈着するアミロイド蛋白としてアミロイドβ蛋白（amyloidβ：Aβ），シスタチンC関連アミロイド：ACys），プリオン蛋白（prion protein：PrP）（PrP関連アミロイド：AScr），トランスサイレチン（transthyretin：TTR）（TTR関連アミロイド：ATTR），ゲルゾリン（ゲルゾリン関連アミロイド：AGel），ABri / ADan，ALの7種類が知られている[1]．沈着するアミロイド蛋白の種類によるCAAの分類を **1** に示す．これらのなかで，Aβによる孤発性のCAAの頻度が最も多く，高齢者やアルツハイマー病（Alzheimer disease：AD）[*1]患者でしばしば認められる[1]．また，アミロイド前駆蛋白をコードしている遺伝子の変異によって，それぞれのアミロイド蛋白による遺伝性のCAAを認める（**1**）．

軽度のCAAは臨床症状と直接は関連しないが，高度なCAAは脳血管障害（脳出血，白質脳症，血管性認知症など）の原因となる[1]．本稿では，最も多数を占める孤発性Aβ型CAAを中心に，その臨床的特徴と診断，治療について概説する．

Key words

脳アミロイドアンギオパチー（CAA）
脳血管へのアミロイド沈着症で，高度なCAAは脳血管障害（脳出血，白質脳症，血管性認知症など）の原因となる．脳血管に沈着するアミロイド蛋白は複数あるが，アルツハイマー病（AD）と関連の深いアミロイドβ蛋白（Aβ）が沈着する孤発性Aβ型CAAの頻度が最も高く，高齢者やAD患者でしばしば認められる．

*1
p.304 **Key words** 参照．

Keywords

アルツハイマー病 (AD)

アルツハイマー病（AD）は，認知機能障害を主症状とする進行性の神経変性疾患であり，神経病理学的には，老人斑，神経原線維変化，神経細胞脱落を認める．老人斑はアミロイドβ蛋白（Aβ）で，神経原線維変化は異常にリン酸化されたタウ蛋白で，主に構成されている．Aβは，39-43アミノ酸から成るペプチドであり，β- およびγ- セクレターゼによって前駆体であるアミロイド前駆蛋白（APP）から切り出される．家族性 AD の原因遺伝子が APP やγ- セクレターゼに関連するプレセニリンにあったことなどから，Aβが AD 発症過程の中で中心的役割を果たしているとする Aβカスケード仮説が広く受け入れられている．

1 脳アミロイドアンギオパチーの分類

アミロイド蛋白	臨床病型

1. アミロイドβ蛋白（Aβ）	1. 孤発性
	2. 遺伝性あるいは染色体異常に関連
	  a. APP 遺伝子変異に関連するもの（CAA と関連が深い点変異）
	  b. プレセニリン遺伝子変異に関連するもの（CAA と関連が深い点変異）
	  c. ダウン症候群に関連するもの

2. シスタチンC（ACys）	HCHWA-Icelandic type（シスタチンC遺伝子 ^{68}Leu → Gln 変異に伴う）
3. トランスサイレチン（ATTR）	遺伝性トランスサイレチン型アミロイドーシスでの髄膜脳血管へのアミロイド沈着（TTR遺伝子変異に伴う）
4. ゲルゾリン（AGel）	遺伝性ゲルゾリン型アミロイドーシス（家族性アミロイドーシス，フィンランド型）にみられる髄膜脳血管へのアミロイド沈着（ゲルゾリン遺伝子変異に伴う）
5. プリオン蛋白（PrP）（AScr）	アルツハイマー病類似の経過を示すプリオン病（PrP遺伝子変異 Y145stop）
6. ABri / ADan	1. 英国型家族性 CAA（家族性英国型認知症）（BRI 遺伝子の停止コドン変異に伴う） 2. ADan（家族性デンマーク型認知症）（BRI 遺伝子の decamer 重複に伴う）
7. AL	脳に限局した単クローン性の形質細胞増殖による白質脳症を伴う CAA

APP：アミロイド前駆蛋白，HCHWA：hereditary cerebral hemorrhage with amyloidosis（アミロイドーシスに伴う遺伝性脳出血）．

（Yamada M, et al. *Prog Mol Biol Transl Sci* 2012[1] より改変）

孤発性 Aβ型 CAA

孤発性 Aβ型 CAA の頻度

孤発性 Aβ型 CAA の頻度は加齢とともに増加し，病理学的な検討では60歳以上の約半数に CAA がみられる[1]．AD 患者ではさらに多く，80～90%には CAA がみられる[1]．また，1998～2003年の間にわが国で行われた全国調査では，55歳以上の CAA 関連脳出血の有病率は10万人に7.49人であった[2]．

孤発性 Aβ型 CAA の病理

孤発性 Aβ型 CAA は主に大脳の髄膜と皮質血管にみられ，脳内分布では後頭葉により高度で，大脳基底核，視床，脳幹，白質，脊髄にはまれである[1]．軽度の CAA では，髄膜や皮質血管に少量の Aβ沈着を認めるのみであるが，高度の CAA では，ほとんどの小動脈や細動脈が高度の Aβ沈着を示す．毛細血管や時には細動脈，小動脈に沈着した Aβが周囲の脳実質にしみ出したような像がみられ，周囲に変性神経突起の集簇を伴い，老人斑様構造を示す．

Aβは，そのC末端に異質性があり，アミノ酸が（39-）40位で終わるAβ40，42（-43）位で終わるAβ42の2つの主な分子種がある．ADにおける老人斑のアミロイドがAβ42を主要構成成分にするのに対し，脳血管に沈着しているAβはAβ40を主体としている[1]．

CAAに関連した血管変化（CAA-associated vasculopathies）として，血管壁の重複化，内膜の閉塞性変化・ヒアリン化，微小動脈瘤様拡張，フィブリノイド壊死などが観察される[1]．これらの血管変化は脳血管障害の病理学的基盤となる．CAAに関連した脳血管障害には脳葉型の大脳出血，小脳出血，白質脳症，皮質小梗塞や小出血などがある[1]．

孤発性Aβ型CAAの病歴および症候上の特徴

CAAによる脳出血は，典型的な高血圧性脳出血とは異なり，脳葉型の大出血を特徴とする[1,3]．脳出血に伴い，髄膜刺激症状，意識障害，神経学的局在症状（片麻痺，視野障害，失語など）を呈する．頭痛，髄膜刺激症状は脳内出血のくも膜下腔への穿破に関連している[1]．CAAによる脳出血は再発・多発しやすいという特徴を持つ．

また，CAAでは皮質微小出血や限局性くも膜下出血（脳表ヘモジデリン沈着）がみられ，それに起因するてんかん性機序によると考えられる一過性の神経症状がしばしばみられる[1]．

進行性の認知症がしばしばみられ，その原因としてCAAに関連する脳血管障害による血管性認知症，ADの合併，両者の混合型などがある[1]．出血ばかりでなく白質病変を生じ，ビンスワンガー病（Binswanger disease）様の白質脳症に発展する例も存在し，認知症や脳卒中様のエピソードを示す．

また，CAAに関連して単球／マクロファージ系の浸潤がみられ，時に炎症あるいは肉芽腫性血管炎の所見がみられる[1]．血管炎あるいはCAA関連炎症を合併する例では，しばしば亜急性に進行する白質脳症を呈し，早期に生検診断すれば免疫療法で治療しうる点で重要である．

孤発性Aβ型CAAの検査所見および診断

CAAの確定診断は病理学的な証明による．脳生検，血腫除去術で得られた組織，あるいは剖検によって病理診断される．しかし，全例で病理学的な検索が行えるわけではなく，それ以外の検査による臨床診断の精度を上げる必要がある．

病理学的検索以外でCAAの診断に有用な検査として，頭部CTやMRIによる画像診断があげられる（**2**）[3]．CAAによる脳出血は大脳の脳葉に好発するが，高血圧性脳出血の好発部位である基底核領域，視床，橋のCAAはまれであり，それによる出血も通常は起こらない[1]．しかし，脳葉型出血であればCAAによるものであるとは必ずしもいえず，CAA以外の原因の鑑別が重要であり，非定型的高血圧性脳出血，外傷性脳出血，全身出血傾向，脳動脈瘤・動静脈奇形による出血，腫瘍に伴う出血などを除外診断する必要が

2 CAAおよびCAA関連脳出血および脳血管障害における診断バイオマーカーと危険因子

バイオマーカー	1. CAAのバイオマーカー ・アミロイドイメージング（アミロイドPET）での後頭葉優位のトレーサー集積パターン ・脳脊髄液でのAβ40濃度低下 2. CAA関連脳出血および脳血管障害のバイオマーカー ・CTまたはMRIでの症候性の脳葉型脳出血 ・MRI上の皮質・皮質下の微小出血 ・MRI上の円蓋部非動脈瘤性くも膜下出血，または脳表へモジデリン沈着症 ・MRI上の皮質の微小梗塞 ・MRI上のCAA関連炎症や血管炎に合致する亜急性白質脳症
危険因子	1. 一般的因子 ・高齢 ・アルツハイマー病 2. 遺伝的因子 ・家族歴のある症例のCAAに関連する遺伝子変異 ・孤発例のアポリポ蛋白E遺伝子：ε4はCAA，ε2は出血の危険因子 3. CAA関連脳出血を引き起こす非遺伝的危険因子 ・血栓溶解療法，抗凝固療法，抗血小板療法 ・高血圧 ・軽度の頭部外傷 4. 抗アミロイド療法

（Yamada M. *Front Neurol* 2012[3]より改変）

ある．

　CAAによる脳出血は再発，多発する傾向にあるため，新しい出血とともに古い出血が存在することが，CAAによる出血を強く支持する所見となる．さらに，CAAでは皮質に微小出血が散在してみられることが多い．これは，CAA脳の皮質には出血の基盤となる微小動脈瘤やフィブリノイド壊死が多発していることと関係し，大出血以外に，皮質微小出血がしばしば起こっているためである．こうした微小出血の検出にMRIのgradient-echo法（T2*強調画像）やsusceptibility-weighted imaging（SWI）が有用である（**2**）[3,4]．

　また，出血の所見に加え，白質脳症を示唆する側脳室周囲の深部白質のCT上の低吸収域，MRI T2強調あるいはFLAIR画像上の高信号域がみられる場合がある．高齢者でしばしばみられる大脳白質病変の鑑別診断の一つとしてCAAは重要である．

　ADでは脳血流SPECTや糖代謝PETによる脳機能画像の有用性が報告されているが，CAAでの特徴は報告されていない．最近，AD診断に使用され始めた（11）C-Pittsburgh compound Bを用いたアミロイドPETでは，CAAは後頭葉優位のトレーサー集積パターンを示すことが報告されている（**2**）[3,5,6]．

　脳脊髄液中のAβ42やリン酸化タウの測定はADの診断に有用であるが，CAA診断における脳脊髄液マーカーの有用性はまだ確立していない．近年の報告では，CAAほぼ確実例では脳脊髄液中のAβ40がAβ42と同様に低下しているとされているが（**2**）[3,7]，今後多数例での検討が必要である．

　アミロイド前駆蛋白（amyloid precursor protein：APP）変異に伴う遺伝性

3 CAA関連脳出血に関するボストン診断基準

確実（definite CAA）	剖検による完全な脳の検索により以下の3点が証明される： 1. 脳葉型，皮質あるいは皮質皮質下出血，2. CAA関連血管変化*を伴う高度なCAA，3. 他の原因病変の欠如
ほぼ確実（生検組織の陽性所見を伴う） （probable CAA with supporting pathology）	臨床データおよび病理組織（血腫吸引標本あるいは皮質生検）が以下の3点を示す： 1. 脳葉型，皮質あるいは皮質皮質下出血，2. 標本内にCAA，3. 他の原因病変の欠如
臨床的にほぼ確実（probable CAA）	臨床データおよびMRI／CTが以下の3点を示す： 1. 脳葉型，皮質あるいは皮質皮質下に限局する多発性出血（小脳出血を含む），2. 年齢55歳以上，3. 他の出血の原因**の欠如
疑い（possible CAA）	臨床データおよびMRI／CTが以下の3点を示す： 1. 脳葉型，皮質あるいは皮質皮質下の単発性出血，2. 年齢55歳以上，3. 他の出血の原因**の欠如

* CAA関連血管変化：フィブリノイド壊死を伴う微小動脈瘤形成など．
** 他の出血の原因：ワルファリン過量（INR > 3.0），頭部外傷，虚血性脳血管障害，脳腫瘍，血管奇形，血管炎，血液疾患あるいは凝固異常．

(Knudsen KA, et al. *Neurology* 2001[8] より)

4 CAA関連脳出血に関する「アミロイドーシスに関する調査研究班」による診断基準（2003）

ボストン診断基準で除外すべき「**他の出血の原因」に，「高血圧症（収縮期血圧160 mmHg以上，または拡張期血圧95 mmHg以上，または降圧剤内服歴がある，のどれかにあてはまること）」を加え改変したもの

** 3 を参照.

(Hirohata M, et al. *Eur J Neurol* 2010[2] より)

CAAは，APP遺伝子検査がその診断に有用である．プレセニリン1（presenilin 1：PSEN1）変異やプレセニリン2（presenilin 2：PSEN2）変異による家族性ADにもCAAを合併するものがしばしば存在し（**1**），それらの診断も遺伝子検査が有用である（**2**）．

現在，CAA自体を診断する診断基準は存在しないが，CAAに関連した脳出血の診断基準として，Boston Criteria for Diagnosis of CAA-related Hemorrhage（**3**）がある[8]．脳葉型出血39例による検討では，この診断基準によるprobable CAAの特異度は100％であったが，感度は44.8％と低かった[8]．感度が低かった原因として，この研究では，CAAでしばしばみられる微小出血の検出に有用なgradient-echo MRIが行われていなかったことがあげられており，今後，高感度MRIによる微小出血の検討も加えるとさらに感度が上がる可能性がある．わが国では高血圧に関連する脳出血が多いため，2003年からわが国で行われたCAA関連脳出血の全国調査ではこのBoston Criteriaの除外項目である「他の出血の原因」に高血圧を含め，より特異度の高い診断基準を使用した（**4**）[2]．高血圧はCAAと共存しうるもの

> **Column**
> ## 脳卒中治療ガイドラインにおける脳アミロイドアンギオパチーの治療について[21]
> 1. CAA 関連脳出血に対し血腫吸引術を行った場合に,保存的療法よりも予後がよい,という科学的根拠はない(グレードC1).
> 2. MRIなどで皮質・皮質下微小出血が多数みられた場合,CAA の可能性を考慮する.また,脳葉型脳出血の既往があり,ApoEε2 を有する患者では,脳出血再発のリスクが高く,このような症例に血栓溶解療法や抗凝固療法を行うと,さらに脳出血のリスクを上げる可能性があり勧められない(グレードC2).
> 3. 主に亜急性白質脳症の病像を呈する CAA 関連血管炎あるいは炎症では免疫抑制薬投与を考慮する(グレードC1).

であるが,高血圧のみでも CAA 類似の脳葉型出血を来すことがあることに留意すべきである.

遺伝的危険因子

孤発性 Aβ 型 CAA では,APP 遺伝子,PSEN1 遺伝子,PSEN2 遺伝子に変異はないが,いくつかの遺伝的な危険因子の関与が報告されている.その一つは,AD 発症の確立した危険因子として知られる ApoE の遺伝子型で,ApoE 遺伝子にはε2,ε3,ε4 のアレルとそれに対応する E2,E3,E4 のアイソフォームがある.欧米のデータでは,ε4 アレルが AD の危険因子であるばかりでなく,CAA の独立した危険因子であることが報告されている(**2**)[1,3].さらに興味深いことには,AD 発症に対して防御的な関連を有するとされる ApoEε2 アレルが,CAA に伴う脳出血のリスクであることが報告されている(**2**)[1,3].

非遺伝学的危険因子

血圧を下げることが CAA 関連脳出血の危険を下げると報告されており,このことは,高血圧が CAA 関連脳出血の危険因子であることを示している(**2**)[3,9].CAA に伴う脳出血を誘発する背景として,抗血小板・凝固薬の使用,脳外科手術,頭部外傷などがあげられている(**2**)[3,10-12].また,AD 症例に行われた Aβ に対する免疫療法にて,CAA 関連脳出血や微小血管病変,CAA 周囲の炎症,血管性浮腫などの合併症が報告された[3].このことは,抗アミロイド療法は,CAA 関連脳血管障害や血管に沈着した Aβ に対する免疫反応による炎症を引き起こす可能性があることを示している[3].

治療

孤発性 Aβ 型 CAA 自体の治療法に関する報告はないが,CAA に関連する病態の治療として,①CAA 関連脳出血に対する外科的処置,②血栓溶解療法・抗凝固療法中の脳出血,③降圧薬による CAA 関連脳出血の予防,④CAA 関連血管炎あるいは炎症に対する治療,の 4 点について,いくつかの報告がある.

5 CAA 関連脳出血に対する外科的処置についての報告

報告者	年	症例数	術後2日以内の再出血または死亡	術後3日以降の経過
Torack RM ほか[*1]	1975	2	1（死亡）	残りの1例も1か月後に死亡
No author[*2]	1982	1	0	1年後，13日後に再出血
Kalyan-Raman UP ほか[*3]	1984	3	0	3日後，1か月後，14か月後に死亡
Leblanc R ほか[*4]	1991	20	0	生検の8例中1例が脳膿瘍で死亡 12例の脳出血例中，4例は死亡，1例は再出血，5例が中等度以上の認知症
Greene GM ほか[*5]	1990	11	1（死亡）	9例の脳出血中6例は神経症状改善
Matkovic Z ほか[*6]	1991	8	1（再出血）	9日後，42日後，10か月後に再出血 3例は4年，3年，4か月生存しており，2例は職場復帰
Izumihara A ほか[*7]	1999	37（50手術）	4（再出血）	術後1か月以降の機能は20例で良好
Hirohata M ほか[*8]	2010	35	1（死亡）	3例が術後3～62日で再出血

（[*1] Torack RM. *Am J Pathol* 1975 [11]；[*2] Case records of the Massachusetts General Hospital. *N Engl J Med* 1982 [13]；[*3] Kalyan-Raman UP, et al. *Ann Neurol* 1984 [14]；[*4] Leblanc R, et al. *Neurosurgery* 1991 [15]；[*5] Greene GM, et al. *Stroke* 1990 [16]；[*6] Matkovic Z, et al. *Stroke* 1991 [17]；[*7] Izumihara A, et al. *Stroke* 1999 [18]；[*8] Hirohata M, et al. *Eur J Neurol* 2010 [2] より）

CAA 関連脳出血に対する外科的処置

CAA 関連脳出血に対する外科的処置については，1970年代より複数の報告があるが，いずれも症例報告や横断研究の域を出ていない（5）[11,13-18]．手術自体による影響が強いと考えられる術後2日以内の経過についてみると，報告されている117例中死亡が3例，再出血が5例とそれほど高くない（5）．一方，手術後の長期経過，予後については，術後数日での死亡といった予後不良例や社会復帰が可能であった例の報告などさまざまである（5）．CAA 関連脳出血は多発・再発することが特徴であり，手術について評価するためには，手術例と非手術例との間で経過・予後についての比較が必要であるが，そうした検討はなく，長期予後についての結論は得られていない（5）．

血栓溶解療法・抗凝固療法中の脳出血

CAA 患者における血栓溶解療法に関する報告は，いずれも症例報告や横断研究の域を出ていない．これらの報告された症例の中で，組織学的検討が行われた症例10例のうち7例が CAA であり，同年代での CAA 症例の割合に比較して高率であったとされている[19]．

CAA 患者における抗凝固療法については，1つの症例報告[13]と1つの症例対照研究が存在する[20]．この症例対照研究では，ワルファリン内服中に脳出血を起こした65歳以上の59例中41例（69％）が，CAA でしばしばみられる脳葉型の脳出血を呈した[20]．また，ApoE の遺伝子多型を調べた41

例の検討では，CAA の出血の危険因子とされている ApoE 遺伝子ε2 を持つことは，ワルファリン内服中の脳出血の有意な危険因子であった（OR 3.8, 95％ CI 1.0-14.6）[20]．さらに，病理学的な検索が可能であった 11 例中 7 例に CAA を認めた[20]．

降圧薬による CAA 関連脳出血の予防

ペリンドプリルによる降圧薬の大規模臨床試験に，Boston Criteria にて CAA ほぼ確実例と診断した症例が 16 例含まれており，それらの症例を対象に降圧治療の脳出血再発予防効果を検討したところ，降圧薬にて加療を受けた症例は CAA 関連脳出血の危険性が 77％軽減した[9]．このことは，他の型の脳出血と同様に，CAA 関連脳出血でも降圧治療が有効であることを示している．

CAA 関連血管炎あるいは炎症に対する治療

CAA 関連血管炎あるいは炎症に対する治療についても現在までにランダム化比較試験はないが，副腎皮質ステロイドやシクロホスファミドといった免疫抑制薬が有効であった症例が報告されている[1]．

おわりに

孤発性 Aβ 型 CAA を中心に CAA について概説した．孤発性 Aβ 型 CAA は頻度の多い疾患であるにもかかわらず，その臨床診断法や治療法が確立されていないことが大きな問題である．今後，さらなる研究の推進が望まれる．

（浜口　毅，山田正仁）

文献

1) Yamada M, Naiki H. Cerebral amyloid angiopathy. *Prog Mol Biol Transl Sci* 2012；107：41-78.
2) Hirohata M, et al. Clinical features of non-hypertensive lobar intracerebral hemorrhage related to cerebral amyloid angiopathy. *Eur J Neurol* 2010；17：823-829.
3) Yamada M. Predicting cerebral amyloid angiopathy-related intracerebral hemorrhages and other cerebrovascular disorders in Alzheimer's disease. *Front Neurol* 2012；3：64.
4) Rosand J, et al. Spatial clustering of hemorrhages in probable cerebral amyloid angiopathy. *Ann Neurol* 2005；58：459-462.
5) Johnson KA, et al. Imaging of amyloid burden and distribution in cerebral amyloid angiopathy. *Ann Neurol* 2007；62：229-234.
6) Ly JV, et al. 11C-PIB binding is increased in patients with cerebral amyloid angiopathy-related hemorrhage. *Neurology* 2010；74：487-493.
7) Verbeek MM, et al. Cerebrospinal fluid amyloid beta(40) is decreased in cerebral amyloid angiopathy. *Ann Neurol* 2009；66：245-249.
8) Knudsen KA, et al. Clinical diagnosis of cerebral amyloid angiopathy：Validation of the Boston criteria. *Neurology* 2001；56：537-539.
9) Arima H, et al. Effects of perindopril-based lowering of blood pressure on intracerebral hemorrhage related to amyloid angiopathy：The PROGRESS trial. *Stroke* 2010；41：394-396.
10) Sloan MA, et al. Clinical features and pathogenesis of intracerebral hemorrhage after rt-PA and heparin therapy for acute myocardial infarction：The Thrombolysis in Myocardial Infarction (TIMI) II Pilot and Randomized Clinical Trial combined experience. *Neurology* 1995；45：649-658.

11) Torack RM. Congophilic angiopathy complicated by surgery and massive hemorrhage. A light and electron microscopic study. *Am J Pathol* 1975 ; 81 : 349-366.
12) Wijdicks EF, Jack CR, Jr. Intracerebral hemorrhage after fibrinolytic therapy for acute myocardial infarction. *Stroke* 1993 ; 24 : 554-557.
13) Case records of the Massachusetts General Hospital. Weekly clinicopathological exercises. Case 49-1982. A 63-year-old man with recurrent intracerebral hemorrhage. *N Engl J Med* 1982 ; 307 : 1507-1514.
14) Kalyan-Raman UP, Kalyan-Raman K. Cerebral amyloid angiopathy causing intracranial hemorrhage. *Ann Neurol* 1984 ; 16 : 321-329.
15) Leblanc R, et al. Surgical considerations in cerebral amyloid angiopathy. *Neurosurgery* 1991 ; 29 : 712-718.
16) Greene GM, et al. Surgical experience with cerebral amyloid angiopathy. *Stroke* 1990 ; 21 : 1545-1549.
17) Matkovic Z, et al. Surgical risk of hemorrhage in cerebral amyloid angiopathy. *Stroke* 1991 ; 22 : 456-461.
18) Izumihara A, et al. Postoperative outcome of 37 patients with lobar intracerebral hemorrhage related to cerebral amyloid angiopathy. *Stroke* 1999 ; 30 : 29-33.
19) McCarron MO, Nicoll JA. Cerebral amyloid angiopathy and thrombolysis-related intracerebral haemorrhage. *Lancet Neurol* 2004 ; 3 : 484-492.
20) Rosand J, et al. Warfarin-associated hemorrhage and cerebral amyloid angiopathy : A genetic and pathologic study. *Neurology* 2000 ; 55 : 947-951.
21) 篠原幸人ほか, 脳卒中合同ガイドライン委員会(編). 脳卒中治療ガイドライン2009. 東京：協和企画；2009. p.261.

無症候性脳出血と microbleeds

Point
- 無症候性脳出血は MRI の普及により診断頻度が増加している．
- microbleeds は T2*強調画像で同定される 5（〜10）mm 未満のヘモジデリン沈着病変で，基底核・視床などの深部病変は高血圧性細動脈硬化を，皮質病変はアミロイドアンギオパチーを反映する．
- microbleeds は認知機能障害と関連し，脳卒中（特に脳出血）の危険因子である．
- microbleeds を有する場合，抗血小板薬・抗凝固薬の使用には注意を要する．

無症候性脳出血と microbleeds の概念

　病理学的にもともと概念として存在していた無症候性脳出血であるが，頭部 CT の登場後に臨床診断が可能となり，さらに MRI の普及に伴って無症候性脳出血の診断頻度が上昇している．一方，脳微小出血（cerebral or brain microbleeds）は，微小ヘモジデリン沈着病変として MRI でのみ診断可能な疾患概念である．gradient echo 法を利用した T2*（スター）強調画像の一般化によって，microbleeds の描出頻度は飛躍的に高まり，脳出血の発症リスク，認知機能との関連，血栓溶解薬・抗血栓薬の使用適応の問題などが注目されている．

無症候性脳出血の頻度と部位

　無症候性脳出血は，頭部 CT のみの時代には，被殻に認められるスリット上の低吸収域が典型的所見（**1**）として同定されていたが，1980 年代後半の頭部 MRI 導入により，診断頻度が上昇した[1]．T2 強調画像では，低信号域で囲まれた中心部が高信号域の病変として同定され（**2**），被殻のほか視床など高血圧性脳出血の分布に一致する部位に多く認められる[2]．高血圧性脳出血を対象とした検討では，無症候性脳出血が 1／4 程度に認められている[3]．

　日常診療で問題となるのは，無症候性脳出血を有する患者に対する抗血栓薬の使用である．症候性脳出血例同様に，これまでに，治療方針に関する明らかなエビデンスはないが，虚血性疾患の高リスク群では厳格な血圧管理を行いながらの投与が行われている．

microbleeds の定義・病理

　microbleeds は頭部 MRI により同定されるもので，放射線学的診断所見

Key words

ヘモジデリン沈着
出血した赤血球内のヘモグロビンは，酸素を多く含んだオキシヘモグロビン（oxyhemoglobin，酸素化ヘモグロビン）から，時間経過とともに酸素を失ってデオキシヘモグロビン（deoxyhemoglobin，還元ヘモグロビン）となる．さらに血腫周囲から酸化され，二価（フェロ）の鉄イオンが三価（フェリ）となり酸素運搬能を消失したメトヘモグロビン（methemoglobin）となる．赤血球膜の破壊によってメトヘモグロビンは組織中に遊離し，浸潤マクロファージなどに貪食・分解される過程でヘモジデリン（hemosiderin）となり，慢性期に組織に沈着する．

無症候性脳出血とmicrobleeds | 313

1 無症候性脳出血合併のCT画像

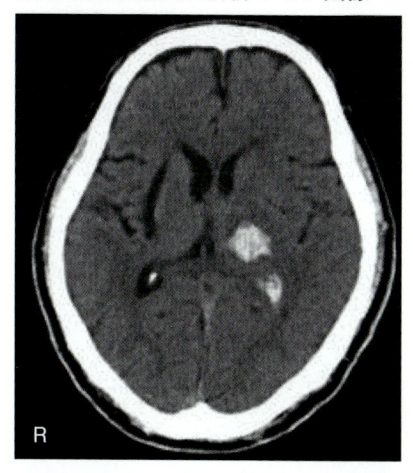

脳卒中の既往はない初発脳出血例だが，脳室穿破を伴う左視床の急性期出血（高吸収域）のほかに，右被殻にスリット状低吸収域を認める．

2 無症候性脳出血のMRI画像

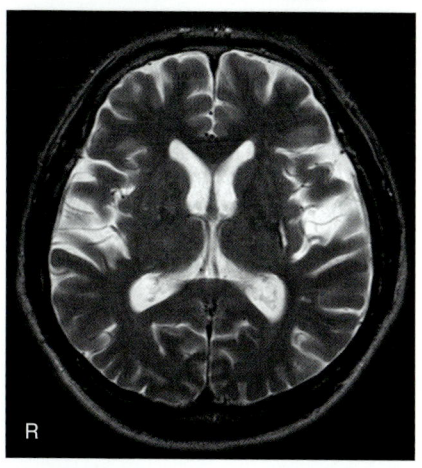

脳出血の既往はないが，T2強調MRI画像で左被殻に中心部は高信号で周囲が低信号を呈する無症候性出血が描出されている．

（small signal void）である．T2＊gradient recalled echo（T2＊GRE）法あるいはsusceptibility-weighted imaging法で描出される均一な小円形病変で，大きさは5～10 mm未満と定義されることが多い[4,5]．類似の画像として鑑別が必要な病態は，石灰化，軟膜動脈，出血性梗塞，海綿状血管腫などである．アミロイドアンギオパチー例を対象に行った検討でmacrobleedsとの分布の境界が5.7 mmであることが示されているが，シグナルの大きさは撮像条件の影響を受けることから，撮像方法によって前記の幅の中で定義することが妥当のようである．

病理学的な検討[6]から，高血圧性細動脈硬化あるいはアミロイドアンギオパチーを反映した微小血管障害（microangiopathy）からの漏出や出血によって血管外に出た血液成分を取り込んだマクロファージ内のヘモジデリンを描出していることが明らかにされている．

microbleedsの出現頻度・部位

神経症候のない日本人成人の出現頻度は，3～8％とされる[7]．米国フラミンガム研究でも，神経疾患のない対象での出現頻度（5％）には大きな差はみられていない[8]．

同定される部位としては，神経疾患のない日本人の場合，3～5％の皮質に，深部基底核領域には4～8％に認められる[7]．また，日本人の脳出血例を対象としても，皮質に病変が認められる割合が通常の脳出血の頻度と比較して多い．視床・被殻など，高血圧性脳出血の出現頻度が高い深部領域に認められるmicrobleedsは，基礎になる血管病理が，高血圧性の微小血管障害に基づき，皮質に認められるものはアミロイドアンギオパチーに由来すると考えられている（3）．

Key words

gradient echo 法
MRIの撮像法の一つでgradient recalled echo（GRE）法ともいう．スピンエコー法と異なり，180度パルスを使用しないため，高速撮像が可能であるが，画質は劣化する．大脳基底核に沈着するフェリチンと異なり粒子の大きいヘモジデリンに対してはT2＊緩和効果が明瞭に現れるため，この方法によるT2＊強調画像は沈着ヘモジデリンの検出がスピンエコー法より優れている．

3 microbleeds の MRI 画像

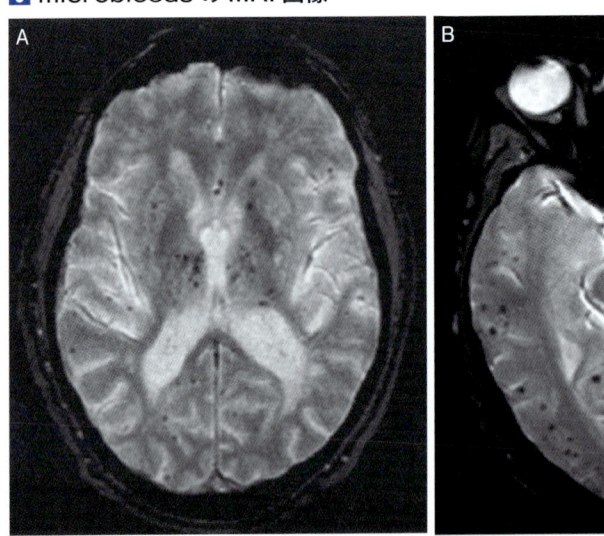

A：深部型 microbleeds．大脳基底核・視床に microbleeds が多発している．
B：皮質型 microbleeds．皮質・皮質下に microbleeds が多発している．

(Greenberg SM, et al. *Lancet Neurol* 2009[5] より)

microbleeds 発症の危険因子

　出現に寄与する因子として，脳出血の既往が最も重要で，高年齢，高血圧は多くの報告で相関が認められている．そのほか，糖尿病，低コレステロール血症，低中性脂肪血症，腎機能障害，喫煙，男性，大脳白質病変，ラクナ梗塞，APOE ε4 アレルが関連するとされる[4,8-10]．microbleeds を合併する脳血管障害の臨床病型としては，脳出血に最も多く合併することは一致しているが（47〜83％），ラクナ梗塞（23〜62％）にも多く認められ，心原性脳塞栓症，アテローム血栓性脳梗塞が続く[11,12]．また，初発例よりも再発例で多くなり，特に脳出血を繰り返した例で高率（9割程度）になる[13]．

　microbleeds に寄与するその他の因子としては，頸動脈プラークの存在や VEGF 高値，スタチンの使用が microbleeds の存在に，また，血圧の変動が microbleeds の進展に関与する可能性が示されている[14]．

認知機能と microbleeds

　microbleeds は血管性認知症やアルツハイマー病などの認知症との関連が近年報告されており，皮質下性認知症では陽性率が85％にも上るとの報告[15]がある．アルツハイマー病では microbleeds の存在が認知障害の進行と関係しないとする報告もあるが，ラクナ梗塞や白質病変を有する例では，実行機能との相関が認められている．神経疾患のない場合でも，MMSE の低下と有意に相関するが，MMSE の低下は皮質ではなく，深部病変に存在する microbleeds と相関することから，高血圧性微小血管障害に基づく機序が示唆されている[7]．

Keywords

APOE 遺伝子

アポリポ蛋白E（Apolipoprotein E：APOE）は，主要なリポ蛋白の一つで，第19番染色体上に遺伝子が存在する．ε2，ε3，ε4の3つの対立遺伝子（アレル）が存在し，アミノ酸配列の112番目と158番目が異なっている．ε3が正常（野生）型で，ε4はアルツハイマー病の危険因子とされている．

4 microbleedsによる脳卒中発症リスク

A　アジア人のコホート研究

報告者	MB（+）n/N	MB（−）n/N	OR (95% CI)	重みづけ（%）
Mok et al	4 / 17	1 / 58	17.54 (1.81, 170.20)	8.62
Soo et al	11 / 252	4 / 656	7.44 (2.35, 23.59)	52.82
Huang et al	6 / 280	0 / 439	20.81 (1.17, 370.93)	9.47
Naka et al	5 / 53	1 / 130	13.44 (1.53, 117.98)	13.05
Fan et al	4 / 43	1 / 78	7.90 (0.85, 73.07)	16.04
計	30 / 645	7 / 1,270	10.43 (4.59, 23.72)	100.00

test for overall effect：z = 5.60, p < 0.0001
test for heterogeneity：χ² = 0.86, df = 4, p = 0.930, I² = 0%

microbleedsによる脳出血発症リスク

B　西洋人のコホート研究

報告者	MB（+）n/N	MB（−）n/N	OR (95% CI)	重みづけ（%）
Thijs et al	1 / 129	1 / 358	2.79 (0.17, 44.92)	31.86
Gregoire et al	1 / 8	0 / 13	5.40 (0.19, 149.78)	19.76
Orken et al	1 / 31	1 / 110	3.63 (0.22, 59.82)	25.79
Boulanger et al	1 / 45	1 / 191	4.32 (0.26, 70.38)	22.60
計	4 / 213	3 / 672	3.87 (0.91, 16.40)	100.00

test for overall effect：z = 1.84, p = 0.066
test for heterogeneity：χ² = 2.10, df = 3, p = 0.992, I² = 0%

microbleedsによる脳出血発症リスク

C　アジア人のコホート研究

報告者	MB（+）n/N	MB（−）n/N	OR (95% CI)	重みづけ（%）
Mok et al	1 / 17	4 / 58	0.84 (0.09, 8.10)	4.08
Soo et al	32 / 252	64 / 656	1.35 (0.86, 2.11)	74.12
Naka et al	4 / 53	10 / 130	0.98 (0.29, 3.27)	12.80
Fan et al	5 / 43	6 / 78	1.58 (0.45, 5.51)	9.01
計	42 / 365	84 / 922	1.30 (0.88, 1.93)	100.00

test for overall effect：z = 1.30, p = 0.192
test for heterogeneity：χ² = 0.47, df = 3, p = 0.926, I² = 0%

microbleedsによる脳梗塞発症リスク

D　西洋人のコホート研究

報告者	MB（+）n/N	MB（−）n/N	OR (95% CI)	重みづけ（%）
Fluri et al	4 / 26	3 / 150	8.91 (1.87, 42.51)	4.97
Thijs et al	13 / 129	19 / 358	2.00 (0.96, 4.18)	59.98
Boulanger et al	6 / 45	16 / 191	1.68 (0.62, 4.58)	35.05
計	23 / 200	38 / 699	2.23 (1.29, 3.85)	100.00

test for overall effect：z = 2.89, p = 0.004
test for heterogeneity：χ² = 3.41, df = 2, p = 0.182, I² = 41.3%

microbleedsによる脳梗塞発症リスク

A：アジア人のコホート研究では，microbleedsによる脳出血発症リスクが顕著である．
B：西洋人のコホート研究では，microbleedsによる脳出血発症リスクは著明ではない．
C：アジア人のコホート研究では，microbleedsによる脳梗塞発症リスクは有意ではない．
D：西洋人のコホート研究では，microbleedsによる脳梗塞発症リスクが有意である．
MB：microbleeds

(Charidimou A, et al. *Stroke* 2013 [16]より)

脳卒中発症危険因子としての microbleeds

　microbleeds の存在は脳卒中発症の危険因子である可能性が当初から指摘されてきたが，当初の成績では脳出血やラクナ梗塞の発症リスクとの関係は一定していなかった．前向きコホート研究のメタアナリシス[16]では，アジア人の microbleeds では脳出血の発症と強く相関する一方で西洋人ではその関連は低く（ **4**)，脳梗塞の発症については，西洋人では有意な関連があるもののアジア人では相関が認められていない．基礎となる微小血管障害や発症の機構に遺伝的背景や生活習慣の違いが寄与している可能性が示唆される．

血栓溶解薬と microbleeds

　1996 年に組織プラスミノゲンアクチベーターによる血栓溶解療法が脳梗塞急性期治療に認められて以来，頭蓋内出血の合併は最大の問題であるが，microbleeds の存在がその発症を予測できる可能性について検討されてきた．これまでの報告では，脳梗塞急性期の血栓溶解療法の際に microbleeds が存在すると頭蓋内出血の頻度を軽度増加させる傾向が認められる[17]．しかしながら，血栓溶解療法を行わない指標とするまでのエビデンスは示されていない．

抗血栓薬と microbleeds

　症候性脳出血や無症候性脳出血に対する懸念と同様に，microbleeds を有する例に抗血小板薬や抗凝固薬などの抗血栓薬を投与すべきか否かについて，近年関心が高まっている．抗血小板薬やワルファリンを服用している患者に microbleeds が多く認められることは，国内外の研究[18,19]で共通している．前向き研究では，抗血小板薬を 2 剤，12 週程度投与しても脳出血の増加はみられていない．しかしながら，抗血小板薬の単剤投与であっても長期に投与する場合には，microbleeds の存在は脳出血の危険性を有意に高めることが示されている[19]．

無症候性脳出血・microbleeds 合併例の治療方針

　MRI を中心とした画像診断の進歩により，日常臨床で無症候性脳出血や microbleeds を認める機会は増え，その臨床的意義が明らかになりつつある．従来，脳出血例などでは T2*強調画像を撮影されているが，一般住民の microbleeds 合併率は 1 割弱であり，脳血管障害や高血圧などの危険因子を有するものでは，同撮像法による検出をより積極的に考えてよいであろう．日本人は脳出血を起こしやすい人種であり，脳出血発症予測因子としての microbleeds の重要性が確立してきていることから，合併例に対しては，厳格な血圧管理とともに，抗血栓治療の適応や薬剤選択には十分な検討が必要である．

〔大星博明〕

文献

1) 岡田靖ほか．画像診断の進歩と無症候性脳血管障害病変—自験脳梗塞例における年度別検討．脳卒中 1990；12：415-420．
2) 中島ユミほか．無症候性脳内出血 MRI 所見からの検討．臨床神経学 1991；31：270-274．
3) Offenbacher H, et al. MR of cerebral abnormalities concomitant with primary intracerebral hematomas. *AJNR Am J Neuroradiol* 1996；17：573-578．
4) Cordonnier C, et al. Spontaneous brain microbleeds：Systematic review, subgroup analyses and standards for study design and reporting. *Brain* 2007；130：1988-2003．
5) Greenberg SM, et al. Cerebral microbleeds：A guide to detection and interpretation. *Lancet Neurol* 2009；8：165-174．
6) Fazekas F, et al. Histopathologic analysis of foci of signal loss on gradient-echo $T2^*$-weighted MR images in patients with spontaneous intracerebral hemorrhage：Evidence of microangiopathy-related microbleeds. *AJNR Am J Neuroradiol* 1999；20：637-642．
7) Yakushiji Y, et al. Distributional impact of brain microbleeds on global cognitive function in adults without neurological disorder. *Stroke* 2012；43：1800-1805．
8) Jeerakathil T, et al. Cerebral microbleeds：Prevalence and associations with cardiovascular risk factors in the Framingham Study. *Stroke* 2004；35：1831-1835．
9) Tsushima Y, et al. Brain microhemorrhages detected on $T2^*$-weighted gradient-echo MR images. *AJNR Am J Neuroradiol* 2003；24：88-96．
10) Vernooij MW, et al. Prevalence and risk factors of cerebral microbleeds：The Rotterdam Scan Study. *Neurology* 2008；70：1208-1214．
11) Tanaka A, et al. Small chronic hemorrhages and ischemic lesions in association with spontaneous intracerebral hematomas. *Stroke* 1999；30：1637-1642．
12) Kato H, et al. Silent cerebral microbleeds on $T2^*$-weighted MRI：Correlation with stroke subtype, stroke recurrence, and leukoaraiosis. *Stroke* 2002；33：1536-1540．
13) Naka H, et al. Frequency of asymptomatic microbleeds on $T2^*$-weighted MR images of patients with recurrent stroke：Association with combination of stroke subtypes and leukoaraiosis. *AJNR Am J Neuroradiol* 2004；25：714-719．
14) Liu W, et al. Different impacts of blood pressure variability on the progression of cerebral microbleeds and white matter lesions. *Stroke* 2012；3：2916-2922．
15) Seo SW, et al. Clinical significance of microbleeds in subcortical vascular dementia. *Stroke* 2007；38：1949-1951．
16) Charidimou A, et al. Cerebral microbleeds and recurrent stroke risk：Systematic review and meta-analysis of prospective ischemic stroke and transient ischemic attack cohorts. *Stroke* 2013；44：995-1001．
17) Shoamanesh A, et al. Postthrombolysis intracranial hemorrhage risk of cerebral microbleeds in acute stroke patients：A systematic review and meta-analysis. *Int J Stroke* 2013；8：348-356．
18) Vernooij MW, et al. Use of antithrombotic drugs and the presence of cerebral microbleeds：The Rotterdam Scan Study. *Arch Neurol* 2009；66：714-720．
19) Lovelock CE, et al. Antithrombotic drug use, cerebral microbleeds, and intracerebral hemorrhage：A systematic review of published and unpublished studies. *Stroke* 2010；41：1222-1228．

Further reading

- 篠原幸人ほか，脳卒中合同ガイドライン委員会（編）．無症候性脳出血．脳卒中治療ガイドライン 2009．東京：協和企画；2009, pp.223-224．

V. くも膜下出血の治療

くも膜下出血の診断と治療法の選択

> **Point**
> - くも膜下出血は激しい頭痛や意識障害で発症する.
> - CTにてくも膜下出血を診断し, CT angiographyにて脳動脈瘤を同定する.
> - 重症度を判定し, 手術適応を判断する.
> - 開頭クリッピング術またはコイル塞栓術を施行する.

1 くも膜下出血をきたす主な疾患
- 脳動脈解離
- 脳脊髄動静脈奇形
- 硬膜動静脈瘻
- 脳静脈洞血栓症
- もやもや病
- 細菌性脳動脈瘤
- 脳血管炎
- 脳腫瘍
- 下垂体腺腫
- 血液凝固異常
- 外傷性くも膜下出血
- 中脳周囲非動脈瘤性くも膜下出血
- 可逆性脳血管攣縮症候群

　くも膜下出血は脳卒中の中でも死亡率が高い疾患であり, 速やかに診断し, 適切に対処する必要がある. 本稿では脳動脈瘤破裂によるくも膜下出血を中心に現在の標準的なくも膜下出血の診断と治療法の選択について概説する. その他のくも膜下出血の原因となる主な疾患を**1**に示す.

診断

臨床症状

　主な臨床症状は突然の激しい頭痛である. 頭痛の出現状況が参考になるため, 問診や家族から状況の聞き取りが重要である. 動脈瘤が破裂し, 出血した瞬間に頭痛が生じる. よって, 「茶碗を洗っていた」, 「風呂に入っていた」などと発症時が特定できる. 程度は「割れるように」, 「バットで殴られたように」と激烈である. 頭痛を訴える患者の割合としては筋緊張性頭痛や片頭痛のことが多く, その場合には「最近, 頭痛がする」というように発症時が特定できず, 習慣性であることが多い. くも膜下出血では頭蓋内圧亢進があるため, 嘔吐を伴う. 重症例では意識障害に至る.

　ごくまれに破裂に先立って少出血があり (minor leak), 軽微な頭痛がみられることがある.

身体所見

　頭痛や頭蓋内圧亢進による高血圧をきたす. 神経学的には髄膜刺激症状の項部硬直がみられる. 一般には巣症状はみられないが, 中大脳動脈瘤などで血腫型の出血となった場合には, 運動麻痺などをきたす. その他, 内頸動脈-後交通動脈分岐部動脈瘤による動眼神経麻痺のように動脈瘤が増大し周囲の脳神経を圧迫することがある. 内頸動脈海綿静脈洞部の大型動脈瘤では動眼神経麻痺や外転神経麻痺で発症することが多い.

くも膜下出血の診断と治療法の選択 | 321

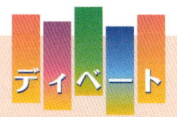

ディベート
多発性に脳動脈瘤が認められた場合の治療

　脳動脈瘤は約10%に多発性に認められる．くも膜下出血の脳動脈瘤検索で多発性に脳動脈瘤が認められた場合，CTでくも膜下出血が最も多い（厚い）部位の付近にあるもの，サイズが大きなもの，形が不整形なもの，疫学的に破裂の頻度が高いものなどから総合的に破裂動脈瘤を判断する．一期的に外科的治療をするか，破裂動脈瘤を治療して，未破裂の動脈瘤は後日に検討するかは意見が分かれる．われわれは基本的に後者の立場をとっているが，どうしても破裂部位の同定が困難な場合には一期的に治療している．

2 くも膜下出血症例

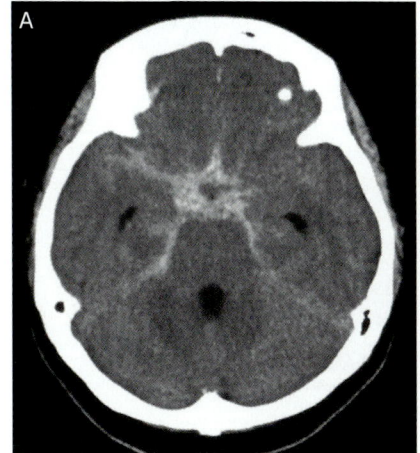

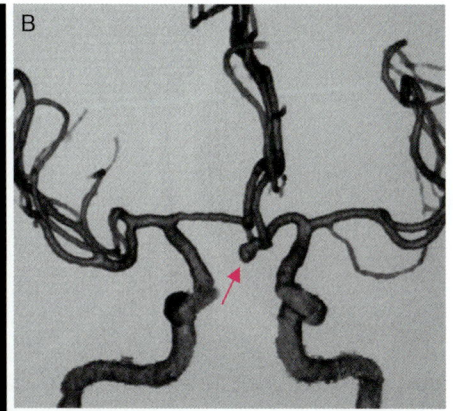

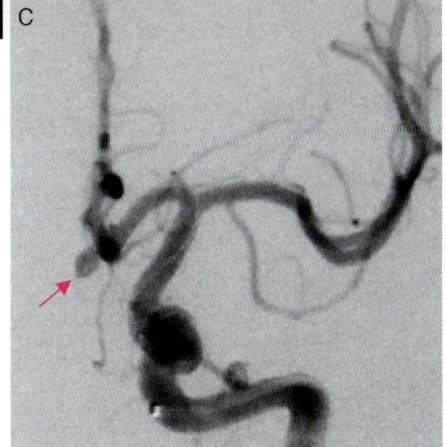

A：頭部 CT にてくも膜下出血を認める．
B：CT angiography にて前交通動脈瘤を認める（→）．
C：脳血管造影にて前交通動脈瘤を認める（→）．

画像診断

　まず頭部 CT を撮影する．くも膜下腔で比較的広いスペースは脳槽ともいうが，トルコ鞍上部の鞍上槽や外側溝（シルヴィウス裂）の出血がわかりやすい．動脈瘤はウィリス動脈輪近傍の脳底部に生じることが多く，出血もその周囲に多いことによる（**2**）．六角形や五角形にみえるため，"ダビデの星"や"ペンタゴン"といわれる．ごく少量のくも膜下出血や発症から時間が経

可逆性脳血管攣縮症候群
(reversible cerebral vasoconstriction syndrome：RCVS)

多数の脳動脈の部分的, 可逆的攣縮による症候群である. 20～50歳の女性に多い. 突然の強い頭痛で始まり, 吐き気や嘔吐を伴うこともある[5]. 頭痛は繰り返し出現する. 攣縮を起こした脳動脈の灌流域の巣症状を伴うこともある. 脳梗塞に至ったり, 脳表に限局したくも膜下出血をきたすことがある (**3**). 強い急性の頭痛があり, 多数の脳動脈の部分的攣縮が血管撮影で認められ, 脳動脈瘤によるくも膜下出血ではなく, 髄液所見が正常であることから診断される. カルシウム拮抗薬, ステロイド, 硫酸マグネシウムが効果的との報告がある. 通常, 発症から12週以内に血管撮影上の異常は改善する.

3 reversible cerebral vasoconstriction syndrome 症例

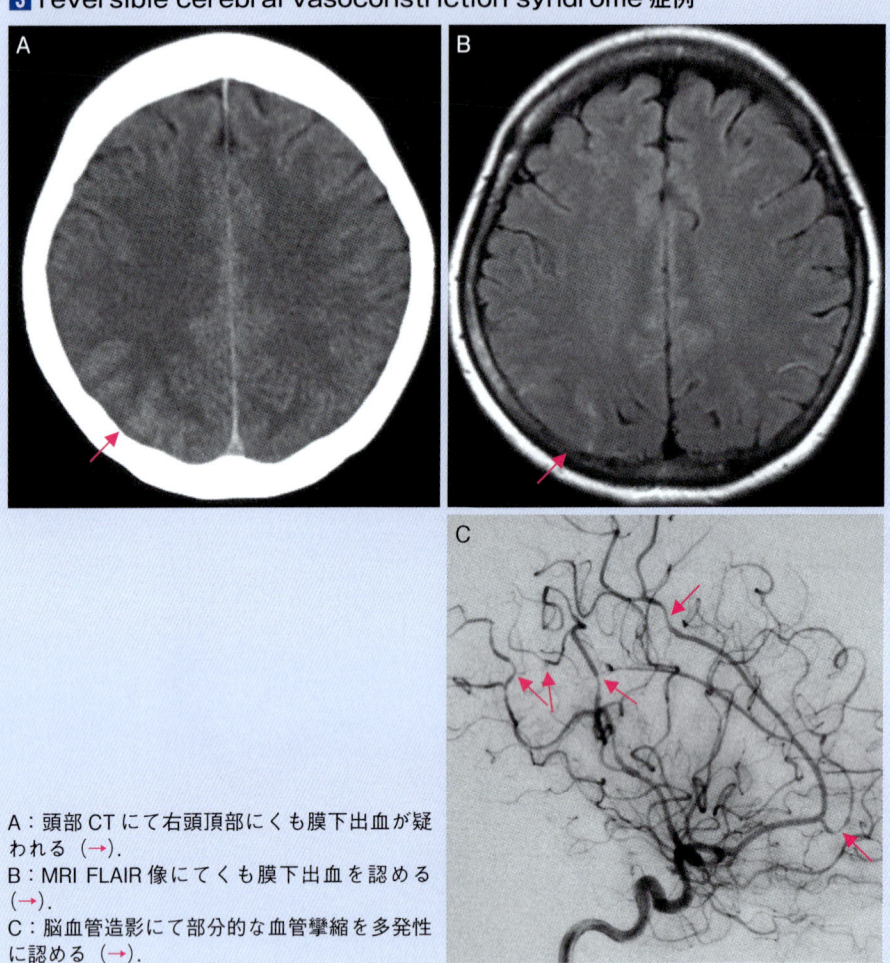

A：頭部CTにて右頭頂部にくも膜下出血が疑われる (→).
B：MRI FLAIR 像にてくも膜下出血を認める (→).
C：脳血管造影にて部分的な血管攣縮を多発性に認める (→).

過し, 髄液で wash out されたような出血はCTでは評価しにくいことがある. その場合にはMRIの fluid-attenuated inversion recovery (FLAIR) 画像を撮影すると出血が描出されやすい (**3**). T2*像は脳内出血を同定しやすいが, くも膜下出血は周囲脳槽とのコントラストがつきにくい. 以上の検査でも出血が明らかでなく, くも膜下出血が疑われる場合には腰椎穿刺を行う. 髄液が血性か透明かで鑑別できるが, 硬膜外静脈叢の穿刺 (traumatic tap) とならないように注意する必要がある.

4 Hunt-Kosnik 分類

Grade 0	未破裂動脈瘤
Grade I	意識清明で神経症状なし，ごく軽度の頭痛，項部硬直がある
Grade Ia	急性の髄膜あるいは脳症状はないが，固定した神経脱落症状がある
Grade II	意識清明で中〜高度の頭痛・項部硬直があるが，神経症状なし（脳神経麻痺は除く）
Grade III	傾眠・錯乱状態，または軽度の局所症状がある
Grade IV	昏迷状態，中〜重度の片麻痺，時に早期除脳硬直，自律神経障害を示す
Grade V	深昏睡，除脳硬直，瀕死の状態を示す

脳動脈瘤の検索

くも膜下出血と診断されれば，脳動脈瘤を速やかに検索する．くも膜下出血の当面の治療の目標は再出血防止であり，動脈瘤の部位や形状によって治療のアプローチが異なってくるからである．近年は CT に引き続いて施行できる CT angiography を行う施設が増えている．撮影法の進歩により画質も良くなってきている．造影剤を比較的多く使用するため，腎機能をチェックしておく．

CT angiography で詳細が不明な場合には脳血管造影を行う．以前は検査中の再出血を避けるために発症後 6 時間以内には行っていなかったが，近年はデジタル化などにより画質が向上して造影剤の注入は少なくてすむ．よって，術中の再破裂はまれであり，可及的速やかに行う．ただし，鎮静，鎮痛，降圧などの処置をしておく必要がある．三次元撮影が普及し，動脈瘤の形状や分枝との関係を把握しやすくなった．開頭クリッピング術前には静脈の還流経路も評価しておく．その他，血液検査，胸部単純 X 線撮影，心電図検査といった一般的な検査も行い，全身麻酔に備える．まれに神経原性肺水腫やカテコラミン心筋症（たこつぼ型心筋症）を合併していることがある．

治療

再出血は急性期（3 日以内，特に 1 日以内）に多いため，可及的早期に治療する．外科的治療の適応は重症度を評価して判断する．重症度は一般にHunt-Kosnik 分類が用いられる（4）．近年は Grade IV までは外科的治療を行う場合が多い．外科的治療は再出血を予防するものであり，出血で損傷した脳を治療するものではない．Grade V では再出血にかかわらず，死亡する確率が高いために外科的治療は行わない．ただし，Grade V にも神経原性ショックや呼吸循環障害によるものが含まれ，その場合には状態は改善することもあるので，慎重に判定する．

再出血予防の治療法は開頭クリッピング術とコイル塞栓術が行われる．それぞれの詳細は他項に譲るが[*1]，コイル塞栓術が 1997 年に保険適用となり，

[*1]
本章「脳動脈瘤の外科的治療」(p.326)，「脳動脈瘤の脳血管内手術」(p.332) 参照．

5 日本における脳動脈瘤に対する外科的治療法の推移

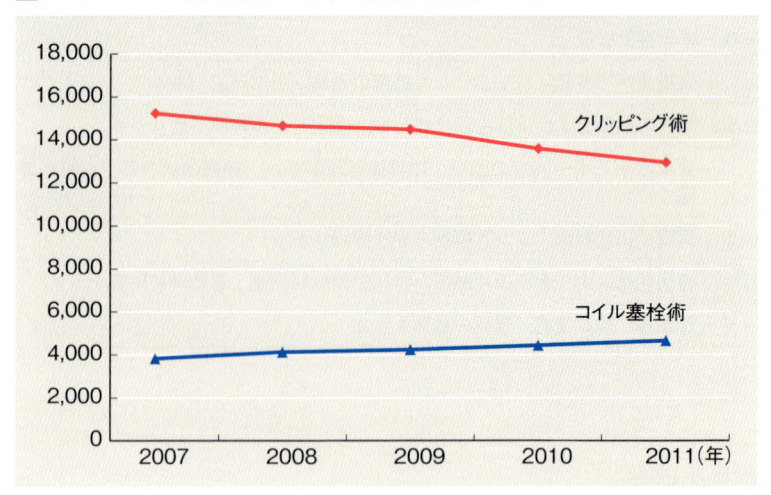

（日本脳神経外科学会専門医訓練施設のデータ）

6 脳動脈瘤部位別治療法の選択

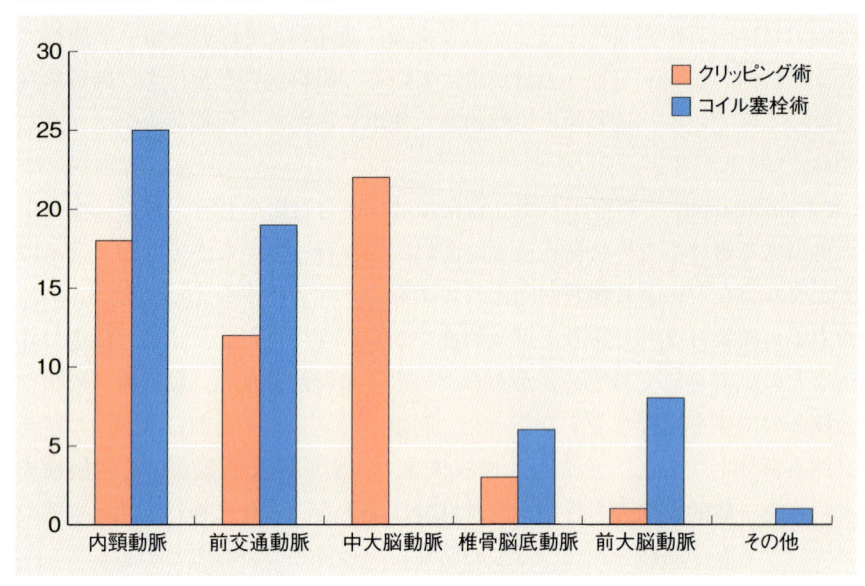

（長崎大学のデータより）

普及してきている．日本脳神経外科学会専門医訓練施設における手術データでは2011年度に破裂動脈瘤に対する治療は1万7,616例行われており，クリッピング術は1万2,963例（73.6％），コイル塞栓術は4,653例（26.4％）であった（**5**）．欧米ではランダム化試験で，コイル塞栓術のほうが優れているという結果が発表されて[1]，コイル塞栓術の割合が多くなり，クリッピング術とコイル塞栓術の比は約4：6の割合である[2,3]．

長崎大学における2007～2011年の5年間のデータでは破裂動脈瘤に対して118例の外科的治療があり，クリッピング術は56例（47.5％），コイル塞栓術は62例（52.5％）で，コイル塞栓術の割合が高くなっている[4]．破裂

動脈瘤は緊急に対処する必要があり，コイル塞栓術は比較的簡便であるため，コイル塞栓術を第一選択とし，動脈瘤の残存や再発がある場合に追加治療としてクリッピング術を行うようにしている．動脈瘤の部位による治療法選択については，中大脳動脈を除いてはコイル塞栓術の割合が多い．中大脳動脈瘤に対しては比較的クリッピング術が容易であり，コイル塞栓術は行っていない(**6**)．

　くも膜下出血発症1～2週間は脳血管攣縮をきたし，約1か月後には水頭症となることがある．前者にはついては他項に譲る*2．水頭症に対しては脳室-腹腔シャント術を行う．近年は腰椎-腹腔シャントを行うことも増えてきている．腰椎-腹腔シャントは脳にチューブを挿入しなくてすむといった利点がある．くも膜下出血の予後は発症時の脳損傷や脳血管攣縮による脳梗塞に影響される．おおむね1/3の患者は死亡し，1/3の患者に後遺症が残り，1/3の患者は社会復帰する．

〈林健太郎，永田　泉〉

*2
本章「遅発性脳血管攣縮の予防と治療」(p.341)参照．

文献

1) Molyneux A, et al. International Subarachnoid Aneurysm Trial (ISAT) of neurosurgical clipping versus endovascular coiling in 2143 patients with ruptured intracranial aneurysms: A randomised trial. *Lancet* 2002; 360: 1267-1274.
2) Qureshi AI, et al. Impact of International Subarachnoid Aneurysm Trial results on treatment of ruptured intracranial aneurysms in the United States. Clinical article. *J Neurosurg* 2011; 114: 834-841.
3) Bradac O, et al. Aneurysm treatment in Europe 2010: An internet survey. *Acta Neurochir (Wien)* 2012; 154: 971-978.
4) 林健太郎，永田泉．クリッピング術とコイル塞栓術の使い分け．Clinical Neuroscience 2013; 31: 457-460.
5) Ducros A. Reversible cerebral vasoconstriction syndrome. *Lancet Neurol* 2012; 11: 906-917.

Further reading

● 小林紀方，飯原弘二．Reversible cerebral vasoconstriction syndrome. Clinical Neuroscience 2013; 31: 434-436.
　RCVSの病因，症候，診断，鑑別診断，治療，臨床経過などの概説．

V. くも膜下出血の治療

脳動脈瘤の外科的治療

Point
- 破裂脳動脈瘤によるくも膜下出血では，再出血予防の外科的治療を発症後早期に行うことが必要である．
- 外科的治療方法としては開頭手術と血管内手術がある．
- 嚢状動脈瘤の多くは開頭クリッピング術で根治が可能である．
- 大型・巨大動脈瘤，部分血栓化動脈瘤，紡錘状動脈瘤，解離性動脈瘤，血豆状動脈瘤など，開頭クリッピング術が困難な動脈瘤では，親動脈閉塞術＋血行再建術が必要になることがある．
- 外科治療後にくも膜下出血が再発することもあるため，長期的な経過観察および危険因子の管理が必要である．

くも膜下出血の外科的治療

　破裂脳動脈瘤によるくも膜下出血では再出血が転帰に影響を及ぼすことから，再出血予防の外科的治療がきわめて重要となる．再出血の73％が初回出血後72時間以内に起こるとされ[1]，出血後72時間以内の早期外科治療が推奨される[2]．搬入時すでに出血後72時間を過ぎている場合には，遅発性脳血管攣縮の時期以降の待機的手術も考慮する必要がある[2]．また，画像上くも膜下出血を認めなくとも，動眼神経麻痺などを呈し，切迫破裂が疑われる場合には出血例に準じて早期手術を行う必要がある（**Memo** 参照）．

　再出血予防の外科的治療方法として，開頭手術もしくは血管内手術の選択肢があり，適応に関する議論が活発である（**ディベート**参照）．重症くも膜下出血の中でも，脳内血腫を伴う症例や急性水頭症を合併する症例に対しては，可及的早期に脳動脈瘤根治とともに，血腫除去や脳室ドレナージによる頭蓋内圧管理を積極的に行う必要があり，開頭手術の良い適応と考えられる．脳室ドレナージや脳槽ドレナージは頭蓋内圧管理に有用であるばかりでなく，薬物の投与経路としても重要である．脳腫脹が強い重症例では，外減圧術や内減圧術を追加することがある．以下，破裂脳動脈瘤の根治術式について概説する（**1**）．

脳動脈瘤頸部クリッピング術

　くも膜下出血の外科的治療で最も一般的な方法であり，専用のクリップを使用して脳動脈瘤を閉塞し，脳動脈瘤内部への血流を遮断することで再出血を防ぐ方法である（**2**）．クリッピングに際しては，動脈瘤周囲の動脈や穿

Memo

脳動脈瘤による動眼神経麻痺

　脳動脈瘤，特に内頸動脈－後交通動脈分岐部の脳動脈瘤の切迫破裂症状として，動眼神経麻痺はしばしば経験される．初期症状として散瞳と対光反射の消失をきたし，進行すると眼瞼下垂や眼球運動障害を生じる．これは，瞳孔を支配する副交感神経が動眼神経の周辺部を走行するからである．糖尿病などの血管障害による動眼神経麻痺では，神経中心部が障害されて眼球運動障害が出現するが，瞳孔は正常に保たれることが多い．動眼神経麻痺をきたしている場合，破裂と同様に緊急で治療を行うことが多い．開頭クリッピング術のみならずコイル塞栓術でも動眼神経麻痺は改善することが多い．

ディベート

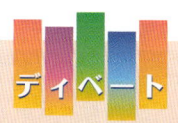

開頭手術か，血管内手術か？

　従来，破裂脳動脈瘤の治療では開頭手術が主体であったが，血管内手術の有効性が2002年にISAT研究で示された．同研究では，破裂脳動脈瘤患者における治療後1年での要介助＋死亡（mRS 3〜6）は血管内手術で23.5％，開頭手術で30.9％であり，血管内手術の成績が良好だった[11,12]．2009年には長期成績が追加報告され，治療後5年間での死亡は血管内手術で有意に少なかったが（血管内手術：開頭手術＝11％：14％），自立（mRS 0〜2）の割合は差がなかった[13]．治療後1年以上での再出血は血管内手術10例，開頭手術3例と少数であり，いずれの治療方法も長期的な破裂予防効果があると解釈できる．

　術後再出血に関連して，1,010例の破裂脳動脈瘤を対象に施行したCARAT研究では，治療1年以降の再出血は開頭手術では認めず，血管内手術でもわずか1例（再破裂率0.11％／年）で両群間に有意差はなかった[14]．同研究では，初回治療1年以降の追加治療は血管内手術群で有意に多いものの，追加治療で大きな合併症はないため，追加治療の必要性が破裂脳動脈瘤に対する血管内手術の有効性を否定する根拠にはならないとしている[14]．従来，破裂脳動脈瘤に対する血管内手術は，後方循環系，傍前床突起部，全身合併症例，スパズム期来院，高齢者，重症例などを対象とすることが多かったが，近年では血管内手術を破裂脳動脈瘤の第一選択とする施設が増加しつつある．上述した知見や今後の新たなエビデンスを元に両治療法の利点・欠点を考慮しつつ，治療方法を症例ごとに選択する必要がある．

1 くも膜下出血に対する外科的治療の種類と方法

1. 一般的には動脈瘤直達手術として専用のクリップを用いた脳動脈瘤頸部クリッピング術（ネッククリッピング）を行う（グレードA）
2. ネッククリッピングが困難な場合には動脈瘤トラッピング術や親動脈近位部閉塞術も考慮する（グレードC1）
3. 上記いずれもが困難な場合には，動脈瘤壁を補強する動脈瘤被包術（コーティング術，ラッピング術）などを考慮する（グレードA）

（脳卒中合同ガイドライン委員会〈編〉．脳卒中治療ガイドライン2009, p.199[2]より）

通枝が閉塞することによる虚血性合併症を回避する必要がある．ドプラ血流計，蛍光ビデオ血管造影，インドシアニングリーンビデオ血管造影などでクリッピング後の血管閉塞の有無を確認する[3]．これらの方法は，動脈瘤の不完全クリッピングの検出にも有用である．また，運動誘発電位を術中にモニタリングすることで，血流障害による皮質脊髄路の虚血を電気生理学的に確認する方法も用いられている[4]．これらの術中支援装置やモニタリングを使用することで，クリッピング術の治療成績は向上しつつある．

親動脈閉塞＋血行再建術

　大部分の動脈瘤でクリッピング術が可能であるが，クリッピング術が困難な場合には親動脈閉塞を選択する[2]*1．親動脈閉塞には，動脈瘤の近位部と遠位部の2か所で閉塞するトラッピング術と動脈瘤の近位部のみを閉塞する近位部閉塞術に分類される．親動脈閉塞後に虚血性合併症をきたすことが予想される場合には，親動脈閉塞に先立って血行再建術を行う（**3**）．親動脈閉塞による虚血性合併症の予測に親動脈閉塞試験が有効な場合がある[5]．

Memo

脳動脈瘤クリップとMRI

最近の動脈瘤クリップの多くはチタン合金やコバルト基合金であり，1.5Tや3.0TのMRIが撮影可能である場合が多い．しかし，創生期のクリップは強磁性体の金属で作製されているため，高磁場MRIが禁忌となる．MRI撮影が必要な場合には，実際に手術を行った病院にクリップの種類を確認してから撮影するのが無難であろう．

*1 本章「脳動脈瘤の脳血管内手術」（p.332）参照．

2 開頭クリッピング術を施行した破裂右中大脳動脈瘤の一例（60歳男性）

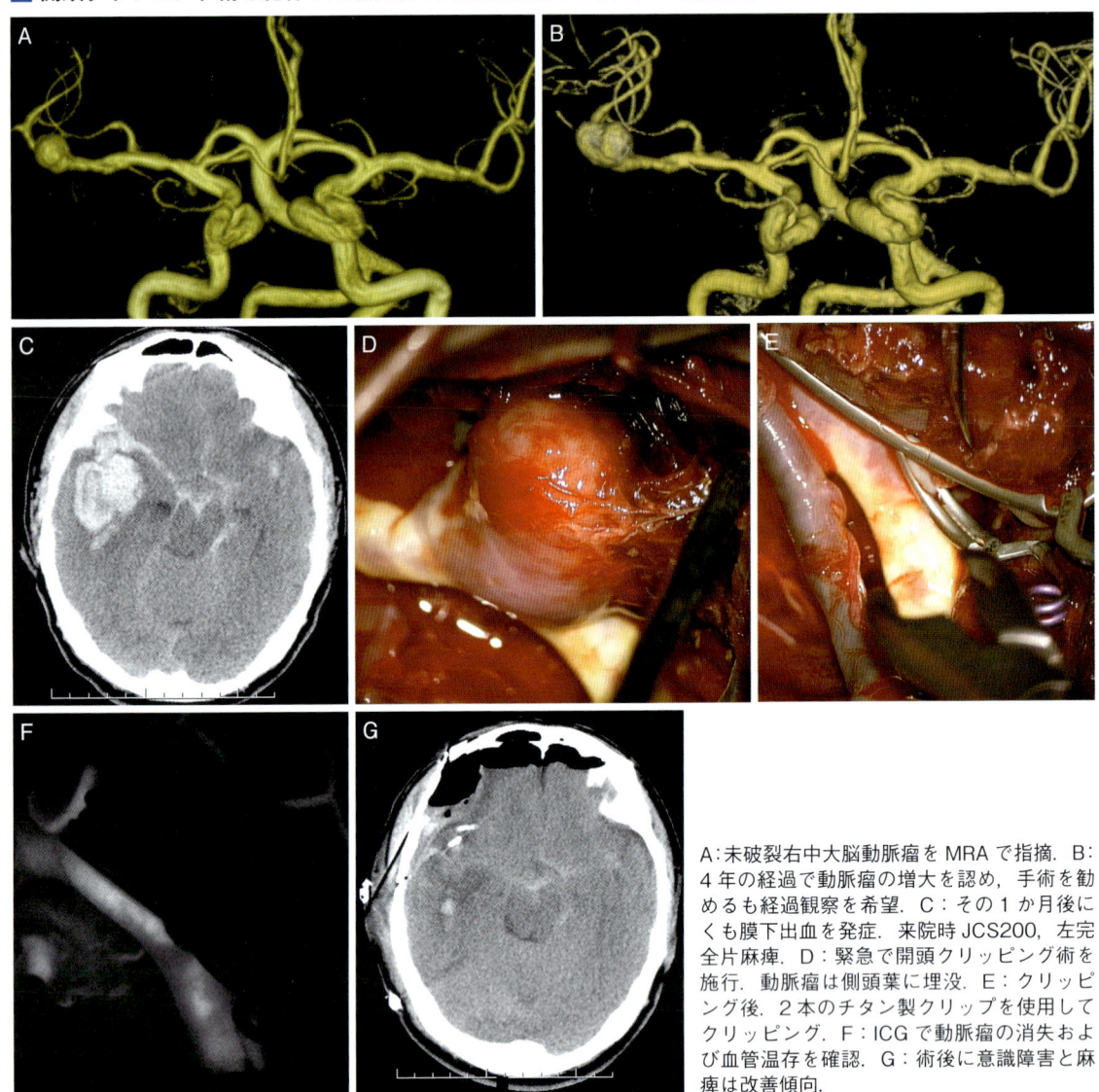

A：未破裂右中大脳動脈瘤をMRAで指摘．B：4年の経過で動脈瘤の増大を認め，手術を勧めるも経過観察を希望．C：その1か月後にくも膜下出血を発症．来院時JCS200，左完全片麻痺．D：緊急で開頭クリッピング術を施行．動脈瘤は側頭葉に埋没．E：クリッピング後．2本のチタン製クリップを使用してクリッピング．F：ICGで動脈瘤の消失および血管温存を確認．G：術後に意識障害と麻痺は改善傾向．

親動脈をバルーンで閉塞し，虚血症状出現の有無を観察するが，くも膜下出血急性期には施行困難な場合も多い．その場合には，用手的に頸部で総頸動脈を圧迫しつつ，必要な血管撮影を行い，側副血行路の評価を行う．血行再建術を併用する場合には，外頸動脈系の分枝である浅側頭動脈や後頭動脈を使用する場合（low flow bypass）と橈骨動脈や大伏在静脈をグラフトとして使用する場合がある（high flow bypass）．親動脈閉塞術は開頭術野でクリップを使用して行うか，開頭術野での閉塞が困難な場合には血管内治療で親動脈閉塞を行い，開頭による血行再建術と組み合わせる方法もある[6]．

動脈瘤被包術

クリッピング術や親動脈閉塞術が困難な場合，クリッピング後に頸部が一

解離性動脈瘤と血豆状動脈瘤

脳動脈は筋性動脈であり，内側から，内皮，内弾性板，中膜，外膜で構成される．解離性動脈瘤では，内皮・内弾性板の急激な断裂によって，血管腔内の血液が中膜平滑筋層内に進入し，偽腔を形成して発生する．偽腔は中膜筋層の中を進むように形成され，部分的に外膜が破綻してくも膜下出血となる[15]．偽腔によって血管内腔が狭窄もしくは閉塞する場合には虚血症状で発症する場合もある．解離性動脈瘤は椎骨動脈に多く発生することから，内弾性板断裂の原因は血行力学的な負荷のみならず，頸部伸展などのささいな外力などが関係している可能性もあるが，詳細は不明である．血管撮影所見として，紡錘状の拡張部に不整な狭窄部を伴う pearl and string sign が有名である．また，内頸動脈に生じる血豆状動脈瘤（blister like aneurysm）と解離性動脈瘤との関連性も報告されている[16]．血豆状動脈瘤は内頸動脈遠位部の前壁に生じ，血管撮影でも小さな隆起にしか造影されないため，診断に苦慮することが多く，注意が必要である（3）．

3 血豆状動脈瘤に対して親動脈閉塞＋血行再建術を施行した一例（57歳女性）

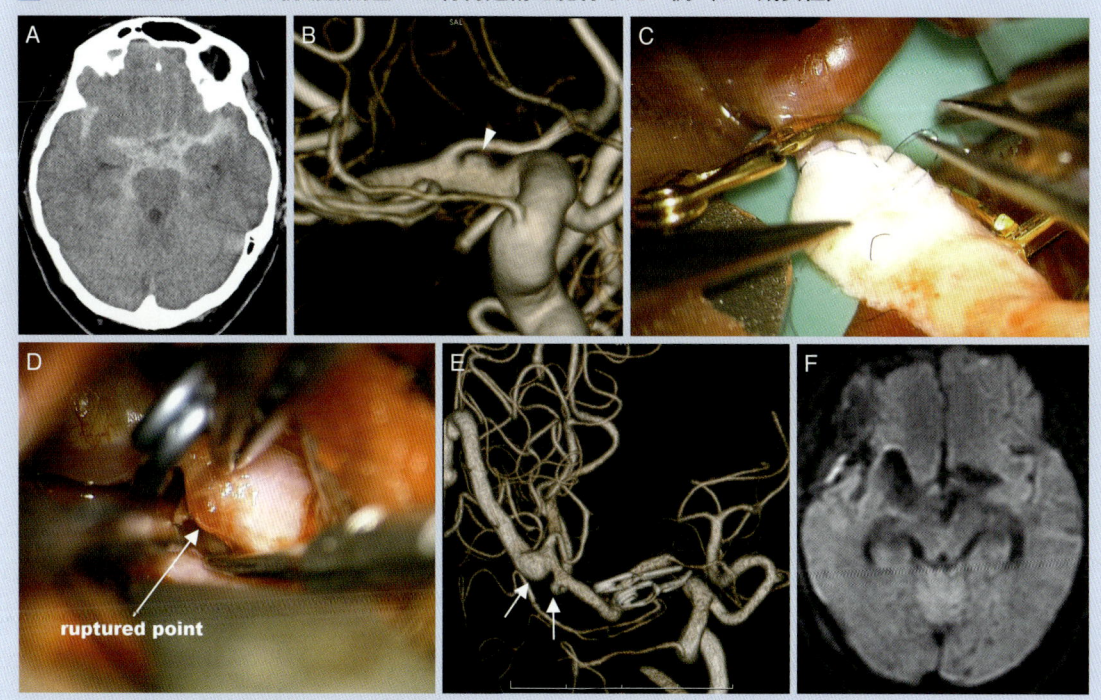

A：CT でくも膜下出血を確認．B：血管撮影で右内頸動脈前壁に半球状の突出（▶）を確認．C：大伏在静脈をグラフトとして使用したバイパスを施行．D：破裂部（→）を確認し，クリップを使用してトラッピング．E：術後の血管撮影でバイパスの開存（⇒）と破裂部の消失を確認．F：術後の拡散強調画像で虚血性合併症は認めず．

部残存する場合に動脈瘤壁を補強する動脈瘤被包術を行うことがある[2]．被包術はコーティング術，ラッピング術などとも呼ばれ，術後の再出血率はクリッピング術に比較して高いが，未処置の場合と比較すると低い[7]．

クリッピング術が可能な動脈瘤とクリッピング術が困難な動脈瘤の特徴（4）

多くの破裂脳動脈瘤はクリッピングによる根治が可能である．クリッピングが可能である動脈瘤は囊状の形態を呈する．肉眼的には体部（body）と頸部（neck）に分けられ，体部の一部に隆起（bleb）を有し，ここが破裂点で

4 クリッピング術が可能な動脈瘤とクリッピング術が困難な動脈瘤の特徴

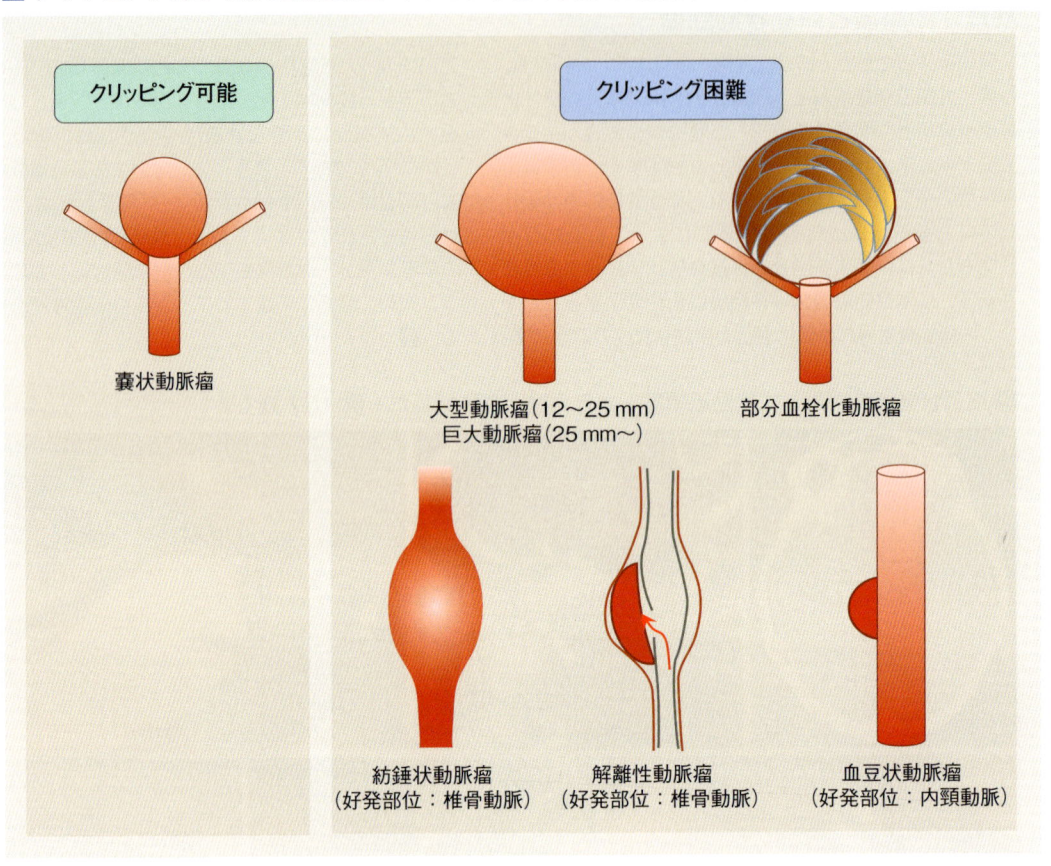

クリッピング可能
- 嚢状動脈瘤

クリッピング困難
- 大型動脈瘤（12〜25 mm）/巨大動脈瘤（25 mm〜）
- 部分血栓化動脈瘤
- 紡錘状動脈瘤（好発部位：椎骨動脈）
- 解離性動脈瘤（好発部位：椎骨動脈）
- 血豆状動脈瘤（好発部位：内頸動脈）

あることが多い．破裂嚢状動脈瘤の好発部位は内頸動脈，前交通動脈，中大脳動脈，脳底動脈などの血管分岐部である．クリッピングに際しては，頸部にクリップをかけて動脈瘤を閉塞させる．しかし，動脈瘤が大きい場合（大型動脈瘤：12〜25 mm, 巨大動脈瘤：25 mm 以上），部分血栓化動脈瘤，紡錘状動脈瘤，解離性動脈瘤，血豆状動脈瘤などの場合にはクリッピングが困難で，上述した親動脈閉塞＋血行再建術が必要になることが多い（**Column**〈p.329〉参照）．これらの動脈瘤はくも膜下出血で発症するほか，巨大脳動脈瘤や部分血栓化動脈瘤の場合には圧迫症状や虚血症状を主訴に来院し，準緊急で手術が必要になることもある．

クリッピング術後の長期経過観察

破裂脳動脈瘤に対するクリッピング術後に脳動脈瘤が再発し，時にくも膜下出血をきたすことがある[8-10]．クリッピング後にくも膜下出血を発症するリスクは一般人口より約 10 倍高いとされる（くも膜下出血再発率：0.2〜0.5%／年)[9]．手術した部位と同部位に再発を認める場合と，手術した以外の場所に動脈瘤が新生（*de novo* aneurysm）する場合がある．手術した部位と同部位の再発は不完全なクリッピング術後に多い[8]．また，現在の喫煙，若年，多発性脳動脈瘤，高血圧がくも膜下出血再発の独立した危険因子であり，

術後の長期経過観察とともに，喫煙や高血圧など危険因子の管理が重要である[10]．

（遠藤英徳，冨永悌二）

文献

1) Naidech AM, et a. Predictors and impact of aneurysm rebleeding after subarachnoid hemorrhage. *Arch Neurol* 2005；62：410-416.
2) 篠原幸人ほか，脳卒中合同ガイドライン委員会（編）．IV．クモ膜下出血．脳卒中治療ガイドライン 2009．東京：協和企画；2009；pp.182-213.
3) Raabe A, et al. Prospective evaluation of surgical microscope-integrated intraoperative near-infrared indocyanine green videoangiography during aneurysm surgery. *Neurosurg* 2005；103：982-989.
4) Suzuki K, et al. Intraoperative monitoring of blood flow insufficiency in the anterior choroidal artery during aneurysm surgery. *J Neurosurg* 2003；98：507-514.
5) van Rooij WJ, et al. Carotid balloon occlusion for large and giant aneurysms：Evaluation of a new test occlusion protocol. *Neurosurgery* 2000；47：116-122.
6) Hacein-Bey L, et al. Treatment of inoperable carotid aneurysms with endovascular carotid occlusion after extracranial-intracranial bypass surgery. *Neurosurgery* 1997；41：1225-1231.
7) Vajda J, et al. Early surgery for ruptured cerebral aneurysm. *Int Surg* 1990；75：123-126.
8) David CA, et al. Late angiographic follow-up review of surgically treated aneurysms. *J Neurosurg* 1999；91：396-401.
9) 柿沼健一ほか．脳動脈瘤クリッピング術後の長期追跡調査．脳卒中の外科 2002；30：88-92.
10) Wermer MJ, et al. Incidence of recurrent subarachnoid hemorrhage after clipping for ruptured intracranial aneurysms. *Stroke* 2005；36：2394-2399.
11) Molyneux AJ, et al；International Subarachnoid Aneurysm Trial（ISAT）Collaborative Group. International Subarachnoid Aneurysm Trial（ISAT）of neurosurgical clipping versus endovascular coiling in 2143 patients with ruptured intracranial aneurysm：A randomised trial. *Lancet* 2002；360：1267-1274.
12) Molyneux AJ, et al；International Subarachnoid Aneurysm Trial（ISAT）Collaborative Group. International subarachnoid aneurysm trial（ISAT）of neurosurgical clipping versus endovascular coiling in 2143 patients with ruptured intracranial aneurysms：A randomised comparison of effects on survival, dependency, seizures, rebleeding, subgroups, and aneurysm occlusion. *Lancet* 2005；366：809-817.
13) Molyneux AJ, et al；ISAT Collaborators. Risk of recurrent subarachnoid haemorrhage, death, or dependence and standardised mortality ratios after clipping or coiling of an intracranial aneurysm in the International Subarachnoid Aneurysm Trial（ISAT）：Long-term follow-up. *Lancet Neurol* 2009；8：427-433.
14) CARAT Investigators. Rates of delayed rebleeding from intracranial aneurysms are low after surgical and endovascular treatment. *Stroke* 2006；37：1437-1442.
15) Ro A, Kageyama N. Pathomorphometry of ruptured intracranial vertebral arterial dissection：Adventitial rupture, dilated lesion, intimal tear, and medial defect. *J Neurosurg* 2013；119：221-227.
16) Ohkuma H, et al. Subarachnoid hemorrhage caused by a dissecting aneurysm of the internal carotid artery. *J Neurosurg* 2002；97：576-583.

V. くも膜下出血の治療

脳動脈瘤の脳血管内手術

> **Point**
> - 脳動脈瘤に対する脳血管内手術は，クリッピング手術同様に出血予防，再出血予防に有効である．
> - 脳動脈瘤に対する脳血管内手術のコンセプトは，瘤内塞栓と母動脈閉塞の2つがある．
> - 術前には，DSA，3D-CTA，MRI・MRAにて動脈瘤の形態とアクセスルートの評価を行うことが必要である．
> - 血栓塞栓性合併症を予防するために，周術期には適切な抗凝固療法，抗血小板療法を行う．
> - 術後のフォローアップは，頭部単純X線，頭部MRI・MRAで行う．再開通や再増大が疑われる場合にはDSAを行う．

本邦では1997年に，プラチナコイルによる脳動脈瘤の血管内治療が保険収載された．2000年以降ガイドラインが策定され，「科学的根拠に基づくくも膜下出血診療ガイドライン第2版」[1]，「脳卒中治療ガイドライン2009」[2]のくも膜下出血と未破裂脳動脈瘤の項に診療ガイドラインが記載されている．いずれの診療ガイドラインでも，脳血管内治療は脳動脈瘤治療選択肢の一つとして認められている．

「脳卒中治療ガイドライン2009」[2]では，破裂脳動脈瘤に対する脳血管内手術は動脈瘤の部位，形状，大きさから可能と判断すれば行うように勧められる（グレードB）治療と記載されている．

2つの治療コンセプト—瘤内塞栓と母動脈閉塞

脳動脈瘤に対する脳血管内手術のコンセプトは，瘤内塞栓と母動脈閉塞の2つに分けられる．瘤内塞栓は母動脈を温存，動脈瘤内のみにプラチナコイルを充填．瘤内への血流を遮断して破裂を予防する手術である．一方，母動脈閉塞は，①動脈瘤近位閉塞のみ（proximal occlusion），②動脈瘤遠位と近位両方の母動脈を閉塞する（internal trapping），③動脈瘤遠位から動脈瘤を含めて近位まで動脈瘤ごと母動脈閉塞することで動脈瘤へ血流を遮断する（internal trapping），というコンセプトである．椎骨動脈などの解離性脳動脈瘤やサイズの大きな脳動脈瘤，（部分）血栓化脳動脈瘤の治療の場合に選択される（**1**）．

Keywords
サイズの大きな脳動脈瘤
large cerebral aneurysm：最大直径12mm以上25mm未満の脳動脈瘤．
giant cerebral aneurysm：最大直径25mm以上の脳動脈瘤．
giant cerebral aneurysm（巨大脳動脈瘤）は，全脳動脈瘤の約5％で，内頸動脈と椎骨脳底動脈に多い．

ISAT (International Subarachnoid Aneurysm Trial)[3-5]

Column

　コイル塞栓術とクリッピング術のいずれも可能と判断された破裂脳動脈瘤を対象とした，手術方法に関する多施設共同無作為比較試験である．治療後2か月，1年，あるいは再出血ないし死亡時の臨床転帰（mRS）を評価した．1年後の「自立不能ないし死亡」は，クリッピング術30.9％，コイル塞栓術23.5％で統計学的有意差をもってコイル塞栓術の成績が優れていた．7年後の生存率もコイル塞栓術の成績が有意に優れていたと報告されている．一方，再出血率は術後1年以降，1年以内，30日以内でいずれもコイル塞栓術のほうが高かったが，統計学的に有意であったのは術後30日以内であった．

　ISAT以前には，クリッピング術が困難な場合にコイル塞栓術を選択する傾向であったが，ISATによって，クリッピング術とコイル塞栓術がいずれも可能と判断される場合には，コイル塞栓術でより良い成績が期待できると明らかにされた．

1 瘤内塞栓（A）と母動脈閉塞（B）

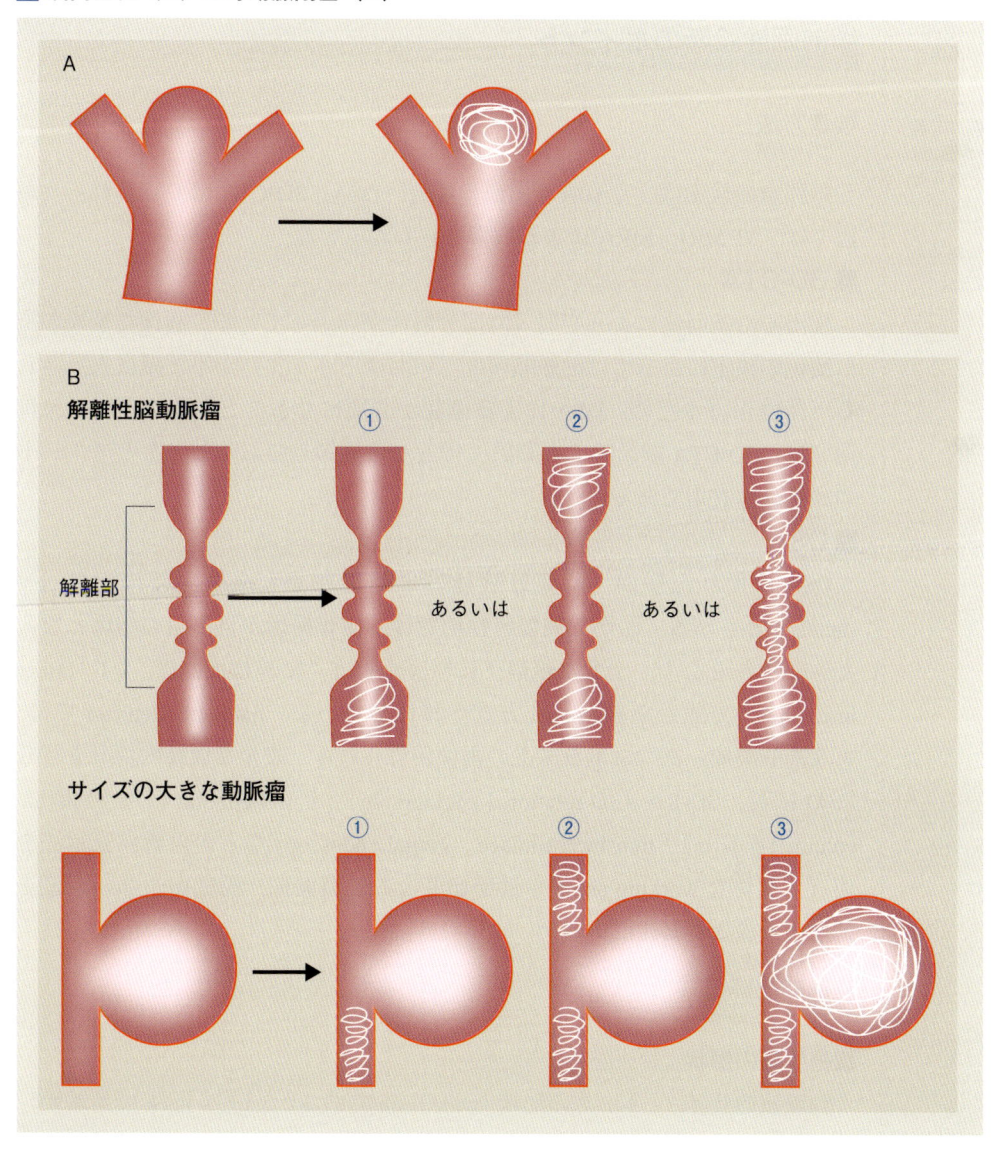

Keywords

dome / neck 比と dome / neck aspect 比（❷）

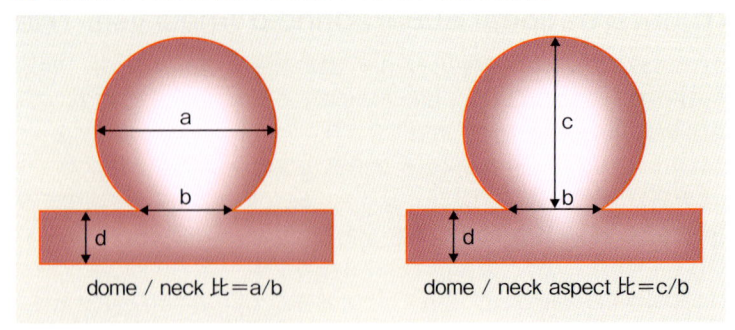

dome / neck 比（dome / neck ratio）：動脈瘤の横径を動脈瘤頸部（母動脈への開口部，ネック）の長さで割った数値．

dome / neck aspect 比（dome / neck aspect ratio）：動脈瘤の高さ（奥行き，深さ）を動脈瘤頸部（母動脈への開口部）の長さで割った数値．

瘤内塞栓術の難易度を判断する要素の一つ．wide neck（broad neck とも表現する）な動脈瘤の客観的指標となる．従来，dome / neck 比が頻用されていたが，バルーンアシストテクニックなどの必要性やコイル留置の可否予測には，dome / neck aspect 比が有用であるとの報告もある[6]．dome / neck 比が 1.5 以上であればコイル塞栓術は可能である場合が多い．

❷ dome / neck 比と dome / neck aspect 比

dome / neck 比＝a/b

dome / neck aspect 比＝c/b

a：動脈瘤の横径，b：動脈瘤頸部（ネック）の長さ，c：動脈瘤の高さ（奥行き，深さ），d：母動脈の血管径．

術前画像診断のポイント

検査方法

動脈瘤の検索は，くも膜下出血の場合，DSA，3D-CTA にて行われる．最近では，3T MRI，MRA による検索も行われている．

■ 3D-CTA

検出器の多列化により空間・時間分解能が向上している．画像再構成の際に閾値の設定によっては動脈瘤頸部（いわゆるネック）が不正確に表示される可能性があるため，DSA による確認が必要になることがある．破裂急性期では，3D-CTA 撮影時に大動脈弓付近から撮影しておくとアクセスルートの評価にも有用である．

■ DSA

DSA は優れた空間・時間分解能により現在でも血管内腔描出の gold standard とされる．しかし破裂急性期では，血管撮影が再出血の誘因となるともいわれるため，十分な鎮静下に検査を行う．X 線検出器は，I・I（image intensifier）方式から flat panel 方式へ移行している．flat panel detector では，より高分解能，高コントラストの画像が得られる．安全な血管内治療を行うためには，3D-RA（3D rotational angiography）を workstation にて解析し，volume rendering，translucent image，virtual endoscopy などの再構成表示法を使って適切な working angle や近傍血管との位置関係，動脈瘤頸部の形態を把握することが必須である．

瘤形態の評価

■ 動脈瘤の形状

動脈瘤のサイズ，ネックの形状（wide neck であるか narrow neck であるか），bleb の有無を評価する．サイズは，動脈瘤の横径（短径と長径），動脈瘤の高さ（奥行き，深さ），動脈瘤頸部（母動脈への開口部，ネック）の長さ，母動脈の血管径を測定する（❷）．

3 working angle の設定（破裂右内頸動脈後交通動脈分岐部動脈瘤）

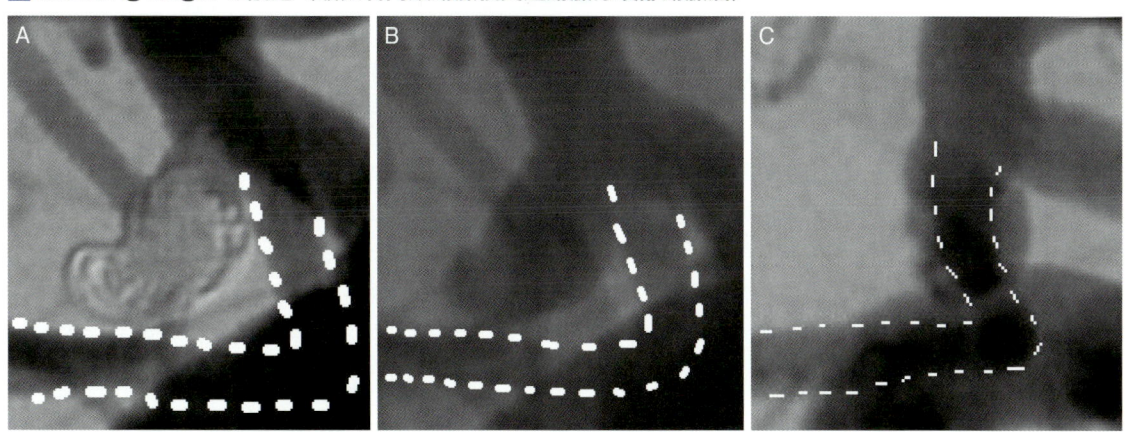

A：コイル塞栓術後，後交通動脈（白破線）が温存されている．
B：working angle, 母動脈である内頸動脈と動脈瘤，後交通動脈（白破線）分岐部が重ならないような角度で撮影されている．
C：動脈瘤，後交通動脈（白破線）分岐部が重なっている．この角度で動脈瘤内にコイルを挿入すると後交通動脈の温存可否の判断ができない．悪い working angle である．

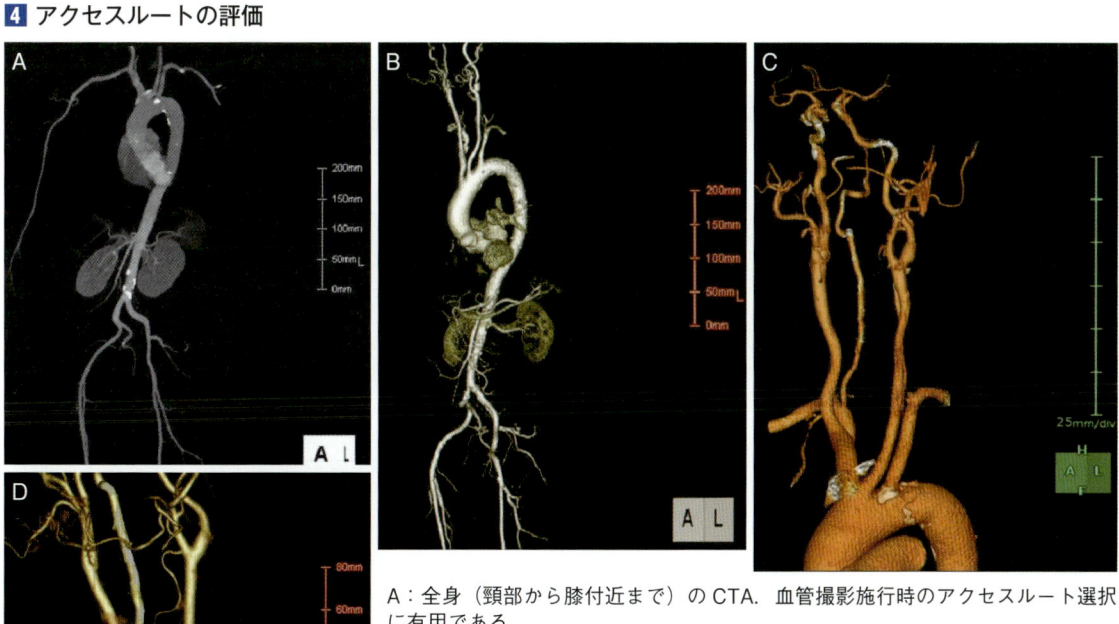

4 アクセスルートの評価

A：全身（頸部から膝付近まで）のCTA．血管撮影施行時のアクセスルート選択に有用である．
B：全身CTA, Type III arch．大動脈の最高端から腕頭動脈分岐部までの高さの違いが，総頸動脈径の何倍であるかによって大動脈弓をType IからType IIIに分類する．Type III archでは，大腿動脈経由で右総頸動脈へカテーテルを誘導することは難しく，右上腕動脈経由のアプローチが有利である．
C：全身CTAのうち大動脈弓から頸部にかけてを抽出．左総頸動脈が腕頭動脈から分岐している（bovine arch）．大腿動脈アプローチでは左総頸動脈へのカテーテル誘導は難しい．右上腕動脈からのアプローチが有利である．
D：大動脈弓から頸部のCTA．aberrant right subclavian artery．右鎖骨下動脈は下行大動脈から分岐している．左総頸動脈が腕頭動脈から分岐している．上腕動脈からのアプローチでは左総頸動脈へのカテーテル誘導は難しい．bovine archではあるが，左右の総頸動脈へは大腿動脈経由でアプローチせざるをえない．

■ working angle の設定

コイル塞栓術中に使用する撮影装置の角度を，working angle という．3D-CTA や 3D-RA を利用して，母動脈，動脈瘤頸部，分岐血管起始部が重なることなく明確に描出される角度を探す（**3**）．適切な working angle（working projection ともいう）を確保することが，良好な手術結果につながる．

アクセスルートの評価

破裂急性期では，3D-CTA 撮影時に大動脈弓付近から撮影しておくとよい．未破裂脳動脈瘤では，全身の 3D-CTA あるいは頸部 MRA にて事前にカテーテルのアクセスルートの評価が可能である（**4**-A）．

腕頭動脈の起始部が低位である場合（type III aortic arch）（**4**-B）や左総頸動脈が腕頭動脈から分岐する場合（bovine arch）（**4**-C）では，上腕動脈経由の治療が有用である．aberrant right subclavian artery（**4**-D）など，まれな variation 合併時にも事前に対応を検討できる．治療開始前に，アクセスルートの情報があると，右上腕経由，大腿動脈経由いずれのアクセスルートで手術を行うのか，あらかじめ決めることができる．

脳動脈瘤の脳血管内治療可否（治療適応）

デバイスの進歩（ガイディングカテーテル，マイクロカテーテル，マイクロガイドワイヤーなど），技術的な進歩（バルーンアシストテクニック，ステントアシストテクニックなど），コイルの進歩（形状，性状，サイズなど）によって，脳血管内手術ができない動脈瘤は減っている．

コイル塞栓術に不向きな脳動脈瘤は，① dome／neck 比が 1.5 以下，② wide neck（4 mm 以上），③径が 3 mm 以下または 20 mm 以上の動脈瘤，④動脈瘤体部から分枝血管が起始する場合，⑤（部分）血栓化脳動脈瘤，⑥末梢の脳動脈瘤，⑦細菌性脳動脈瘤，⑧仮性脳動脈瘤，⑨放射線誘発性脳動脈瘤，⑩アクセスルートに支障がある場合，である（**5**）．

手術方法

麻酔

脳動脈瘤の血管内手術は局所麻酔下でも可能であるが，治療中の静止が確保されることを考慮すると，全身麻酔可能な患者は全身麻酔が推奨される．

アクセス

穿刺部位は大腿動脈あるいは右上腕動脈が一般的である．ガイディングカテーテルあるいはガイディングシースを動脈瘤近位の主幹動脈（内頸動脈あるいは椎骨動脈）のできるだけ遠位まで誘導する．4～6F のインナーカテーテルをガイディングカテーテル（あるいはガイディングシース）と同軸に挿入して誘導することが一般的である．ガイディングカテーテル（あるいはガ

---

5 コイル塞栓術に不向きな脳動脈瘤

- dome／neck 比が 1.5 以下
- wide neck（4 mm 以上）
- 径が 3 mm 以下または 20 mm 以上の動脈瘤
- 動脈瘤体部から分枝血管が起始する場合
- （部分）血栓化脳動脈瘤
- 末梢の脳動脈瘤
- 細菌性脳動脈瘤
- 仮性脳動脈瘤
- 放射線誘発性脳動脈瘤
- アクセスルートに支障がある場合

コイルの種類

近年，さまざまな特徴を持つコイルが使用可能となっている．

離脱方法
　機械離脱式，水圧離脱式，電気離脱式．

形状
- ヘリカルコイル：二次元のループが繰り返される．
- 2Dコイル：最初の数ループは径が小さく，その後規定のループ径になるもの．
- 3Dあるいはコンプレックスコイル：ループの形状が立体的で，外側に張り付くように広がるコイル（外向きコイル）と，規定の径で丸まるように形状記憶されたコイル（内向きコイル）がある．

コイルの径
　18コイルと10コイルに大別される．太い18カテーテル対応と細い10カテーテル対応のコイルという意味であったが，現在ではprimary coil外径もさまざまとなった．各々のコイルが使用中のカテーテルに挿入可能であるかを確認してから挿入する必要がある．

コイルのコーティングなど
- ベアプラチナコイル：金属だけから成る従来のコイル．
- Matrix² ™ coil（Stryker社）：コイル表面に生体吸収性ポリマーであるpolyglycolicpolylactic acid（PGLA）をコートした生体活性型コイルで瘤内の器質化を促進する．
- Cerecyte coil（Codman & Shurtleff社）：PGA（polyglycol acid）の素線に通常のプラチナコイルが巻いてある．瘤内に留置されるとプラチナコイルの間隙からPGAが血液に触れて溶解する際の組織反応性で瘤内の器質化が促進する可能性がある．
- HydroCoil（MicroVention TERUMO社）：コイル表面にコートされたハイドロゲルが血液中の水分を吸収して膨潤，体積が増加するためVERが上昇する．器質化促進作用はない．

アンラベリングとSR（stretch-resistance）機構

コイルは素線をコイルの軸に密に巻いて形成している．瘤内への頻回な出し入れや過度の抵抗が加わると素線がほつれて（伸展されて）壊れてしまう．これをアンラベルと呼ぶ．アンラベルした場合，コイルのデリバリーワイヤーを引いてもコイルの先端はまったく動かなくなる．アンラベルした場合，引き戻さずに瘤内への留置を試みるか，スネアワイヤーなどの異物除去カテーテルで回収を試みるが，瘤内への留置不能かつ回収不能な場合は正常血管内に留置することになる．アンラベルを防止するために，コイルの軸に糸や金属を通してコイル前後端を連結，伸展しにくくする機構をSR機構と呼ぶ．filling coilやfinishing coilには必須のシステムである．

イディングシース）内にマイクロカテーテル（必要時にはバルーンアシストテクニック用のマイクロバルーンカテーテルも）を挿入し，マイクロガイドワイヤーを使用してマイクロカテーテルの先端を動脈瘤内へ誘導する．

コイル留置のステップ

■ framing

1本目のコイルでは[*1]，脳動脈瘤内腔にコイルで枠組み（basket, frame）を作り，ネックにコイルを橋渡しして動脈瘤と母血管の境界を作製する．framing coilとしては，型崩れをきたしにくく（形状記憶が強い），長いコイルが好まれる．

■ filling

framing coilが作った枠組み（basket, frame）の中を順次埋めて塞栓率を上げる作業．frameの形を崩さずに，枠組みの中でまんべんなく広がるより柔らかいコイルが使われる．

Keywords

VER（volume embolization ratio；体積塞栓率）
VER＝留置したコイルの体積／脳動脈瘤体積
個体であるコイルを瘤内に留置すると，どうしても隙間が生じる．VERが24％以上であれば再開通率が低いと報告されている[7]．コイルやデバイスの進歩によってVERも上昇傾向にあり，40％を超すこともまれではない．

＊1
1本目のコイルでframeが安定しない場合には2本目のコイルもframing coilの役割を果たす．

■ finishing

塞栓術の最終段階．径が 1.5〜3 mm 程度と小さく，1〜3 cm 程度の短いコイルを用いる．瘤内に残された最後のスペースにコイルを押し込む作業．

周術期の抗凝固療法，抗血小板療法

抗凝固療法

術中の血栓塞栓性合併症を予防するために，原則として術中ヘパリン化が行われる．ヘパリン投与前の ACT（activated clotting time）を測定し，ヘパリン 4,000〜5,000 単位を全身投与する．ACT が投与前の 2 倍もしくは 250〜350 秒に保たれるように適宜追加する．当院では，1 時間に 1 度 ACT を測定し 1 回 1,000 単位投与する/しないを判断している．

くも膜下出血：再出血した場合の止血困難に対する危惧から，瘤内へコイルが 1〜2 本留置されてからヘパリンを投与することが多い．ヘパリンを投与しない施設も少なくない．

未破裂脳動脈瘤：シース挿入直後に ACT を測定してヘパリン投与を行う．

抗血小板療法

血栓塞栓症は脳動脈瘤コイル塞栓術の主要合併症である．これを予防するために未破裂脳動脈瘤の術前には抗血小板薬を投与することが一般的となっている．破裂脳動脈瘤の術前に抗血小板薬を投与することはないが，術後には投与している施設が多いようである（**Memo** 参照）．

■未破裂脳動脈瘤術前の抗血小板薬投与

①治療 3〜7 日前から抗血小板薬 1〜2 剤を投与開始する．
②可能であれば血小板凝集能を評価して，薬剤，用量を調整する（Verify Now® による評価の報告もあるが，保険適用はなく，現時点では試験的評価にとどまる）．
③治療当日も内服，術後 4〜8 週間継続する．

1 剤の場合，アスピリン（バイアスピリン®）あるいはクロピドグレル（プラビックス®）．

2 剤の場合，アスピリン，クロピドグレル，シロスタゾール（プレタール®）のうち 2 剤．

術後フォローアップの方法

画像フォローアップの方法は，頭部単純 X 線，MRI・MRA，脳血管撮影である．MRA は空間分解能が高い 3D-TOF（3D time of flight）法とその元画像がよく使われる．頭部単純 X 線では，コイルの移動や変形を経時的に評価する．通常は頭部単純 X 線，MRI・MRA を術直後，1 か月，3 か月，6 か月，1 年で行い，その後は 1 年ごとのフォローアップである．再発などの変化が疑われる場合には脳血管撮影を行う．定期的な脳血管撮影を 6 か月後，

Memo

2006 年の日本脳神経血管内治療学会の調査では，破裂脳動脈瘤治療の術後に約 60％の施設で抗血小板薬 1 剤の投与，12％の施設で抗血小板薬 2 剤の投与が行われていた．アスピリン，シロスタゾールの使用頻度が高い．術後の抗凝固療法は，投与しない 54％，ヘパリン 26％，アルガトロバン 14％であった（詳細は日本脳神経血管内治療学会ホームページ http://www.jsnet.umin.jp/ 参照）．

wide neck型動脈瘤を治療する際のテクニック（adjunctive techniques） Column

バルーンアシストテクニック

wide neck型脳動脈瘤を塞栓する際には，塞栓術中のコイルが親動脈へ逸脱することを防ぐ目的で，動脈瘤頸部をバルーンでふさぎながら塞栓する[9]．

- stabilization technique：拡張させたバルーンで（バルーンの端を利用するなどして）マイクロカテーテルを支え，マイクロカテーテルが抜けないようにする．コイルの挙動にも変化がある（6-A）．
- remodeling technique：動脈瘤頸部（ネック）にてバルーンを拡張し，コイルが親動脈へ逸脱するのを防ぐ（6-B）．
- herniation technique：バルーンを過拡張させてコイルが分枝血管，親動脈へ逸脱することを予防する（6-C）．

ステントアシストテクニック

未破裂脳動脈瘤では，動脈瘤頸部に専用のステントを留置しコイルが逸脱することを防いで塞栓することが認可された．ただし適応は，外科的手術（クリッピング術など）または塞栓コイル単独のコイル塞栓術では治療困難な wide neck型（ネック部が4mm以上またはdome／neck比が2未満）脳動脈瘤のうち，2.5～4mm径の親動脈に最大径7mm以上の未破裂脳動脈瘤を有する患者に限られている．血栓塞栓性の合併症は増加する．

- closed cell type（CODMAN ENTERPRISE™ VRD〈Codman & Shurtleff社〉；7-A）
- open cell type（Neuroform EZ〈Stryker Neurovascular社〉；7-B）

flow diverter（FD）（国内未承認）

ステントのストラットをさらに密にした構造で，コイルを併用せずに整流効果で脳動脈瘤を治療しようとする新たなステント．海外では臨床応用が始まっている．代表的なステントは，Pipeline（Pipeline Embolization Device：PED, Covidien社）で，neck occlusion device（NOD）とも呼ばれる．これに対して，前述のステントアシストテクニックに用いるコイル塞栓と併用するステントは，vascular remodeling device（VRD）やneck bridge device（NBD）と呼ばれている．

6 バルーンアシストテクニック

A stabilization technique　　B remodeling technique　　C herniation technique

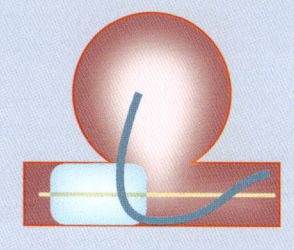

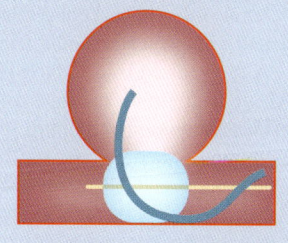

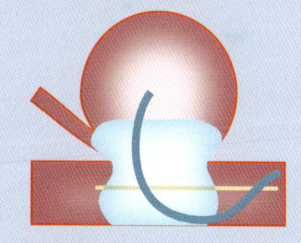

7 ステントアシストテクニック

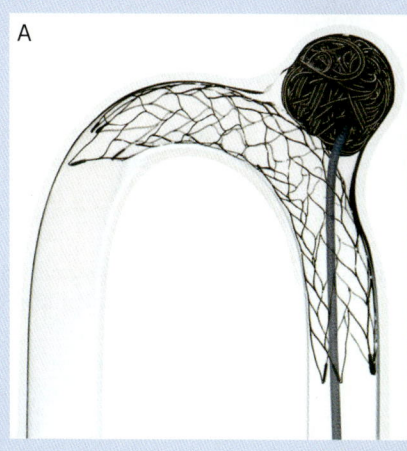

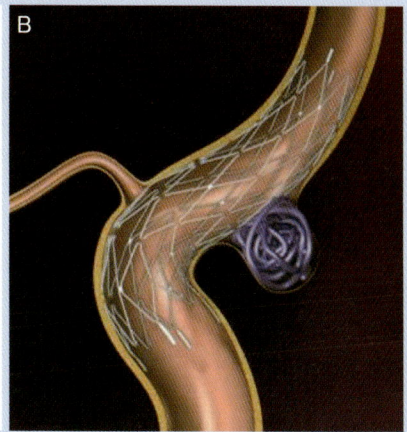

A：closed cell type（CODMAN ENTERPRISE™ VRD〈Codman & Shurtleff社〉）
B：open cell type（Neuroform EZ〈Stryker Neurovascular社〉）．

> **Memo**
>
> **塞栓レベルの評価(modified Raymond Classification[10])**
>
> complete occlusion：血管撮影上，瘤内への造影剤流入が消失した状態．
> residual neck (neck remnant)：ネック近傍への造影剤流入が残存した状態．分枝血管を温存するため意図的に行うこともある．
> residual aneurysm (dome filling, body filling)：動脈瘤体部に造影剤流入が残存した状態．破裂動脈瘤では破裂点(rupture point)への血流が残っていると考えられる．動脈瘤再発の最大の危険因子である．

1年後に行う施設も多いようである．

　コイル塞栓術後の再開通や再増大は，クリッピング術に比べて頻度が高い．治療後も長期経過観察が必要である．破裂脳動脈瘤に対するクリッピング術，コイル塞栓術の治療後再出血を検討したCARAT（The Cerebral Aneurysm Rerupture After Treatment）[8]によれば，治療後再出血はクリッピング術0.3％／年，コイル塞栓術1.3％／年である．再開通や再増大に対して適切な時期に再治療を行えばコイル塞栓術後の出血は0.11％／年と報告されている．

未破裂脳動脈瘤の治療

　「脳卒中治療ガイドライン2009」[2]によれば，未破裂脳動脈瘤の外科治療（クリッピング術，血管内手術）の適応は，①大きさ5～7 mm以上，②5 mm未満であっても，（A）症候性の脳動脈瘤，（B）後方循環，前交通動脈，および内頸動脈-後交通動脈分岐部などの部位に存在する脳動脈瘤，（C）dome／neck aspect比が大きく，不整形，blebを有するなど（破裂リスクが高いと考えられる）形態的特徴を持つ動脈瘤である．

（片山正輝，菅　貞郎）

文献

1) 吉峰俊樹（編）．科学的根拠に基づくくも膜下出血診療ガイドライン　第2版．脳卒中の外科 2008；36（増刊号）．
2) 篠原幸人ほか，脳卒中合同ガイドライン委員会（編）．脳卒中治療ガイドライン2009．東京：協和企画；2009．
3) Molyneux A, et al. International Subarachnoid Aneurysm Trial (ISAT) of neurosurgical clipping versus endovascular coiling in 2143 patients with ruptured intracranial aneurysms：A randomized trial. *Lancet* 2002；360：1267-1274.
4) Molyneux AJ, et al. International subarachnoid aneurysm trial (ISAT) of neurosurgical clipping versus endovascular coiling in 2143 patients with ruptured intracranial aneurysms：A randomized comparison of effects on survival, dependency, seizures, rebleeding, subgroups, and aneurysm occlusion. *Lancet* 2005；366：809-817.
5) Molyneux AJ, et al. Risk of recurrent subarachnoid haemorrhage, death, or dependence and standardised mortality ratios after clipping or coiling of an intracranial aneurysm in the International Subarachnoid Aneurysm Trial (ISAT)：Long-term follow-up. *Lancet Neurol* 2009；8：427-433.
6) Brinjikji W, et al. Difficult aneurysms for endovascular treatment：Overwide or undertall? *AJNR Am J Neuroradiol* 2009；30：1513-1517.
7) Slob MJ, et al. The relation between packing and reopening in coiled intracranial aneurysms：A prospective study. *Neuroradiology* 2005；47：942-945.
8) CARAT Investigators. Rates of delayed rebleeding from intracranial aneurysms are low after surgical and endovascular treatment：Cerebral Aneurysm Rerupture After Treatment (CARAT) study. *Stroke* 2006；37：1437-1442.
9) 滝和郎（編）．脳動脈瘤コイル塞栓術ハンドブック．東京：診断と治療社；2010，pp.85-94．
10) Raymond J, et al. Long-term angiographic recurrences after selective endovascular treatment of aneurysms with detachable coils. *Stroke* 2003；34：1398-1403.

V. くも膜下出血の治療

遅発性脳血管攣縮の予防と治療

> **Point**
> - 遅発性脳血管攣縮とは，くも膜下出血後第 4〜14 病日に発生する可逆的な脳主幹動脈の狭窄である．
> - 遅発性脳血管攣縮は，くも膜下血腫由来の攣縮誘発物質やその反応物質が脳動脈の中膜平滑筋に作用して，持続的な収縮を引き起こすことから始まる．
> - 遅発性脳血管攣縮の診断は，神経所見，CT, MRI などの画像所見，経頭蓋ドプラ（TCD）などによって行われる．
> - 遅発性脳血管攣縮の予防にはトリプル H 療法，くも膜下腔の血腫除去，血管拡張薬の投与などがある．
> - 予防できなかった遅発性脳血管攣縮に対しては，血管拡張薬の選択的動注療法やバルーンによる経皮的血管形成術が行われる．

遅発性脳血管攣縮の概念

　遅発性脳血管攣縮（delayed cerebral vasospasm：DVS）は，くも膜下出血（subarachnoid hemorrhage：SAH）後第 4〜14 病日に発生する，可逆的な脳主幹動脈の狭窄である．DVS はほとんどの場合，脳動脈瘤破裂による SAH 後に生じる．脳動静脈奇形による SAH や外傷性 SAH の後などにも生じるが，脳動脈瘤破裂と比較するとその程度は軽度である．DVS が発生していると考えられる時期に脳血管撮影を行うと約 70％に DVS が認められる．これを血管撮影上の脳血管攣縮（angiographical vasospasm：AVS）というが，血管撮影上攣縮があっても臨床症状が必ずしも出現するものではない．

　これに対し，さまざまな臨床症状を呈し，患者の死亡や重篤な後遺症の原因となるものを症候性脳血管攣縮（symptomatic vasospasm：SVS）という．SVS は動脈瘤破裂による SAH 患者の約 20〜40％に発生する．動脈瘤の治療法による違い，すなわち，コイル塞栓術とクリッピング術では，コイル塞栓術で SVS の発生率がやや低いものの有意差はない．DVS による死亡率は約 8％と高くはないが，患者の約 30％程度が中等度〜重度の精神・身体的後遺症を残し，その主要原因の一つが SVS である．

遅発性脳血管攣縮の機序

　DVS の機序を解明しようと長年にわたり精力的な研究が行われてきたが，いまだその全貌の解明には至っていない．すなわち DVS を引き起こす因子は多様（multifactorial）である．ただし，最も根本的な事柄は，くも膜下腔

Memo
症候性脳血管攣縮は脳虚血が脳梗塞に向けて進行していく過程を表していることから，SAH 後の DCI（delayed cerebral ischemia / infarction）あるいは DIND（delayed ischemic neurological deficit）と呼ばれることも多い．
わが国では 2009 年のスパズムシンポジウム（Stroke 2009）において症候性脳血管攣縮の定義が提唱され（**1**），これが広く使用されるようになっている（Consensus 2009）[1]．

1 症候性脳血管攣縮の定義（第25回スパズムシンポジウム Consensus 2009）

1. 神経症状の出現・増悪（巣症状，意識障害，運動麻痺）
2. 他に原因が同定されない（頭蓋内疾患，全身合併症）
3. 臨床検査にて血管攣縮の確認．この中には，①血管攣縮そのもの（脳血管撮影，3D-CTA, MRA），②CT上血管攣縮に伴う新たなLDA，③脳血流低下，④TCDによる脳血流速度の上昇が含まれる

(Shirao S, et al. *Surg Neurol Int* 2011[1] より)

2 Fisher 分類

Group	定義
1	No blood detected
2	Diffuse SAH, ＜1 mm thick
3	Localized clot or thick layer, ＞1 mm thick
4	Diffuse or none, with intracerebral or intraventricular blood

(Fisher CM, et al. *Neurosurgery* 1980[2] より)

に血液が存在しなければ，脳血管攣縮は生じない（No SAH, no vasospasm）ことである．DVSの頻度はくも膜下腔の血腫量と相関する．Fisher分類group 3（**2**）にDVSが好発する[2]．また，長年の研究の成果としてわかったことは，DVSに至るカスケードの主要な流れは，くも膜下腔の血腫由来のオキシヘモグロビン（oxy Hb）などの攣縮誘発物質およびその反応物質が脳動脈の中膜平滑筋に作用して持続的な収縮を引き起こすことである[3]．他に，SAHによる内皮細胞障害が血管平滑筋の拡張反応を弱め持続収縮を助長することや，血管平滑筋の収縮以外の機序も想定されている[4]．

遅発性脳血管攣縮の診断

DVSの診断は神経症状の有無，血管収縮の有無，画像上での梗塞巣の有無，脳血流検査などによって行われる．

神経症状

見当識障害あるいは意識障害で発症し，次いで麻痺や失語などの脳局所症状が出現する．神経症状に先駆けて，体温上昇，血圧上昇，頭痛，不穏などがみられることも多い．

血管収縮の確認

血管収縮の評価は脳血管撮影が最も正確であるが，最近はより低侵襲的な検査法である，3D-CTAやMRAが行われることが多い．ベッドサイドで行われる検査法としては，経頭蓋ドプラ（transcranial Doppler：TCD）がある．通常，中大脳動脈で平均血流速度を測定する．SVSの発生が強く示唆されるのは，平均血流速度が120～150 cm/秒以上の場合と1日に30 cm/秒以上の増加が認められる場合である．

> **Column**
> ### 遅発性脳血管攣縮は大血管だけの現象か
> 　血管撮影上の脳血管攣縮（AVS）は主に，内頸動脈，中大脳動脈のM1〜M2部，前大脳動脈のA1〜A2部，脳底動脈などの径の大きい脳主幹動脈で確認される．しかしながら，これらの脳主幹血管にAVSが認められても症候性となるのはその半数である．もちろん，これらの脳血管の狭窄度と症状との間には相関が認められる．しかしながら，AVSの程度が高度であっても虚血症状を呈さない症例も存在するし，その一方，AVSの程度は軽度であっても脳梗塞に移行する症例も認められる．したがって，症候性脳血管攣縮の発生には，径の大きい脳主幹血管の狭窄のみでなく，これより末梢の脳血管狭窄による循環不全，未発達な側副血行路なども関係しているものと考えられる．

3 遅発性脳血管攣縮の治療（推奨）
1. 早期手術の際，脳槽ドレナージを留置して脳槽内血腫の早期除去を考慮する（グレードB）
2. 全身的薬物療法として，ファスジルやオザグレルナトリウムの投与を考慮する（グレードB）
3. 合併する脳循環障害に対してはtriple H療法を考慮する（グレードC1）．代わりに循環血液量を正常に保ち，心機能を増強させるhyperdynamic療法も考慮してもよい（グレードC1）
4. 血管内治療として，パパベリンの選択的動注療法や経皮的血管形成術（PTA）などを考慮する（グレードC1）

（脳卒中合同ガイドライン委員会〈編〉．脳卒中治療ガイドライン2009[5]，p.211より）

脳梗塞の有無

　通常CTで評価する．虚血巣の有無や広がりの判定にはMRIが有用である．

脳血流検査

　Xe-CTやSPECTで脳血流を評価することができるが，やや煩雑である．最近SVSによる脳虚血部位を推定するのにperfusion CTやperfusion MRIが有用であることが示されている．

遅発性脳血管攣縮の予防・治療

　DVSの予防には，まず脳動脈瘤をクリッピングあるいはコイル塞栓術により早期に処理することが必要である．術後にトリプルH療法，血腫除去，血管拡張薬の投与などを行う[3]．「脳卒中治療ガイドライン2009」による遅発性脳血管攣縮の治療は**3**を参照[5]．

トリプルH療法

　脳血流を維持あるいは増加させるため，循環血液量の増加（hypervolemia），血液希釈（hemodilution），人為的高血圧（induced hypertension）を行うトリプルH（triple H）療法が，DVSの予防のみならず症状出現後も行われてきた．しかしながら，最近の報告によれば循環血液量を増加させなくても正常に維持できればDVSの発症率に差がないことがわかり，手術後に循環血液量を維持することが推奨されている．ヘマトクリットは30〜35％程度に維持す

> **Column**
>
> ## SAH急性期の病態は遅発性脳血管攣縮とは無関係か
>
> 脳動脈瘤が破裂すると頭蓋内圧（intracranial pressure：ICP）は急激に血圧の値まで上昇する．ICPが血圧の値に至ると出血が止まり，その後徐々にICPは低下していく．脳血流（cerebral blood flow：CBF）は脳灌流圧（＝平均血圧－ICP）に比例することから，SAHの急性期に脳は高度の虚血に陥る．この脳虚血によるダメージが遅発性脳血管攣縮（DVS）の発生に関与するという報告が最近なされている．
>
> SAH急性期にMRI拡散強調画像を撮影すると，しばしば高信号領域が認められる．この拡散強調画像上の高信号領域にDVSによる脳梗塞が一致してみられることが多く，SAH急性期のMRI所見とDVS発生との間には相関があることが示唆されている．SAH急性期の病態として最近重要視されているのがcortical spreading depression / depolarization（CSD）である．SAH後脳細胞は脱分極するが，再分極せずに脱分極が続き神経細胞障害をもたらす．CSDが認められた患者ではSVSを起こしやすい，あるいは，脳主幹動脈に狭窄が認められなくともCSDによりDVSを引き起こすことができるという報告がある．

ると脳組織への酸素伝達が効率的に行われるが，術後にnormovolemiaに努めれば意識しなくても達成されていることが多い．また，循環血液量を維持し心機能をドブタミン（ドブトレックス®）で増強させるhyperdynamic療法も行われている．

SAH後には脳血管の自動調節能が障害されているため，わずかでも血圧が低下すれば脳血流が虚血症状を呈する閾値以下に低下する可能性がある．このためドパミン製剤で昇圧を図り，脳血流を増加させる．通常は病前の血圧の15〜20％アップを目標にする．

くも膜下腔の血腫除去

DVSの頻度はくも膜下腔の血腫量と相関する．したがって，早期にくも膜下腔から血液を洗い流すことが重要である．クリッピング術では，術中に血腫を洗浄・除去し，脳槽や脳室に留置したドレーンから血性髄液を排液する．また，ウロキナーゼ（ウロナーゼ®など）や組織プラスミノゲンアクチベーター（t-PA）を用いて血腫の溶解・排出を促進させる線維素溶解療法も行われ，SVSの予防に有効であることが示されている．コイル塞栓術後には腰椎ドレナージが行われる．

血管拡張薬の投与

過酸化脂質による血管収縮や血液凝固能の抑制作用を有するトロンボキサンA_2合成酵素阻害薬であるオザグレルナトリウム（カタクロット®，キサンボン®など）や血管拡張に働くMLCP（myosin light chain phosphatase）を抑制するRhoキナーゼ阻害剤であるファスジル塩酸塩水和物（エリル®）が用いられている．

各種治療法を用いDVSの予防を行っても，症状が出現しSVSが進行する場合も多い．この場合には，トリプルH療法を続けながら，速やかに脳血管撮影を行い，血管拡張薬の選択的動注療法や経皮的血管形成術を行う．選

> **Memo**
>
> **最新の遅発性脳血管攣縮治療**
>
> 硫酸マグネシウムの髄腔内投与，エイコサペンタエン酸やシロスタゾールの内服，ニカルジピン（ペルジピン®）の脳槽内ペレット留置などがSVSに有効であると報告されている．

択的動注療法にはパパベリン塩酸塩（塩酸パパベリン®）やファスジル塩酸塩水和物が用いられる．パパベリン塩酸塩には神経毒性などの副作用があり注意が必要である．一般に選択的動注療法の効果の持続時間は短く，何回か行う必要がある．経皮的血管形成術はバルーンで攣縮血管を機械的に拡張させる方法であり，主幹動脈に70％以上の狭窄がある場合がよい適応である．実施にあたっては血管解離に注意する．

その他，重症SVSに対して，減圧開頭術，バルビタール昏睡療法，軽度低体温療法が行われる．

（中込忠好）

文献

1) Shirao S, et al. A proposed definition of symptomatic vasospasm based on treatment of cerebral vasospasm after subarachnoid hemorrhage in Japan：Consensus 2009, a project of the 25 Spasm Symposium. *Surg Neurol Int* 2011；2：74.
2) Fisher CM, et al. Relation of cerebral vasospasm to subarachnoid hemorrhage visualized by computerized tomographic scanning. *Neurosurgery* 1980；6：1-9.
3) 中込忠好，田村晃．脳動脈瘤によるくも膜下出血．松谷雅生ほか（編）．脳神経外科周術期管理のすべて．東京：メジカルビュー社；2009, pp.2-38.
4) 大熊洋揮．脳血管攣縮のメカニズム．Clinical Neuroscience 2013；31：468-471.
5) 篠原幸人ほか，脳卒中合同ガイドライン委員会(編)．脳卒中治療ガイドライン2009．東京：協和企画；2009.

Further reading

- Siasios I, et al. Cerebral vasospasm pharmacological treatment：An update. *Neurol Res Int* 2013；2013：571328. doi：10.1155/2013/571328.
  治験中のものも含め脳血管攣縮に対する最新の薬物治療が紹介されている．インターネット経由で入手可能である．

- Connolly ES Jr, et al. Guidelines for the management of aneurysmal subarachnoid hemorrhage：A guideline for healthcare professionals from the American Heart Association / American Stroke Association. *Stroke* 2012；43：1711-1737.
  アメリカのAHA／ASAのくも膜下出血に関するガイドライン．インターネット経由で入手可能である．

未破裂脳動脈瘤の治療指針

Point
- 脳動脈瘤はくも膜下出血の原因として最も多い（80％）ものである.
- その高い有病率に比較して破裂率はかなり低く,治療適応には細心の注意を払う必要がある.
- 破裂の危険因子としては,動脈瘤の大きさと部位,くも膜下出血の既往が特に重要とされ,その他,家族歴,高血圧や喫煙なども重要視される.
- 治療法には開頭術と血管内治療があるが,選択に関してエビデンスレベルの高い報告はない.個々の患者背景と動脈瘤の状況について十分考慮し,安全性がより高い方法を経験に基づいて選択する.

未破裂脳動脈瘤の治療意義

　脳動脈瘤は，くも膜下出血の原因として最も多いもの（約80％）である.動脈瘤破裂によるくも膜下出血のmortality（死亡率），morbidity（〈神経学的〉後遺症を残す確率）は依然高いため，未破裂脳動脈瘤は非常に重要視される疾患である．有病率の高さと近年の画像診断機器の発達と普及により，未破裂脳動脈瘤は日常診療で遭遇することが多い疾患と思われる．

　未破裂脳動脈瘤は，ほとんどが無症候性で破裂によるくも膜下出血以外の症状を呈することはまれであり，その治療は予防目的の手術となる．

　また，その破裂率は決して高いものではなく，2～5％程度といわれる高い有病率は，くも膜下出血の頻度（人口10万人に対し6～20人/年）をはるかに上回るものである[1]．

　動脈瘤破裂によるくも膜下出血患者は高確率で重篤となるため，破裂予防の治療は理論的には正当化されるが，一般的な破裂率は低く，また治療の合併症の危険もあり，治療適応の判断には細心の注意を払う必要がある．

　1に現在本邦において治療適応の基準として使用されている「脳ドックのガイドライン2008」の抜粋を示す[2]．

未破裂脳動脈瘤の画像診断と経過観察

　本邦ではMRAにより偶然発見されることが多いと思われる．MRAは造影剤使用によるCTAや侵襲的な血管撮影に比較してメリットが大きく，質的にもスクリーニングはもとより，経過観察にも十分である．

　一方，CTAはMRAに比べ診断能が高く，動脈瘤の否定（例：後交通動脈の漏斗状膨隆）や，動脈瘤のサイズなどの正確な情報が得られるとされる．

　脳血管撮影は診断のゴールドスタンダードであるが，現在は治療（特に血

1 未破裂脳動脈瘤の治療適応の基準

1. 原則として患者の余命が 10 〜 15 年以上ある場合に，下記の病変について治療を検討することが推奨される
   ① 大きさ 5 〜 7 mm 以上の未破裂脳動脈瘤
   ② 上記未満であっても，
      a. 症候性の脳動脈瘤
      b. 後方循環，前交通動脈，および内頸動脈 − 後交通動脈部などの部位に存在する脳動脈瘤
      c. dome / neck aspect 比が大きい，不整形，ブレブを有するなどの形態的特徴をもつ脳動脈瘤
2. 経過観察する場合は，喫煙・大量の飲酒をさけ，高血圧を治療する．経過観察する場合は半年から 1 年ごとの画像による経過観察を行うことが推奨される
3. 経過観察にて瘤の拡大や変形，症状の変化が明らかとなった場合，治療に関して再度評価を行うことが推奨される

(日本脳ドック学会 脳ドックの新ガイドライン作成委員会〈編〉．脳ドックのガイドライン 2008[2] より抜粋)

2 ISUIA2 と UCAS の大きさ・部位別の破裂率のまとめ

試験	動脈瘤の大きさ		前方循環系動脈瘤				PcomA，後方循環系動脈瘤				合計
			all	MCA	AcomA	ICA	all	PcomA	BA	VA	
ISUIA2, 2003[*1]	< 7 mm	SAH−	0				0.50				
		SAH+	0.30				0.68				
	7 〜 12 mm		0.52				2.90				
	13 〜 24 mm		2.90				3.68				
	≧ 25 mm		8.00				10.00				
UCAS, 2012[*2]	3 〜 4 mm			0.23	0.9	0.14		0.41	0.23	0	0.36
	5 〜 6 mm			0.31	0.31	0		1.00	0.46	0	0.50
	7 〜 9 mm			1.56	0.75	1.19		3.19	0.97	0	1.69
	10 〜 24 mm			4.11	1.97	1.07		6.12	6.94	3.49	4.97
	≧ 25 mm			16.87	5.24	10.61		126.97	117.82	0	33.40

MCA：中大脳動脈分岐部動脈瘤，AcomA：前交通動脈部動脈瘤，ICA：内頸動脈（海綿静脈洞部内頸動脈瘤は含まない），PcomA：内頸動脈 - 後交通動脈分岐部動脈瘤，BA：脳底動脈部動脈瘤，VA：椎骨動脈部動脈瘤．

([*1] Wiebers DO, et al. *Lancet* 2003[3]；[*2] Morita A, et al. *N Engl J Med* 2012[4] より作成)

管内治療）を前提とした際にのみ施行されるのが一般的である．

経過観察を選択した場合，定期的な画像検査を行い，変化が認められれば，治療に関して再検討を行う[2]．

未破裂脳動脈瘤の破裂リスクと危険因子

経過観察以外の動脈瘤治療は外科的治療しかなく，治療に伴う合併症の危険は避けられない．そのため，年齢や全身状態などの患者の状況を考慮して適応判断するのはもちろんのこと，破裂しやすい動脈瘤を選択的に治療することが理想である．

未破裂脳動脈瘤の自然歴に関しては，エビデンスレベルの高い報告はないが，多施設間の症例数の多い報告である，欧米の ISUIA2，本邦の UCAS の結果を取り上げる（ 2 ）[3,4]．全体の破裂率に関しては，ISUIA2 で 0.7％ / 年，

3 破裂の危険を高めるとされる因子

- 動脈瘤サイズ（特に7mm以上）
- 動脈瘤部位（AcomA, PcomA, BA）
- くも膜下出血の既往
- 出血以外の症候性動脈瘤
- 第1度近親者のくも膜下出血の家族歴
- 高血圧
- 喫煙
- 多発性動脈瘤
- 不規則な形状（ブレブの存在）
- 拡大する動脈瘤
- 人種（特に日本人，フィンランド人）
- 高齢者
- 女性

Memo

症候性未破裂脳動脈瘤

まれではあるが，未破裂脳動脈瘤が破裂以外に症状を呈することがある．巨大脳動脈瘤は症候性となることが多く，mass effect や脳浮腫によりさまざまな症状を呈する．症候性の大型脳動脈瘤は破裂率が非常に高いとされるが，治療は困難で合併症率も非常に高いため，幅広い治療手技をもつ経験の多い施設で方針を検討するのが望ましい．
また，大きくなくても脳神経を直接圧迫して症状を呈することがあり，後交通動脈瘤による動眼神経麻痺の報告が多い．その場合，画像検査で動脈瘤が確認されれば，切迫破裂の兆候（否定的な意見もあるが）として準緊急的な対応をすべきとされる．

UCASでは0.95％／年と似かよった破裂率となっている．ただ，破裂率などの数字は，さまざまなバイアスが排除しきれていないうえでのものであることを注意しておく．よって，一概にこれらの数字をもって適応を決めることはないが，破裂しやすい動脈瘤の傾向として，大きさと部位に依存することは確実である．

その他に破裂の危険が高いと報告されている因子として，多部位の動脈瘤破裂によるくも膜下出血の既往をもつ患者，複数の動脈瘤をもつ患者（動脈瘤患者全体の25〜30％を占める），症候性の動脈瘤（**Memo** 参照），不規則な形状（ブレブの存在），経過観察で増大を示すもの，などがいわれている．

また患者因子としては，くも膜下出血の家族歴の存在，高血圧，喫煙などが強調され，加齢，女性なども危険因子と報告されている．3 に破裂にかかわると報告されている主な要因をまとめた．

未破裂脳動脈瘤と遺伝要因

脳動脈瘤に強く関与する遺伝病として有名なものに，多発性嚢胞腎，エーラース・ダンロス症候群（Ehlers-Danlos syndrome〈type IV〉），マルファン症候群（Marfan syndrome），神経線維腫症 I 型，先天性大動脈二尖弁，などがあげられる．

特に多発性嚢胞腎患者においては，全体の5〜10％に動脈瘤が認められる．本疾患群では脳動脈瘤は家族集積する特徴があり，脳動脈瘤の家族歴がある場合，10〜25％の割合で脳動脈瘤が認められるとされる[5]．小さな動脈瘤が多いため，破裂率が高いかどうかに関しては議論が残るが，家族歴のあるものでは破裂リスクが高いと現在は考えられている．

遺伝病以外でも，過去の疫学研究にて，家族歴の存在が重要なことがわかっている．くも膜下出血の家族歴がある場合，動脈瘤の有病率は高く（7〜20％）なることがいわれている．また破裂のリスクも高まるといわれ，第1度近親者にくも膜下出血の家族歴がある場合，破裂率は3〜5倍といわれている[6]．未破裂脳動脈瘤の家族歴が破裂のリスクを高めるかについてはわかっていない．

人種との関連もいわれ，日本人，フィンランド人は破裂率が高いとされている．

上記理由にて，脳動脈瘤と関連する遺伝子の解析が進められている．遺伝系のパターンがはっきりしないため遺伝的異質性の存在が強く示唆されていることや，有病率が高い中での対象の抽出とコントロールの設定などが問題となり，その研究の遂行には工夫が必要，かつ結果の解釈には慎重となる必要がある．現時点で脳動脈瘤と関連があるとされる遺伝子座などを 4 にまとめた．

未破裂脳動脈瘤の治療法と成績

前述のように実際の治療は外科的治療しかなく，合併症の発生率も適応を

4 動脈瘤感受性が疑われる遺伝子のまとめ

遺伝子座	関連遺伝子（候補）	出典
2q	NA	Bilguvar et al. *Nat Genet* 2008
8q11.23-q12.1	*SOX17*	Bilguvar et al. *Nat Genet* 2008
9p21.3	*CDKN2A-CDKN2B*	Bilguvar et al. *Nat Genet* 2008
10q24.32	NA	Yasuno et al. *Nat Genet* 2010
13q13.1	*STARD13-KL*	Yasuno et al. *Nat Genet* 2010
18q11.2	*RBBP8*	Yasuno et al. *Nat Genet* 2010
19q13	NA	von der Voet et al. *AM J Hum Genet* 2004
7q11	*COL1A2*?　the gene for elastin?	Onda et al. *AM J Hum Genet* 2001
1p36	NA	Nahed et al. *Am J Hum Genet* 2005
Xp22	NA	Ruigrok et al. *Stroke* 2008
4q	NA	Foroud et al. *BMC Med Genet* 2009
7p	NA	Foroud et al. *BMC Med Genet* 2009
12p	NA	Foroud et al. *BMC Med Genet* 2009

NA：not applicable

決定するうえで重要な因子となる．治療による合併症の発生率は，報告によりまちまち（1.9〜12％）であるが，一般に治療されることが多い前方循環系で10 mm以下の動脈瘤に限れば，死亡率1％以下で，死亡も含めた合併症率5％程度とされる[7,8]．大きさと部位により合併症率が変わってくるということは共通しており，大きい（12 mm以上）動脈瘤は合併症率が高く，巨大な（24 mm以上）動脈瘤はさらに高くなる．また部位については，後方循環系の動脈瘤の治療は合併症率が高い．それ以外には画像所見で，動脈硬化が顕著なもの，動脈瘤の頸部（neck）が広いものや，石灰化があるものは合併症の危険が高いと報告されている．

患者因子としては，高齢者，脳虚血性疾患の既往，糖尿病などの全身疾患の存在は合併症率を高めるとされる．

治療の方法としては，開頭クリッピング術[*1]と，血管内コイル塞栓術[*2]に分かれる．

開頭術は，歴史が深い治療で根治性が高く，あらゆる部位や形の動脈瘤にも対応できるよう手術手技が開発されてきたというメリットがあるが，侵襲性が問題となる．

比較的新しい治療である血管内治療は，侵襲性の低さが最大のメリットである．未破裂脳動脈瘤の治療のほとんどが破裂予防治療であることから，侵襲性の低い血管内治療は理想的であろう．しかしながら現時点では，すべての動脈瘤に安全に行えるとは言い難い．またクリッピング術に比較して，治療自体が不完全に終わる傾向が高く（14％），十分な閉塞が得られた症例でも，治療後の再発（再開通）がある一定の割合で起こり，再治療を要する患者も

*1 本章「脳動脈瘤の外科的治療」（p.326）参照．
*2 本章「脳動脈瘤の脳血管内手術」（p.332）参照．

5 開頭クリッピング術と血管内コイル塞栓術の一般的な比較

	開頭クリッピング術	血管内コイル塞栓術
侵襲性	・高い	・低い
動脈瘤に関する適応	・前方循環系の動脈瘤はよい適応（特に中大脳動脈瘤や前大脳動脈遠位部動脈瘤など浅い位置の瘤） ・大きさ，形状による制限は原則ない ・手術アプローチによる制限がある（深部，向き）	・後方循環系の動脈瘤は開頭術より有利 ・動脈瘤頸部と体部比（dome / neck ratio）が大きいものはよい適応 ・小型の（3 mm以下）動脈瘤は治療が難しい ・母血管や分岐する血管の温存が難しいケースがある
合併症の問題	・血管内治療より合併症率は高い報告が多い ・深刻なトラブルを想定して手術を計画できる	・開頭術より合併症率はやや低い報告が多い ・術中破裂などの深刻なトラブルに対応しづらい
長期成績	・動脈瘤閉塞率は高い ・再発率も低い（1％未満）	・不完全閉塞（14％）の問題 ・再発（再開通）率が高く，再治療を要するケース（10％程度）がある

多い（10％）ことも問題としてあげられる[9]．

現在のところ，いずれの治療がよいかについては，エビデンスレベルの高い報告はない．血管内治療のほうが合併症率が低いとの報告も散見されるが，患者選択のバイアスがかなり影響していると考えられる．

実際は，安全性（侵襲性とは同義ではない）を優先し，患者背景と動脈瘤の状況（部位，向き，大きさなど）によって，経験に基づいた治療選択をしている．あくまで破裂予防を目的とした待機手術であることと，経験に基づく安全な治療法の選択が重要なことから，両方の治療が行え，経験値の高い施設にて治療を行うことが望まれる．

5 に現在における，開頭クリッピング術と血管内コイル塞栓術についての特徴と適応判断を比較しまとめた．脳表に近い末梢血管の動脈瘤や，母血管や分岐する動脈の温存が難しい複雑な形の動脈瘤は開頭術が安全とされ，逆に，開頭術ではアプローチが難しい脳深部に位置する動脈瘤，術野から確認しづらい向きの動脈瘤は血管内治療が選択される傾向がある．また，いずれの治療でも安全に対応可能なシンプルな形のもの（特に動脈瘤頸部が狭いもの）は，侵襲性の面で血管内治療が適応される傾向がある．

まとめ

未破裂脳動脈瘤の治療成績は，治療の難度に比べて良いものと思われるが，それでも多くの課題が残され，全体的な成績向上に向け検討すべきことはまだまだ残されている．

まずは治療適応の問題を，今後も検討し続けなければならない．

次に治療方法の選択であるが，開頭術は歴史が深く，幅広い手技を応用してさまざまな動脈瘤に対応可能であるため，侵襲性を犠牲にしても選択すべき症例が今後も存在し続けると思われる．

一方，血管内治療においては，将来的なデバイスや技術のさらなる革新に

て，対応できる動脈瘤の幅が広がり，治療の安全性や根治性も高まることが，強く期待される．

(越智　崇，斉藤延人)

文献

1) Vlak MH, et al. Prevalence of unruptured intracranial aneurysms, with emphasis on sex, age, comorbidity, country, and time period : A systematic review and meta-analysis. *Lancet Neurol* 2011 ; 10 : 626-636.
2) 日本脳ドック学会 脳ドックの新ガイドライン作成委員会（編）. 脳ドックのガイドライン 2008, 改訂・第3版. 北海道：響文社；2008.
3) Wiebers DO, et al. Unruptured intracranial aneurysms : Natural history, clinical outcome, and risks of surgical and endovascular treatment. *Lancet* 2003 ; 362 : 103-110.
4) Morita A, et al. The natural course of unruptured cerebral aneurysms in a Japanese cohort. *N Engl J Med* 2012 ; 366 : 2474-2482.
5) Ruggieri PM, et al. Occult intracranial aneurysms in polycystic kidney disease : Screening with MR angiography. *Radiology* 1994 ; 191 : 33-39.
6) Gaist D, et al. Risk of subarachnoid haemorrhage in first degree relatives of patients with subarachnoid haemorrhage : Follow up study based on national registries in Denmark. *BMJ* 2000 ; 320 : 141-145.
7) King JT, et al. Morbidity and mortality from elective surgery for asymptomatic, unruptured, intracranial aneurysms : A meta-analysis. *J Neurosurg* 1994 ; 81 : 837-842.
8) Oishi H, et al. Endovascular therapy of 500 small asymptomatic unruptured intracranial aneurysms. *AJNR Am J Neuroradiol* 2012 ; 33 : 958-964.
9) Naggara ON, et al. Endovascular treatment of intracranial unruptured aneurysms : Systematic review and meta-analysis of the literature on safety and efficacy. *Radiology* 2010 ; 256 : 887-897.

VI. リハビリテーション

VI. リハビリテーション
急性期リハビリテーションの進め方

> **Point**
> - 多彩な症状を呈する脳卒中急性期の病態の評価においては，機能予後に影響する因子を見落とさないようにする．また発症早期には症状が変動しやすいため，継時的に繰り返し評価を行う．脳卒中による障害を総合的に評価する方法として，リハではSIASを用いることが多い．
> - 脳卒中急性期には廃用性の問題が起こりやすいため，発症直後より急性期治療と並行して予防的対応を行うことが不可欠である．
> - 急性期リハの内容には，座位訓練，移乗動作，起立などの基本的リハから，摂食・嚥下訓練，排泄訓練などが含まれる．
> - 脳卒中急性期においては神経学的合併症に加え，一般内科的合併症が生じやすいため，全身状態に留意し，合併症の重症度や種類によってリハを中止するか，あるいは部分的にでも継続することが可能かを的確に判断する．

　近年，脳卒中急性期リハビリテーション（以下リハ）の有効性に関する報告が多く出されている．脳卒中治療ガイドライン（2004年）では，「廃用症候群を予防し，早期の日常生活動作向上と社会復帰を図るために，十分なリスク管理の下に急性期からの積極的なリハを行うことが強く勧められる」と早期リハの重要性が謳われており，2009年の改訂でもその重要性は変わっていない[1]．本稿では，脳卒中急性期のリハの意義と実際について述べる．

早期からの一貫したリハの重要性

　脳卒中リハの流れは，急性期，回復期，維持期に分けられる．急性期リハは，発症直後よりベッドサイドで開始され，廃用症候群の予防とセルフケアの早期自立が目標となる．座位耐久性が高まり，訓練室での訓練が可能となった時期より回復期へと移行し，最大限の機能回復を目標にリハを施行する．維持期リハは，獲得した機能の維持・向上や介護負担の軽減のため，地域で実践される．発症直後より一貫したリハを施行することが，その後の社会復帰や最大限の機能・能力の獲得に重要である．近年では，慢性期であってもconstraint-induced movement therapy や hybrid assistive neuromuscular dynamic stimulation など，麻痺側上肢機能へのアプローチの効果が報告されている[2,3]．このような介入を有効なものとするためにも，発症直後からの拘縮や麻痺側の不使用の予防が重要となる．

1 ベッドサイドでの急性期脳卒中初期評価の流れ

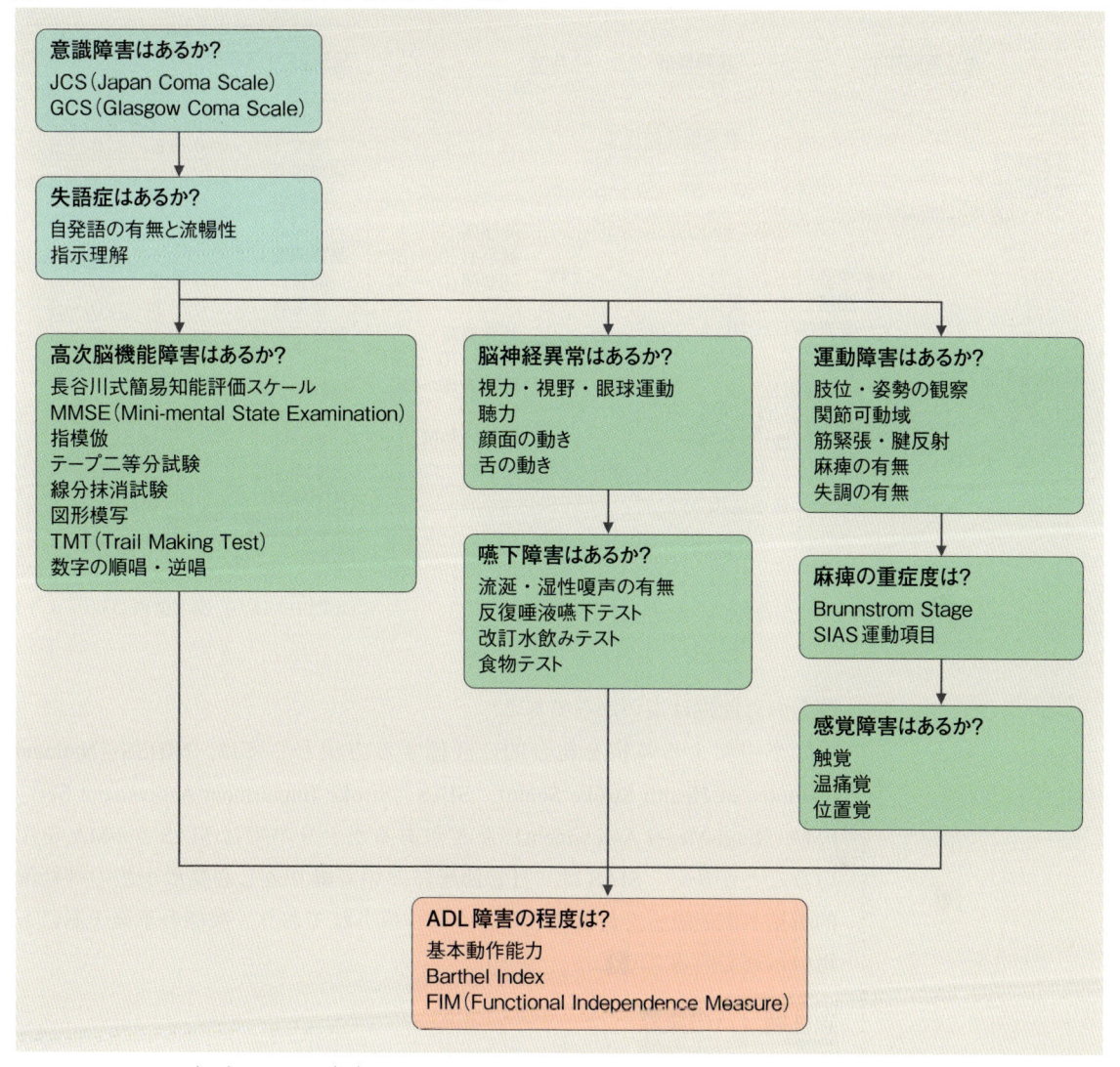

```
意識障害はあるか?
 JCS (Japan Coma Scale)
 GCS (Glasgow Coma Scale)
        ↓
失語症はあるか?
 自発語の有無と流暢性
 指示理解
        ↓
┌──────────────┬──────────────┬──────────────┐
高次脳機能障害はあるか?   脳神経異常はあるか?      運動障害はあるか?
 長谷川式簡易知能評価スケール  視力・視野・眼球運動     肢位・姿勢の観察
 MMSE (Mini-mental State    聴力              関節可動域
 Examination)              顔面の動き          筋緊張・腱反射
 指模倣                    舌の動き            麻痺の有無
 テープ二等分試験                               失調の有無
 線分抹消試験                   ↓
 図形模写                  嚥下障害はあるか?        ↓
 TMT (Trail Making Test)   流涎・湿性嗄声の有無    麻痺の重症度は?
 数字の順唱・逆唱            反復唾液嚥下テスト      Brunnstrom Stage
                          改訂水飲みテスト        SIAS 運動項目
                          食物テスト
                                                ↓
                                             感覚障害はあるか?
                                              触覚
                                              温痛覚
                                              位置覚
                        ↓
              ADL障害の程度は?
               基本動作能力
               Barthel Index
               FIM (Functional Independence Measure)
```

(里宇明元ほか(編). もう悩まない! 100症例から学ぶリハビリテーション評価のコツ, 2013[8] より)

急性期リハの流れ

病態の評価 (1)

脳卒中急性期には,病巣の大きさや障害部位に応じ多彩な症状を呈するため,機能予後に影響する因子を見落とさないことが重要である.また,発症早期には症状が変動しやすいため,経時的に繰り返し評価を行う.機能障害として重要な所見には,意識障害,高次脳機能障害,運動麻痺,感覚障害,失調,パーキンソニズム,非麻痺側の筋力低下,構音障害,摂食・嚥下障害,排尿障害などがあげられる.また,脳卒中急性期には臥床による廃用性所見が生じやすいが,それが本来の機能障害をどの程度修飾しているかを判断することも予後予測に必要である.廃用症候群の改善には時間を要する一方,

2 SIASの概要

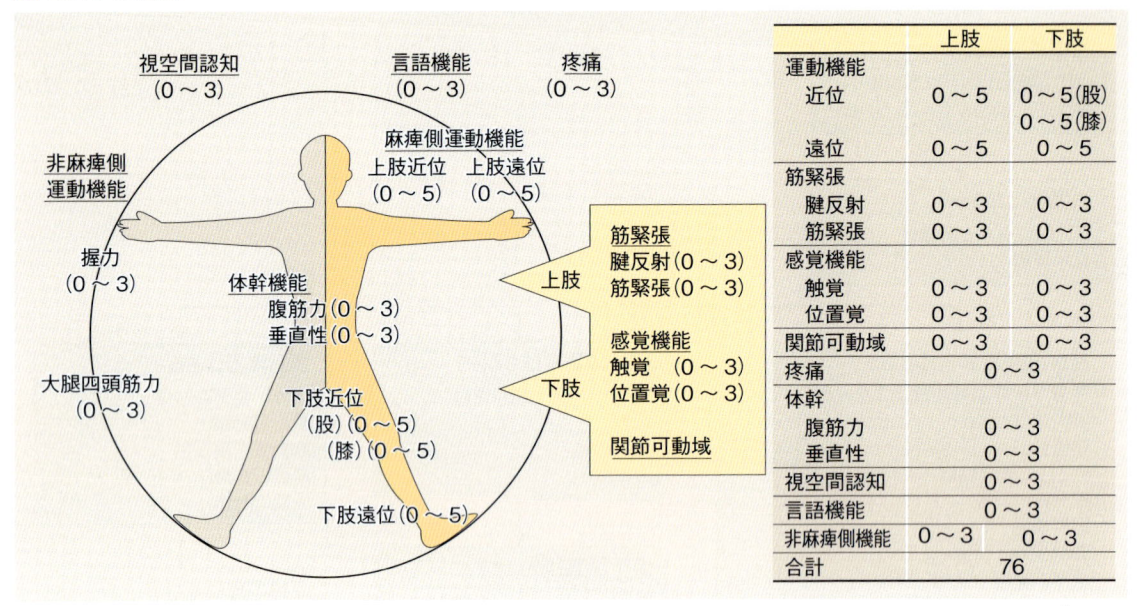

	上肢	下肢
運動機能		
近位	0〜5	0〜5(股)
		0〜5(膝)
遠位	0〜5	0〜5
筋緊張		
腱反射	0〜3	0〜3
筋緊張	0〜3	0〜3
感覚機能		
触覚	0〜3	0〜3
位置覚	0〜3	0〜3
関節可動域	0〜3	0〜3
疼痛	0〜3	
体幹		
腹筋力	0〜3	
垂直性	0〜3	
視空間認知	0〜3	
言語機能	0〜3	
非麻痺側機能	0〜3	0〜3
合計	76	

視空間認知(0〜3)　言語機能(0〜3)　疼痛(0〜3)
非麻痺側運動機能　握力(0〜3)　大腿四頭筋力(0〜3)
麻痺側運動機能　上肢近位 上肢遠位(0〜5)(0〜5)
体幹機能　腹筋力(0〜3)　垂直性(0〜3)
下肢近位(股)(0〜5)(膝)(0〜5)
下肢遠位(0〜5)
上肢：筋緊張 腱反射(0〜3) 筋緊張(0〜3) 感覚機能 触覚(0〜3) 位置覚(0〜3) 関節可動域
下肢：同上

(正門由久ほか. 脳と循環 2000 [5] より)

改善の可能性は高いからである．

　脳卒中による障害を総合的に評価する方法としては，NIHSS（National Institutes of Health Stroke Scale），SIAS（Stroke Impairment Assessment Set），FMA（Fugl-Meyer Assessment）などがあるが，リハではSIASかFMAを用いることが多い．SIASは，日常臨床において繰り返し必要最小限の神経学的所見と機能障害を評価できるように作成されており，機能の予後予測にも用いられている[4]（**2**）．

急性期リハの実際

■廃用症候群の予防

　脳卒中急性期には**3**に示す廃用性の問題が起こりやすく，リハの阻害因子となるため，発症直後より急性期治療と並行して予防的対応を行うことが不可欠である．拘縮の予防には，良肢位保持や，1日1回以上の他動的関節可動域訓練が必要である．褥瘡の予防には，2〜3時間ごとの体位変換と定期的な皮膚の観察やスキンケアを行う．重度麻痺患者では深部静脈血栓症や肺塞栓症の予防のために弾性ストッキングや間欠的エアコンプレッサーを使用する．また，円滑に離床を進めていくためにも，早期からのベッド上での非麻痺側および体幹の筋力の維持・増強が重要である．

■段階的離床

　バイタルサインが安定し，最低限のコミュニケーションが可能となった時点で，寝返りや起き上がり，座位訓練，移乗動作，起立，車椅子乗車などの基本的リハを行う．一般に，急性期リハの開始とは座位訓練の開始を指し，座位訓練は発症後早期に，通常は1週間以内に開始する．ただし，急性期に

3 脳卒中急性期に生じうる代表的な廃用症候群

拘縮	・痙縮が高まる時期の不用意な安静臥床により拘縮が生じる ・股関節，膝関節の屈曲拘縮と尖足は立位・歩行を阻害する ・膝関節屈筋群の短縮による股関節の屈曲制限は座位保持を困難にする ・肩関節は疼痛が非常に起こりやすく，その後の機能的な訓練の阻害因子となる
筋萎縮・筋力低下	・健常な筋肉でも1週間の安静により10～15％の廃用性筋萎縮を生じる ・麻痺を伴う筋肉の場合，萎縮速度はさらに速い ・廃用性筋萎縮を回復させるには安静期間の数倍の時間を要する ・片麻痺患者においては，臥床により体幹筋筋力が低下することで座位保持が困難となり，ADL訓練を進めるうえでの阻害因子となりうる
褥瘡	・局所の持続的な圧迫により生じ，好発部位は仙骨部・後頭部・踵部・肩甲部などである ・不動，知覚障害，貧血，低栄養，皮膚の汚染などが増悪因子となる
排尿障害	・蓄尿障害（頻尿，失禁）と排尿障害（排尿困難，尿閉）とがあり，脳卒中急性期では神経因性膀胱である前者が多いが，後者の例として脳幹病変や尿道カテーテル留置による廃用性の排尿障害などがある ・長期間の尿道カテーテル留置により，感染，結石，尿道損傷，膀胱容量減少などが起こり，尿意が失われることもある ・前立腺肥大などの併存症を鑑別する必要がある
精神的退行	・脳の器質的障害，急性期の不動，尿道カテーテル留置，刺激の欠如，社会生活からの隔離などが原因となる ・特に高齢者はリスクが高い ・リハ意欲の低下や抑うつ傾向にもつながるため，早期離床による予防が重要である

4 座位耐性訓練の進め方

座位訓練の開始基準
1. 障害（意識障害，運動障害，ADLの障害）の進行が止まっていること 2. 意識レベルが1桁であること 3. 全身状態が安定していること

座位訓練の施行基準
1. 開始直後，5分後，15分後，30分後に血圧と脈拍を測定する 2. 30°，45°，60°，最高位80°の4段階とし，いずれも30分以上可能となったら次の段階へ進む 3. まず1日2回，朝食・昼食時に施行し，安定したら食事ごととする 4. 最高位で30分以上可能となったら車椅子座位訓練を開始する

座位訓練の中止基準
1. 血圧の低下が10 mmHg以上の場合，5分後の回復や自覚症状で判断する．30 mmHg以上の場合は中止する 2. 脈拍の増加が開始前の30％以上，あるいは120/分以上の場合 3. 起立性低血圧症状（気分不快など）がみられた場合

（正門由久ほか．脳と循環 2000[5] より）

は脳血流の自動調節能が破綻し，脳循環動態の変化を起こしやすい状態にあるため，起立性低血圧などのリスクに十分な注意が必要である．座位訓練の開始基準としては，①バイタルサインの安定，②意識レベルがJapan Coma Scaleで1桁，③運動麻痺の進行の停止が24時間以上認められている，もしくは回復過程にある，などが用いられる[5]（4）．ただし，いくつかの病型・病態では，段階的に進行することや発症後数日での症状の増悪が認められることもあり（5），数日以上の観察期間を経て，画像所見や治療経過などを総合的に判断したうえで座位訓練を開始する必要がある．

> **branch atheromatous disease（BAD）症例における離床** `Column`
>
> BADとは，穿通枝分岐部の病変による脳梗塞の一病型である．梗塞巣と麻痺の進行を伴いやすいことから，リハ介入に当たっては十分な注意が必要であるが，その急性期リハに関する報告はいまだ少なく，今後の課題となっている．筆者らの施設では，症状の変動に十分な注意を払いながらBAD症例においても座位起立訓練基準に準じて早期にリハ介入を開始している．筆者らの施設で10名のBAD症例を後方視的に検討した一報[9]では，発症から麻痺進行停止までの平均期間は2.9±2.4日間，発症から座位訓練初回実施までの平均期間は10.3±3.8日であり，リハビリ開始後の麻痺の進行例は1名であった．

5 早期離床のタイミングに関して注意を要する病態

脳梗塞	内頚動脈・主幹動脈閉鎖例，脳底動脈血栓症例，解離性脳動脈瘤の存在，出血性梗塞例，mass effectを伴った脳浮腫の存在
脳出血	血腫の増大例，水頭症の出現例，血圧コントロールの不良例，痙攣発作，重度の脳浮腫例
くも膜下出血	再出血例，脳血管攣縮・心電図異常・痙攣発作・水頭症を認める例

■摂食・嚥下訓練

脳卒中急性期には，病型によらず30～40％で一過性に嚥下障害を生じる[6]．嚥下障害がある場合には低栄養となるリスクが高く，また，いったん誤嚥性肺炎を起こすとリハが妨げられるため，急性期から嚥下障害の有無を見極め，適切に対応する必要がある．意識レベルを確認し，指示が入る場合には，ベッドサイドで反復唾液嚥下テスト・飲水テストをスクリーニングとして行う．嚥下障害が疑われる例では，嚥下内視鏡検査や嚥下造影検査を行ったうえで，体位・食物形態に注意しながら段階的な摂食・嚥下訓練を行う．スクリーニング上明らかな所見を認めなかった場合には，とろみ水やゼリーなどの半固形物より開始し，嚥下の状態をみながら粥，米飯へと進める．意識レベルが悪く，唾液貯留や痰が多い場合には誤嚥のリスクが高いため，肺炎予防を目的とした口腔ケアが重要となる．

■排泄訓練

発症時に意識障害がある場合には尿道カテーテルが留置されることが多いが，離床の妨げとなるだけでなく，尿路感染症や精神的退行のリスクとなるため，可及的早期に抜去することが望ましい．尿意の有無や自排尿を評価し，運動機能や高次脳機能に合わせおむつや尿器などを使い分けながら定期的な排尿誘導を行い，早期に排尿パターンの確立を図る．座位耐久性が向上したら速やかにポータブルトイレや病棟トイレの使用へと移行する．神経因性膀胱が問題となる場合には，残尿測定や尿水力学的評価に基づき，薬物療法や間欠導尿の併用などを検討する．

■合併症

脳卒中急性期においては，痙攣発作や再発などの神経学的合併症に加え，不整脈や心筋虚血・深部静脈血栓症，肺炎，尿路感染などの一般内科的合併症が生じやすい．これらの徴候を見逃さないように全身状態に留意するとと

もに，合併症の重症度や種類によってリハを中止する必要があるのか，部分的に継続することが可能かを的確に判断する．合併症によるリスクを増やさないと同時に，不必要な安静を強いることがないように注意する．

回復期リハの適応

急性期リハ施行後の転帰先としては，直接自宅退院，回復リハ病棟あるいは療養型への転院があげられる．急性期を過ぎても生活上の問題を残し，引き続きリハの効果が期待される場合には，回復期にて集中的・専門的リハを行う．回復期リハへの移行時期については，発症後 20 日以内に開始すると高いリハ効果を得られる確率が上がるとの報告もある[7]が，十分なコンセンサスは得られていない．一方，回復期リハ病棟は，「脳血管疾患，脊髄損傷などの発症 2 か月以内」の患者が入院適応とされているため，合併症などにより全身管理に 2 か月以上かかるような重症例は回復期リハを受けにくく，療養型や施設への転院となることが少なくない．今後はこのような重症例においても，集中的・専門的リハを施行できるシステム作りが望まれる．

おわりに

脳卒中急性期の治療は，2012 年に t-PA による血栓溶解療法の適応が発症 3 時間以内から 4.5 時間以内に変わるなど，今後も変化していく可能性が考えられる．それに伴い，個別の対応が必要となることも考えられるが，急性期からの適切なリハが将来的な生活様式や社会復帰の予後を決定する鍵となることに変わりはない．十分なリスク管理の下で，積極的に急性期リハに取り組む必要がある．

（中館陽恵，里宇明元）

文献

1) 篠原幸人ほか，脳卒中合同ガイドライン委員会（編）. 脳卒中治療ガイドライン 2009. http://www.jsts.gr.jp/jss08.html（2013 年 7 月アクセス）
2) Wu CY, et al. A randomized controlled trial of modified constraint-induced movement therapy for elderly stroke survivors：Changes in motor impairment, daily functioning, and quality of life. *Arch Phys Med Rehabil* 2007；88：273-278.
3) Fujiwara T, et al. Motor improvement and corticospinal modulation induced by hybrid assistive neuromuscular dynamic stimulation (HANDS) therapy in patients with chronic stroke. *Neurorehabil Neural Repair* 2009；23：125-132.
4) 千野直一（編）. 脳卒中患者の機能評価—SIAS と FIM の実際. 東京：シュプリンガー・フェアラーク東京；1997.
5) 正門由久，千野直一. 脳卒中リハビリテーションの現状. 脳と循環 2000；5：317-322.
6) Smithard DG, et al. The natural history of dysphagia following stroke. *Dysphagia* 1997；12：188-193.
7) Maulden SA, et al. Timing of initiation of rehabilitation after stroke. *Arch Phys Med Rehabil* 2005；86(12 Suppl 2)：S34-40.
8) 里宇明元ほか（編）. Monthly Book Medical Rehabilitation 2013 増刊号，もう悩まない！100 症例から学ぶリハビリテーション評価のコツ. 東京：全日本病院出版会；2013.
9) 渡邉恵莉ほか. 初発脳梗塞患者の離床時期—Branch Atheromatous Disease 症例に着目して. Jpn J Rehabil Med 2012；49(suppl)：S168.

VI. リハビリテーション
回復期・維持期リハビリテーションの進め方

Point
- 回復期・維持期のリハビリテーションでは，疾病ではなく障害をとらえる視点が必要である．
- 回復期は機能向上と日常生活動作の向上，維持期は活動性の維持向上，社会参加が目標となる．
- 回復期リハビリテーションでは予後予測による目標設定を行い，専門的かつ集中的な訓練を行う．
- 維持期では廃用や不活動を起こしやすく，筋力，体力，歩行能力などを維持向上するためのリハビリテーションが必要である．
- 新しい治療法の導入により麻痺の改善が期待できる．

障害のとらえ方

　脳卒中のリハビリテーション（以下，リハビリ），特に回復期と維持期では障害を適切に評価することが大切である．障害とは，身体または精神の機能，身体構造，行動，活動などに生じる支障のことである．国際生活機能分類（International Classification of Functioning, Disability and Health：ICF）では，健康状態を心身機能構造，活動，参加および背景因子（個人因子と環境因子）に分類し，それらが損なわれた状態をそれぞれ疾病，機能障害，活動制限，参加制約としている[1]（**1**）．脳卒中では機能障害として片麻痺や言語障害，感覚障害など，活動制限として歩行障害，日常生活動作制限など，参加制約として介護や復職などが問題となる（**2**）．通常は機能障害があると活動制限が起こり，活動制限があると参加制約が起こるが，個人因子や環境因子が影響する．機能障害，活動制限，参加制約の各階層で障害をとらえることが予後予測や目標設定には必要である．

脳卒中後の運動麻痺の回復過程

　一般的に脳卒中後の運動麻痺の回復は，発症～最初の30日で著しく，3か月までに大部分が起こり，6か月までにプラトーに達すると考えられている[2]（**3**）．また発症時の麻痺の重症度によってその後の回復が異なる．しかし運動麻痺などの機能障害がプラトーに達した後にも日常生活動作（activities of daily living：ADL）は訓練によって改善する．また発症から1年以上経った維持期においても，軽度～中等度の上肢の麻痺に対しては積極的に麻痺側の上肢の訓練を行うことで，上肢機能が向上することがある[3]．CI療法（constraint-induced movement therapy），ロボット支援訓練，経頭蓋反復磁気刺激，経頭蓋直流電気刺激などにより，麻痺自体の改善が期待できる

1 国際生活機能分類（ICF）とICF医学モデル

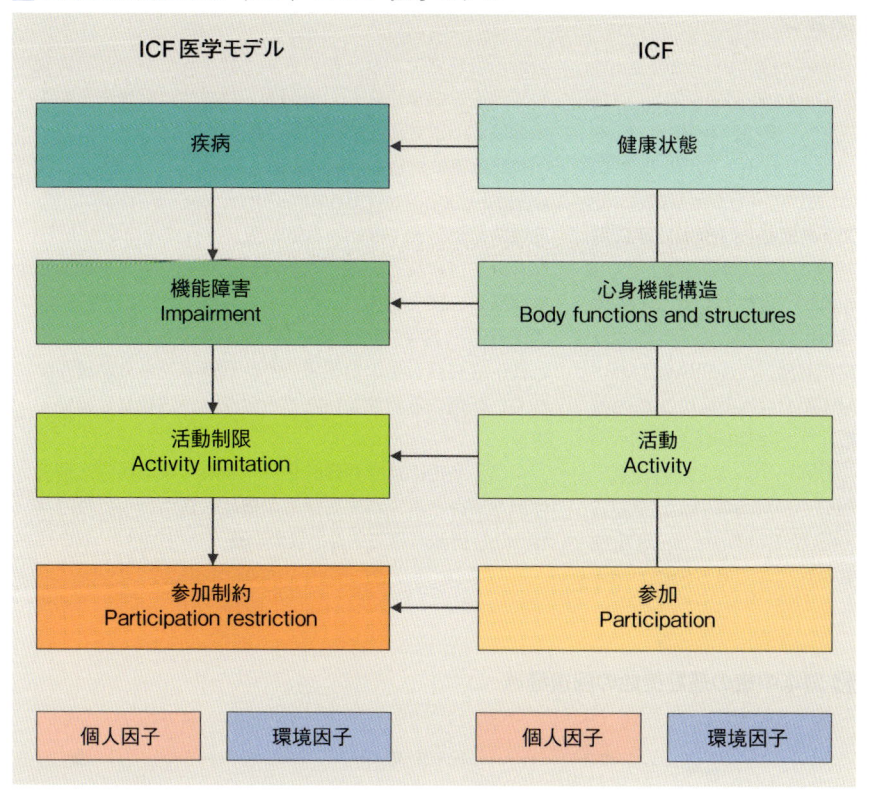

```
ICF医学モデル                    ICF

   疾病        ←――――     健康状態
    ↓                        ↓
  機能障害     ←――――   心身機能構造
  Impairment            Body functions and structures
    ↓                        ↓
  活動制限     ←――――     活動
  Activity limitation        Activity
    ↓                        ↓
  参加制約     ←――――     参加
  Participation restriction  Participation

 個人因子  環境因子    個人因子  環境因子
```

2 主な障害名のリスト

機能障害	活動制限，参加制約，環境因子
・片麻痺 ・筋力低下 ・痙縮，固縮，不随意運動 ・関節拘縮 ・感覚障害 ・疼痛 ・嚥下障害 ・言語障害 ・遂行機能障害 ・記憶障害 ・注意障害 ・失行，失認 ・情動障害 ・膀胱障害 ・直腸障害	・日常生活動作制限〈項目〉 ・座位障害，立位障害 ・歩行障害，移動障害 ・コミュニケーション障害 ・家庭復帰の問題 ・住居（改造など）の問題 ・対人関係の問題 ・仕事，職場復帰，通勤の問題 ・復学，通学の問題 ・家庭生活の問題 ・社会生活の問題 ・介護者，介護量の問題 ・経済的問題 ・装具，福祉用具

（**Column**〈p.362〉参照）．

回復期の患者の特徴

　回復期は全身状態が安定し，リハビリを中心に行う時期である．急性期治療を終え，疾病の治療から障害の治療へと主目標が移る．片麻痺や言語障害，認知障害，嚥下障害などの障害に対するリハビリが必要となる．回復期では痙縮や中枢性疼痛，脳卒中後うつなどの新たな問題が顕在化することが多い．

新しいリハビリテーション

機能的 MRI (functional magnetic resonance imaging:fMRI), ポジトロンエミッション断層撮影 (positron emission tomography：PET), 経頭蓋磁気刺激 (transcranial magnetic stimulation：TMS) などの脳イメージングを用いた研究において, リハビリによって脳卒中後の神経ネットワークが再構築し, 機能回復に脳の可塑性が関わっていることが明らかにされてきた[8,9].

脳損傷後の上肢機能向上の方法として CI 療法 (constraint-induced movement therapy)[3], ロボット支援訓練[10], 経頭蓋反復磁気刺激 (repetitive TMS：rTMS)[11], 経頭蓋直流電気刺激 (transcranial direct current stimulation：tDCS)[12], 機能的電気刺激[13], Brain Machine Interface (BMI)[14] などが行われている[15,16]. また相乗効果を狙い, これらのいくつかの方法を組み合わせた訓練も試みられている[12,17]. CI 療法は維持期の片麻痺の上肢機能訓練として最もエビデンスのある治療法であり, 非麻痺側上肢をミットなどで抑制して使えないようにし, 強制的・積極的に麻痺側上肢を短期間集中して訓練する方法である.

歩行障害に対しては部分免荷トレッドミル訓練 (body weight-supported treadmill training：BWSTT)[18], 治療的電気刺激, 機能的電気刺激, 歩行支援ロボット[19] などが注目されている[15]. BWSTT はハーネスを装着して体重の一部を免荷し, トレッドミル上を歩行する訓練である[18]. 脳卒中による重度の片麻痺でも適用でき, 杖と長下肢装具を用いた通常の歩行訓練よりも介助量が少なく, 転倒の危険がないため十分な歩行訓練量を確保できる.

また, 今後は神経幹細胞や iPS 細胞による再生医療の発展が期待され, 再生医療後の機能回復にとって最適なリハビリ方法も確立する必要がある.

3 脳卒中後の運動機能の回復経過

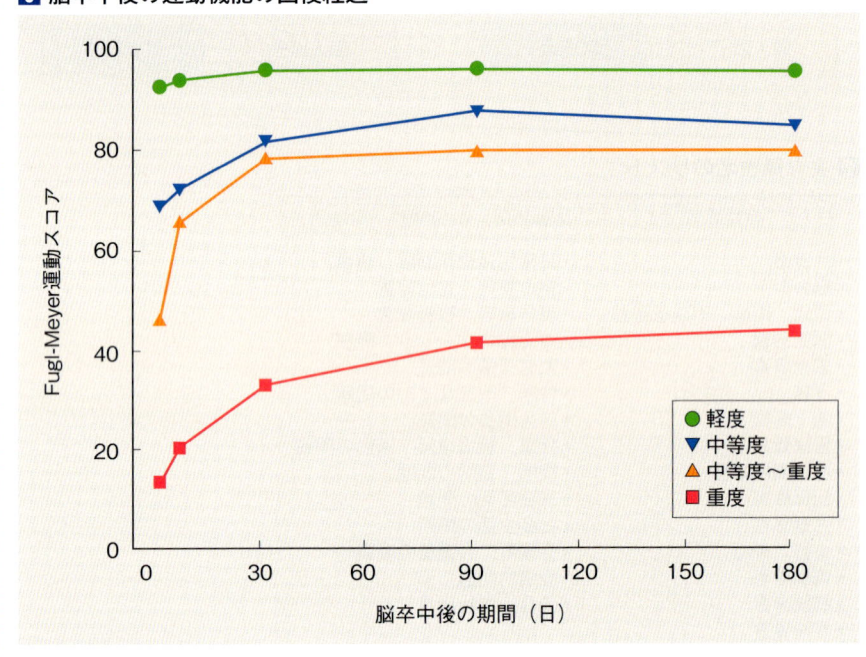

発症時の Fugl-Meyer 運動スコアをもとに重症度を 4 段階に分類している.

(Duncan PW, et al. *Stroke* 1992[2] より)

Memo
回復期リハビリテーション病棟

診療報酬上定められた病棟で, 脳血管疾患または大腿骨頸部骨折などの患者に対して, ADL の向上と家庭復帰を目的として集中的にリハビリを行うための病棟である. 脳血管疾患では発症後 2 か月以内に入院する必要があり, 入院期間は最長 6 か月である.

また, 患者は障害が残存していることに対して怒りや否認, 悲しみなどの感情が揺れ動き, 障害の受容が問題となる. 移動, セルフケア, 嚥下, コミュニケーション, 認知などの複数領域に障害が残存した例では, 急性期リハビリに引き続き, より専門的かつ集中的に行う回復期リハビリを実施することが勧められる[4]. 現在の医療体制では回復期リハビリ病棟で回復期のリハビリが行われることが多い.

回復期のリハビリの進め方

　回復期では合併症および併存疾患の医学的管理を行いながら，さまざまな障害や問題に対して，理学療法，作業療法，言語聴覚療法などのリハビリを行う．

　予後予測による目標の設定（短期ゴール，長期ゴール），適切なリハビリプログラムの立案，必要な入院期間の設定などを行い，リハビリチームにより，包括的にアプローチすることが勧められる[4]．予後予測として，機能障害の予後，在宅復帰か施設入所かなど転帰の予測，入院期間を決定する．長期ゴールは最終的な到達目標であり，自宅退院や職場復帰などがあげられる．短期ゴールは，長期ゴールを獲得するために達成すべき目標であり，座位の安定，トイレ動作の自立，食事動作の自立など身近で到達可能な目標を設定する．回復期では定期的にスタッフ間のカンファレンスを行い，ゴール設定の確認，修正を行う．リハビリチームは理学療法士，作業療法士，言語聴覚士をはじめ多くの職種が関わるため（**4**），各職種の役割を把握して医師として指導的役割を果たすことが大切である．また在宅復帰の前には，家屋評価や家族への介護指導などを行う必要がある．

　リハビリは訓練室だけで行うものではない．病棟においても看護師や理学療法士，作業療法士などによってADLを向上させるための訓練を行う．トイレ動作や食事動作や更衣動作などのADL訓練は，繰り返し行うことで実生活への般化を行うことが大切である．訓練強度を増すことで機能回復やADL改善が得られることが知られており[5]，訓練の量や質を向上させる工夫が必要である．たとえば，療法士の勤務体系を変え早出・遅出を行うことで，起床時や就寝時の更衣動作，朝食や夕食時の食事動作などの病棟でのADL訓練の時間を増やすことができる．藤田保健衛生大学七栗サナトリウムで始められた the Full-time Integrated Treatment（FIT）program は，訓練を

4 リハビリ医療に携わる主な専門職

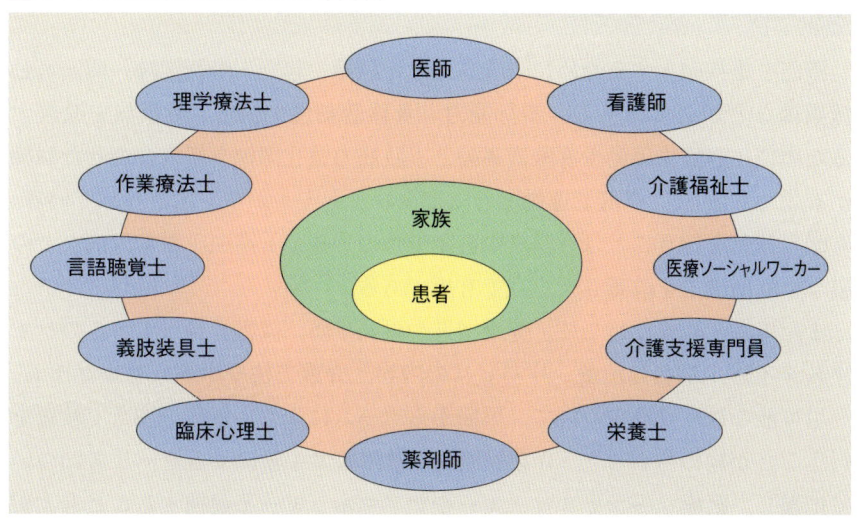

総合的に高密度に行うために訓練室と病棟とを一体化し，土日と祝日も休まず週7日訓練を行うことを特徴とし，従来型のプログラムと比較し自宅復帰率を下げることなく，より大きなADL改善と在院日数の短縮を実現している[6]．現在では回復期リハビリ病棟において365日休みのないリハビリを提供することができる．

各種障害に対するアプローチ

運動障害やADL，歩行障害，上肢機能障害，痙縮，片麻痺側肩の関節可動域制限や疼痛，中枢性疼痛，嚥下障害，排尿障害，言語障害，認知障害，体力低下，骨粗鬆症，うつ状態の各種障害に対するリハビリや治療が必要である[4]．

片麻痺患者に対する歩行訓練は，通常平行棒内歩行から開始し，4脚杖歩行，T字杖歩行と進めていき，介助歩行から監視歩行，独歩と進めていくのが一般的である[4]．麻痺や痙縮の程度に応じて適切な装具を使用することが大切である．内反尖足がある患者では，歩行の改善のために短下肢装具が用いられる．

上肢機能障害に対しては，麻痺上肢に対し，特定の訓練（麻痺側上肢のリーチ運動，メトロノームに合わせた両上肢の繰り返し運動，目的志向型運動，イメージ訓練など）を積極的に繰り返し行うことが強く勧められる[4]．

維持期の患者の特徴

維持期はいわゆる慢性期であり，障害が固定し，機能向上の訓練よりも生活が中心となり生活期ともいわれる．在宅に戻り活動量や運動量が減ったために，リハビリで向上させた筋力や歩行能力が低下したり上肢や下肢の関節拘縮が進んだりすることがある．廃用や閉じこもりの予防のために活動性の維持向上，社会参加が目標となる．また脳卒中再発予防のために投薬を含めた危険因子の管理も重要である．

維持期のリハビリの進め方

機能を維持向上するために下肢筋力強化訓練や起立・歩行訓練，関節可動域訓練などが必要である．歩行能力，身体活動性，QOL，耐糖能を改善するために，有酸素運動や有酸素運動と下肢筋力強化訓練を組み合わせた訓練が有効である[4,7]．有酸素運動としてはトレッドミルが多く用いられている．有酸素運動を行うことは，脳卒中再発予防の意味でも高血圧や糖尿病などの脳卒中危険因子を改善させる点で有用である．

また患者・家族に対して，健康増進や再発予防，障害を持ってからのライフスタイル，現在の治療，リハビリの内容，介護方法やホームプログラム，利用可能な福祉資源について，早期からチームにより，情報を加えて教育を行うことが勧められる[4]．介護保険や身体障害者手帳によるサービスについて把握し，医療ソーシャルワーカーやケアマネジャーと連携することも大切

Memo

痙縮に対するボツリヌス治療

わが国では2010年に上下肢痙縮に対するA型ボツリヌス毒素（ボトックス®）の使用が承認された．ボトックス®は目標とする筋肉に注射をすることで局所的に痙縮を低下させることができる．効果持続は3～4か月と可逆的であるため反復投与を行う必要がある．機能向上や介護量軽減などの治療目標設定を適切に行い，注射後にストレッチや機能向上のための訓練などリハビリを併用することが大切である．

Keywords

生活期

維持期と同じ意味で用いられる用語である．維持という言葉はネガティブな心象を有するため，「維持期」よりも「生活期」と表記したほうがよいとの意見がある．

である．

(松嶋康之，蜂須賀研二)

文献

1) 世界保健機関．障害者福祉研究会(編)．ICF 国際生活機能分類―国際障害分類改定版．東京：中央法規；2002．
2) Duncan PW, et al. Measurement of motor recovery after stroke. Outcome assessment and sample size requirements. *Stroke* 1992；23：1084-1089.
3) Taub E, et al. Technique to improve chronic motor deficit after stroke. *Arch Phys Med Rehabil* 1993；74：347-354.
4) 篠原幸人ほか，脳卒中合同ガイドライン委員会(編)．脳卒中治療ガイドライン 2009．東京：協和企画；2009．
5) Kwakkel G, et al. Effects of augmented exercise therapy time after stroke：A meta-analysis. *Stroke* 2004；35：2529-2539.
6) Sonoda S, et al. Full-time integrated treatment program, a new system for stroke rehabilitation in japan：Comparison with conventional rehabilitation. *Am J Phys Med Rehabil* 2004；83：88-93.
7) Gordon NF, et al. Physical activity and exercise recommendations for stroke survivors：An American Heart Association scientific statement from the Council on Clinical Cardiology, Subcommittee on Exercise, Cardiac Rehabilitation, and Prevention；the Council on Cardiovascular Nursing；the Council on Nutrition, Physical Activity, and Metabolism；and the Stroke Council. *Stroke* 2004；35：1230-1240.
8) Nudo RJ, et al. Neural substrates for the effects of rehabilitative training on motor recovery after ischemic infarct. *Science* 1996；272：1791-1794.
9) Richards LG, et al. Movement-dependent stroke recovery：A systematic review and meta-analysis of TMS and fMRI evidence. *Neuropsychologia* 2008；46：3-11.
10) 佐伯覚ほか．ロボティックス治療．Jpn J Rehabil Med 2011；48：192-196.
11) Takeuchi N, et al. Repetitive transcranial magnetic stimulation of contralesional primary motor cortex improves hand function after stroke. *Stroke* 2005；36：2681-2686.
12) Ochi M, et al. Effects of anodal and cathodal transcranial direct current stimulation combined with robotic therapy on severely affected arms in chronic stroke patients. *J Rehabil Med* 2013；45：137-140.
13) Fujiwara T, et al. Motor improvement and corticospinal modulation induced by hybrid assistive neuromuscular dynamic stimulation (HANDS) therapy in patients with chronic stroke. *Neurorehabil Neural Repair* 2009；23：125-132.
14) Shindo K, et al. Effects of neurofeedback training with an electroencephalogram-based brain-computer interface for hand paralysis in patients with chronic stroke：A preliminary case series study. *J Rehabil Med* 2011；43：951-957.
15) 正門由久．脳卒中のリハビリテーション．日本リハビリテーション医学会(監)，リハビリテーション医学白書委員会(編)．リハビリテーション医学白書 2013 年版．東京：医歯薬出版；2013, pp.162-170.
16) Langhorne P, et al. Stroke rehabilitation. *Lancet* 2011；377：1693-1702.
17) Kakuda W, et al. A multi-center study on low-frequency rTMS combined with intensive occupational therapy for upper limb hemiparesis in post-stroke patients. *J Neuroeng Rehabil* 2012；9：4.
18) Hesse S, et al. Restoration of gait in nonambulatory hemiparetic patients by treadmill training with partial body-weight support. *Arch Phys Med Rehabil* 1994；75：1087-1093.
19) Hachisuka K, et al. A prototype walking assist robot and its clinical application for stroke patients with severe gait disturbance. In：Soroker N, et al (editors). Advances in Physical and Rehabilitation Medicine. Bolonga：Monduzzi Editore；2003, pp.23-26.

Further reading

● 蜂須賀研二ほか(編)．実地医家に役立つリハビリテーションの知識と技術―在宅でのチーム医療を目指して．東京：医歯薬出版；2009．
かかりつけ医としてリハビリの全般的な知識を得たい臨床家にお勧め．

VI. リハビリテーション
脳卒中のクリティカルパス・地域連携パス

> **Point**
> - 脳卒中診療はリハビリテーションの観点から急性期，回復期，維持期に分けられ，機能分化と医療連携による脳卒中診療ネットワークの構築が積極的に進められている．
> - 院内クリティカルパスによって院内の診療の標準化やチーム医療が行われている．
> - 地域連携パスでは急性期は「疾病」，回復期は「障害」，維持期は「生活」が対象となり，「治療の継続性」と「リハビリテーションの継続性」の２つの柱が必要である．
> - 脳卒中診療ネットワークの構築と地域連携パスで脳卒中診療の「均てん化」が図られている．

３つの視点でのリハビリテーション

脳卒中診療はリハビリテーション（以下，リハ）の観点から，①急性期，②回復期，③維持期の３つの病期に分けられ，①予防と在宅診療を行うかかりつけ医，②急性期治療を行う急性期病院，③回復期リハを行うリハ専門病院，④維持期のリハやケアを行う療養型病院や老人保健施設など，の４つのチームが必要である．この機能分化と医療連携による脳卒中診療ネットワーク構築（**1**）には困難を伴うが，脳卒中診療の多くの問題点の解決策となる．

急性期病院では，脳卒中による機能障害を可能なかぎり軽くするように積極的な治療を行い，さらにADLの低下予防・改善や廃用症候群予防のために急性期リハを行う．回復期リハ病棟では，①ADL能力の向上，②寝たきり防止，③在宅復帰率の向上，④やむをえず入院・入所する場合でも要介護度の軽減を目標にする．

脳卒中の評価スケール（尺度）には，①機能障害（impairment），②能力低下（disability），③社会的不利（handicap）を評価するためのものがいろいろと開発されている．国際生活機能分類（国際障害分類改訂版，International Classification of Functioning, Disability and Health：ICF）では，①function（心身機能・身体構造），②activity（活動），③participation（参加）に相当する[1]（**2**）．信頼性や妥当性に優れ，世界的にも汎用されている主な尺度を**2**に示す．リハの立場で，①機能障害，②活動制限，③参加制約に対して，①心身機能・身体構造良好，②活動自立，③積極的参加を目標にして脳卒中患者のリハビリテーションを行い支援する．

脳卒中の医療連携

医療の高度・専門化あるいは機能分化が進む中で，①良質かつ適切な医療の提供，②地域の医療資源の有効活用，③診療報酬（医療政策），④患者・家族と医療従事者の満足度向上などの面から，医療連携はますます必要とな

1 脳卒中診療ネットワーク

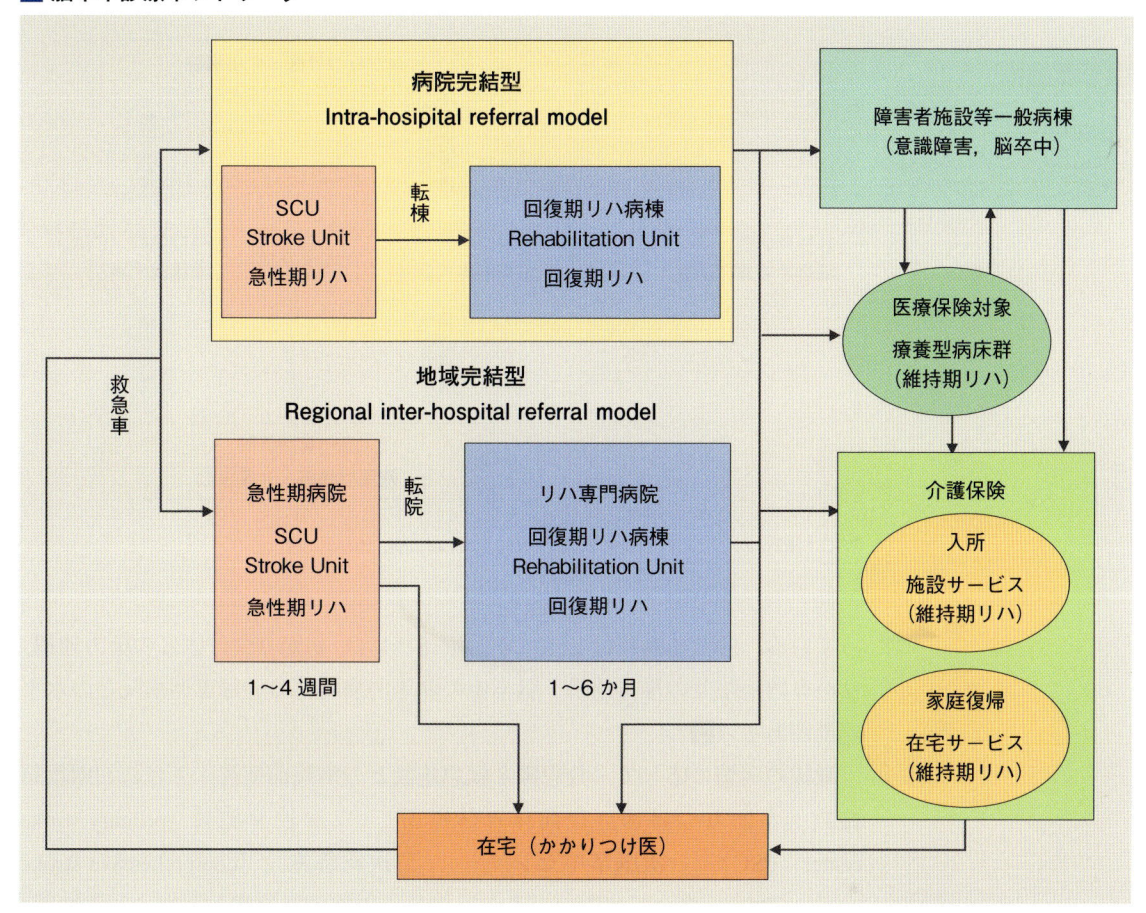

多くの地域では病院完結型と地域完結型の2つのシステムが混在して，脳卒中診療ネットワークが構築されている．
SCU：stroke care unit

2 脳卒中評価スケールの位置づけ（国際生活機能分類[*1]）

国際生活機能分類	評価スケール
Function（心身機能・身体構造） → Impairments（機能障害）	Brunnstrom stage stroke impairment assessment set（SIAS） modified Ashworth Scale（MAS） National Institutes of Health Stroke Scale（NIHSS） Japan Stroke Scale（JSS） Fugl-Meyer assessment set
Activity（活動） → Activity limitations（活動制限） [Disability（能力低下）]	modified Rankin Scale（mRS） Barthel Index（BI） functional independence measure（FIM）
Participation（参加） → Participation restrictions（参加制約） [Handicap（社会的不利）]	CHART（Craig Handicap Assessment and Reporting Technique）

[*1] 厚生労働省．「国際生活機能分類―国際障害分類改訂版」（日本語版）の厚生労働省ホームページ掲載について．http://www.mhlw.go.jp/houdou/2002/08/h0805-1.html[1] より

3 脳卒中の医療連携

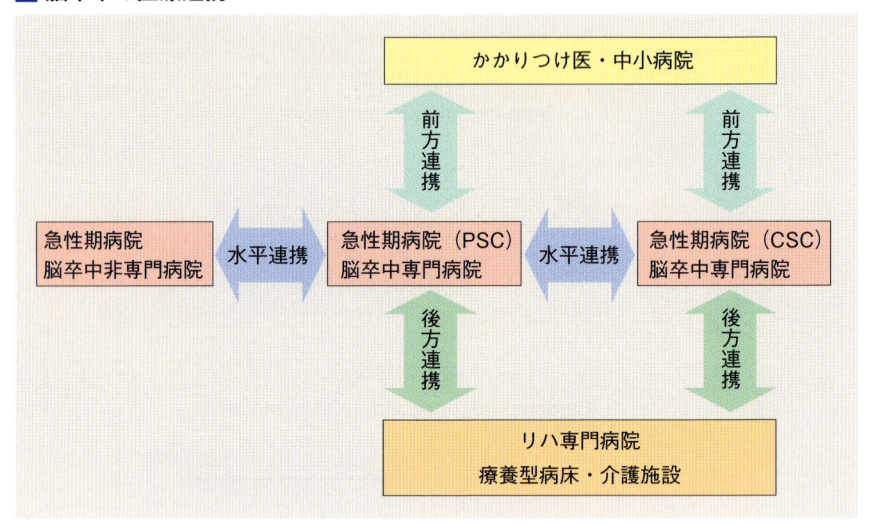

PSC：primary stroke center, CSC：comprehensive stroke center.

っている．急性期病院にとっての医療連携には，かかりつけ医との前方連携，リハ専門病院との後方連携，脳卒中の非専門病院あるいは専門病院との水平連携がある（ 3 [2]）．

地域の実情に応じて，救急隊と救急施設との病院前連携，さらに初期救急施設（かかりつけ医，夜間休日診療所），二次救急施設（primary stroke center：PSC[3]，一次脳卒中センター），三次救急施設（comprehensive stroke center：CSC[4]，総合脳卒中センター）の救急の施設間連携とともに，急性期・回復期・維持期の地域連携システム（脳卒中診療ネットワーク[2,5]）の構築が進められている．2008年に脳卒中地域連携クリティカルパス[6,7]（以下，地域連携パス）が保険診療として認められ，多くの地域で運用が行われている．機能分化と連携による地域連携システム構築（ 1 [2]），地域連携パスの運用によって脳卒中診療の"均てん化"が図られつつある．

脳卒中クリティカルパス

クリティカルパス（以下，パス）とは，良質な医療を効率的，かつ安全，適正に提供するための手段として開発された診療計画表である．もともとは，1950年代に米国の工業界で導入され始め，1980年代に米国の医療界で使われ出した後，1990年代に日本の医療機関においても導入された考え方で，診療の標準化，根拠に基づく医療の実施，インフォームドコンセントの充実，業務の改善，チーム医療の向上などが可能となってきた[8]．わが国でも多くの急性期病院で脳卒中急性期パスが策定されているが，本場米国では脳梗塞では78％，脳出血では30％の病院で脳卒中パスが導入されている[9]．脳卒中パスは，診療を標準化し，チーム医療を実践する stroke unit[10]（脳卒中専門病棟）を補完する手段である．

4 地域連携クリティカルパスの必要条件

1. 連携施設のスタッフ参加のもとに作成されていること
2. 施設間を越えた一貫した診療計画であること
3. 評価可能な達成目標が設定されていること
4. 達成目標に対するバリアンス収集分析が可能なこと
5. 医療者用と患者用がセットで作成されていること

(野村一俊〈監〉.大腿骨近位部骨折地域連携クリティカルパス—大腿骨頚部骨折シームレスケア研究会,2008[11]より)

5 地域連携クリティカルパス作成手順

Step 1	連携パス作成対象疾患の地域ネットワーク作り
Step 2	診療方針の統一
Step 3	達成目標の設定（役割分担）
Step 4	オーバービュー連携パスの作成
Step 5	患者用連携パス作成
Step 6	バリアンス収集システムの構築
Step 7	連携パス改訂会合

(野村一俊〈監〉.大腿骨近位部骨折地域連携クリティカルパス—大腿骨頚部骨折シームレスケア研究会,2008[11]より)

地域連携パス

　地域連携パスとは急性期病院から回復期病院を経て早期に自宅に帰れるような診療計画を作成し，治療を受けるすべての医療機関で共有して用いるものであると定義されている．地域連携パスを提唱した野村による地域連携クリティカルパスの必要条件を 4 に，地域連携クリティカルパス作成手順を 5 に示す[11]．

　大腿骨頚部骨折や脳卒中は，急性期・回復期・維持期と病期が変わるごとに診療するチームが変わる．急性期は「疾病」，回復期は「障害」，維持期は「生活」と，病期によって対象が変化する[5]（ 6 ）．急性期パスとは異なり，すべてアウトカムを達成せずに進行するパスで，未達成のアウトカムを次のステップ，すなわち次の施設に持ち越すことが可能であり，治療の経路が一方向にのみ流れるものである．多くの職種が関わる必要があり，また連携の範囲が広大となり，連携システム構築は大変難度の高いものとなる．原疾患の再燃あるいは再発により治療の再スタートとなると，急性期病院に回帰する．

　急性期では疾病の治療（入院診療計画書，クリティカルパス），回復期はリハ総合実施計画書（リハプログラム），維持期はケアプラン（リハ実施計画書，リハマネジメント）が必要である（ 6 ）．急性期と回復期，回復期と維持期を連携パスで繋ぐため，ADL，特に移動能力とリハ（リハビリの継続）で繋ぐことで脳卒中地域連携パスを策定した[4,5]（ 7 ）．もちろん，各病期での治療の継続性（再発予防と併存疾患の管理）が必要であることは言うまでもない．

地域連携パスの作成，運用のポイント

　地域連携パスでは，「在院日数」と「退院基準」から成る「退院時達成目標」を設定することが必要である．急性期病院の退院基準と回復期リハ病院の入院基準を一致させなければならない．ただし，脳卒中は重症度が違うし，基礎疾患や合併症など多くの問題を抱えている．急性期病院も回復期リハ病院

6 脳卒中地域連携パスのコンセプト

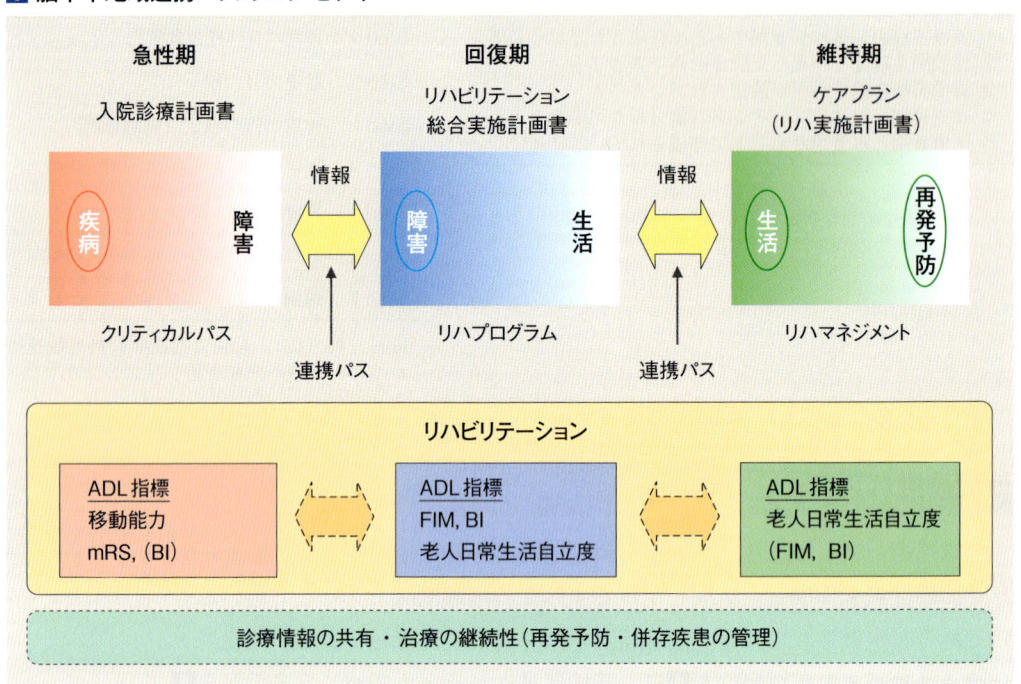

急性期　　　　　　　　回復期　　　　　　　　維持期

入院診療計画書　　　リハビリテーション　　ケアプラン
　　　　　　　　　総合実施計画書　　　　（リハ実施計画書）

疾病　障害　⇔情報⇔　障害　生活　⇔情報⇔　生活　再発予防

クリティカルパス　　リハプログラム　　　リハマネジメント
　　　　　　　　連携パス　　　　　　連携パス

リハビリテーション

ADL指標	ADL指標	ADL指標
移動能力	FIM, BI	老人日常生活自立度
mRS, (BI)	老人日常生活自立度	(FIM, BI)

診療情報の共有・治療の継続性（再発予防・併存疾患の管理）

ADL：activities of daily living, BI：Barthel Index, FIM：functional independence measure, mRS：modified Rankin Scale.

7 脳卒中地域連携パス―オーバービュー

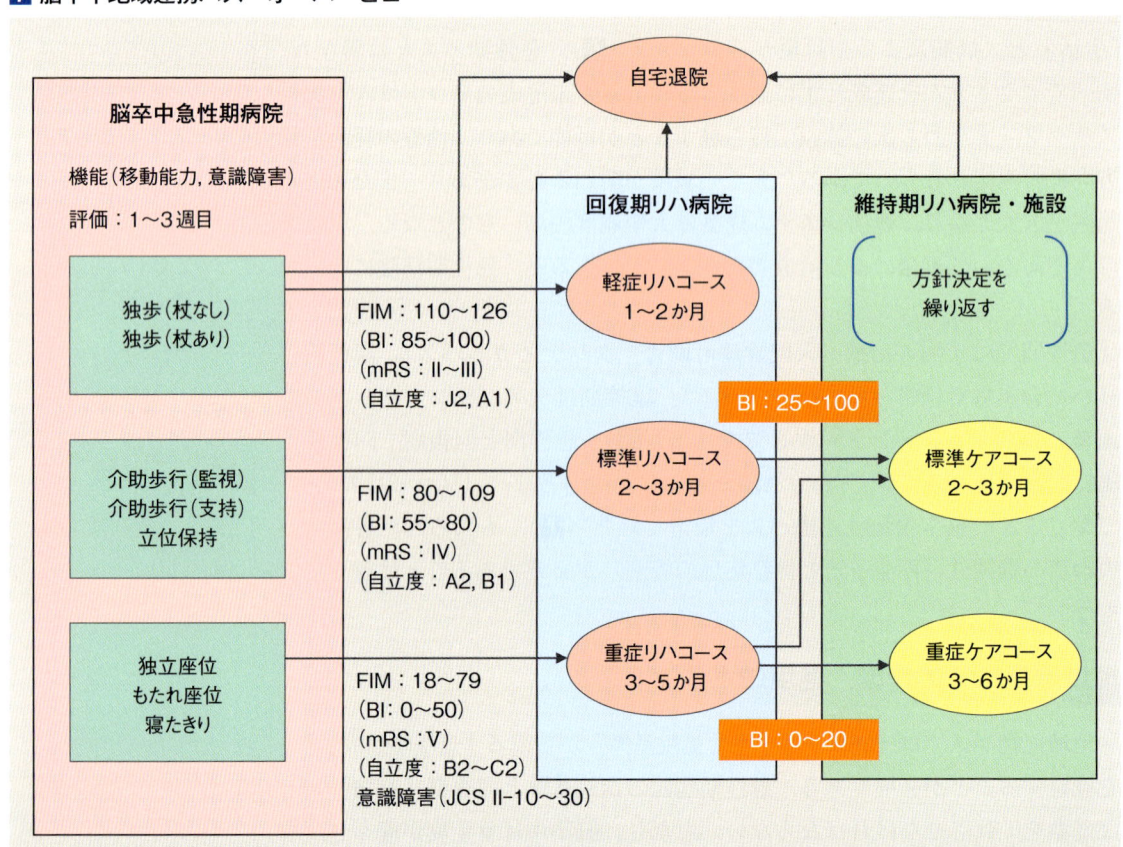

脳卒中急性期病院
機能（移動能力，意識障害）
評価：1～3週目

- 独歩（杖なし）／独歩（杖あり）
  - FIM：110～126
  - (BI：85～100)
  - (mRS：II～III)
  - (自立度：J2, A1)
  → 軽症リハコース 1～2か月

- 介助歩行（監視）／介助歩行（支持）／立位保持
  - FIM：80～109
  - (BI：55～80)
  - (mRS：IV)
  - (自立度：A2, B1)
  → 標準リハコース 2～3か月

- 独立座位／もたれ座位／寝たきり
  - FIM：18～79
  - (BI：0～50)
  - (mRS：V)
  - (自立度：B2～C2)
  - 意識障害（JCS II-10～30）
  → 重症リハコース 3～5か月

回復期リハ病院 → 自宅退院

維持期リハ病院・施設（方針決定を繰り返す）
- 標準ケアコース 2～3か月（BI：25～100）
- 重症ケアコース 3～6か月（BI：0～20）

BI：Barthel Index, FIM：functional independence measure, JCS：Japan Coma Scale, mRS：modified Rankin Scale.

も数種類のパスを運用しており，臨床像の多様性がある脳卒中では，在院日数の違う複数の地域連携パスが必要と考えられた．また脳卒中はあまりにもバリアンスが多く発生するため，急性期病院に入院した時点で一貫した地域連携パスの適応・運用は不可能である．そこで，急性期から回復期，回復期から維持期に移る場合にパスをリセットすることで対応する．このような考え方で過去のデータに基づいた地域連携パスの雛形が作成され，2007年4月からわれわれは運用している．**7**に地域連携パスのオーバービューを示すが，実際は患者用パス，医療者用パス，地域連携シートが運用されており，また摂食嚥下の地域連携オプションパスも一部の施設同士で運用している．

地域連携パスでは年3回の連携の会を開催しなければならないが，急性期病院が各自で連携パスの会を立ち上げると，リハ専門病院は多くの会に出席しなければならなくなる．そのため，地域で1つの地域連携パスが運用できるようにしなければならない．

今後，地域包括ケアシステムの構築，advance directive（事前指定書）の検討，脳卒中患者の自己管理のための脳卒中ノートの導入など，多くの課題がある．

（橋本洋一郎，德永　誠）

文献

1) 厚生労働省．「国際生活機能分類―国際障害分類改訂版」（日本語版）の厚生労働省ホームページ掲載について．http://www.mhlw.go.jp/houdou/2002/08/h0805-1.html（2013年8月閲覧）
2) 橋本洋一郎．連携の考え方．日本リハビリテーション医学会(監)，日本リハビリテーション医学会診療ガイドライン委員会 リハビリテーション連携パス策定委員会(編)．脳卒中リハビリテーション連携パス―基本と実践のポイント．東京：医学書院；2007，pp.7-10．
3) Alberts MJ, et al. Recommendations for the establishment of primary stroke centers. Brain Attack Coalition. *JAMA* 2000；283：3102-3109.
4) Alberts MJ, et al. Recommendations for comprehensive stroke centers：A consensus statement from the Brain Attack Coalition. *Stroke* 2005；36：1597-1616.
5) 橋本洋一郎ほか．脳卒中における地域完結型リハビリテーション．リハビリテーション医学 2002；39：416-427．
6) 德永誠ほか．3種類の在院日数を設定した脳卒中連携クリティカルパス．治療 2007；89：189-195．
7) 橋本洋一郎ほか．脳卒中地域連携パス．副島秀久ほか（編）．変化の時代に対応するクリニカルパス―どう作りどう動かす．東京：照林社；2007，pp.74-81．
8) 米原敏郎ほか．脳血管障害の医療手順．神経治療学 2004；21：155-166．
9) Cooper D, et al. Critical pathways for the management of stroke and intracerebral hemorrhage：A survey of US hospitals. *Crit Pathw Cardiol* 2007；6：18-23.
10) Stroke Unit Trialists' Collaboration. Organised inpatient (stroke unit) care for stroke. *Cochrane Database Syst Rev* 2002；(1)：CD000197. Update in *Cochrane Database Syst Rev* 2007；(4)：CD000197.
11) 野村一俊（監）．大腿骨近位部骨折地域連携クリティカルパス―大腿骨頚部骨折シームレスケア研究会．東京：メディカルレビュー社；2008，pp.1-187．

Case Study

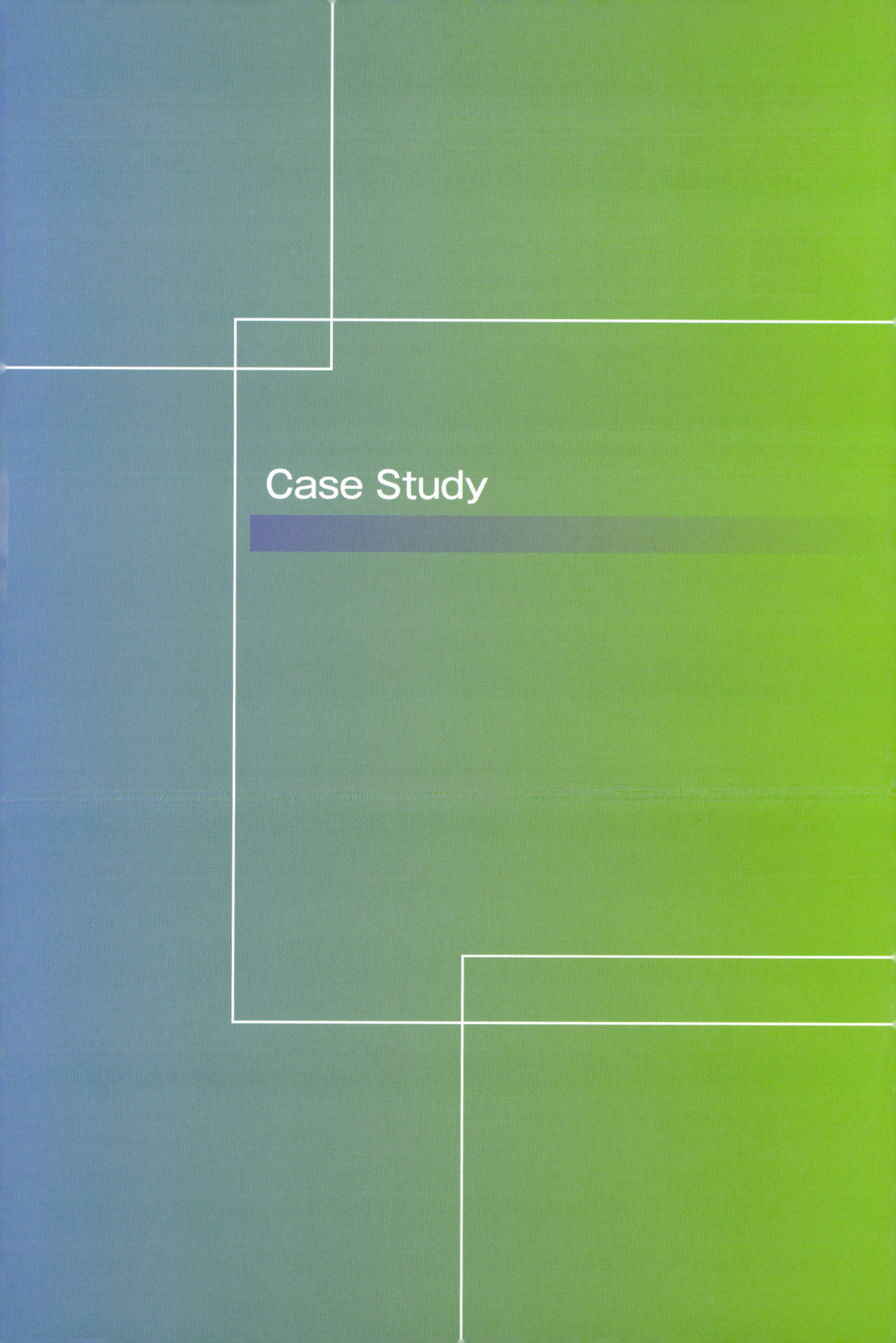

CASE 1

急性に局所神経徴候を発症し，MRにて右中大脳動脈閉塞が認められた65歳女性

症　例　65歳女性．
主　訴　左片麻痺，構音障害．
現病歴　不整脈を指摘されたことがあるが放置していた．7月20日21時半頃，食事の後片付けを行っていたところ，左手に力が入らず食器を落としてしまい，家人が話しかけたところ，ろれつが回らないため，救急車要請となった．22時05分，当院救急外来到着．来院時血圧150/90 mmHg，脈拍90/分，不整．JCS I-2，右への眼球共同偏倚，左顔面を含む上下肢麻痺，左半身感覚低下あり．NIHSSでは12点であった．

Q1　血栓溶解療法を行うために必要な検査は？
Q2　絶対必要な大動脈解離の除外診断のために，注意すべき点は？
Q3　rt-PA投与後はどのような治療を行うか？

本症例は，急性に発症した局所神経徴候からは脳卒中が考えられる．

発症直後であることから，脳梗塞であれば血栓溶解療法の適応を考慮する必要があり，最初に行うことは頭部画像による脳出血の除外である．画像診断に行くまでに，必要なら救命救急処置，これまでの既往と経過を聴取し，一般身体所見とNIHSSによる神経学的所見をとる．

A1 禁忌項目，慎重投与項目をすべてチェックする

脳出血が除外され，脳梗塞と診断されれば，rt-PA（アルテプラーゼ）静注療法適正治療指針[1]に従い，禁忌項目，慎重投与項目をすべてチェックする必要がある（❶）．

発症時刻から4.5時間以内に治療開始可能かどうかを検討し，禁忌項目と慎重投与項目に該当する既往歴の有無，臨床所見，特に血圧，血液所見を検討する．実際の現場では，複数の医師が関与することで効率よく短時間でスクリーニングし，治療開始に持っていけるように，血栓溶解療法ができるような院内体制を確立する必要がある．

画像診断がスムーズに撮影できる施設においては，最も時間を要するのは血液検査結果の確認であり，来院直後に静脈路確保とともに採血し，血液検体を検査室に搬送することで，治療開始を早めることができる．

また，意外と問題になるのが家族との連絡であり，来院直後に家族が付き添っているかどうかを確認する必要がある．自宅で発症し家族が付き添える場合には必ず救急車に同乗して来院してもらうこと，職場などで発症して家族が一緒でない場合には早急に家族と連絡をつけることが重要である．

血栓溶解療法は出血のリスクを伴う治療であることから，治療開始に際して十分な説明と同意がなされる必要がある．最新の治療指針では，慎重投与項目該当のない適応例に対しては，代諾者不在であるがゆえに患者が治療を受けられないような事態は避けるべきとしているが，原則としては患者ないし代諾者への説明とそれに基づく同意が不可欠である．

A2 詳細な問診，身体所見として血圧の左右差や心雑音をチェックする

禁忌項目のうちの急性の大動脈解離は常に疑いを持って診療する必要がある．典型的には胸痛で発症する症例が多いが，脳梗塞を合併して脳梗塞症状が前景となって搬送される場合も少なくない．詳細な問診，身体所見として血圧の左右差や心雑音をチェックする．本症例のよう

❶ 脳卒中急性期に血栓溶解療法を行うために必要な検査

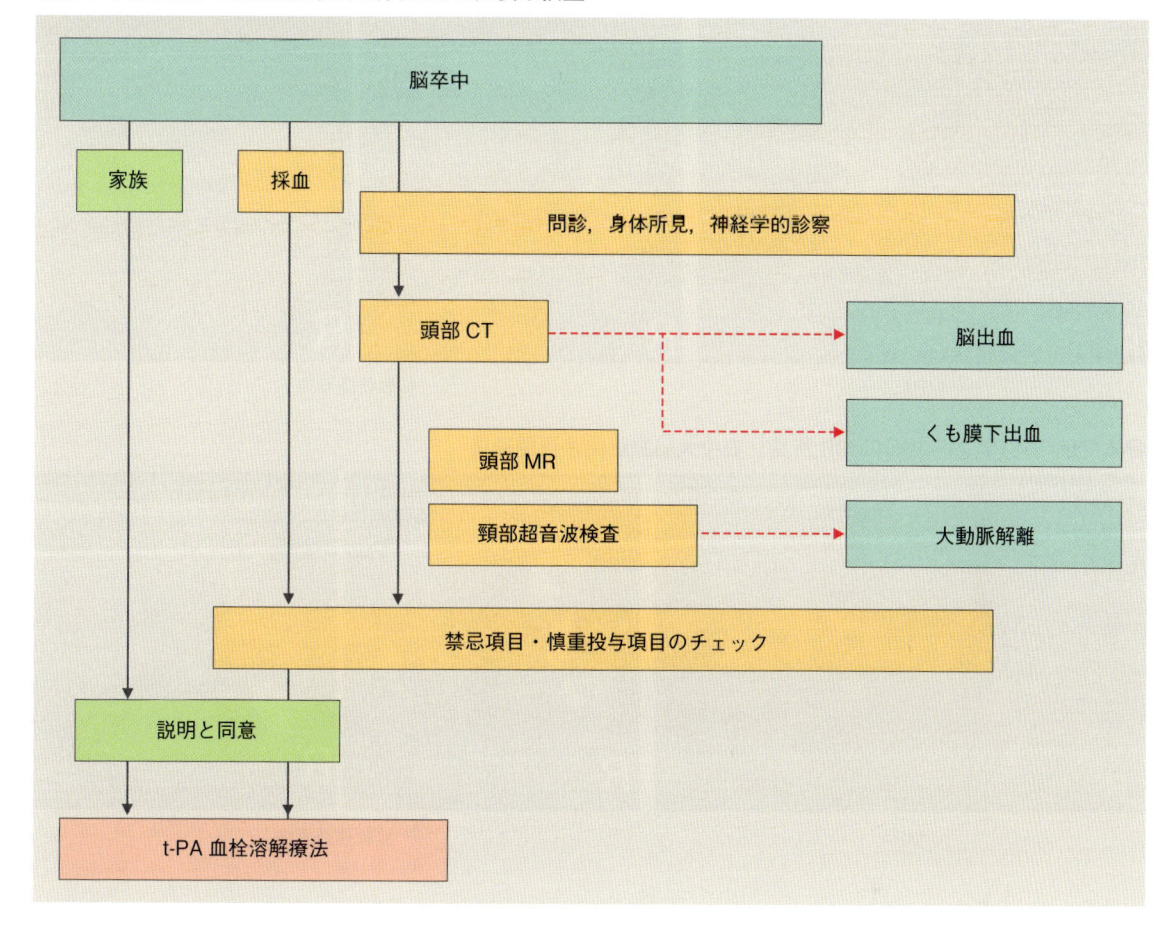

```
                    脳卒中
                      │
    ┌────────┬────────┼────────────────┐
    │        │        │
  家族      採血    問診，身体所見，神経学的診察
    │        │        │
    │        │      頭部CT ─ ─ ─ ─ ─ ─ ─→ 脳出血
    │        │        │         ─ ─ ─ ─→ くも膜下出血
    │        │      頭部MR
    │        │      頸部超音波検査 ─ ─ ─→ 大動脈解離
    │        │        │
    │        └────→ 禁忌項目・慎重投与項目のチェック
    │                  │
  説明と同意            │
    │                  │
    └──────────→ t-PA血栓溶解療法
```

に左片麻痺を呈する症例が多いことも知っておく必要がある．

日本脳卒中学会からは以下のような提言がなされている[2]．

- 急性大動脈解離を診断するには，まず疑いを持つことが何より大切である．
- 発症時の胸背部痛を詳しく問診する必要があり，発見者にも確認をする．
- ISLS（Immediate Stroke Life Support）コースのアルゴリズム[3]にある通り，脳卒中診療医は基本に立ち返って検査・観察を行うべきである．また，救急隊と連携することで搬送時の状態などを把握することも重要である．
- ベッドサイドで患者の全身をしっかり診るという姿勢が重要である．
- 脳虚血患者で，大動脈解離を疑うのは，四肢の脈拍触知と心雑音が診断のポイントとなる．
- 頸部血管エコー検査は，無侵襲で簡便かつ短時間で行える有用な検査方法であり，ルーチンに実施する．ルーチンに実施すれば急性大動脈解離を見落とすことはないと思われる．
- ルーチンに実施できない施設でも，疑いがあれば必ず頸部血管エコー検査を実施する．
- 急性大動脈解離が疑われた場合は，rt-PA投与よりも除外診断を優先するという考え方を浸透させていくことが重要である．

急性大動脈解離を疑った場合には造影胸部CTを行う必要がある．

本症例は，MRにて右大脳半球に拡散強調画

❷ 本症例の来院時 MR 所見―右中大脳動脈閉塞が認められる（rt-PA 投与前）

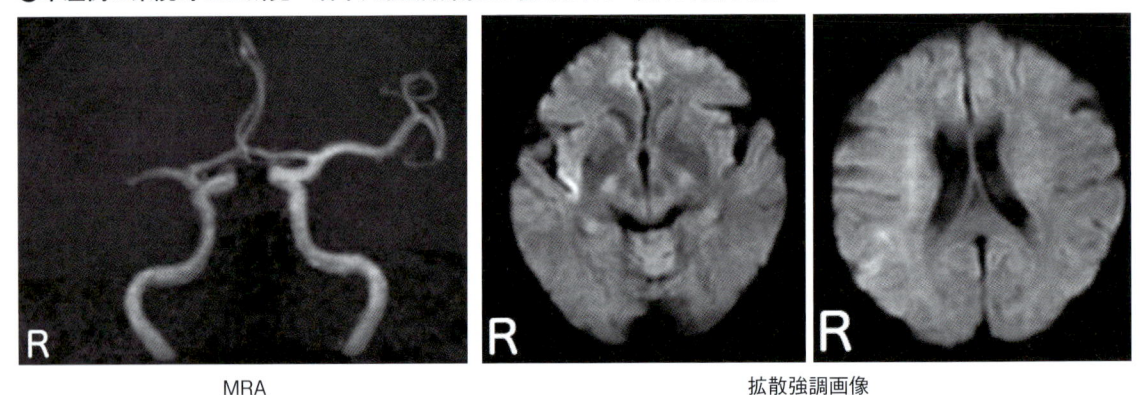

MRA　　　　　　　　　　　拡散強調画像

❸ 本症例の rt-PA 投与翌日の MR 所見―右中大脳動脈閉塞再開通後

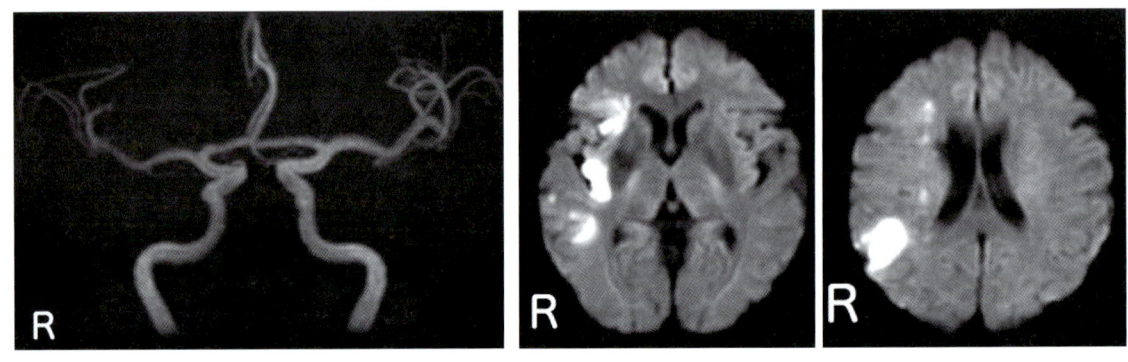

MRA　　　　　　　　　　　拡散強調画像

像で高信号を認め，右中大脳動脈閉塞が認められた（❷）．23 時 15 分 経静脈 rt-PA 投与開始．投与終了時 NIHSS は 6 点にまで改善した．翌日の MR では右中大脳動脈は再開通していた（❸）．

A3 24 時間後より再発予防をみすえた抗血栓薬治療を開始する

rt-PA 投与 24 時間以内の抗血栓療法は推奨されないことから，24 時間後より再発予防をみすえた抗血栓薬治療を開始する必要がある．薬剤選択に関しては，臨床病型に沿って，心原性脳塞栓症であれば抗凝固薬，アテローム血栓性脳梗塞であれば抗トロンビン薬（アルガトロバン〈ノバスタン HI®，スロンノン HI®〉）と抗血小板薬，ラクナ梗塞であれば抗血小板薬で治療する．

本症例では心電図で心房細動を認めたことから，心原性脳塞栓症と診断した．

診断
心原性脳塞栓症

再発予防のために，抗凝固療法を開始した．3 日後には NIHSS 1 点まで改善し，発症 14 日後には，自宅へ独歩退院となった．

（星野晴彦）

文献
1) 峰松一夫ほか．rt-PA（アルテプラーゼ）静注療法適正治療指針 第二版．脳卒中 2012；34：443-480．
2) 篠原幸人，峰松一夫．アルテプラーゼ適正使用のための注意事項―胸部大動脈解離について．脳卒中 2008；30：443-444．
3) 日本救急医学会・日本神経救急学会・日本臨床救急医学会（監），『ISLS ガイドブック 2013』編集委員会（編）．ISLS ガイドブック 2013　脳卒中初期診療のために．東京：へるす出版；2013．

CASE 2

軽度の麻痺，構音障害の一過性脳虚血発作(TIA)が先行し，その後麻痺が進行し，LSA領域に一致した梗塞を生じた83歳男性

症　例	83歳，男性．
主　訴	言語障害，右片麻痺．
既往歴	高血圧
現病歴	X月20日朝，トイレに行こうとして転倒．呂律も回りにくかったが約1時間で改善した．同日夕方，再び，会話中に突然呂律が回らなくなり，約30分持続し消失．21日就寝後，右手がベッド柵に挟まって抜けなくなり，救急要請した．
現　症	血圧157/88 mmHg，脈拍104/分，整．
神経学的所見	構音障害，右不全麻痺を認め，入院後加療にもかかわらず，麻痺は進行し，一時，完全麻痺となった．その後，徐々に改善傾向を示し歩行訓練を行えるようになった段階で，リハビリ転院となった．

Q1 この脳梗塞の病型は何か？
Q2 一過性脳虚血発作が先行していることをどう考えるか？
Q3 主幹動脈病変との関係をどう考えるか？
Q4 治療はどのようなプロトコールが望ましいか？

A1 この脳梗塞の病型と病態

軽度の麻痺や構音障害などから一過性脳虚血発作と考えられた患者が，翌日に麻痺が進行し，高度の麻痺に至った．MRI拡散画像では，最初，レンズ核線条体動脈領域（LSA）内に軽微な高信号がみられ狭義のラクナ梗塞のようにみえるが，運動麻痺の進行とともに梗塞が拡大し最終的にLSA領域に一致した梗塞が認められる（❶）．LSAの中大脳動脈よりの分岐部近傍で，アテロームプラークを基盤とした血栓性梗塞が生じていると考えられ，BAD型梗塞といえる．

診断

BAD型梗塞

A2 一過性脳虚血発作の先行

通常，一過性脳虚血発作は主幹動脈病変や心原性脳塞栓症などに関連してみられるが，穿通枝領域内でも，その近位部のアテローム性狭窄により血行力学的に虚血が生じて，最終的にBAD型梗塞になるようなケースがあり，Donnanらにより"The capsular warning syndrome"と呼ばれていたものに相当する[2]．

われわれの検討では，BAD型梗塞の約1割に一過性脳虚血発作の先行がみられた[3]．

一過性脳虚血発作の場合，主幹動脈病変がなく拡散画像所見が陰性であれば脳梗塞への移行は少ないとの考えがあるが，BAD型梗塞に先行する一過性脳虚血発作があることを念頭に置く必要がある．

A3 主幹動脈病変との関係

穿通枝と主幹動脈病変の関係はしばしば論議されるが一定の見解は確立していない．

われわれの検討では，橋の穿通枝梗塞ではLSA領域梗塞に比べて，椎骨脳底動脈，内頸動脈系ともに頭蓋内動脈硬化がより高度である[4]．

LSA領域のBAD型では，中大脳動脈の主幹動脈病変はMRAで明らかでないか軽微なことが多いが，最近では，プラークイメージで中大

Case Study

❶ 本症例の MR 所見

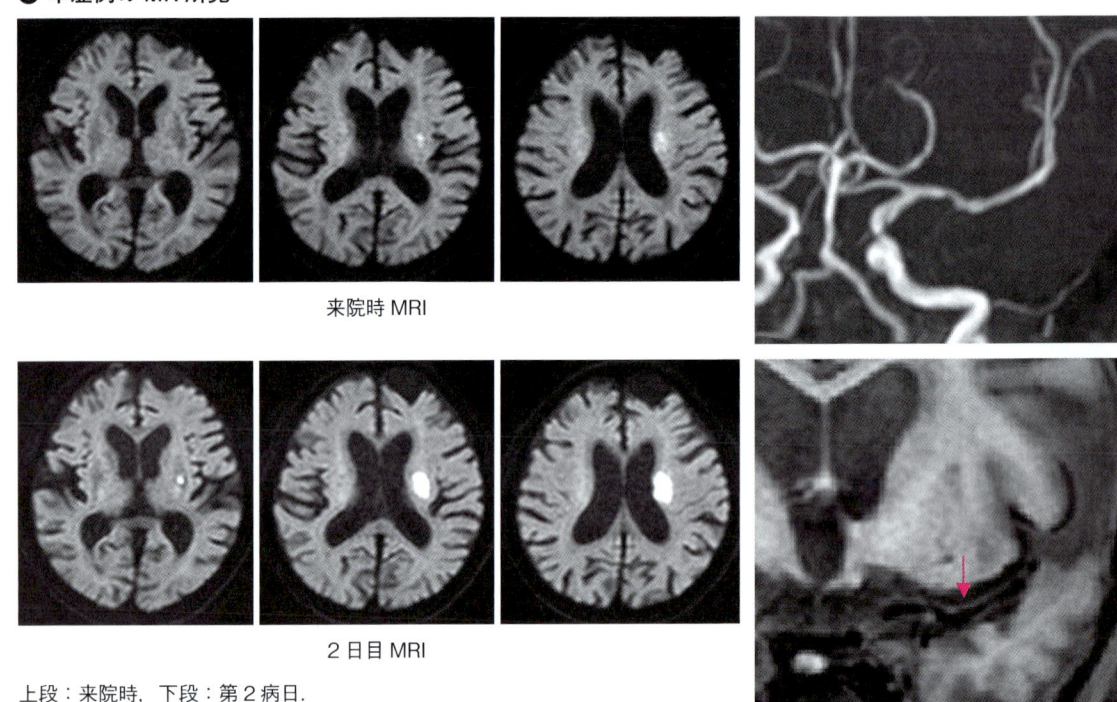

来院時 MRI

2日目 MRI

上段：来院時，下段：第2病日．
右上段：MRA，右下段：MRI プラークイメージ（3次元高速スピンエコー法）．

❷ 穿通枝梗塞と主幹動脈病変の関係

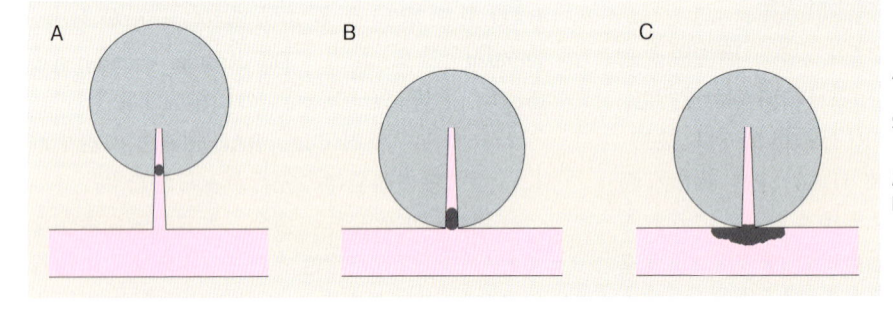

A：穿通枝自体の病変による狭義のラクナ型梗塞，B：穿通枝の近位部閉塞によるBAD型梗塞，C：母動脈のアテローム病変を伴うBAD型梗塞．
（Nah HW, et al. *Stroke* 2010[5]）より許可を得て引用）

脳動脈に不安定プラークが見出されることが指摘されている．

本症例においても，中大脳動脈水平部，特に，上壁にプラークが認められる（❶矢印）．

Nahらは穿通枝梗塞と主幹動脈病変の関連を検討し，穿通枝末梢部の梗塞は虚血性白質病変や微小出血などの合併が多く高血圧性細小血管病変を主体としているのに対し，BAD型梗塞で主幹動脈病変を伴う場合は，虚血性心疾患や頭蓋内動脈硬化合併が多く，よりアテローム血栓性梗塞に近いことを示した（❷）[5]．また，YoonらはBAD型梗塞はラクナ型梗塞に比較して，中大脳動脈上壁のプラークが有意に多いことを報告した[6]．

A4 治療

BAD型梗塞は緩徐に進行することが多く，4.5時間以内に治療開始ができる場合が必ずしも多くない．また，塞栓機序よりアテロームプラークを基盤にした血小板血栓が優位であると考えられ，t-PA療法が期待できない場合が多い．そこでわれわれは，アルガトロバン（ノバスタンHI®，スロンノンHI®），エダラボン（ラジカット®）の点滴に加えて，シロスタゾール（プ

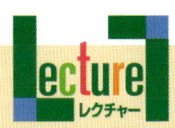

BAD型梗塞の概念

　Caplanは皮質下小梗塞として一括されていた梗塞を病態により分類して，従来より知られていた3病型の他に，第4のタイプに，branch atheromatous disease（BAD；分枝粥腫病）をあげ，上記3病型と病態が異なり，治療も病態に合わせ考えるべきであるとした（❸）[1]．BAD型梗塞の概念は，橋の穿通枝梗塞の剖検例より考え出されたものである．橋底部に達する梗塞は橋傍正中動脈の分岐部近傍のアテロームプラークによるもので，穿通枝のより遠位部でlipohyalinosis（脂肪硝子変性）などの病態で閉塞が起こるラクナ梗塞と区別すべきであることを主張した（❹）．

　この考えは橋傍正中動脈のみならず，レンズ核線条体動脈にも適応され，比較的大径穿通枝のより遠位部の閉塞に対し，アテロームプラークによる分岐部閉塞は，総じてBAD型梗塞と呼ばれている（❺）．

❸ small deep infarctsの分類

1. 高血圧性の細小血管病変によるラクナ梗塞
2. 主幹動脈の狭窄による低灌流
3. 心原性または動脈原性の塞栓
4. branch atheromatous disease
   穿通枝入口部がlipohyalinosisと異なるアテローム性病変により狭窄・閉塞したもの

（Caplan LR. *Neurology* 1989 [1] より）

❺ 比較的大径の穿通枝の病理

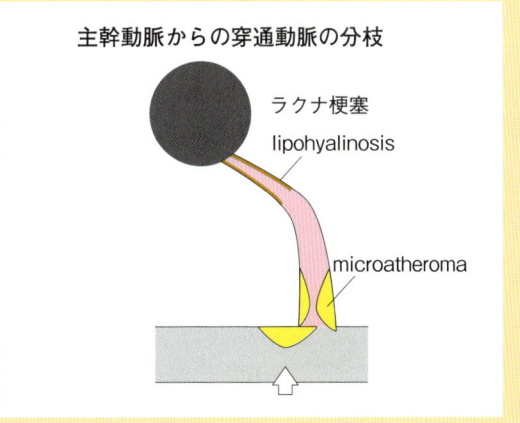

主幹動脈からの穿通動脈の分枝

- ラクナ梗塞
- lipohyalinosis
- microatheroma

❹ 橋の穿通枝におけるBAD型梗塞（A）とラクナ型梗塞（B）

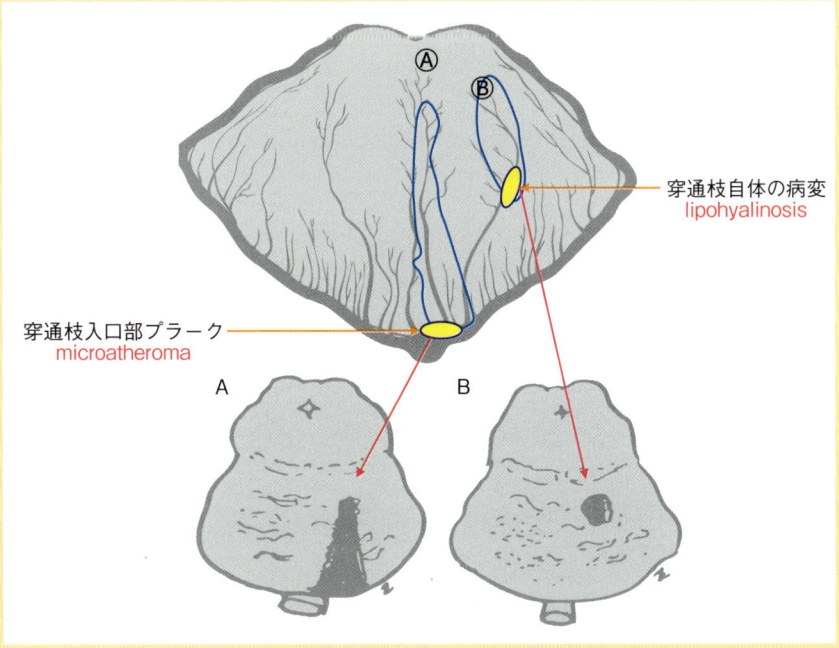

- 穿通枝自体の病変　lipohyalinosis
- 穿通枝入口部プラーク　microatheroma

（Caplan LR. *Neurology* 1989 [1] より許可を得て引用）

レタール®)やクロピドグレル(プラビックス®)を併用した強化抗血小板薬療法を行っているが，急性期進行性運動麻痺自体を減少させることはできないが，1か月後の機能予後をmRSでみると，有意に改善していた[7]．さらに，プラークイメージでもみられるように，不安定なプラークも関与していると考え，急性期よりストロングスタチンも併用している．強化療法は，2〜4週間で終えて，その後のフォローは抗血小板薬はできるだけ単剤としている．

（山本康正）

文献

1) Caplan LR. Intracranial branch atheromatous disease : A neglected, understudied, and underused concept. *Neurology* 1989 ; 39 : 1246-1250.
2) Donnan GA, et al. The capsular warning syndrome : Pathogenesis and clinical features. *Neurology* 1993 ; 43 : 957-962.
3) Yamamoto Y, et al. Characteristics of intracranial branch atheromatous disease and its association with progressive motor deficits. *J Neurol Sci* 2011 ; 304 : 78-82.
4) Yamamoto Y, et al. Predictive factors for progressive motor deficits in penetrating artery infarctions in two different arterial territories. *J Neurol Sci* 2010 ; 288 : 170-174.
5) Nah HW, et al. Diversity of single small subcortical infarctions according to infarct location and parent artery disease : Analysis of indicators for small vessel disease and atherosclerosis. *Stroke* 2010 ; 41 : 2822-2827.
6) Yoon Y, et al. Single subcortical infarction and atherosclerotic plaques in the middle cerebral artery : High-resolution magnetic resonance imaging findings. *Stroke* 2013 ; 44 : 2462-2467.
7) Yamamoto Y, et al. Aggressive anti-platelet treatment for acute branch atheromatous disease type infarcts : A 12year prospective study. *Int J Stroke* 2014 ; 9(3) : E8.

CASE 3

突然の頭痛後, 難治性の高血圧を呈した50歳女性

症　例	50歳女性.
主　訴	頭痛.
既往歴	数年前から健診でBP 140 / 100 mmHg程度を指摘されていたが放置.
現病歴	これまで頭痛を感じることはほとんどなかった. 某年10月23日夜, 特に誘因なく, 急に左側頭部〜後頭部の拍動性頭痛が出現. 市販薬内服するも改善せず. 症状には時間的変動があった. 24日も断続的に頭痛あり.

　25日近医受診. BP 214 / 130 mmHgでアムロジピン5 mg/1x, オルメサルタン20 mg / 1x, ロキソプロフェン3T / 3x, エチゾラム0.5 mg / 1x を処方されたが, その後も頭痛は持続.
　26日同院の神経内科を受診. 片頭痛の既往なく, 後頭から頭頂のさすような痛みが繰り返しており, 後頭神経痛と考えられ, カルバマゼピン200 mg/2x開始となった. 27日にはやや軽減. 28日には再び強い頭痛となり, 同日当院紹介受診.
　悪心・嘔吐 (−), 音・光過敏 (＋)

来院時身体所見	BP 208 / 112 mmHg, 脈拍72 / 分 整, 体温36.8℃, その他異常なし.
神経所見	項部硬直 (−), ケルニッヒ徴候 (Kernig sign) (−), Jolt accentuation (＋)

Q1 この時点で考えられる疾患は？
Q2 来院時の頭部MRI (T1強調画像, T2強調画像), MRAを示す (❶). MRI, MRAの異常所見は？

❶ 頭部MRI (左：T1強調画像, 右：T2強調画像), MRA

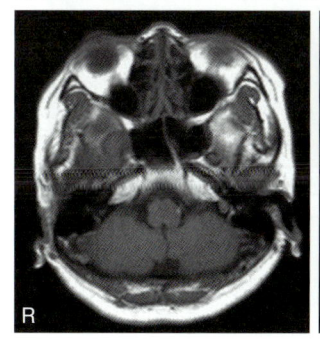

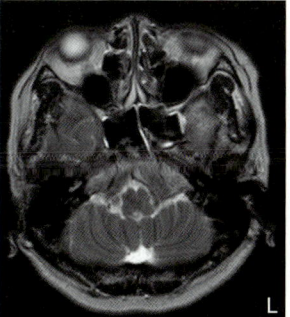

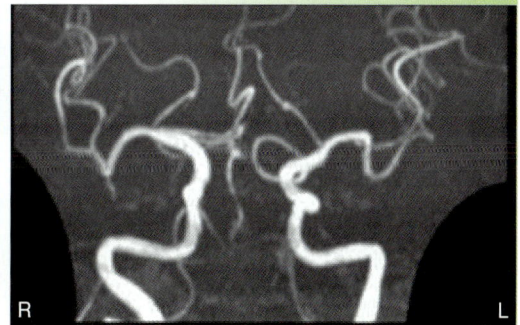

Q3 降圧薬内服治療中にもかかわらず血圧が異常に上昇した原因として, どのような病態が考えられるか？

A1 まず二次性頭痛, 高血圧性脳症などを考える

　これまで頭痛を感じたことがなかった50歳の女性に突然頭痛が出現している. これまで頭痛がないことより, まずは二次性頭痛を考える必要がある. その中でも, くも膜下出血をまずは除外する必要がある. 頭部CTで陰性だからといって否定はできない. その場合, もし頭部MRIが可能であれば, FLAIR画像, T2*強調画像, MRAなどから診断可能である. それらも陰性で, 症状などから強く疑われる場合は, 髄液検査を行う必要がある.

　また本例では, 降圧薬服用にもかかわらず, 血圧が異常高値であり, 高血圧性脳症を考える必要がある.

❷ 本例の頭部 MRI（❶の拡大）

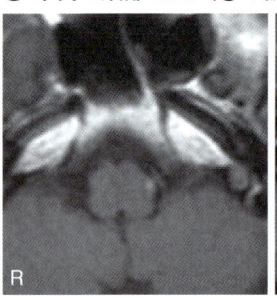

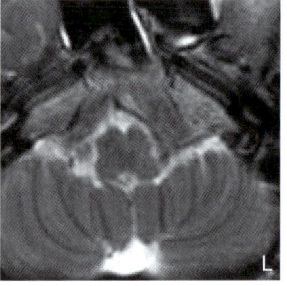

左：T1 強調画像．延髄左外側に延髄に接して高信号域がみられる．
右：T2 強調画像．明らかな異常はみられない．

　高血圧性脳症[1]とは，高血圧緊急症の一つで，急激または著しい血圧上昇により脳血流の自動調節能が破綻し，必要以上の血流量と圧のために脳浮腫を生じる状態である．脳循環自動調節能の上限を超えて血圧が上昇するために，内皮細胞が傷害され血管原性浮腫を来す．症状としては，頭痛，悪心，嘔吐，痙攣，意識障害，視力・視野障害などを認める．頭部 MRI では，脳幹部，小脳，後頭葉白質を中心に，T2 強調画像，FLAIR 画像で高信号を呈する．RPLS（reversible posterior leukoencephalopathy syndrome）や PRES（posterior reversible encephalopathy syndrome）の範疇に含まれる．速やかな降圧治療により後遺症なく回復することが多いが，なかには後遺症が残ったり，死に至ることもある．

　その他，突然の頭痛を来す疾患として，脳動脈解離，脳出血，脳梗塞，脳静脈・静脈洞血栓症，RCVS（reversible cerebral vasoconstriction syndrome）などを鑑別する必要があるが，多くは頭部 MRI / MRA により鑑別可能である．

A2 T1 強調画像で延髄に接する高信号，MRA では左椎骨動脈が一部拡張してみえる

　頭部 MRI では，T1 強調画像で，延髄左外側に延髄表面に接して高信号域がみられる．T2 強調画像では，明らかな異常は指摘できない（❷）．MRA では，左椎骨動脈が一部拡張しているようにみえるが，はっきりしたものではない．3D-CT により，拡張した椎骨動脈をはっきりととらえることができる（❸）．

❸ 本例の頭部 3D-CTA

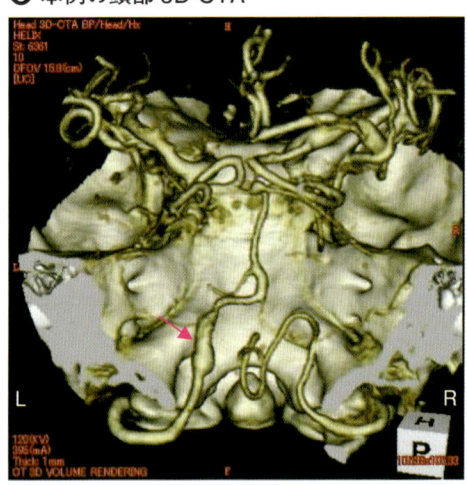

左椎骨動脈が拡張している（→）．

Memo
脳動脈解離画像診断におけるピットフォール
画像診断では，さまざまな artifact が診断に影響しうる．偽陽性の原因として，特に重要なのは乱流の影響である．乱流により，MRI，MRA にて血管内腔の信号が不均一となり，一見すると「intramural hematoma」や「intimal flap」に類似した所見を呈することがある．また，頭蓋外の椎骨動脈では隣接する静脈内の流入効果により，「intramural hematoma」と誤診しうる T1 強調画像での高信号を呈することがある．動脈硬化に伴うプラークも同様に「intramural hematoma」に類似した所見を呈しうる．偽陰性の原因として，血管周囲の脂肪組織の存在や partial volume effect，病期（すなわち偽腔内血栓の変化）などがあげられる．3D-CTA でも同様にピットフォールがあり，偽陽性の原因として，拍動，体動による artifact や動脈硬化による潰瘍形成が脳動脈解離と類似した所見を呈しうる．脳動脈解離の診断では，これらのピットフォールを意識し，疑わしい症例では経過観察や異なるモダリティと組み合わせた評価を行うべきである．

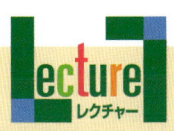

VISTA（volume isotropic turbo-spin-echo acquisition）

近年，再収束フリップ角（VRFA）を用いた turbo spin echo（TSE）法により，3DT1強調画像を比較的短時間で撮像することが可能となった．VISTA は VRFA-TSE の一法であり，VRFA による位相分散に加え，血流 artifact の抑制により，black blood 効果を得ることが可能な 3D シーケンスである[5]．通常の gradient echo 法による 3D シーケンスよりも artifact が少なく，短時間で広範囲の血管系を評価することが可能であり，椎骨動脈解離において，「intramural hematoma」（❹），「intimal flap」，「血管外径の拡大」（❺），「血管壁の異常造影効果」など，さまざまな所見をとらえることが可能である．

❹ 左椎骨動脈解離—27 歳男性，発症 50 日目

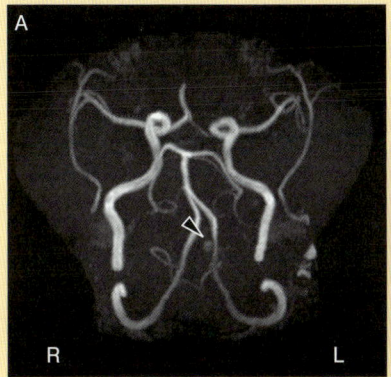

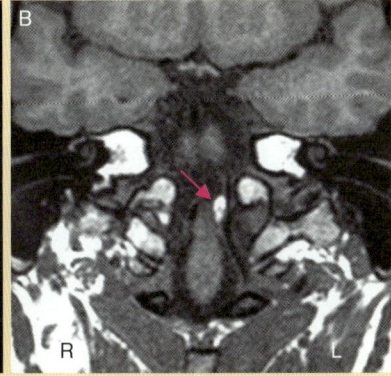

A：MRA MIP，B：T1VISTA 斜冠状断．
MRA MIP 像（A）では偽腔の intramural hematoma（▶）が描出されているが，血管外径の形態や真腔との関連は評価しがたい．一方，T1VISTA 像（B）では intramural hematoma（→）および真腔の評価が容易である．

❺ 右椎骨動脈解離—54 歳男性，発症 4 日目→11 日目

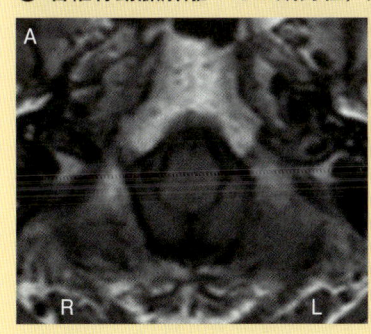

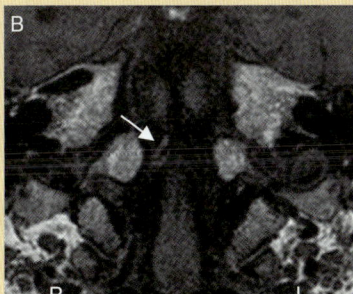

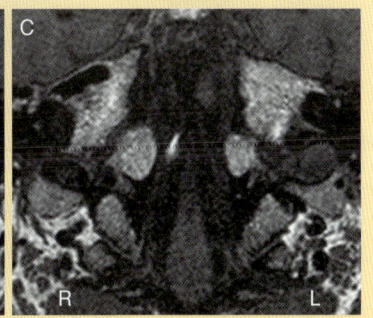

A：発症 4 日目 spin echo 法 T1WI（5 mm 厚），B：発症 4 日目 T1VISTA（0.9 mm 厚），C：発症 11 日目 T1VISTA（0.9 mm 厚）．
T1 強調画像（A）では動脈壁の異常を指摘困難であるが，T1VISTA 像（B）では右椎骨動脈に動脈壁に沿った異常信号域（→）があり，急性期の intramural hematoma と考えられる．partial volume effect を考慮すると，スライス厚の薄いシーケンスで評価することが重要である．11 日目の T1VISTA 像（C）では intramural hematoma の信号上昇が明瞭化している．

近年の multi-detector CT の発達により，短時間で頭蓋内外の広範囲の血管評価が可能であり，3D-CTA は脳動脈解離のスクリーニング，診断に有用なモダリティとなっている[2]．MRI と比較して，コントラスト分解能に劣るものの，血流 artifact の影響を受けにくいため，血管形態の評価が可能である．また，空間分解能の向上により，MPR（multi planer reconstruction）での評価が可能となっており，血管形態の変化に加え，サイズの大きな「intramural hematoma」や「intimal flap」，「動脈壁の異常造影効果」の評価が可能となっている．内頚および椎骨動脈解離の画像診断における review では，感度 51〜100％，特異度 67〜100％と MRI，MRA と同

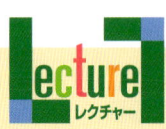

血管外径の拡大

　特異的な所見ではないが,「血管外径の拡大」も重要な所見であり, 病変部の狭窄と組み合わせることにより, 解離診断に一助となりうる. 短時間で撮像可能かつ簡便な方法として, basiparallel anatomic scanning (BPAS) がよく用いられている. 同シーケンスは厚いスラブの heavy T2 強調画像を撮像することにより, 椎骨脳底動脈系を1スライスで描出することができるため, 椎骨脳底動脈系の血管外径を俯瞰するのに有用である. しかし, シーケンスの特性として, 脳脊髄液に接していない病変や前後方向に膨隆した病変, 血管外径の拡大を来していない病変などの評価は困難である. これらの病変に関しては, VISTA をはじめとした 3D シーケンスは multiplanar reconstruction (MPR) により多方向からの再構成が可能であるため, 血管外径の評価に有用である (❻). ただし, 通常の time of flight 法の MRA では血管内腔の描出が流速の影響を受けるため, 高度狭窄や閉塞した病変では血管外径の拡大を評価できるとは限らないことを理解しておく必要がある.

❻ 左椎骨動脈解離—27歳男性, 発症50日

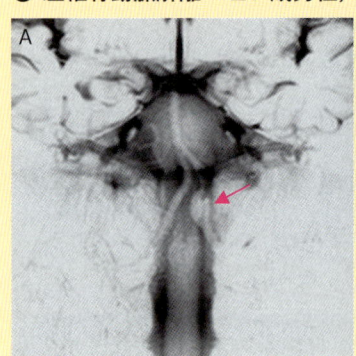

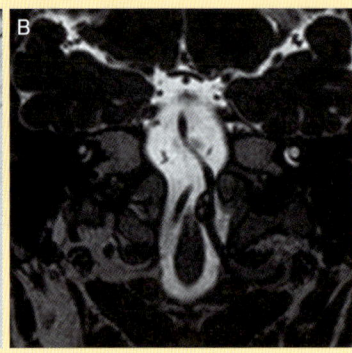

A：BPAS, B：T2VISTA 斜冠状断.
BPAS (A) にて血管外径の紡錘状拡大 (→) を評価可能であるが, T2VISTA 像 (B) のほうが周囲とのコントラストが良く, より容易に評価できる.

RVLM（延髄吻側腹外側野）

　延髄吻側腹外側野 (rostral ventrolateral medulla：RVLM) に心臓・血管運動調節ニューロンが存在することが知られている (❼). RVLM を電気的あるいは化学的に破壊すると, 交感神経活動が消失し血圧が低下し, RVLM を電気的あるいは薬理学的に刺激すると, 交感神経活動の亢進と昇圧反応が生じる.
　RVLM は心臓・血管運動調節の中枢であり, RVLM の興奮が交感神経を活性化させ血圧を上昇させる. すなわち, 持続的に RVLM を刺激するような状態が存在すれば, 交感神経活性は常に上昇し, 過度な血圧上昇, すなわち高血圧発症の一因になりうると考えられる[6].

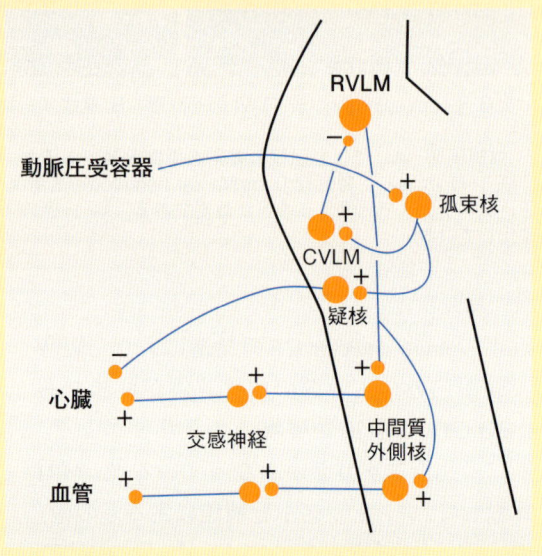

❼ 中枢性心臓・血管運動調節

（青木志郎ほか. 神経内科 2011[6] より一部改変）

程度の診断能と報告されている[3]．ただし，血管内腔の変化が少なく，外径拡大を主体とする病変が存在するため，volume rendering（VR）や maximum intensity projection（MIP）など処理後の画像のみならず，元画像やMPRの詳細な評価が必要である[4]．

T1強調画像でみられる延髄に接する高信号は，椎骨動脈内の血栓（intramural hematoma）をみているものと考えられる．

intramural hematoma は，脳動脈解離のMRIにおいて，最も重視される所見である[2]．同所見はT1強調画像において，血管内腔に突出する三日月，円形または全周性の異常信号域として描出されるため，crescent sign とも呼ばれる．一般的には，発症数日から2か月程度の間に高信号となるが，偽腔の閉塞状況により，2週間以上の経過でも高信号とならない例や，数か月以上も高信号が持続する例など例外が起こりうる．頭蓋外においては，動脈周囲の脂肪がT1強調画像にて高信号となるため，「intramural hematoma」の良好な描出には脂肪抑制の併用が不可欠である．拡散強調画像はメトヘモグロビンが高信号となることに加え，背景の信号抑制が強いため，「intramural hematoma」の検出に有用であり，最短では発症1日で異常を検出できたと報告されている．また，partial volume effect による偽陰性化や流入効果による偽陽性化などのartifactは無視できない因子となりうる．partial volume effect に対しては，空間分解能の上昇，特にスライス厚の減少，が重要となる．可能であれば，volume isotropic turbo-spin-echo acquisition（VISTA）などの血流によるartifactに強いblack blood効果を有する撮像法を行うべきである[5]．椎骨動脈解離においては，「intramural hematoma」，「intimal flap」，「血管外径の拡大」などを容易にとらえることができる．

診断

左椎骨動脈解離

❽ 延髄MRA元画像（3D TOF法）

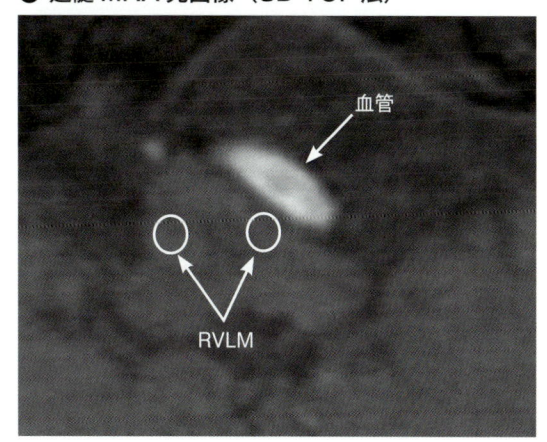

RVLMに対する血管の圧迫を認める．
（青木志郎ほか．神経内科 2011[6] より）

A3 急速な椎骨動脈の拡張によりRVLMが刺激された可能性

本例では，降圧治療にもかかわらず，高血圧が持続していた．その機序として，拡張した椎骨動脈が延髄を圧迫したことによる可能性が考えられた．延髄には，心臓・血管運動調節の中枢が存在し，RVLM（rostral ventrolateral medulla）と呼ばれている．

1970年頃より，延髄に対する血管の圧迫が高血圧の原因となりうる可能性が指摘され，1984年にJannettaらにより，53例のRVLMに対する血管の圧迫を有する高血圧患者に対して外科的に圧迫除去術を行い42例で高血圧の改善を認めた，と報告され，その後同様の報告が相次ぐようになった．これまでの報告をまとめると，RVLMに対する血管の圧迫は，高血圧を有さない健常者では7～22.2％しか認めないのに対し，高血圧患者では74～90％に認めるとされている．RVLMに対する血管の圧迫によって高血圧が発症する機序については，血管の圧迫という物理的な刺激による交感神経活性の上昇に起因していると考えられており，RVLMへの血管の圧迫の程度が強いほど血管収縮筋の自律神経発火の頻度が高いことや，外科的に血管の圧迫を解除することにより交感神経活性が低下することなどが示されている[6]．

本例でも急速な椎骨動脈の拡張によりRVLM

が刺激されたため,降圧療法にもかかわらず高血圧が持続した可能性が考えられる(❽).

(山脇健盛)

文献

1) 山脇健盛ほか. 高血圧性脳症. 診断と治療 2010; 98:71-75.
2) 山脇健盛. 動脈解離. 田中耕太郎ほか(編). 必携脳卒中ハンドブック改訂第2版. 東京:診断と治療社; 2011, pp.117-124.
3) Provenzale JM, Sarikaya B. Comparison of test performance characteristics of MRI, MR angiography, and CT angiography in the diagnosis of carotid and vertebral artery dissection: A review of the medical literature. *AJR Am J Roentgenol* 2009; 193:1167-1174.
4) Lum C, et al. Vertebral artery dissection with a normal-appearing lumen at multisection CT angiography: the importance of identifying wall hematoma. *AJNR Am J Neuroradiol* 2009; 30:787-792.
5) Sakurai K, et al. Evaluation of luminal and vessel wall abnormalities in subacute and other stages of intracranial vertebrobasilar artery dissections using the volume isotropic turbo-spin-echo acquisition(VISTA) sequence: A preliminary study. *J Neuroradiol* 2013; 40:19-28.
6) 青木志郎, 山脇健盛. 延髄吻側腹外側野と高血圧. 神経内科 2011; 75:124-128.

CASE 4

前立腺癌に罹患中，DIC，多発性脳梗塞を呈した85歳男性

症　例　85歳，男性．
主　訴　左不全片麻痺，視覚障害．
現病歴　3日前，転倒して，頭部を打撲した．当院を受診し，頭部CTを施行されたが，特に異常を指摘されなかった．昨日夕方，ヘルパーが左半身の動きが悪く，発語量も低下していることに気づいた．本日になっても症状が改善しないため，家族に連れられて当院救急外来を受診した．
既往歴　74歳時，発作性上室性頻拍（paroxysmal supraventricular tachycardia：PSVT）を指摘され，ベラパミルを投与されていた．
77歳時，大腸ポリープを指摘され，内視鏡的切除術を施行された．
78歳時，前立腺癌（中分化型腺癌）と診断され，重粒子線治療を行われたが，再発．その後，LHRHアゴニスト（リュープロレリン〈リュープリン®〉）による治療を開始されたが肝障害が出現したため，1年前より無治療で経過観察されていた．
家族歴　特記すべきことなし．
入院時一般身体学的所見　体温36.8℃，血圧159／65 mmHg，脈拍66／分・整，貧血・黄疸なし，表在リンパ節触知せず，両側下肺野で呼吸音減弱，心雑音聴取せず，腹部平坦かつ軟，肝脾触知せず，グル音正常，下腿浮腫なし．
神経学的所見　意識はJapan Coma Scale I-2（名前，生年月日は答えられるが，失見当識あり）．発語は乏しく，周囲には無関心で，質問には積極的に答えようとしない．病識はなく，入院した理由を理解できない．瞳孔は両側3 mmで，対光反射あり．視力は両眼で指数を判別できず，光覚もほぼ消失しており，追視は不能．左鼻唇溝は浅く，左口角は下垂しているが，額のしわ寄せは可能．挺舌時に舌は左へ偏位．腕落下試験は左で陽性で，左の膝立ては不能．左半身の感覚鈍麻あり．深部腱反射は明らかな左右差を認めないが，左チャドック反射（Chaddock reflex）が陽性．
検査所見　［頭部CT，MRI］❶に入院時頭部CT，❷に第2病日頭部MRI拡散強調画像（DWI）を示す．
［検尿］比重1.015，pH 8.0，白血球（−），尿糖（3+），蛋白（+），潜血（3+）．
［血液］入院時血液検査所見を❸に示す．
［心電図］正常洞調律で，心房細動，PSVTはなし．
［入院時胸腹部CT］前立腺癌の周囲への明らかな浸潤は認めなかったが，局所再発および腹部傍大動脈リンパ節腫大（転移）があり，両側胸水貯留を認めた．
［経胸壁心エコー］経胸壁心エコーでは，左房径（LAD）34 mm，左室拡張末期径（LVDd）51 mm，左室収縮末期径（LVDs）28 mm，駆出率（EF）77％で，中隔中部から心尖部にかけての動きがやや不良であったが，心腔内血栓は検出されなかった．

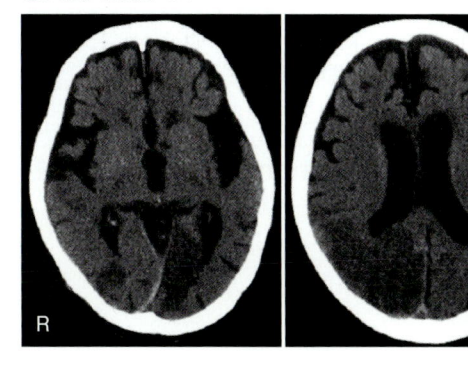

❶ 入院時頭部CT

❷ 第2病日の頭部MRI拡散強調画像（DWI）

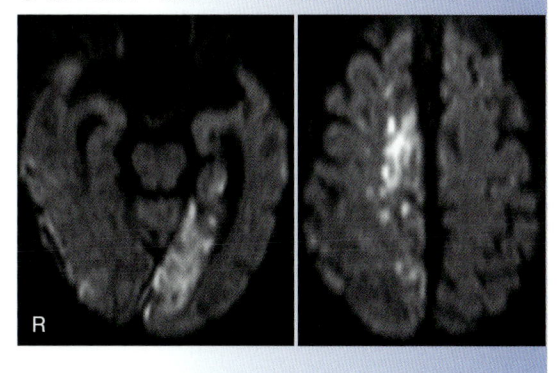

❸ 入院時血液検査所見

血算			生化学		
WBC	5,700 /μL		TP	5.0 g / dL	
Neutro.	85%		Alb	3.0 g / dL	
Eosino.	0.5%		TB	1.0 mg / dL	
Baso.	0.4%		DB	0.4 mg / dL	
Lympho.	11.1%		AST	22 IU / L	
Mono.	3.0%		ALT	16 IU / L	
RBC	242万 / μL		LDH	380 IU / L	
Hb	8.0 g / dL		ALP	439 IU / L	
Ht	23.5%		AMY	33 IU / L	
Plt	4.8万 / μL		CPK	52 IU / L	
MCV	97.1 fL		BUN	14 mg / dL	
MCH	33.1 pg		CRTNN	0.38 mg / dL	
MCHC	34.0 g / dL		UA	1.9 mg / dL	
凝固線溶系			Na	129 mEq / L	
APTT	29.9 sec	(≦40)	K	3.4 mEq / L	
PT-INR	1.11	(0.80〜1.20)	Cl	97 mEq / L	
Fib.	216 mg / dL	(200〜400)	Ca	7.7 mg / dL	
FDP	142.6 μg / mL	(≦10.0)	IP	2.7 mg / dL	
AT III	74%	(≧80)	CRP	10.99 mg / dL	
SFMC	(+)	(−)	Glu	157 mg / dL	
D-dimer	301.4 μg / mL	(≦1)	HbA1c (JDS)	5.5%	(≦5.8)
TAT	19.0 ng / mL	(≦4)	CEA	3.6 U / mL	(≦5)
PIC	20.7 μg / mL	(≦0.8)	CA19-9	8.9 U / mL	(≦37.0)
プロトロンビン F1+2	911 pmol / L	(69〜229)	CA125	98.1 U / mL	(≦35.0)
t-PAI-1	28 ng / mL	(≦50)	PSA	477 ng / mL	(≦5)
抗 CLβ2GPI	<0.7 U / mL	(<0.7)	sIL2Rc	413 U / mL	(220〜530)
			BNP	128 pg / mL	(<18.4)

( ) 内は基準値.
AT III：アンチトロンビン III，抗 CLβ2GPI：抗カルジオリピン β2 グリコプロテイン I 複合体抗体，PIC：プラスミン・α2 プラスミンインヒビター複合体，プロトロンビン F1+2：プロトロンビンフラグメント 1+2，SFMC：可溶性フィブリンモノマー複合体，sIL2Rc：可溶性 IL2 レセプター，TAT：トロンビン・アンチトロンビン III 複合体，t-PAI-1：トータル・プラスミノゲンアクチベーターインヒビター -1．

Q1 播種性血管内凝固（disseminated intravascular coagulation：DIC）と診断できるか？
Q2 どのような病態を考えるか？
Q3 診断に有用な検査は？
Q4 治療はどのようにすればよいか？

本例は，神経学的に，両側視力障害，アントン症候群（Anton syndrome；無関心，病態失認，**Memo** 参照），および左半身の運動感覚障害を呈した．

入院時頭部 CT では，右後頭葉から頭頂葉，左後頭葉の新鮮梗塞があり，第 2 病日の頭部 MRI（DWI）では，右前大脳動脈（ACA）領域，左側頭葉内側面にも新鮮梗塞が明らかにされた．したがって，入院 3 日前の転倒時には，すでに脳梗塞あるいは一過性脳虚血発作を発症していた可能性も考えられる．

入院時の心電図では心房細動はないが，梗塞巣は皮質枝に多発しており，心原性脳塞栓症を疑わせる所見である．

検尿では，潜血が（3+）であり，前立腺癌による影響も考えられる．生化学では，前立腺癌によると考えられる低蛋白血症と，それによる低カルシウム血症がみられた．また，低ナトリウム血症，LDH 増加，CRP 高値を認めたが，白血球増多は認めなかった．

A1 DIC の診断

本例の血液検査では，末梢血で貧血および血小板減少を認め，凝固系，線溶系ともに亢進している所見がみられる．DIC の診断は，本邦では 1988 年の厚生省（現厚生労働省）血液凝固異常症調査研究班の DIC 診断基準（❹）に従って行われることが多い．

本例では，前立腺癌という基礎疾患を有し（1 点），臨床症状では明らかな出血症状，臓器症状はなく（心原性脳塞栓症を認めるが），検査成績では FDP（フィブリン / フィブリノーゲン分解産物）高値（3 点），血小板減少（3 点）を認め，DIC スコアの合計が 7 点となり，「DIC」と診断される．

本診断基準では，6 点「DIC の疑い」の場合には，「診断のための補助的検査成績・所見」を用いて判定する．本例の場合，凝固活性化の早期の指標である SFMC（可溶性フィブリンモノマー複合体），フィブリン分解産物の最小単位で血栓生成後の線溶活性化の指標である D ダイマー，トロンビン産生の指標である TAT（ト

Memo

アントン症候群

1886 年 Anton は皮質盲患者における無関心，病態失認を報告したが，今日ではこのような病態をアントン症候群と呼ぶ．本症例のように，両側後大脳動脈（PCA）領域の心原性脳塞栓症によるものが多い．

---

❹ DIC 診断基準（1988 年厚生省血液凝固異常症調査研究班）

	0 点	1 点	2 点	3 点
基礎疾患	なし	あり		
出血症状	なし	あり		
臓器症状	なし	あり		
血清 FDP（μg/dL）	<10	10≦〜<20	20≦〜<40	40≦
血小板数（万/mm^3）	>12	8<〜≦12	5<〜≦8	5≧
血漿フィブリノーゲン（mg/dL）	>150	100<〜≦150	100≧	
プロトロンビン時間（時間比）	<1.25	1.25≦〜<1.67	≦1.67	

判定：7 点以上→ DIC，6 点→ DIC の疑い，5 点以下→ DIC の可能性少ない．

診断のための補助的検査成績・所見

1. SFMC 　　（＋）　基準範囲（−）
2. D ダイマー　高値　（≦1）
3. TAT 　　　高値　（≦4）
4. PIC 　　　高値　（≦0.8）
5. 病態の進展に伴う急激な血小板減少，フィブリノーゲン低下，FDP 増加
6. 抗凝固療法による改善

「DIC の疑い」患者で，上記の 2 項目以上満たせば DIC と判定．

ロンビン・アンチトロンビン III 複合体)，および線溶活性化の指標である PIC（プラスミン・α_2 プラスミンインヒビター複合体）がいずれも高値となっている．また，TAT よりも正確にトロンビン産生量を反映するとされるプロトロンビン F1+2 も高値であった．すなわち，本例は DIC として，典型的な凝固線溶系の異常を呈している．

A2 担癌患者にみられた DIC および多発性脳梗塞の鑑別診断

DIC を来す基礎疾患には種々のものがあるが，本例では，まず敗血症や感染性心内膜炎を除外する必要がある．

一般に，エンドトキシン血症による DIC では血管内皮などからの PAI-1（プラスミノゲンアクチベーターインヒビター -1）の放出により線溶系が抑制されるため，FDP の上昇は比較的軽度であることが多い．

一方，本例では，PAI-1 は正常範囲で，FDP は著増しており，DIC は敗血症以外のものによる可能性が高い．しかし，敗血症が疑われる場合には，血液培養やプロカルシトニン測定を行って，早期に抗菌薬を投与する．また，本例では抗 CLβ_2GPI は陰性で，原発性抗リン脂質抗体症候群は否定的であった．

本例は前立腺癌を有し，そのマーカーである PSA は 477 U／mL と著増しており，腹部 CT 所見と併せ，前立腺癌の進行およびそれに起因する DIC が最も疑われた．このような「悪性腫瘍（特に腺癌）に伴う凝固能亢進状態（DIC）」は「トルーソー症候群」と呼ばれるが，非細菌性心内膜炎（nonbacterial thromboendocarditis：NBTE）や凝固能亢進に起因する（心原性）脳塞栓症を合併することが多い（本巻 III．「トルーソー症候群」〈p.207〉参照）．

本例では，前立腺癌の罹患歴が明らかであり，診断は比較的容易である．しかし，症例によっては脳梗塞が初発症状で，悪性腫瘍自体は潜在性のことがある．したがって，原因不明の凝固能亢進および脳梗塞を来した症例をみた場合，先天性凝固能異常，原発性抗リン脂質抗体症候群などが除外されれば，本疾患を念頭において画像検査や腫瘍マーカーを含めた悪性腫瘍の検索を行う必要がある．

診断

トルーソー症候群

トルーソー症候群（DIC）を呈する悪性腫瘍としては，本例のような前立腺癌を含め，腺癌や白血病が圧倒的に多い[1]（**Lecture** 参照），また，急性前骨髄球性白血病（APL：M3）で DIC を来すことは有名である．しかし，脳梗塞あるいは TIA を発症する症例に限ると，婦人科系腫瘍が最も多い[2,3]．これは，婦人科系腫瘍では，腫瘍自体がムチンなどの凝固能亢進物質を産生しているためと考えられている．また，脳梗塞を発症しやすい悪性腫瘍のうち，前立腺

❺ 脳梗塞あるいは TIA で神経内科に依頼された悪性腫瘍タイプ別の割合

悪性腫瘍タイプ	患者数	神経内科コンサルト数	脳梗塞あるいは TIA で神経内科に依頼された患者の割合（%）
婦人科系腫瘍	7	34	20.6
腎／生殖尿路系腫瘍	4	38	10.5
消化器系腫瘍	4	38	10.5
リンパ腫	4	50	8.0
前立腺癌	3	40	7.5
肺癌	9	176	5.1
乳癌	2	107	1.9

(Chaturvedi S, et al. *Stroke* 1994[2] より)

Lecture

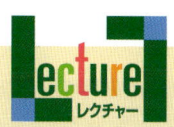

NBTEや脳梗塞を起こしやすい悪性腫瘍

　NBTEの原因となる悪性腫瘍は固形癌（腺癌）が多いが，白血病などの非固形癌も存在する．14の病理学的検討をまとめたLopezら[1]の報告では，NBTEの頻度は全剖検例（82,676例）の1.3%であった．一方，本邦のKuramotoら[4]は，剖検例2,340例におけるNBTEの頻度は9.3%と従来の欧米の報告より高率であることを報告した．また，NBTEを有する患者217例のうち，悪性腫瘍の合併は111例（51.2%），DICの合併は91例（41.9%）にみられ，心筋梗塞あるいは脳梗塞の発症には，DICよりもNBTEが関与するとした．

　また，Lopezら[1]によれば，NBTEを有する患者が悪性腫瘍を合併する頻度は52.5%と高率であったが，その頻度は肺癌，膵癌，胃癌，大腸／直腸癌，胆嚢／胆管癌，白血病，卵巣癌，前立腺癌の順に多かった（❻）．しかし，前述のように，脳梗塞あるいはTIAを呈し，神経内科に依頼される悪性腫瘍は，婦人科系腫瘍，腎／生殖尿路系腫瘍，消化器系腫瘍，リンパ腫，前立腺癌，肺癌，乳癌の順に多い（❺）[2]．

　このように，NBTEを生じる腫瘍と，脳梗塞を発症する腫瘍の間には，若干の差異がみられる．その原因として，第1に脳梗塞の発症機序はNBTEによる心原性脳塞栓症のみならず，卵巣癌などでは腫瘍自体が産生するムチンやサイトカインなどの物質が凝固能亢進に関与していることが考えられる．第2に，血管内悪性リンパ腫症（IVL）など，悪性細胞自体が直接血管を閉塞する病態が含まれていることがあげられる．第3に，使用される抗癌剤による血管毒性が，脳梗塞の発症に関与していることも考えられる

❻ 悪性腫瘍を合併したNBTE剖検例

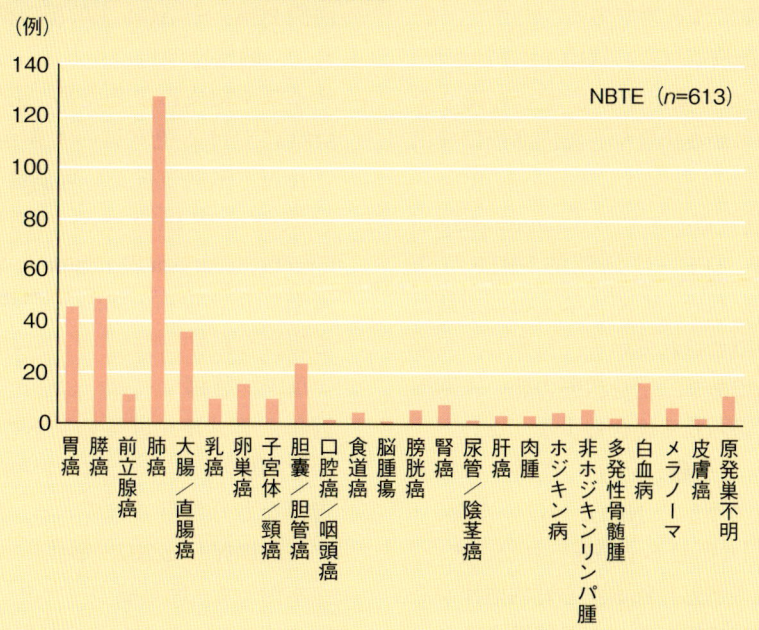

NBTE（n=613）

| 胃癌 | 膵癌 | 前立腺癌 | 肺癌 | 大腸／直腸癌 | 乳癌 | 卵巣癌 | 子宮体／頸癌 | 胆嚢／胆管癌 | 口腔癌／咽頭癌 | 食道癌 | 脳腫瘍 | 膀胱癌 | 腎癌 | 尿管／陰茎癌 | 肝癌 | 肉腫 | ホジキン病 | 非ホジキンリンパ腫 | 多発性骨髄腫 | 白血病 | メラノーマ | 皮膚癌 | 原発巣不明 |

613例のNBTE症例のうち悪性腫瘍が認められたのは322例で，悪性腫瘍別の内訳は図の通りであった．

（Lopez JA, et al. *Am Heart J* 1987[1] より作成）

癌は，婦人科系腫瘍，腎／生殖尿路系腫瘍，消化器系腫瘍，リンパ腫に次いで5番目となっている（❺）[2]．

A3 診断に有用な検査

　脳梗塞を有するトルーソー症候群の約半数にNBTEが認められる．心原性脳塞栓症の有無は

❼ 経食道心エコー所見

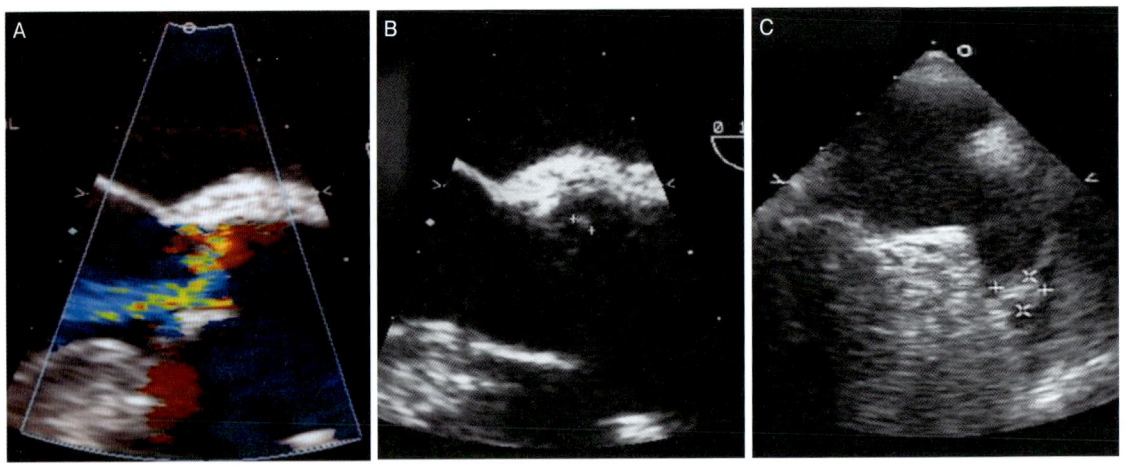

A：僧帽弁弁輪部左房面に径7×5 mmの輝度の低い新鮮な血栓が認められ，僧帽弁逆流ジェットが観察された．
B：大動脈弁にも3 mmの紐状のエコーが認められ，mesothelial / monocytic incidental cardiac excrescence（MICE）が疑われた．
C：左心耳内に径9×7 mmの陳旧性血栓が認められた．

予後に関係するため，NBTEによる疣贅（vegetation）の検索は重要である．しかし，聴診上，心雑音が聴取されるのは約1/3とされ，経胸壁心エコーでの検出率は必ずしも高くなく，本例でも明らかな疣贅や心腔内血栓は検出されなかった．

これに対し，経食道心エコー（transesophageal echocardiography：TEE）は比較的NBTEによる疣贅の検出率が高く，心原性脳塞栓症が疑われる患者では必須とされている．しかし，実際にはやや侵襲的であり，全身状態の悪い末期の担癌患者では見送られる場合も少なくない．

本例のTEE所見を❼に示す．僧帽弁弁輪部左房面に血栓（典型的なNBTEとはいえない）が認められ，僧帽弁閉鎖不全がみられた．また，凝固能亢進によると思われる左心耳内血栓が認められ，これが塞栓源になった可能性もある．

頭部CT・MRIによる画像診断は重要である．従来の報告では，感染性心内膜炎では，単発性病変，領域が限定された多発性病変，び漫性の小病変，多発性の大小不同病変のいずれのタイプの梗塞も生じうるのに対して，NBTEに起因する塞栓症では，脳主幹動脈から末梢まで，新旧，多発性の大小不同病変がみられるのが特徴的であるとされている[5,6]．

しかし，本例では，比較的大きな栓子による両側PCA，右ACA主幹部の梗塞のみが認められた．脳梗塞の起こり方は，原因となる栓子のサイズや組成によるため，必ずしも頭部CT・MRIにおける梗塞巣の大きさや分布のみではこれらを鑑別できない可能性もある．しかし，感染性心内膜炎からの細菌性塞栓では，mycotic aneurysmのraptureを来しやすく，T2*画像におけるmicrobleedsが特徴的であるとする報告もある[7]．

種々の腫瘍マーカーは診断の一助となるが，近年ムチン産生腫瘍のマーカーであるCA125やCA19-9が，本疾患に特異的であるとする報告がなされ注目されている（本巻III.「トルーソー症候群」〈p.207〉参照）．

本例でも，卵巣癌のマーカーとされるCA125が高値であったが（前立腺癌では保険適用はない），Jovinら[8]も，CA125高値で脳梗塞を呈した卵巣癌以外の転移性腺癌4症例を報告している．

CA125あるいはCA19-9の値は，Dダイマーなどの凝固活性マーカーと相関することが知られており，これらがNBTEを惹起し脳塞栓症を起こす可能性が考えられている．また，これらは血中ではいずれもシアロムチン巨大分子と

して存在しており，血管内に流出して直接脳塞栓源となる可能性もある．悪性腫瘍が検出されないにもかかわらず，CA125が高値で脳梗塞を発症した症例も報告されている[9]．

A4 トルーソー症候群の治療

トルーソー症候群では，悪性腫瘍が基礎にあり，また心原性脳塞栓症を発症することが多いため，基本的に予後は不良である．しかし，早期に悪性腫瘍を診断し，これを治療することができるか，DICをコントロールできるか，脳梗塞再発を予防できるかによって予後は大きく変わる可能性もある．特に，脳梗塞再発はQOLを大幅に低下させるため，NBTEを有する患者では積極的に抗凝固療法が行われることが多い．しかし，消化管腫瘍など出血が問題となる場合には，抗血栓療法は禁忌となることもある．すなわち，本疾患では原病のみならず，DICの重症度やNBTEの有無を勘案して，今後の治療方針を立てる必要がある．

本例では，脳塞栓症に対して，グリセロールおよびエダラボンを開始した．また，貧血の進行がなく，明らかなDICおよび心腔内血栓の所見がみられたため，未分化ヘパリン10,000単位/日の持続点滴投与を行った．これにより，DICは血小板9.2万/μL，FDP 5.0 μg/dL（DICスコア2点）まで改善した．

本疾患では，脳梗塞二次予防におけるワルファリンの効果は不確実とされ，出血がコントロールされていればヘパリン（未分化あるいは低分子）の投与が勧められる[5]．ヘパリンが抗凝固活性を発揮するためにはアンチトロンビンIII（AT III）が必要であるが，DICでは活性化された凝固因子を不活化するのにAT IIIが消費されるため，AT III活性が70％以下の場合には，同時にAT IIIを補充する必要がある．

本疾患では慢性DIC（あるいはDIC前駆状態）のことが多く，抗凝固療法のみでDICがコントロールされることも多いが，DICスコアが高値の場合には，ガベキサートメシル酸塩やナファモスタットメシル酸塩が追加される．また，血小板や凝固因子の消費が顕著である場合，これらの補充療法を行う必要がある．

未分化ヘパリンは血中半減期が短いため持続点滴が望ましいが，在宅医療導入目的で，ヘパリンカルシウム皮下注が用いられることがある．また，低分子ヘパリン（エノキサパリンなど）は，皮膚基質や血漿蛋白・血球とは結合しにくく，血中半減期が長いため，皮下注に適しているが，現時点では本邦ではDICに対する適用はない．前述のように，ヘパリンは本疾患において最も有効な治療とされる．

原病の悪性腫瘍の進展や社会的な状況によっては，ワルファリン，アスピリン[2]を使用したり，抗血栓薬を中止せざるをえない場合もある．

本疾患における治療の目的は，あくまでQOLを維持しながら予後を改善することであることに留意すべきである．

［処方例］
・脳塞栓症に対して：
　①10％グリセロール（グリセオール®）200 mL 1日2回 点滴静注
　②エダラボン（ラジカット®）30 mg/生食100 mL 1日2回 点滴静注
・DIC治療，脳塞栓症予防のため：
　③ヘパリンナトリウム（ノボ・ヘパリン注®）10,000〜30,000単位/日で，APTTを前値の1.5倍程度にコントロール
　④ダルテパリンナトリウム（フラグミン®静注）75 IU/kgを24時間かけて静注
・在宅医療導入を目的として：
　⑤ヘパリンカルシウムキット（ヘパリンカルシウム皮下注シリンジ「モチダ」®）5,000単位 1日2回 皮下注
・DICに対して：
　⑥ガベキサートメシル酸塩（エフオーワイ®）1,000 mgを生食1Lに溶解し，24時間かけて点滴静注

（野川　茂）

文献
1) Lopez JA, et al. Nonbacterial thrombotic endocarditis : A review. *Am Heart J* 1987 ; 113 : 773-784.

2) Chaturvedi S, et al. Should cerebral ischemic events in cancer patients be considered a manifestation of hypercoagulability? *Stroke* 1994 ; 25 : 1215-1218.
3) 内山真一郎ほか. 抗リン脂質症候群とTrousseau症候群. 脳卒中 2005 ; 27 : 547-551.
4) Kuramoto K, et al. Nonbacterial thrombotic endocarditis as a cause of cerebral and myocardial infarction. *Jpn Circ J* 1984 ; 48 : 1000-1006.
5) Rogers LR, et al. Cerebral infarction from non-bacterial thrombotic endocarditis. Clinical and pathological study including the effects of anticoagulation. *Am J Med* 1987 ; 3 : 746-756.
6) Singhal AB, et al. Acute ischemic stroke patterns in infective and nonbacterial thrombotic endocarditis : A diffusion-weighted magnetic resonance imaging study. *Stroke* 2002 ; 33 : 1267-1273.
7) Klein I, et al. Silent T2* cerebral microbleeds : A potential new imaging clue in infective endocarditis. *Neurology* 2007 ; 68 : 2043.
8) Jovin TG, et al. High titers of CA-125 may be associated with recurrent ischemic strokes in patients with cancer. *Neurology* 2005 ; 64 : 1944-1945.
9) Yamashiro K, et al. Cerebral infarction developing in a patient without cancer with a markedly elevated level of mucinous tumor marker. *J Stroke Cerebrovasc Dis* 2012 ; 21 : 619.

CASE 5

前頭部痛，右片麻痺の発作を繰り返す 5 歳女児

症　例　5歳女児．
主　訴　前頭部痛，一過性の四肢麻痺．
現病歴　妊娠分娩に病的エピソードなし．精神運動発達に問題なし．数か月前から週に1回，多いときには2〜3回，起床時に強い前頭部痛を訴えるようになった．嘔吐を伴うこともあった．朝食を摂れないほど強い頭痛であったが，お昼頃には自然に消失して元気に遊ぶことが多かった．同じ頃から激しく泣いたあと，ぐったりして右手足がまったく動かなくなる発作が出現した．発作は10分以内に消失することが多かった．これまで近くの小児科をいくつか受診したが，「原因はわからない」「てんかんではないか」と言われた．これらの発作が徐々に頻回になってきたため，当院を受診した．
生活歴　特記すべきことなし．
既往歴　特記すべきことなし．
家族歴　母親がもやもや病．
初診時現症　一般身体所見：特記すべき所見なし．神経学的所見：特記すべき異常なし．

Q1　診断に必要な問診は何か？
Q2　診断に必要な検査は何か？
Q3　この症例の診断は何か？
Q4　治療方針はどのように立てるべきか？

A1 頭痛が発生するタイミング，頭痛の部位や程度，随伴症状の有無など，詳細な情報を収集する

　この症例は，前頭部痛と一過性の四肢麻痺の発作を繰り返す就学前の女児である．乳幼児の頭痛の場合，患者本人が頭痛の性状を正確に訴えることができないため，情報が不十分となりやすいので，問診の際には両親など家族からも情報を得るなどの努力が必要である．頭痛が発生するタイミング，頭痛の部位や程度，嘔吐など随伴症状の有無，食事の可否，持続時間など，詳細な情報の収集が必要である．

　本例では，「起床時に発生する」「前頭部」「強い」「嘔吐を伴う」「朝食を摂れない」「お昼頃には自然に消失する」といった情報が診断の際にきわめて有用である．

　いわゆる「morning headache」は，小児の場合，脳腫瘍などによる頭蓋内圧亢進症状の一つとして重要な症候であるが，小児もやもや病に出現する頭痛としても特徴的である[1,2]．

　この症例では，頭痛発作と並行して一過性の右片麻痺の発作を繰り返している．発作のきっかけや前兆について詳しく聴取することはきわめて重要である．本例では，激しく泣いたあとに発作が出現するのが特徴的である．ラーメンなど熱い食物を食べている際にも発作が出現することが多いので，両親など家族から聴取すべきである．そのほか，学童児であれば，ハーモニカなどの吹奏楽器の演奏，合唱，長距離走なども発作の誘因となりうるので，問診の際に注意すべきである．もやもや病では，一過性脳虚血発作や頭痛のほか，まれにてんかん，不随意運動で発症することも把握しておくべきである[3]．

　また，もやもや病では家系内発症が15〜25%に認められるので，もやもや病を疑った際には必ず家族歴を聴取すべきである[3]．

A2 脳MRI・MRAを実施する

　脳CTは脳腫瘍や脳梗塞など頭蓋内器質病変の有無を確認するうえで有用であるが，当然のことながら「脳CTで異常がないから頭蓋内病

❶ 本例の画像所見

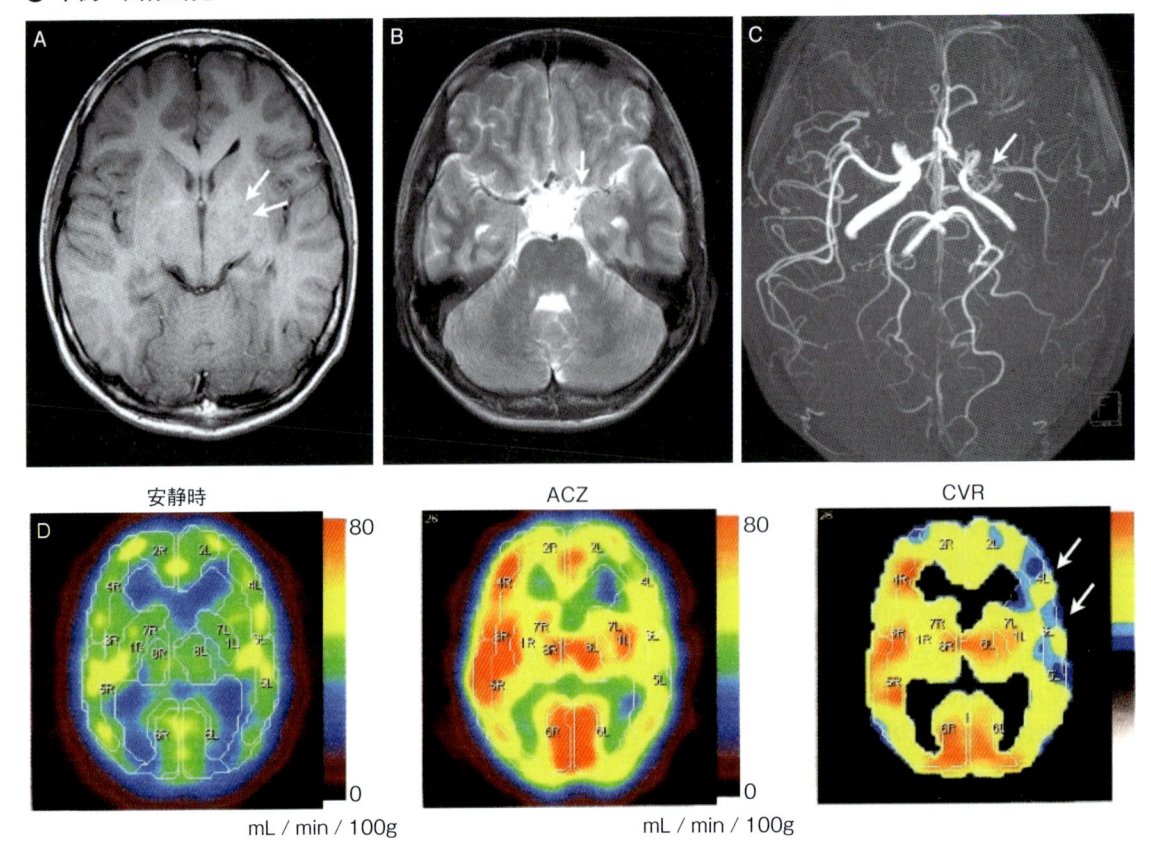

A：T1強調画像．左大脳基底核にもやもや血管によるflow void signalを認める（→）．
B：T2強調画像．左中大脳動脈水平部が著しく狭小化している（→）．
C：脳MRA．左内頸動脈終末部から中大脳動脈に高度狭窄を認める．その周囲にもやもや血管の増生を認める（→）．
D：脳SPECT．安静時（左），脳血流量は正常範囲内に維持されているが，アセタゾラミド（ACZ）を負荷すると（中央），左中大脳動脈領域で脳血流量が増加しないことがわかる．その結果は血管反応性（cerebrovascular reactivity：CVR）のマップ（右）で明らかである（→）．

変がない」とはいえないことに注意が必要である．

本例では，起床時に数時間持続する強い前頭部痛，滞泣後に生じる一過性の右片麻痺の発作から，もやもや病が最も疑われるので脳MRI・MRAを実施すべきである．脳MRIでは，脳梗塞，脳底槽におけるウィリス動脈輪の狭小化，大脳基底核〜傍脳室白質におけるもやもや血管などの有無を仔細に確認すべきである．

脳MRAでは，ウィリス動脈輪の主要分枝の狭窄・閉塞，もやもや血管などの有無を見逃さないように注意する．現在においてさえ，外来診療で脳MRIのみが実施されることで，長期間にわたってもやもや病であることが見過ごされていた症例を少なからず経験しているので，

こういった症例をみる機会がある内科医，神経内科医，小児科医は，もやもや病が少しでも疑われる患児の場合，たとえ乳幼児であっても脳MRAの実施を躊躇すべきではない．

現在においても，脳血管撮影はもやもや病の診断のゴールドスタンダードである．ただし，乳幼児の場合は実施にあたって鎮静あるいは全身麻酔が必要なことが多いので細心の注意を要する．

詳細は，本巻III．「もやもや病（ウィリス動脈輪閉塞症）」（p.216）を参照されたい．本例の脳MRI・MRA，SPECTを❶に示す．

A3 もやもや病の診断

以上の臨床経過，画像所見を総合して，この

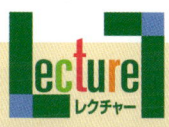

なぜ，過呼吸がTIAやre-build up現象をまねくのか？

小児もやもや病では，啼泣，熱いラーメンの摂取，鍵盤ハーモニカの演奏などののちにTIAが生じることは以前から広く知られている．この現象は，脳波では過呼吸中に出現するbuild up（徐波化）現象が過呼吸負荷の終了後にいったん消失したのち出現する「re-build up〈再徐波化〉現象」と強く関連している．build up現象は健常小児でも観察される現象で，全般性かつ律動性徐波であることから大脳深部の起源であると考えられている．一方，re-build up現象は小児もやもや病に特異的現象（pathognomonic）である．re-build up現象は局所性非律動性であり，build up現象よりもさらに高振幅で周波の低い徐波であることが多い．これらの所見からre-build up現象は皮質あるいは皮質下の起源であると考えられてきた（❷）[4]．

過去のPETを用いた研究では，過呼吸中のPaCO₂低下，血管収縮によって生じる脳血流量低下に加えて，過呼吸が引き金となった呼吸抑制によって生じる低酸素血症がre-build up現象を招来することが明らかとされている[5]．近年，近赤外線スペクトロスコピー（near infrared spectroscopy：NIRS）を用いた同様の研究がなされ，脳表近傍において上記の現象が発生していることが直接証明された（❷）[6]．

さらに，脳SPECTと脳磁図（magnetoencephalography：MEG）を用いた研究では，re-build up現象は脳溝深部から発生しており，その領域では脳灌流圧が著しく低下していることが判明している（❸，次頁）[7]．これらの情報は，小児もやもや病で発生するTIAのメカニズムを明らかにするうえできわめて有益である．

❷ もやもや病に罹患した3歳女児の過呼吸負荷検査

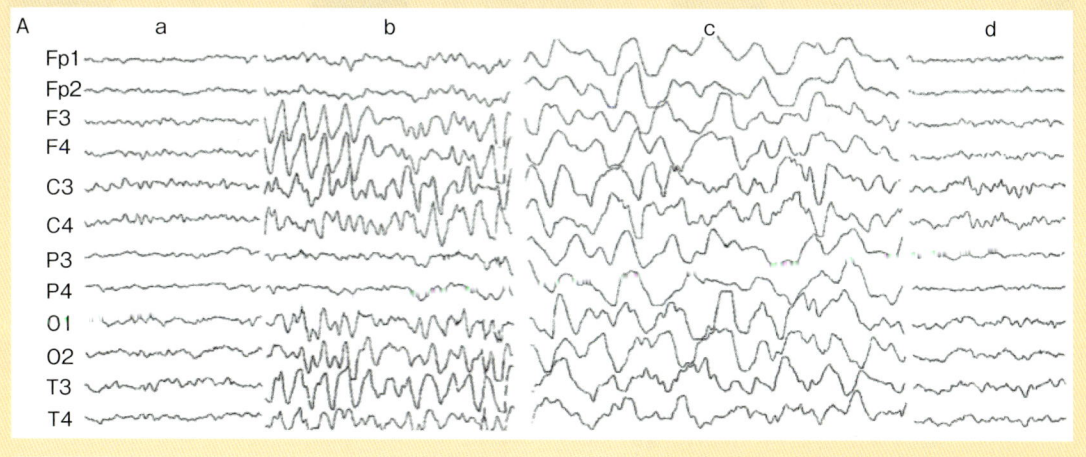

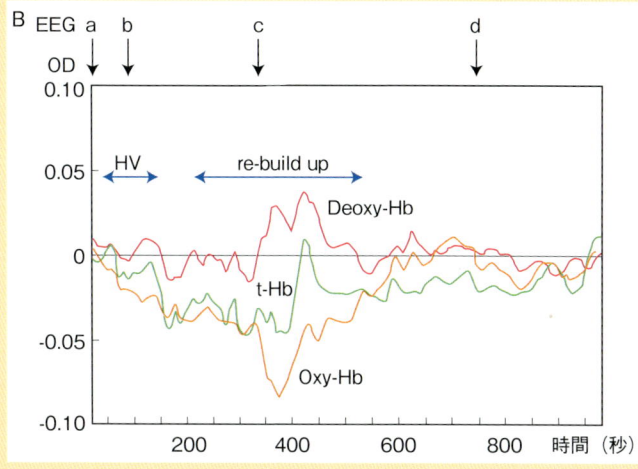

A：脳波．a：安静時は正常である．b：過呼吸負荷3分後，律動性の徐波が出現している（build up現象）．c：過呼吸終了2分後，意識消失，四肢麻痺をきたすとともに，その直前から非律動性でさらに振幅が高く周波数が低い徐波が出現した（re-build up現象）．d：過呼吸終了10分後，これらの神経症状が消失するとともに脳波も正常化した．
B：近赤外線スペクトロスコピー（NIRS）．過呼吸（HV）にて脳表の酸化ヘモグロビン（Oxy-Hb），総ヘモグロビン（t-Hb）の濃度が徐々に低下した．過呼吸終了後も改善することなく，これらの濃度がさらに低下するとともに脱酸化ヘモグロビン（Deoxy-Hb）が急激に増加している．これらの所見はその後，徐々に消失した．図中のa, b, c, dは，Aの脳波と一致している．
(Kuroda S, et al. *Childs Nerv Syst* 1995[6]より)

❸ もやもや病に罹患した10歳女児の検査所見

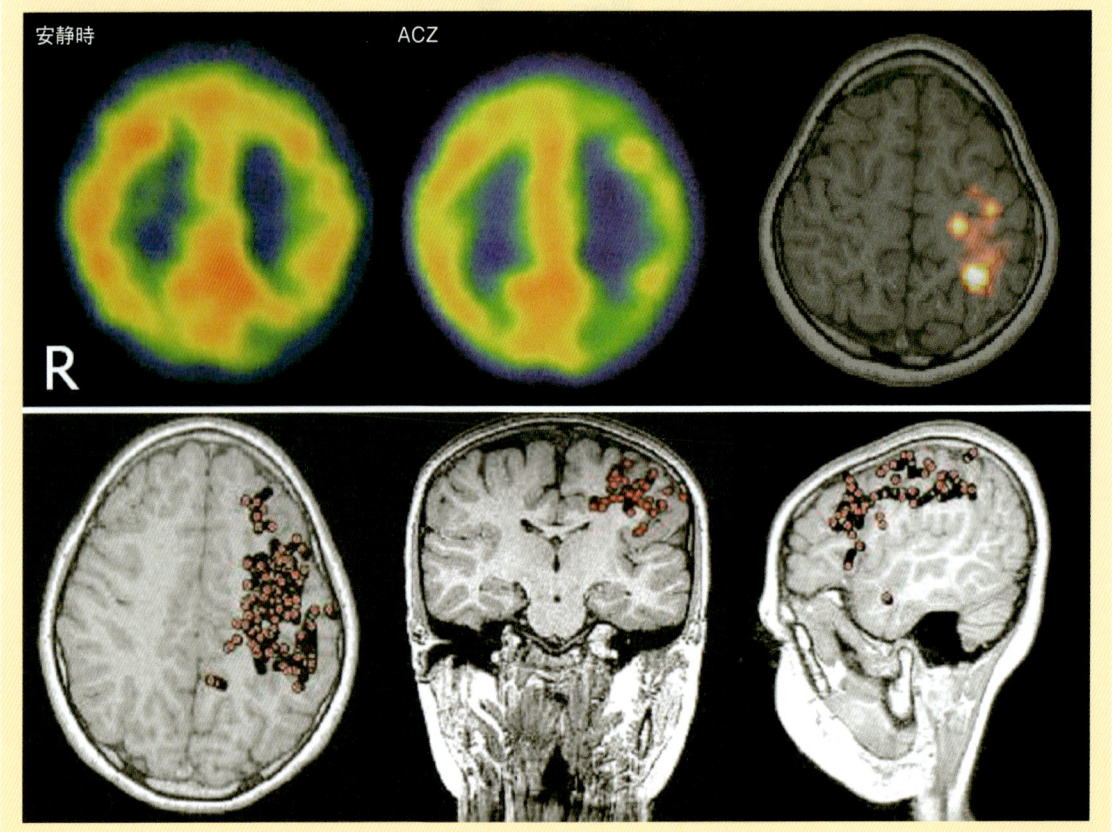

脳SPECTにて，安静時，脳血流量は正常に維持されているが，左前頭葉〜頭頂葉にてアセタゾラミド（ACZ）反応性が著しく低下している．MEG／MRIマッピングでは，re-build up現象のdipoleがこれらの領域の脳溝深部から発生していることがわかる．

(Qiao F, et al. *Childs Nerv Syst* 2003[7] より)

症例を「もやもや病」と診断した．厚生労働省が定めている診断基準は，本巻 III．「もやもや病（ウィリス動脈輪閉塞症）」（p.217, **1**）を参照されたい．

Memo
小児もやもや病の知能予後

小児もやもや病の自然歴を検討すると，発症から5年以上経過するとIQ値の低下が明らかとなってくる[8]．脳血行再建術後にTIAや脳梗塞がほぼ消失することは広く知られているが，一部の症例では知能予後が不良となることが以前から指摘されている[9,10]．最近の多変量解析により，①脳梗塞による神経症状の後遺，②前頭部を含まない脳血行再建術が不良な知能予後の決定因子になりうることが判明している[11]．したがって，知能予後を良好にするには，早期診断のうえ，前頭部を広くカバーした脳血行再建術を実施することが推奨される．

診断
もやもや病

小児もやもや病の場合，頭痛や一過性脳虚血発作（transient ischemic attack：TIA）など，一過性の発作を呈している早期に診断して適切な治療を実施することが重要であり，診断の遅れは，TIAから脳梗塞への進展を招来して機能予後のみならず知能予後にも影響を及ぼすので，日常診療では常に本疾患を念頭においておくべきである．

A4 内科治療はエビデンスが確立されていない，外科治療は脳血行再建術を検討

内科治療

　小児もやもや病ではエビデンスが確立されている内科治療はないのが現状である．アスピリンなどの抗血小板薬は国内外で広く使用されているようであるが，その意義を認めない意見も少なくない[12]．てんかん発作を伴う場合は抗てんかん薬が使用される．

　本疾患の頭痛を診療する際，片頭痛などの血管性頭痛との鑑別がきわめて重要である．片頭痛急性期の治療薬の多くは血管収縮作用を有するので，もやもや病の患者への投与は慎重であるべきである．

外科治療

　小児もやもや病のTIA・脳梗塞は，脳血行再建術によって消失あるいは著しく減少することが知られている．頭痛発作を有する小児もやもや病を治療する場合，多くの症例は前頭部痛を訴えているので，脳灌流圧が低下した前頭部を広くカバーする脳血行再建術をデザインして実施すべきである．詳細は，本巻Ⅲ「もやもや病（ウィリス動脈輪閉塞症）」（p.216）を参照されたい．

〈黒田　敏〉

文献

1) Kawabori M, et al. Effective surgical revascularization improves cerebral hemodynamics and resolves headache in pediatric moyamoya disease. *World Neurosurg* 2013；80：612-619.
2) Seol HJ, et al. Headache in pediatric moyamoya disease：Review of 204 consecutive cases. *J Neurosurg* 2005；103：439-442.
3) Kuroda S, Houkin K. Moyamoya disease: Current concepts and future perspectives. *Lancet Neurol* 2008；7：1056-1066.
4) Kodama N, et al. Electroencephalographic findings in children with moyamoya disease. *Arch Neurol* 1979；36：16-19.
5) Kameyama M, et al. Evaluation of cerebral blood flow and metabolism in childhood moyamoya disease：An investigation into "re-build-up" on EEG by positron CT. *Childs Nerv Syst* 1986；2：130-133.
6) Kuroda S, et al. Cerebral hemodynamics and "re-build-up" phenomenon on electroencephalogram in children with moyamoya disease. *Childs Nerv Syst* 1995；11：214-219.
7) Qiao F, et al. Source localization of the re-build up phenomenon in pediatric moyamoya disease-a dipole distribution analysis using MEG and SPECT. *Childs Nerv Syst* 2003；19：760-764.
8) Imaizumi T, et al. Long-term outcomes of pediatric moyamoya disease monitored to adulthood. *Pediatr Neurol* 1998；18：321-325.
9) Matsushima Y, et al. Mental outcome following encephaloduroarteriosynangiosis in children with moyamoya disease with the onset earlier than 5 years of age. *Childs Nerv Syst* 1990；6：440-443.
10) Miyamoto S, et al. Long-term outcome after STA-MCA anastomosis for moyamoya disease. *Neurosurg Focus* 1998；5：e5.
11) Kuroda S, et al. Determinants of intellectual outcome after surgical revascularization in pediatric moyamoya disease：A multivariate analysis. *Childs Nerv Syst* 2004；20：302-308.
12) Kraemer M, et al. What is the expert's option on antiplatelet therapy in moyamoya disease? Results of a worldwide survey. *Eur J Neurol* 2012；19：163-167.

CASE 6

ワルファリン内服中に急性の左片麻痺，意識障害を起こした63歳男性

症　例	63歳，男性．
主　訴	頭痛，左上下肢筋力低下．
現病歴	58歳時に大動脈弁閉鎖不全症に対し人工弁置換術を受けており，以降ワルファリン（ワーファリン®）を内服していた．患者自身および家族ともに，今回の症状が出現するまでにもの忘れの症状を感じることはなかった．

63歳時のある日，20時30分頃より頭痛，左上肢の動かしにくさを自覚．左手から茶碗を落としたりすることもあった．その日はそのまま就寝したが，翌朝には左上下肢筋力低下が出現し，呼びかけの反応も悪かったため，当院へ救急搬送．

生活歴	喫煙なし，飲酒なし．
既往歴	58歳 大動脈弁閉鎖不全に対し人工弁置換術，58歳 高血圧（内服加療）．
家族歴	特記すべきものなし．
初診時現症	一般身体所見：血圧 177／99 mmHg，体温 37.9℃，胸部 心音Ⅰ音正常，Ⅱ音亢進，Ⅲ音・Ⅳ音なし，呼吸音正常，腹部異常なし．

神経学的所見：意識レベル JCS I-2，GCS E4，V4，M6，脳神経 左顔面筋力低下あり（眼輪筋 5／2，口輪筋 5／2），挺舌時に舌左偏倚，その他の脳神経所見に異常なし，筋緊張異常なし，不随意運動なし，筋萎縮なし，筋力 三角筋 5／2，上腕二頭筋 5／2，上腕三頭筋 5／2，手首伸展 5／2，手首屈曲 5／2，指伸展 5／2，指屈曲 5／2，腸腰筋 5／2，大腿四頭筋 5／2，大腿屈筋 5／2，前脛骨筋 5／2，腓腹筋 5／2，反射 下顎±，上腕二頭筋 1+／2+，上腕三頭筋 1+／2+，橈骨筋 1+／2+，膝蓋腱 1+／2+，アキレス腱 1+／2+，Babinski －／＋，Chaddock －／＋，協調運動 右上下肢は異常なし，左上下肢は筋力低下のため評価できない，感覚 表在覚・深部覚ともに異常なし，起立・歩行 起立できない．

入院後経過	本症例は，頭痛，左上肢筋力低下に始まって，急速に意識障害，左上下肢筋力低下と進行した．その経過と身体症候から脳血管障害が強く疑われ，頭部CTを施行したところ，右前頭葉，頭頂葉，側頭葉の出血（径6 cm）を認め，その出血は右側脳室への穿破を認めた（❶）．来院時の血液検査でのPT-INR 2.35であった．

❶来院時の頭部CT

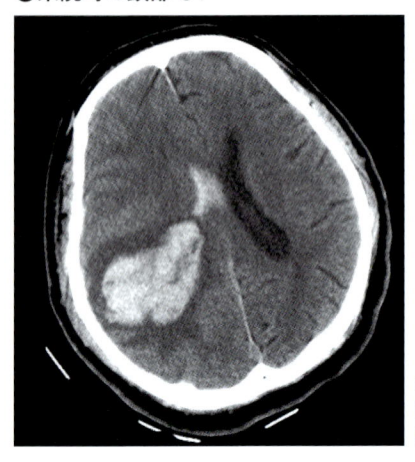

右大脳頭頂部を中心に血腫を認める．周囲に浮腫性変化を伴い，側脳室を圧排し正中偏位を認める．脳室内への穿破を認める．

Q1 本症例の脳出血の原因として鑑別すべき疾患は何か？
Q2 本症例の急性期の治療方針はどのように立てるべきか？
Q3 本症例の確定診断が可能となる検査法は何か？
Q4 今後の脳出血再発予防はどのように行うべきか？

A1 脳皮質下出血の鑑別疾患

本例のような脳皮質下出血の原因疾患として最も頻度の高いものは，高血圧性の脳出血である．本症例の場合，以前より高血圧の治療を受けており，その可能性は十分に考える必要がある．

次に頻度が高いものとしては，脳アミロイドアンギオパチー（cerebral amyloid angiopathy：CAA）があげられる．CAAは脳血管へのアミロイド沈着症で，脳血管に沈着するアミロイド蛋白によってアミロイドβ蛋白（amyloidβ：Aβ），シスタチンC（シスタチンC関連アミロイド：ACys），プリオン蛋白（prion protein：PrP）（PrP関連アミロイド：AScr），トランスサイレチン（transthyretin：TTR）（TTR関連アミロイド：ATTR），ゲルゾリン（ゲルゾリン関連アミロイド：AGel），ABri / ADan，ALの7種類に分けられるが，頻度としては孤発性Aβ型CAAが最も多い[1]．孤発性Aβ型CAAは主に大脳の髄膜と皮質血管にみられ，脳内分布では後頭葉により高度で，大脳基底核，視床，脳幹，白質，脊髄にはまれであり，脳出血は，典型的な高血圧性脳出血とは異なり，脳葉型の大出血を特徴とする[1]．脳出血に伴い，髄膜刺激症状，意識障害，神経学的局在症状（片麻痺，視野障害，失語など）を呈し，頭痛，髄膜刺激症状は脳内出血のくも膜下腔への穿破に関連している．

上記以外の疾患としては，脳動静脈奇形，硬膜動静脈瘻，海綿状血管腫，静脈性血管腫，脳腫瘍などがあげられる．本症例では，入院後に脳血管撮影が行われ，脳動静脈奇形などの血管異常を認めなかった．また，本症例のように抗凝固療法や抗血小板療法を行われている患者では，それらの薬剤に伴う出血の可能性も考える必要がある．特に，抗凝固療法中の脳出血発症に対する危険因子は，高血圧，抗凝固療法導入後早期，PT-INR高値，脳アミロイドアンギオパチーの存在であり[2]，それらの有無に注意を払う必要がある．

A2 抗凝固療法中の脳出血急性期の治療

抗凝固療法中に合併した脳出血では，抗凝固療法を中止し，ビタミンKや血液製剤を用いて可能な限り速やかにPT-INRを1.35以下にすることが勧められている[2]．PT-INRの迅速な補正に必要な血液製剤としては，新鮮凍結血漿よりもプロトロンビン複合体（乾燥ヒト血液凝固第IX因子複合体）が推奨されている[2]．脳塞栓再発の可能性の高い症例では，PT-INRが

> **Memo**
>
> **アミロイド**
>
> アミロイドという名前は，1854年にVirchow Rらがヒトの組織から取り出した沈着物がヨウ素でんぷん反応を示したことから，ラテン語ででんぷんを意味するamylumやギリシャ語のamylonからアミロイド（amyloid）と命名したことによる[3]．その後，アミロイドの主成分が微細線維状の蛋白の沈着であることが判明し，アミロイド線維はクロスβシート構造から構成されることが示された．現在の病理学的なアミロイドの定義は，細胞外の沈着物が，①コンゴレッド色素で染色され，偏光顕微鏡下で緑色偏光を呈すること，②電子顕微鏡観察で，幅10nm程度で枝分かれのない線維構造がみられること，③X線解析や円二色性測定によってβシート構造であること，などを満たすことが条件となっている．生化学的には，さまざまな蛋白がアミロイドとなりうることが知られている．一般的にアミロイド沈着過程は，a. 前駆体蛋白産生，b. アミロイド原性蛋白へのプロセッシング，c. ミスフォールドと凝集（線維形成）に要約される．

> **Memo**
>
> **アミロイドβ蛋白（Aβ）**
>
> アミロイドβ蛋白（amyloidβ protein：Aβ）は，39-43アミノ酸から成るペプチドであり，β- およびγ-セクレターゼによって前駆体であるアミロイド前駆蛋白（amyloid precursor protein：APP）から切り出される[1]．Aβは，アルツハイマー病（Alzheimer disease：AD）の脳に沈着している老人斑の主な構成成分であり，またADや高齢者の脳血管に沈着するアミロイド（脳アミロイドアンギオパチー〈cerebral amyloid angiopathy：CAA〉）の構成蛋白でもある．脳に沈着するAβの主な分子種には，42アミノ酸から成るAβ42と40アミノ酸から成るAβ40がある．老人斑アミロイドの主成分はAβ42，CAAアミロイドの主成分はAβ40である[1]．家族性ADの原因遺伝子がAPPやγ-セクレターゼに関連するプレセニリンにあったことなどから，AβがAD発症過程の中で中心的役割を果たしているとするAβカスケード仮説が広く受け入れられるようになった．AD剖検例の約90%にCAAの合併が認められる[1]．脳のAβ沈着症は，CAAによる脳血管障害でADを伴わない例から，CAAによる脳血管障害を伴うAD例，CAAを伴わないAD例まで幅広いスペクトラムを示す．

Lecture レクチャー

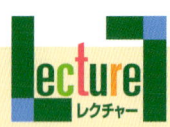

CAAの発症に関連する遺伝子

　孤発性 Aβ 型 CAA では，APP 遺伝子，PSEN1 遺伝子，PSEN2 遺伝子に変異はないが，いくつかの遺伝的な危険因子の関与が報告されている[1]．その1つは，AD 発症の確立した危険因子として知られる ApoE の遺伝子型で，ApoE 遺伝子にはε2，ε3，ε4 のアレルとそれに対応する E2，E3，E4 のアイソフォームがある．欧米のデータでは，ε4 アレルが AD の危険因子であるばかりでなく，CAA の独立した危険因子であることが報告されている．さらに興味深いことには，AD 発症に対して防御的な関連を有するとされる ApoEε2 アレルが，CAA に伴う脳出血のリスクであることが報告されている．

　さらに，プレセニリン-1 遺伝子，α1-アンチキモトリプシン遺伝子，ネプリライシン遺伝子，TGF（transforming growth factor）-β1 遺伝子，LRP（low-density lipoprotein receptor related protein）-1 遺伝子，ACE（angiotensin-converting enzyme）遺伝子の多型と CAA との間に有意な関連があることが報告されている．

1.35 以下となった後にヘパリンで APTT を 1.5〜2 倍にコントロールする[2]．

　本症例は，来院時の血圧が 177／99 mmHg と高値であり，血圧の管理が必要である．特に拡張期圧が 90 mmHg を超える症例での再発率が高く，75 mmHg 未満では起こりにくいとされており，拡張期圧を 75〜90 mmHg 以下にコントロールする．

　脳出血の部位に関係なく，血腫量 10 mL 未満の小出血または神経学的所見が軽度な症例は手術の適応にならない．脳皮質下出血では，脳表からの深さが 1 cm 以下のものでは開頭血腫除去術を考慮してよいとされている．本症例では，脳表からの深さが 1 cm 以下で血腫量が 30 mL 以上あったため，血腫除去術の適応と考え，発症 10 日目に開頭血腫除去術を施行した．

A3 本症例の確定診断

　本症例は，開頭血腫除去術を行う前に脳血管撮影を行い，脳動静脈奇形などの血管異常がないことを確認した．よって，残る鑑別としては，高血圧性脳出血，CAA，抗凝固療法以外に異常がなく純粋に薬剤の影響などがあげられる．このときに，CAA であれば血腫除去術で得られた組織を用いて病理診断を行うことが可能である点を注意する必要がある．本症例の場合，血腫除去術で得られた組織を用いて Aβ 沈着を評価したところ，脳血管に Aβ 沈着を認め，

❷ 血腫除去術で得られた組織を用いた病理所見

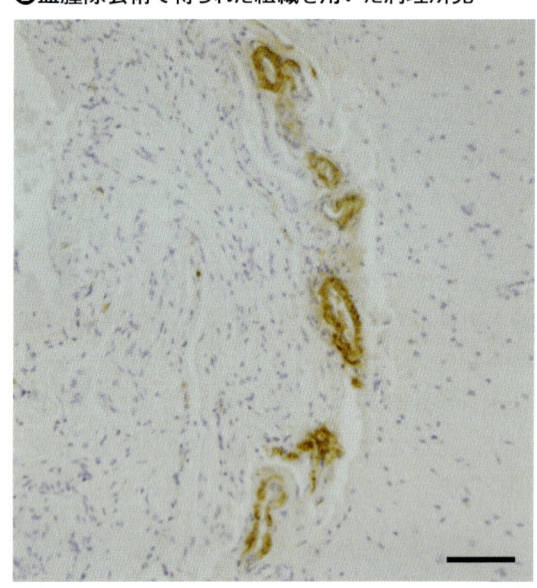

抗アミロイドβ蛋白（amyloid β：Aβ）抗体（4G8）を用いた免疫組織学的検討．多くの血管壁に Aβ の沈着を認め，脳アミロイドアンギオパチーと診断した．Scale bar：100μm．

CAA と診断した（❷）．

診断
脳アミロイドアンギオパチー

A4 本症例の脳出血再発予防

　現時点で，CAA に対して確立された治療法

は存在しない[1]．CAAは抗凝固療法中の脳出血の危険因子であり[2]，可能であれば抗凝固療法を中止したほうがよいが，本症例では大動脈弁閉鎖不全症に対して人工弁置換術が行われており，抗凝固療法を中止することはできない．もう1つの危険因子である高血圧の管理を厳重に行いながら，抗凝固療法を継続する必要がある．

　本症例の場合，血腫除去術を行った後に意識レベルおよび左上下肢筋力低下は改善した．術後にワーファリン®内服を再開し，降圧薬内服にて血圧コントロールを図った．リハビリテーションにて杖歩行可能なまで回復し，当院を退院し，その後は外来にて加療を行った．外来にて行った高次脳機能検査では記憶障害を認め，その後も徐々に記憶障害は進行したため，アルツハイマー病による認知機能障害を合併している可能性が疑われた．

〔浜口　毅，山田正仁〕

文献

1) Yamada M, Naiki H. Cerebral amyloid angiopathy. *Prog Mol Biol Transl Sci* 2012 ; 107 : 41-78.
2) 篠原幸人ほか，脳卒中合同ガイドライン委員会（編）. 脳卒中治療ガイドライン 2009. 東京：協和企画；2009.
3) Sipe JD, Cohen AS. Review : History of the amyloid fibril. *J Struct Biol* 2000 ; 130 : 88-98.

CASE 7

突然の頭痛で来院し，頭部 CT では異常を認めなかった 66 歳男性

症　例	66 歳，男性．
主　訴	後頭部痛．
現病歴	某日午後 8 時，突然の後頭部痛出現．嘔吐を伴い，頭痛強度にて救急車で救急外来受診した．頭痛はそれまで経験したことのない激しい頭痛で，突然の発症であった．来院後も頭痛は強く，嘔吐も続いていた．
生活歴	喫煙歴なし，飲酒：ビール 500 mL / 日
既往歴	十二指腸潰瘍手術歴あり，現在胆石にて内服加療中．頭痛，肩こりの既往なし．
家族歴	特記すべき事なし．
初診時現症	一般身体所見：血圧 180 / 72，特記すべき所見なし，神経学的所見：意識清明，項部硬直なし，その他特記すべき異常なし．
頭 部 CT	明らかな異常所見なし（❶）

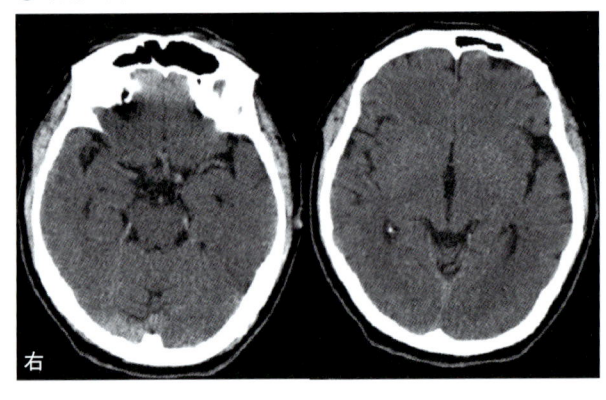

❶ 初診時頭部 CT

基底槽，両側シルヴィウス裂などに高吸収域は認められない．

Q1 突発する重度の頭痛の鑑別診断は？
Q2 頭部 CT で異常を認めない場合，次に行うべき検査は？
Q3 診断後の初期対応は？

　頭痛は外来で遭遇することの多い症状の一つだが，発症様式，経過，部位，性状，誘因，随伴症状などから，ある程度原因が推定できることが多い．頭痛の分類に関しては，国際頭痛分類第 2 版（ICHD-II）が用いられている[1]．この中では，突発する重度の頭痛は雷鳴頭痛と呼ばれ，しばしば重篤な血管性頭蓋内疾患，特にくも膜下出血に伴って起きるとされている．

A1 突発する重度の頭痛の鑑別診断

　雷鳴頭痛は一次性と二次性に分類されるが，一次性の診断基準は，「突発性に起こり，1 分未満で痛みの強さがピークに達し，1 時間から 10 日間持続する．定期的な再発がなく，その他の疾患によらない」とされる[1]．一次性は器

> **Memo**
> **"突然の" 頭痛ではなかったくも膜下出血もある**
> くも膜下出血に伴う頭痛は，多くの場合，突然に起きるとされている．ところが，Naganuma によると，くも膜下出血患者の頭痛は，突然の頭痛が 63％，軽微な頭痛が 14％，頭痛なしが 8％であったという[3]．非典型例の症状は血管断裂感，頭重患，気分不快，眼症状，めまい，などであった．発症直後に来院すれば病歴聴取からくも膜下出血を疑うこともできるが，数日してから来院した場合は，初発症状も曖昧なことが多く，注意が必要である．

質的疾患が除外されることが必須であり，髄液検査，脳画像検査が正常所見を示す必要がある．これに対して，器質的疾患があるものを二次性雷鳴頭痛と呼び，原因として❷の疾患があげられている[1]．多くは脳血管障害に関連する頭痛で，的確な診断，対応が求められる．二次性雷鳴頭痛患者では，くも膜下出血以外にも，動脈解離（椎骨動脈，内頚動脈が多い），可逆性良性中枢神経系アンギオパチー（reversible cerebral vasoconstriction syndrome）など注意が必要である．これらの画像診断に関しては他の文献を参照されたい[2]．

A2 頭部CTで異常を認めない場合，次に行うべき検査

くも膜下出血が少量の場合，頭部CTでは診断が難しい場合があるが，シルヴィウス裂の左右差，脳溝の不明瞭化，脳室内出血や原因不明の水頭症など，くも膜下出血を示唆する所見に注意する必要がある．CTで異常所見を認めない場合，次の非侵襲的検査としてMRI検査を考慮する．MRIのFLAIR画像によるくも膜下出血診断の有用性が示唆されており[2]，今回の症例でも，頭部CTでは明らかくも膜下出血は認められなかったが（❶），FLAIR画像で第三脳室に出血を否定しきれない所見を認め，髄液検査を行い血性髄液を認めたため，MRAの脳底動脈先端部動脈瘤所見と併せて動脈瘤破裂と診断した（❸）．また発症後数日して来院した亜急性期のくも膜下出血の場合，CTでは診断が困難でも，MRIのFLAIR，T1強調，T2*画像などでくも膜下出血の診断が可能になる[2]．

❷ 二次性雷鳴頭痛の基礎疾患

1. くも膜下出血
2. 脳出血
3. 大脳静脈血栓症
4. 未破裂血管奇形（多くの場合，動脈瘤）
5. 動脈解離（頭蓋内および頭蓋外）
6. 中枢神経系血管炎
7. 可逆性良性中枢神経系アンギオパチー
8. 下垂体卒中
9. 第三脳室コロイド嚢胞
10. 低髄液圧
11. 急性副鼻腔炎（barotraumaによる）

（国際頭痛分類第2版〈ICHD-II〉[1]より作成）

Memo
未破裂脳動脈瘤による頭痛

二次性頭痛の原因疾患として未破裂脳動脈瘤がある．「雷鳴頭痛または有痛性動眼神経麻痺を含む新規の急性頭痛」が診断基準である[1]．眼窩後部痛および散瞳を伴う急性動眼神経麻痺は内頚動脈後交通動脈分岐部動脈瘤や脳底動脈上小脳動脈分岐部動脈瘤の切迫破裂の警告痛であり，緊急の対応が必要となることはよく知られているが，普通の未破裂脳動脈瘤に雷鳴頭痛が伴うことにはいささか違和感がある．ただ，未破裂脳動脈瘤患者の18％に頭痛がみられたとの報告や，また脳動脈瘤破裂に先立つ前哨頭痛が50％に認められたとの報告もあり，未破裂脳動脈瘤に雷鳴頭痛を伴うことはまれならずあるのかもしれない．機序としては瘤の急激な増大，瘤内血栓，壁内出血などが想定されているが，頭痛をきっかけにした精査でたまたま未破裂脳動脈瘤が見つかった可能性も否定できない[4]．

❸ MRIのFLAIR画像冠状断（左）とMRA（右）

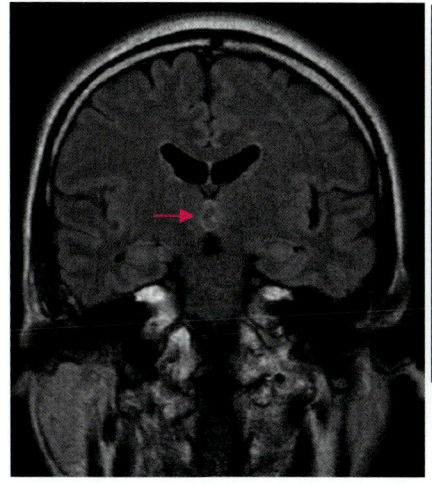

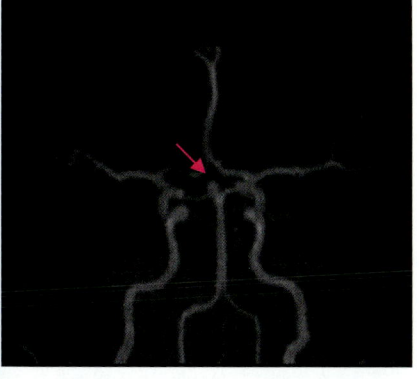

MRI画像で第三脳室内に高信号域を認め（→），MRAでは脳底動脈先端部に動脈瘤（→）を認める．

診断
くも膜下出血（脳動脈瘤破裂）

雷鳴頭痛患者でCT，MRI検査でもくも膜下出血を認めない場合は，一次性雷鳴頭痛の診断基準にあるように腰椎穿刺による髄液検査を考慮する必要がある．ただし，髄液検査後の低髄液圧に注意し，検査後少なくとも1時間の安静臥床が必要である．髄液検査ではtraumatic tapを起こさぬように注意し，血性髄液の確認は連続3本試験管に髄液を採取して血性の変化を確認し，また必要に応じて速やかに遠心を行い，キサントクロミーの有無を確認する．腰椎穿刺による髄液検査は侵襲的な検査であり，その実施は上級医や脳神経外科医との連携のもとで判断すべき場合もあると思われる[4]．

A3 診断後の初期対応

くも膜下出血と診断された場合，その後の治療は脳神経外科医へ委ねることになるが，初療医は脳神経外科医に引き継ぐまで，以下の点に注意して初期対応してほしい．

くも膜下出血の予後に直結する病態として再出血がある．来院時意識清明であった患者が再出血で昏睡状態となり，不幸な転帰をとることはまれならず経験される．再出血は発症後24時間以内，特に6時間以内に多いとされ，この間の鎮痛鎮静，血圧管理が最重要である．血圧管理に関しては痛みが原因で上昇していることも多く，十分な鎮痛鎮静を行いつつ，降圧を開始する．降圧目標は少なくとも収縮期血圧160未満が望ましいとされている．

以下に初期対応に用いられることの多い薬剤を例示するが，実際は脳神経外科医の指示の元で開始することが望ましい．

鎮痛：ペンタゾシン15 mg筋注または静注．
鎮静：プロポフォール2～3 mLを静注．以後，必要に応じて2～3 mL／時から持続静注開始．その後は意識レベル，呼吸状態に注意して適宜増減する．
降圧薬：ニカルジピン（原液）または塩酸ジルチアゼム（3 mg／mL溶液）を2 mL／時より持続静注開始．

その後の経過

今回の症例は，後頭蓋窩の動脈瘤であり，血管内治療のよい適応と判断し，動脈瘤塞栓術を行った．術後経過は良好で，神経脱落症状を起こすことなく発症21日目に独歩退院した．

この症例から学ぶこと

急性頭痛は，外来で診察する機会の多い症状である．この中でも特に見逃してはならない疾患がくも膜下出血である．頭痛のみで来院したくも膜下出血患者の予後は80％以上が社会復帰している．しかしながら初期診断がつかず，再出血を来し，重症化した場合の予後は厳しい．画像診断の進歩による低侵襲な診断を心がけつつ，確定診断への道筋を習得してほしい．

（菅　貞郎）

文献

1) 国際頭痛分類第2版（ICHD-II）．http://www.jhsnet.org/gakkaishi/jhs_gakkaishi_31-1_ICHD2.pdf（平成25年7月アクセス）
2) 下田雅美．見逃さないための頭痛検査．医学のあゆみ 2012；243：1086-1094．
3) Naganuma M, et al. Clinical characteristics of subarachnoid hemorrhage with or without headache. J Stroke Cerebrovasc Dis 2008；17：334-339.
4) 間中信也．雷鳴頭痛．脳神経外科速報 2012；22：1070-1076．
5) Agid R, et al. Negative CT angiography findings in patients with spontaneous subarachnoid hemorrhage：When is digital subtraction angiography still needed? AJNR Am J Neuroradiol 2010；31：696-705.

Memo

雷鳴頭痛の患者で，CT，MRI検査でくも膜下出血が否定され，MRA検査で明らかな動脈瘤を認めなかった場合でも，くも膜下出血が完全に否定できるわけでない．小さな動脈瘤ではMRA検査でもわからないことがあるからである．そのため，腰椎穿刺による髄液検査は唯一の"くも膜下出血の確定診断法"といわれている．ただ，CTで診断できず，髄液検査で診断したくも膜下出血患者で，初回のCTアンギオ検査で動脈瘤が認められない場合，その後のDSA検査でも動脈瘤を確認できた症例はなかった，との報告もあり[5]，このような場合は再出血のリスクはあまり高くないといえるかもしれない．

付録

付録
脳卒中治療ガイドライン 2009（概要）

　日本の脳卒中治療ガイドラインは，日本脳卒中学会，日本脳神経外科学会，日本神経学会，日本神経治療学会，日本リハビリテーション医学会の脳卒中関連5学会合同委員会により2004年に初めて作成された．その後5年余が経過し，新たなエビデンスを評価した「脳卒中治療ガイドライン2009（以下2009年版）」が2009年11月に発行され，これが現在最新のものとなっている[1]．

　PubMed，Cochrane Library，医学中央雑誌その他から脳卒中の治療に関連する文献を収集，評価し，そのエビデンスのレベルを❶に示す基準に従って分類し，さらに項目別に各治療法の推奨度を❷のようにランク付けしている．

　2009年版は，脳卒中一般，脳梗塞・一過性脳虚血発作，脳出血，クモ膜下出血，無症候性脳血管障害，そのほかの脳血管障害，リハビリテーションの7つの章から構成されている．以下に各章の主要ポイントと改訂点を中心に紹介する．

I. 脳卒中一般

　脳卒中超急性期の呼吸・循環・代謝管理と，感染症，消化管出血，発熱などの合併症の対策，痙攣，嚥下障害，頭痛などの対症療法にふれられている．また，Stroke Care Unit（SCU）での管理の必要性，脳卒中一般の発症予防としての危険因子の管理について述べられている．

　2009年版では，嚥下障害のスクリーニングとしてタルタル酸吸入を用いたテストが削除され，水飲みテストの有用性が記載された（グレードB）．また日本国内で血栓溶解療法が認可されたことをうけ，血栓溶解療法を予定する患者では，収縮期血圧＞185 mmHgまたは拡張期血圧＞110 mmHg以上の場合に静脈投与による降圧療法が推奨されている（グレードB）．

　脳卒中の危険因子の管理についてもさまざまな大規模試験の結果を受け大幅に改訂された．まず高血圧症については，『高血圧治療ガイドライン2009（JSH2009）』にのっとり，高齢者は140／90 mmHg未満，若年・中年者は130／85 mmHg未満，糖尿病や慢性腎臓病合併例には130／80 mmHg未満と降圧目標値が具体的に示されている[2]．脂質異常症については国内外でのさまざまな疾患を対象としたスタチンの試験をふまえ，糖尿病合併例を含めすべての脂質異常症患者でスタチンの投与が推奨されている．

　非弁膜症性心房細動の脳卒中発症リスク評価，治療の選択にCHADS2スコアが導入された[3]．再発予防のため，ワルファリンの投与が2点以上ではグレードA，1点ではグレードBで推奨されている．

　また，2009年版では，睡眠時無呼吸症候群，メタボリックシンドローム，慢性腎臓病が新たな脳卒中ハイリスク群として加えられた．

1 脳卒中の evidence level に関する本委員会の分類

エビデンスのレベル Level of evidence	内容 Type of evidence
Ia	RCT のメタアナリシス（RCT の結果がほぼ一様） Meta-analysis (with homogeneity) of randomized control trials (RCTs)
Ib	RCT At least one randomized control trial (RCT)
IIa	良くデザインされた比較研究（非ランダム化） At least one well designed, controlled study but without randomization
IIb	良くデザインされた準実験的研究 At least one well designed, quasi-experimental study
III	良くデザインされた非実験的記述研究（比較・相関・症例研究） At least one well designed, non-experimental descriptive study (ex. comparative studies, correlation studies, case studies)
IV	専門家の報告・意見・経験 Expert committee reports, opinions and/or experience of respected authorities

本分類は，英国 Royal College of Physicians が採用した National Clinical Guidelines for Stroke の分類（1999）に準じ，Oxford Centre for Evidence-based Medicine の分類（2001）を一部取り入れたものである．

2 脳卒中の recommendation grade に関する本委員会の分類

推奨のグレード Grades of recommendations	内容 Type of recommendations
A	行うよう強く勧められる （Ia または少なくとも1つ以上のレベル Ib の結果※）
B	行うよう勧められる （少なくとも1つのレベル II 以上の結果）
C1	行うことを考慮しても良いが，十分な科学的根拠がない
C2	科学的根拠がないので，勧められない
D	行わないよう勧められる

※レベル Ib の結果が1つ以上あっても，その RCT の症例数が十分でなかったり，論文が1つのみしか存在せず再検討がいずれ必要と委員会が判定した場合は，グレードを B とする．
なお，エビデンスのレベル，推奨グレードの決定にあたって人種差，民族差の存在は考慮していない．

II. 脳梗塞・TIA

　この章では，脳梗塞急性期，特殊な病態による脳梗塞の治療，一過性脳虚血発作（TIA）の急性期治療と脳梗塞発症防止，脳梗塞慢性期の治療，管理につき記載されている．

　脳梗塞急性期の治療に関しては，脳梗塞急性期治療に対する t-PA 静注による血栓溶解療法が，発症3時間以内に治療可能で，日本脳卒中学会が発表した適正治療指針に基づき適応と判断された症例に対し強く推奨された（グレード A）．

　また近年脳梗塞の warning sign としての TIA が重要視されており，2009 年版でも，新たに TIA の項目が設けられ，内容が充実した．「TIA を疑えば，可及的速やかに発症機序を確定し，脳梗塞発症予防のための治療を直ちに開始しなくてはならない（グレード A）」と，早期の評価，治療開始が推奨されている．TIA に対する急性期治療，脳梗塞発症防止は，基本的に脳梗塞に

対する内容と同様である．

　脳梗塞慢性期の項目においては，再発予防のための危険因子の管理につき記載されている．高血圧の降圧目標は，JSH2009 等のガイドラインに準じ，140／90 未満とされている（グレード A）．

　PROspective pioglitAzone Clinical Trial In macro Vascular Events（PROactive）研究のサブ解析により，インスリン抵抗性改善薬のピオグリタゾンによる糖尿病治療が，脳梗塞再発防止に対し有効であることが明らかとなった（グレード B）[4]．脂質異常症に関しては，高用量のスタチンが脳梗塞再発予防に有効であること（グレード B），また低用量のスタチンと EPA 製剤の併用が脳卒中再発予防に有効であること（グレード B）が記載されている．

　抗血小板薬に関しては，新規承認されたクロピドグレルがグレード A で追加された一方，同じチエノピリジン系の抗血小板薬であるチクロピジンが安全性の面でクロピドグレルに劣るということで，グレード B に格下げになった．

　Stenting and Angioplasty with Protection in Patients at High Risk for Endarterectomy（SAPPHIRE）研究の結果，頸動脈内膜剥離術（carotid endarterectomy：CEA）のハイリスク群において，症候性内頸動脈に対する頸動脈ステント留置術（carotid artery stenting：CAS）は CEA に劣らない短期および長期治療効果および安全性が証明された．これより，2009 年版でも，CEA の危険因子を持つ症例に対して CAS を行うことが推奨された（グレード B）．

III. 脳出血

　この章では，脳出血の予防，高血圧性脳出血の非手術的治療，慢性期脳出血の管理，高血圧性脳出血の手術適応，高血圧以外の原因による脳出血の治療にふれられている．

　脳出血の予防では，高血圧症に対する降圧療法（グレード A），緑黄色野菜や果物の適量摂取（グレード B），γGTP 値が異常値に至る過剰な飲酒を控える（グレード B）等が，脳出血の予防として推奨されている．一方，スタチンによる脂質改善療法は脳出血既往例には慎重投与すべきとされ，抗血栓療法の併用療法もその適否を熟考のうえ，合併高血圧の管理を行うよう推奨された．

　脳出血急性期において血圧管理は最も重要な非手術的治療と考えられている．しかし降圧の有無，程度と予後について比較した randomized controlled trial（RCT）はない．血圧の管理はグレード C1 で推奨され，目標は収縮期血圧 180 未満または平均血圧が 130 mmHg 未満とされている．また，血液凝固系に異常がみられる症例に対しては，血小板，プロトロンビン複合体，新鮮凍結血漿などの血液製剤の投与がグレード C1 とされているが，異常がなければ推奨できないとしてグレード C2 となっている．

　慢性期においては，血圧のコントロール不良例で再発が多く，拡張期血圧を 75 ～ 90 mmHg にコントロールすることが推奨されている（グレード B）．Perindopril pROtection aGainst REcurrent Stroke Study（PROGRESS）研究の結果より，降圧治療が脳出血再発予防にも有効であると考えられている[5]．

　手術適応に関しては，Hattori らの被殻出血に対する定位脳手術に関する RCT[6] の結果を受けて，「とくに，JCS 20 ～ 30 程度の意識障害を伴う場合は，定位的脳内血腫除去手術が勧められる（グレード B）」という記載が追加された．

　その他最近行われた大規模 RCT として，International Surgical Trial in Intracerebral haemorrhage（STICH）がある[7]．発症後 72 時間以内のテント上脳出血患者の中で，脳外科医が手術と保存的治療のどちらがよいか判断に迷う症例を対象に RCT にて早期血腫除去手術の効果を検討したが，死亡率，機能予後に大きな差を認めなかった．

その他，抗凝固療法中に合併した脳出血については，抗凝固薬の中止，ビタミン K や血液製剤を用いて速やかに INR 1.35 以下に正常化することがグレード B で推奨されている．

IV．クモ膜下出血

この章では，クモ膜下出血の発症予防，初期治療，脳動脈瘤治療（外科的治療，血管内治療，保存的治療）につき記載されている．

疫学・発症予防については大きな変更はなく，喫煙習慣，高血圧，過度の飲酒が危険因子とされている（グレード A）．

また，動脈瘤の部位，形状，大きさからみて可能と判断される場合には瘤内塞栓術を施行するよう推奨されている（グレード B）．International Subarachnoid Aneurysm Trial（ISAT）では，外科的治療と血管内治療のいずれも可能とされた破裂動脈瘤患者における治療後 1 年での無障害生存率は血管内治療群で有意に高かった[8]．血管内治療は近年外科的治療と同等の治療効果があると認識されてきており，症例数が飛躍的に増加している．

V．無症候性脳血管障害

MRI や脳ドックの普及により近年発見率が高まっており，「脳卒中治療ガイドライン 2009」にて新たに独立した項目が設けられた．

無症候性脳梗塞は症候性脳梗塞，認知機能障害発症のハイリスク群であり，画像による経過観察と，危険因子の管理が必要とされる（グレード B）．また最大の危険因子は高血圧症であり，高血圧症例には適切な降圧治療が推奨される（グレード B）．狭窄率 60％以上の高度の無症候性頸動脈狭窄では，最良の内科的治療に加え，CEA を行うことが推奨されている（グレード B）．

VI．その他の脳血管障害

頭蓋内・外動脈解離による脳卒中，もやもや病，奇異性脳塞栓症，脳静脈洞閉塞症，脳アミロイドアンギオパチー，線維筋性形成異常症や大動脈炎症候群などの特殊な原因による脳卒中や，高血圧性脳症，脳血管性認知症などにつき記載されている．頻度としては動脈硬化性のものに比べて少なく，ゆえに多数例を対象とした RCT のデータはほとんどない．そのため，病態を考慮すれば積極的に実施すべき治療であってもグレード B もしくは C1 になっていることが多い．

脳卒中ガイドライン 2015 に向けて

現在，「脳卒中治療ガイドライン 2009」発刊後の新たなエビデンスが吟味され，2015 年度版へ向けての改訂作業が行われている．

まず，超急性期血栓溶解療法の治療可能時間に関して，メタ解析では治療可能時間が発症 4.5 時間以内に延長できることが示唆されていたが[9,10]，さらに欧州の介入試験である ECASSIII[11] において，発症後 3 〜 4.5 時間の患者への本治療の有効性と安全性が証明された．本邦でも 2012 年 9 月より，発症 4.5 時間までの本療法の保険適用が可能となっている．

また，機械的頭蓋内血栓回収デバイスによる血行再建療法が，発症後8時間まで適応となった．現在承認されているのはMerci®リトリーバーとPenumbraシステム®であり，有効性と安全性について現在検証が行われている．

　さらに，非弁膜症性心房細動における心原性脳塞栓症の予防薬として，トロンビン阻害薬やXa因子阻害薬などが新たに適応となり，使用開始されている．ワルファリンに比べ食事，他の薬剤の影響を受けにくく，基本的にモニタリングが不要であり，投与後すぐに効果が期待できる．

　脳卒中治療領域では日々新しいエビデンスが報告されており，まさにガイドラインの序文にあるように，「治療ガイドラインは生き物であり，常に改訂をしなければならない性質をもち，完成と同時に次のステップが始まっている」状況といえる．

〈安部貴人，髙橋愼一，鈴木則宏〉

文献

1) 篠原幸人ほか，脳卒中合同ガイドライン委員会(編)．脳卒中治療ガイドライン 2009．東京：協和企画；2009．
2) 日本高血圧学会高血圧治療ガイドライン作成委員会(編)．高血圧治療ガイドライン 2009．東京：ライフサイエンス出版；2009．
3) Go AS, et al. Anticoagulation therapy for stroke prevention in atrial fibrillation: How well do randomized trials translate into clinical practice? JAMA 2003；290：2685-2692.
4) Dormandy JA, et al. Secondary prevention of macrovascular events in patients with type 2 diabetes in the PROactive Study (PROspective pioglitAzone Clinical Trial In macroVascular Events): A randomised controlled trial. Lancet 2005；366：1279-1289.
5) Chapman N, et al. Effects of a perindopril-based blood pressure-lowering regimen on the risk of recurrent stroke according to stroke subtype and medical history: The PROGRESS Trial. Stroke 2004；35：116-121.
6) Hattori N, et al. Impact of stereotactic hematoma evacuation on activities of daily living during the chronic period following spontaneous putaminal hemorrhage: A randomized study. J Neurosurg 2004；101：417-420.
7) Mendelow AD, et al. Early surgery versus initial conservative treatment in patients with spontaneous supratentorial intracerebral haematomas in the International Surgical Trial in Intracerebral Haemorrhage (STICH): A randomised trial. Lancet 2005；365：387-397.
8) Molyneux A, et al. International Subarachnoid Aneurysm Trial (ISAT) of neurosurgical clipping versus endovascular coiling in 2143 patients with ruptured intracranial aneurysms: A randomised trial. Lancet 2002；360：1267-1274.
9) Hacke W, et al. Association of outcome with early stroke treatment: Pooled analysis of ATLANTIS, ECASS, and NINDS rt-PA stroke trials. Lancet 2004；363：768-774.
10) Lees KR, et al. Time to treatment with intravenous alteplase and outcome in stroke: An updated pooled analysis of ECASS, ATLANTIS, NINDS, and EPITHET trials. Lancet 2010；375：1695-1703.
11) Hacke W, et al. Thrombolysis with alteplase 3 to 4.5 hours after acute ischemic stroke. N Engl J Med 2008；359：1317-1329.

付録
脳梗塞治療に用いられる主な薬剤

本表は監修者の実地診療に基づいて作成されたものです．実際の使用に際しては適応症や禁忌事項につき，それぞれの薬剤の添付文書を必ずご確認下さい

（監修　鈴木則宏・安部貴人／2014年4月）

分類	一般名	脳卒中治療ガイドライン2009の推奨グレード	備考	主な製品名（製品情報問合せ先）
血栓溶解薬	アルテプラーゼ（遺伝子組換え組織型プラスミノゲン・アクティベータ（recombinant tissue-type plasminogen activator : rt-PA））	A	【適応】虚血性脳血管障害急性期に伴う機能障害の改善（発症後4.5時間以内） 【用法・用量】 ・通常，成人には体重kg当たりアルテプラーゼとして34.8万国際単位（0.6 mg / kg）を静脈内投与する．ただし，投与量の上限は3,480万国際単位（60 mg）までとする ・投与は総量の10％は急速投与（1～2分間）し，その後残りを1時間で投与する 【注】rt-PA（アルテプラーゼ）静注療法適正治療指針に十分留意し，適応患者の選択を慎重に行った上で，本剤投与による頭蓋内出血等の出血性有害事象の発現に十分注意して経過観察を行う	アクチバシン（協和発酵キリン） 注600万，注1200万，注2400万 グルトパ（田辺三菱製薬） 注600万，注1200万，注2400万
抗凝固薬	アルガトロバン水和物	B	【適応】発症後48時間以内の脳血栓症急性期（ラクナ梗塞を除く） 【用法・用量】 通常，成人に，はじめの2日間は1日6管（アルガトロバン水和物として60 mg）を適当量の輸液で希釈し，24時間かけて持続点滴静注する．その後の5日間は1回1管（アルガトロバン水和物として10 mg）を適当量の輸液で希釈し1日朝夕2回，1回3時間かけて点滴静注する．年齢，症状に応じて適宜増減する	ノバスタンHI（田辺三菱製薬） 注10 mg / 2 mL スロンノンHI（第一三共） 注10 mg / 2 mL
抗凝固薬	ヘパリンナトリウム	C1	【適応】発症48時間以内の脳梗塞 【用法・用量】通常，本剤投与後，活性化部分トロンボプラスチン時間（APTT）が正常値の2～3倍になるように年齢，症状に応じて適宜用量をコントロールする	ノボ・ヘパリン（持田製薬） 注5千単位／5 mL，注1万単位／10 mL
抗凝固薬	ワルファリンカリウム	A	【適応】心原性脳塞栓症の再発防止 【用法・用量】 ・成人における初回投与量は，ワルファリンカリウムとして，通常1～5 mg 1日1回である．数日間かけて血液凝固能検査で目標治療域に入るように用量調節し，維持投与量を決定する ・ワルファリンに対する感受性は個体差が大きく，同一個人でも変化することがあるため，定期的に血液凝固能検査を行い，維持投与量を必要に応じて調節する	ワーファリン（エーザイ） 錠0.5 mg，錠1 mg，錠5 mg，顆粒0.2％
抗凝固薬	ダビガトランエテキシラートメタンスルホン酸塩	—	【適応】非弁膜症性心房細動患者における虚血性脳卒中の発症抑制 【用法・用量】 通常，成人にはダビガトランエテキシラートとして1回150 mg（75 mgカプセルを2カプセル）を1日2回経口投与する．なお，中等度の腎障害（クレアチニンクリアランス（CCr）30～50 mL / min）のある患者，高齢者等では，1回110 mg 1日2回投与を考慮する．CCr 30 mL / min未満の患者では禁忌	プラザキサ（日本ベーリンガーインゲルハイム） カプセル75 mg，カプセル110 mg

	一般名	脳卒中治療ガイドライン2009の推奨グレード	備考	主な製品名（製品情報問合せ先）
抗凝固薬	リバーロキサバン	—	【適応】非弁膜症性心房細動患者における虚血性脳卒中の発症抑制 【用法・用量】 成人にはリバーロキサバンとして15 mgを1日1回食後に経口投与する．CCr30〜49 mL／minの患者には，10 mgを1日1回投与する．CCr15〜29 mL／minの患者では，投与の適否を慎重に検討し，10 mgを1日1回投与する．CCr15 mL／min未満の患者では禁忌	イグザレルト（バイエル薬品） 錠10 mg，錠15mg
	アピキサバン	—	【適応】非弁膜症性心房細動患者における虚血性脳卒中の発症抑制 【用法・用量】 通常，成人にはアピキサバンとして1回5mgを1日2回経口投与する．次の基準の2つ以上に該当する患者は，1回2.5 mgを1日2回経口投与する．1）80歳以上，2）体重60 kg以下，3）血清クレアチニン1.5 mg／dL以上	エリキュース（ブリストル・マイヤーズ／ファイザー） 錠2.5 mg，錠5 mg
抗血小板薬	オザグレルナトリウム	B	【適応】急性期（発症5日以内）の脳血栓症（心原性脳塞栓症を除く脳梗塞） 【用法・用量】 通常成人に，オザグレルナトリウムとして1日量80 mgを適当量の電解質液または糖液に溶解し，2時間かけて1日朝夕2回の持続静注を約2週間行う．年齢，症状により適宜増減する	カタクロット（小野薬品工業） 注射用20 mg，注射用40 mg（バイアル），注射液20 mg，注射液40 mg（プラスチックアンプル） キサンボン（キッセイ薬品工業） 注射用20 mg，注射用40 mg，S注射液20 mg，S注射液40 mg
	アスピリン	A	【適応】非心原性TIA，脳梗塞の再発予防 【用法・用量】通常，成人にはアスピリンとして100 mgを1日1回経口投与する．なお，症状により1回300 mgまで増量できる	バイアスピリン（バイエル薬品） 錠100 mg
	クロピドグレル硫酸塩	A	【適応】非心原性TIA，脳梗塞の再発予防 【用法・用量】通常，成人には，クロピドグレルとして75 mgを1日1回経口投与するが，年齢，体重，症状によりクロピドグレルとして50 mgを1日1回経口投与する	プラビックス（サノフィ） 錠25 mg，錠75 mg
	シロスタゾール	B	【適応】非心原性TIA，脳梗塞の再発予防 【用法・用量】通常，成人には，シロスタゾールとして1回100 mgを1日2回経口投与する．なお，年齢・症状により適宜増減する	プレタール（大塚製薬） OD錠50 mg，OD錠100 mg，散20%
	チクロピジン塩酸塩	B	【適応】非心原性TIA，脳梗塞の再発予防 【用法・用量】 虚血性脳血管障害に伴う血栓・塞栓の治療には，チクロピジン塩酸塩として，通常成人1日200〜300 mg（錠：2〜3錠または細粒：2〜3 g）を2〜3回に分けて食後に経口投与する．なお，1日200 mg（錠：2錠または細粒：2 g）の場合には1回に投与することもできる	パナルジン（サノフィ） 錠100 mg，細粒10%
脳保護薬	エダラボン	B	【適応】脳梗塞急性期 【用法・用量】 通常，成人に1回1管（エダラボンとして30 mg）を適当量の生理食塩液等で用時希釈し，30分かけて1日朝夕2回の点滴静注を行う・発症後24時間以内に投与を開始し，投与期間は14日以内とする	ラジカット（田辺三菱製薬） 注30 mg，点滴静注バッグ30 mg
脳浮腫治療薬	グリセロール	B	【適応】頭蓋内圧亢進を伴う大きな脳梗塞の急性期 【用法・用量】 ・通常，成人1回200〜500 mLを1日1〜4回，500 mLあたり2〜3時間かけて点滴静注する ・年齢，症状により適宜増減する	グリセオール（中外製薬） 注200 mL，注300 mL，注500 mL

索引

太字のページは詳述箇所を示す

和文索引

あ

悪性中大脳動脈領域梗塞　146, 147
アクチバシン®　132, 139
アスピリン　67, 114, 117, 126, 135, 166, 167, 177, 235, 238, 290-292, 338
アセタゾラミド　169, 257
アテローム血栓症　**164**, 234, 235
アテローム血栓性脳梗塞　15, 16, 18, 84, 107, 123, 125, 145, 234, 240
──急性期　126
──急性期治療　**123-128**
アテローム硬化　193, 194
アテローム塞栓症　165
アピキサバン　141, 142, 245, 289
アミロイド　401
アミロイドβ蛋白（Aβ）　401
洗い出し不全　169
アルガトロバン　126, 135, 162, 166, 167, 289, 376, 378
アルツハイマー病（AD）　304, 306
アルテプラーゼ　102, 104, 132, 139, 140
──静注療法　124, 140
アンチトロンビンIII（AT III）　72, 213
──欠乏症　232
アントン症候群　389
アンラベリング　337

い

イグザレルト®　141, 177, 289
一眼半水平注視麻痺症候群　36
一次脳卒中センター　30
一過性脳虚血発作（TIA）　64, 84, **92-97**, 113, 191, 241
──症状　**93**
──診断　**94**
──治療　**95**
──定義　**92**
──病態　**93**
遺伝子組換え活性型血液凝固第VII因子製剤（rFVIIa）　291
遺伝子組換え組織プラスミノゲンアクチベーター（rt-PA）　24, 34, 99, 139, 140, 178, 184, 204, 288

遺伝性血栓性素因　198

う

ウィリス動脈輪　220, 396
ウィリス動脈輪閉塞症　**216-224**, 229
ウィルヒョウの三原則　71, 240
ウロキナーゼ　110, 124, 140, 204, 344
ウロナーゼ®　110, 140, 204, 344
運動失調不全片麻痺　129

え

エダラボン　72, 126, 134, 140, 154-156, 162, 378, 393
エドキサバン　245
エドマップス　223
エフォーワイ®　393
エリキュース®　141, 289
エリル®　344
塩酸ジルチアゼム　406
塩酸パパベリン®　345
延髄吻側腹外側野　384, 385

お

横静脈洞血栓症　200
オザグレル　125, 135, 166, 344
親動脈閉塞　327

か

介護保険サービス　12
介護保険施設　12
介護保険制度　11
介護療養型医療施設　12
介護老人福祉施設　12
介護老人保健施設　12
開頭減圧術　148
開頭減圧療法　**146-148**
回復期リハビリテーション病棟　362
海綿状血管腫　**298-300**
海綿静脈洞血栓症　201
潰瘍形成プラーク　66
解離性大動脈瘤　**194**
解離性動脈瘤　329
解離性病変　113
化学的調節　85

可逆性脳血管攣縮症候群　168, 322
下肢静脈エコー　64, **68**, **69**
下肢静脈血栓症　69
家族性もやもや病　216
片眼の偏倚　36
カタクロット®　125, 135, 166, 344
可動性プラーク　67
ガベキサートメシル酸塩　214, 393
カロリック・テスト　36
眼球浮き運動　36
眼球彷徨　36
眼瞼下垂　35
眼瞼後退　35
眼瞼裂狭小　35
眼振　36
間接バイパス術　222, 223
感染性心内膜炎　143

き

奇異性脳塞栓症　131, 132, 142, **181-189**
──診断　**182-186**
──診断基準　**181**, **182**
──治療　**186-188**
機械的血栓除去術　**106-111**, 124
機械的血栓摘出術　204
キサンボン®　125, 166, 344
急性期 Japan Stroke Scale（JSS）43-45
急性期血管形成術　**113-121**
急性期ステント留置術　**113-121**
急性期脳卒中初期評価　355
急性大動脈閉塞　**195**
急性脳血管症候群　92
境界領域梗塞　**168-170**
強化（型）抗血小板療法　161, 162, 168, 380
強化抗血栓療法　166
凝固線溶系マーカー　211
凝固能亢進機序　213
狭窄率計測法　272
共同偏倚　36
局所線溶療法　124
虚血性脳血管障害　33, 84, 87, 102
虚血ペナンブラ　**150-152**
巨細胞性動脈炎
　→側頭動脈炎
筋原性調節　85

索引

く

くも膜下出血	
——外科的治療	**326-329**
——診断	**320-323**
——治療法	**323-325**
グリセオール®	127, 141, 144, 205, 281, 393
グリセロール	145, 393
クリッピング術	324-327, 330, 333, 344, 349, 350
グルタミン酸-カルシウム仮説	88
グルトパ®	132, 139
クロピドグレル	67, 114, 125, 126, 166, 167, 177, 235, 238, 290, 338, 380
——抵抗性	236

け

痙縮に対するボツリヌス治療	364
経静脈的血栓溶解療法	114
頸動脈エコー	**65-68**
頸動脈解離	68
頸動脈狭窄症	253
頸動脈ステント留置術(CAS)	95, 118, 251-253, 273
頸動脈内膜剥離術(CEA)	95, 118, 250-253, 273
頸部頸動脈狭窄症の診断	248-250
血液凝固カスケード	241
血管奇形による脳出血	**294-301**
血行力学性脳虚血	255
血行力学性脳梗塞	84
血行力学的不全症	164, 168
血小板血栓(症)	71, 165, 240
血栓止血学的評価	76
血栓除去デバイス	29
血栓性脳梗塞	84
血栓溶解療法	60, **99-105**, 124, 140, 152, 153, 178, 288, 309, 316
——の適応	72
ゲルストマン症候群	35

こ

コイル塞栓術	324, 325, 333, 336, 349, 350
抗Xa阻害剤[薬]	141, 142, 241, 244, 245
抗凝固療法	72, 73, 95, 126, 133, 140, 142, 176, 204, 205, 228-230, 241, 246, 309, 338, 401, 403
——再発予防	**240-247**
——に伴う脳出血	**288-290**
高血圧性脳出血	**278-282**, 284, 285, 305, 313, 401
高血圧性脳症	381, 382
高血圧治療ガイドライン2014	262, 263
抗血小板薬	125, 167, 221, 229, 236
——再発予防	**234-239**
——単剤療法	235
——の作用機序	236
——併用療法	237
抗血小板療法	125, 133, 228-230, 234, 238, 338
——に伴う脳出血	**290-292**
抗血栓薬	167, 316, 376
抗血栓療法	74, 176-178, 228, 229, 235
合成Xa阻害薬	74, 177
後退性眼振	36
高張グリセロール	127, 141, 144, 145, 205, 281
抗トロンビン薬	133, 177, 376
抗浮腫療法	281
抗リン脂質抗体症候群	199, 230
国際生活機能分類	360, 366
孤発性Aβ型CAA	**304-308**, 402
コリエー徴候	35
コレステロール塞栓症候群	193

さ

再灌流カテーテル	108, 109
再徐波化	218, 397
座位耐性訓練	357
細動脈硬化	129

し

持続性吸息呼吸	33
失語	34
失行	35
失調性呼吸	33
失認	35
自動調節能	85-87, 255-257
脂肪硝子変性	129, 157
シャイ・ドレーガー症候群	86
若年性脳梗塞	**225-233**
斜偏倚	36
シャルコー・ブシャール動脈瘤	278
出血合併症	150
出血性脳梗塞	209
出血性脳動脈解離	179
術後過灌流	222
純粋運動性片麻痺	129
小血管閉塞	16
症候性脳血管攣縮(SVS)	341, 344, 345
症候性未破裂脳動脈瘤	348
上矢状静脈洞血栓症	200
小児もやもや病	217, 395, 398, 399
——頭痛発作	218
小脳梗塞	141, 147, 148
静脈性梗塞	203
植物状態	79, 80
シロスタゾール	114, 125, 133, 162, 177, 235, 238, 290, 292, 338, 344, 380
新規経口抗凝固薬	74, 141, 142, 241, 245, 289, 290
心筋梗塞	142
神経型NOS	90
神経性調節	85
心原性脳塞栓	15, 16, 18
心原性脳塞栓症	74, 76, 109, 136, 142, 145, 166, 209, 240, 376
——概念	**136**
——急性期治療	**136-143**
——症候	**137**
——診断	**137-139**
——診断基準	138
——治療	**139-141**
——病態	**136**
心塞栓	16
深部静脈血栓症(DVT)	131, 186, 240, 241, 281, 282

す

頭蓋外脳動脈解離	**171-180**
頭蓋内椎骨動脈解離	18
頭蓋内脳動脈解離	**171-180**
スタチン	167, 169
ステントアシストテクニック	339
ストロークバイパス	25
スロンノンHI®	126, 135, 166, 289, 376, 378

せ

成人もやもや病	218
赤色血栓	71, 240
線維素溶解療法	344
潜因性脳卒中	193
選択的トロンビン阻害薬	126
選択的トロンボキサンA2合成阻害薬	125
穿通枝梗塞	378

そ

臓器移植法案	81
早期虚血性変化	49, 51, 52
塞栓性脳梗塞	84
側頭動脈炎	**196**
組織プラスミノゲンアクチベーター(rt-PA)静注療法	24, 34, 99, 139, 140, 178, 184, 204, 288

た

ダイアモックス®	169, 257
大血管アテローム硬化	16
対光反射消失	36, 37
体積塞栓率	337
大動脈炎症候群	
→高安病	
大動脈解離	178
大動脈原性脳塞栓	18
大動脈縮窄症	**195**
大動脈瘤	**194**, 195
大脳深部静脈血栓症	201
タイムオブフライト（TOF）法	57
高安病	**195**, **196**, 231
ダビガトラン	141, 142, 177, 243, 289
ダビデの星	321
ダルテパリン	214, 393
断面積法	65

ち

地域包括支援センター	14
チェーン・ストークス呼吸	32, 33, 36
チクロピジン	235, 290
遅発性脳血管攣縮（DVS）	341-345
——治療	**343-345**
——予防	**343-345**
血豆状動脈瘤	329
中枢性神経原性過換気	33
直接型経口 Xa 阻害薬	245
直接トロンビン阻害薬	141, 142, 243
直接バイパス術	222

つ

椎骨動脈遠位閉塞	68
椎骨動脈解離	385

て

低エコープラーク	67
低分子ヘパリン	214

と

頭位変換眼球反射	36
東京都脳卒中医療連携協議会	**25-27**
東京都脳卒中急性期医療機関の認定基準	26
動脈解離	228
動脈硬化性病変	113
動脈原性脳塞栓症	**164-168**, 193
動脈瘤被包術	328, 329
特定疾病	13
特発性脳動脈解離	171
ドブタミン	344
ドブトレックス®	344
トリプル H 療法	343
トルーソー症候群	199, **207-215**, 390-393
——概念	**207**, **208**
——症状	**209**
——診断	**209-212**
——治療	**212-214**
トロンビン直接阻害薬	74

な

内頸動脈閉塞	68
内皮型 NOS	90
内皮性調節	85
内膜フラップ	172, 175, 383, 385
ナファモスタットメシル酸塩	214, 393

に

ニカルジピン	344, 406
二次性雷鳴頭痛	405
日本臓器移植ネットワーク	78

の

脳アミロイドアンギオパチー（CAA）	**303-311**, 401, 402
——関連脳出血	**307-309**
——治療	**308-310**
——分類	304
脳幹死	78, 79
脳灌流画像	**58**, **59**
脳血管障害による脳死	**78-83**
脳血管障害の危険因子	**2-7**
脳血管障害の病型分類	**15-20**
脳血管攣縮（AVS）	341, 343
脳梗塞急性期	126, 152, 155, 156
——病巣	150
脳梗塞再発抑制効果	235, 237
脳梗塞再発予防	241, 243, **261-267**
脳死の原因疾患	80, 81
脳主幹動脈慢性狭窄病変	259
脳出血急性期	**279-282**
——血圧管理	**279-281**
脳出血の手術適応	**284-287**
脳循環自動調節能	33
脳循環の Dual control	86
脳静脈奇形（DVAs）	298, **300-301**
脳静脈・静脈洞血栓症	**198-206**, 232
——概念	**198**
——原因	**198-200**
——症候	**200-202**
——診断	**203**, **204**
——治療	**204**, **205**
脳卒中運動機能障害重症度スケール（JSS-M）	43
脳卒中回復期・維持期リハビリテーション	**360-365**
脳卒中機能障害度評価スケール	43-46
脳卒中急性期医療機関選定のプロトコル	26
脳卒中急性期リハビリテーション	**354-359**
脳卒中クリティカルパス	**368**
脳卒中再発予防	265
脳卒中神経学的重症度評価スケール	40-43
脳卒中診療ネットワーク	367, 368
脳卒中スケール	40-43
脳卒中地域連携パス	**369-371**
脳卒中治療ガイドライン 2009	125, 134, 146-148, 175-179, 230, 235, 261-263, 266, 270, 274, 285, 299, 332, 340, 343, **408-412**
脳卒中の危険因子	262
脳卒中の CT 診断	49-51
脳卒中発症リスク	95
脳卒中久山町研究	**2-7**
脳卒中評価スケール	**40-47**
脳底動脈先端症候群	137
脳盗血症候群	191
脳動静脈奇形（AVM）	53, **294-298**
脳動脈解離	**171-180**, 382
——症状	**171**
——診断	**172-175**
——診断基準	173
——頭蓋外	**171-180**
——頭蓋内	**171-180**
——治療	**175-179**
——分類	**171**
脳動脈瘤による動眼神経麻痺	320
脳動脈瘤の外科的治療	**326-331**
脳動脈瘤の脳血管内手術	**332-340**
脳葉型脳出血	305, 309
脳皮質下出血	401
脳表ヘモジデリン沈着	305
脳浮腫管理	141, **144-146**
脳浮腫治療薬	126
脳保護薬	126, 140, 155
脳保護療法の適応	**150-156**
脳保護療法の臨床効果	**150-156**
ノックアウト型脳梗塞	137
ノバスタン HI®	126, 166, 289, 376, 378
ノボ・ヘパリン®	72, 126, 135, 140, 176, 204, 232, 289, 393
ノボ硫酸プロタミン®	289

は

バイアスピリン®	67, 114, 135, 290, 338
肺動静脈瘻（PAVF）	186

廃用症候群　356, 357
白色血栓　71, 240
播種性血管内凝固（DIC）　207-211, 213, 214, 389, 390, 393
パナルジン®　290
パパベリン塩酸塩　345
針先瞳孔　37
バルーンアシストテクニック　339
破裂脳動脈瘤　326-330
反跳現象　146

ひ

非細菌性心内膜炎（NBTE）　207-210, 212, 213, 390-393
非出血性脳動脈解離　179
微小血管障害　313
微小出血　220
微小栓子シグナル（MES）　70, 166, 169, 183, 184
非心原性脳梗塞　234, 235, 240
非弁膜症性心房細動　95, 136, 141, 241
貧困灌流　255-258
貧困血流　87

ふ

ファスジル塩酸塩水和物　344, 345
フィブリン血栓　71, 240, 241
複合的バイパス術　222
複合脳卒中センター　30
部分免荷トレッドミル訓練　362
フラグミン®　393
プラザキサ®　141, 177, 243, 289
プラビックス®　67, 114, 125, 177, 290, 338, 380
プレタール®　114, 125, 177, 290, 338, 380
プロタミン硫酸塩　289
プロテインC欠乏症　232
プロテインS欠乏症　232
プロポフォール　406
分枝粥腫病（BAD）　17, 18, 84, 129, 130, 157-162, 358, 377-379
分水嶺梗塞
　→境界領域梗塞

へ

壁内血腫　172, 174, 383, 385
ペナンブラ　59, 87, 88, 105, 113, 114
ヘパリン　72, 126, 135, 140, 176, 204, 212, 213, 232, 289, 338
ヘパリンカルシウムキット　393
ヘパリンカルシウム皮下注シリンジ「モチダ」®　393
ヘパリンナトリウム®　72, 126, 140, 176
ヘモジデリン沈着　312
ベル現象　37
ペルジピン®　344
ペンタゴン　321
ペンタゾシン　406

ほ

包括医療制度　**11**
ホスホジエステラーゼ-III 阻害薬　133
発作性心房細動　74, 76
母動脈閉塞　332, 333
ホルネル症候群　35, 172

ま

マイクロカテーテル　106
マイクロバブル　183
慢性腎臓病（CKD）　76
マンニゲン®　127, 144, 281
マンニットール®　127, 144, 281
マンニトール　127, 144, 145, 281

み

右左シャント疾患　182, 183, 184
ミニメンタルステートテスト　35
未破裂脳動脈瘤　**346-350**, 405
未分化ヘパリン　214
ミルキング　69

む・め

無症候性頸部頸動脈狭窄　**271-274**
無症候性頸部頸動脈閉塞　**271-274**
無症候性脳血管障害　269
無症候性脳梗塞　84, **269-271**
無症候性脳出血　**312-317**
ムチン産生腫瘍　213
メタボリックシンドローム　266

も

もやもや血管　216, 218-220, 396
もやもや病　**216-224**, 229, 396, 398
――概念　**216**
――画像診断　**219-221**
――診断基準　217
――治療　**221-223**
――臨床病型　**217, 218**
もやもや病（ウィリス動脈輪閉塞症）診断・治療ガイドライン　221

よ

要介護認定　12, 13
予後スケール　43-46

ら

ラクナ型梗塞　159, 379
ラクナ梗塞　15, 16, 18, 76, 84, **129-135**, 234, 240
――概念　**129**
――急性期治療　**129-135**
――診断　**131**
――治療　**131-135**
――病態　**129**
――臨床症候　**129-131**
ラジカット®　72, 126, 134, 140, 378, 393
卵円孔開存（PFO）　131, 136, 181-184, 186-188, 229
――閉鎖術　187, 188

り

リウマチ性多発性筋痛　196
リクシアナ®　245
リバーロキサバン　141, 142, 177, 289
リポヒアリノーシス　129
瘤内塞栓　332, 333

れ

レンドゥ・オスラー・ウェーバー病　186

わ

ワーファリン®　74, 140, 177, 204, 242, 289, 402
ワルファリン　74, 77, 117, 140, 142, 177, 204, 230, 241-243, 245, 289
ワレンベルク症候群　18

数字・欧文索引

数字

2D-gradient echo 法	60
Xa 阻害薬	74, 177, 241, 244, 245

A

A-S-C-O 分類	**18**, 20
──グレード対応表	20
ABCD² スコア	95
aberrant right subclavian artery	336
acute cerebrovascular syndrome（ACVS）	92
Alberta Stroke Program Early CT Score（ASPECTS）	51, 52, 109
Alzheimer disease（AD）	304, 306
AMPLATZER™ PFO Occluder	188
amyloid	401
amyloid β protein（Aβ）	401
angiographical vasospasm（AVS）	341, 343
ANGIOGUARD® XP	252
Anton syndrome	389
APOE 遺伝子	314
arteriovenous malformation（AVM）	53, **294-298**
artery-to-artery embolism（A to A embolism）	93, **164-168**, 193
antithrombin III（AT III）	72, 213
──欠乏症	232
ataxic breathing	33
ataxic hemiparesis	129
atheroembolism	165
atherothrombosis	**164**, 234, 235
autoregulation	85-87, 255-257

B

Barthel Index	45, 46
basi-parallel anatomical scanning（BPAS）	19, 62, 174
Bell phenomenon	37
black blood 法	58
blister like aneurysm	329
body weight-supported treadmill training（BWSTT）	362
borderzone infarction	**168-170**
Boston Criteria for Diagnosis of CAA-related Hemorrhage	307
bovine arch	336
brain infarction	84
branch atheromatous disease（BAD）	17, 18, 84, 129, 130, **157-162**, 358, 377-379
──型梗塞	157-162, 377-379

C

CA19-9	212, 392
CA125	212, 392
CAA 関連脳出血	307-309
CAA 関連脳出血に関するボストン診断基準	307
CAA-associated vasculopathies	305
caput Medusae	300
cardioembolism	16
carotid artery stenting（CAS）	95, 118, 251-253, 273
carotid endarterectomy（CEA）	95, 118, 250-253, 273
Carotid Occlusion Surgery Study（COSS）	258
cavernous malformation	**298-300**
CEA／CAS 後過灌流	251
cerebral amyloid angiopathy（CAA）	**303-311**, 401, 402
cerebral steal syndrome	191
Charcot-Bouchard aneurysm	278
cholesterol embolization syndrome	193
chronic kidney disease（CKD）	76
CI 療法（constraint-induced movement therapy）	362
Cincinnati Prehospital Stroke Scale（CPSS）	25
clinical-diffusion mismatch	111
clot burden score（CBS）	53, 54
Collier's sign	35
comprehensive stroke center	30
cord sign	203
crescendo TIA	118
CREST	251
cryptogenic stroke	193
CT angiography（CTA）	52, 53
CT angiography-source image（CTA-SI）	53

D

D ダイマー	202, 211, 389, 392
deep venous thrombosis（DVT）	131, 186, 240, 241, 281, 282
delayed cerebral vasospasm（DVS）	341-345
developmental venous anomalies（DVAs）	298, **300-301**
Diagnosis Procedure Combination／Per-Diem Payment System（DPC／PDPS）	11
diffusion-perfusion mismatch（DPM）	59, 105, 111
disseminated intravascular coagulation（DIC）	207-211, 213, 214, 389, 390, 393
dome／neck 比	334
dome／neck aspect 比	334
dynamic susceptibility contrast（DSC）法	58

E

e-NOS	90
early ischemic change（EIC）	49, 51, 52
early post-ischemic hyperemia	87
EC-IC バイパス術	**255-260**
ECASS III	100
ECST 法	65, 250, 272
empty delta sign	203, 204
empty triangle sign	203
encephalo-duro-myo-arterio-pericranial synangiosis（EDMAPS）	223
EXPRESS 試験	97

F

Fisher 分類	342
Fugl-Meyer Assessment Scale	41
Full-time Integrated Treatment（FIT）program	363
functional scale	43-46

G

Gateway®	114, 116, 119
Gerstmann syndrome	35
Glasgow Coma Scale（GCS）	34
Glasgow Outcome Scale	46
gradient echo 法	313
GuardWire®	119, 120, 252

H

HAS-BLED スコア	246, 291
hemodynamic insufficiency	164, 168
hemorrhagic transformation（HT）	150
high flow bypass	328
high-intensity transient signal（HITS）	70, 222, 272
Horner syndrome	35, 172
how 経路	35
Hunt-Kosnik 分類	323
hyperdynamic 療法	344
hyperintense vessels sign	60

I

impaired washout	169

internal trapping 179
International Classification of Functioning, Disability and Health (ICF) 360, 366
International Subarachnoid Aneurysm Trial (ISAT) 333
intimal flap 172, 175, 383, 385
intramural hematoma 172, 174, 383, 385
ischemic penumbra **150-152**
isolated cortical swelling 51
IST-3 100

J

Jカーブ現象 262
J-ACT 99
Japan Coma Scale (JCS) 34
Japan Multicenter Stroke Investigators' Collaboration (J-MUSIC) 93
Japan Stroke Scale (JSS) 43-45
Japanese EC-IC Bypass Trial (JET Study) 258
jaw claudication 196
JELIS 試験 264

L

large-artery atherosclerosis 16
leptomeningeal anastomosis 58
lipohyalinosis 129, 157
low flow bypass 328
luxury perfusion 87

M

magnetization prepared rapid acquisition with gradient-echo (MPRAGE) 法 272
Mathew Stroke Scale 40
maximum intensity projection (MIP) 像 57
Merci® Retriever (Merci® リトリーバー) 29, 106-109, 119, 125, 140, 204
microangiopathy 313
microbleeds 60, 131, 220, 289, 291, **312-316**
microbubble 183
microembolic signal (MES) 70, 166, 169, 183, 184, 272
Mini-Mental State Examination (MMSE) 35
misery perfusion 87
modified Rankin Scale (mRS) 43, 45, 99
modified Raymond classification 340
morning headache 395

MR angiography (MRA) 57, 58
multidetector-row CT (MDCT) 49
Multi MERCI trial 107
multiple molecular penumbra 152, 153

N

n-NOS 90
NASCET 法 65, 250, 272
National Institute of Neurological Disorders and Stroke (NINDS)-III 分類 **15-17**, 84, 92
net clinical benefit 235
NIH Stroke Scale (NIHSS) 41-43, 104, 105, 114, 288
NINDS rt-PA 試験 99
non-smoke spontaneous individual contrast (NSSIC) 185
non-valvular atrial fibrillation (NVAF) 95, 136, 241
nonbacterial thromboendocarditis (NBTE) 207-210, 212, 213, 390-393
novel oral anticoagulants (NOAC) 74, 241, 245

O

ocular bobbing 36
one-and-a-half syndrome 36

P

paradoxical hypercoagulability 242
parenchymal hypoattenuation 51
patent foramen ovale (PFO) 131, 136, 181-184, 186-188, 229
pearl and string sign 172, 229, 329
penumbra 59, 87, 88, 105, 113, 114
Penumbra System® (Penumbra システム®) 29, 106, 108-110, 125, 140, 204
percutaneous transluminal angioplasty (PTA) 急性期 **113-121**
perfusion-diffusioin mismatch (PDM) 87, 152
perfusion-weighted imaging (PWI) 58, 59
phosphodiesterase (PDE)-III 阻害薬 133
pinpoint pupil 37
plug & push 法 297
polymyalgia rheumatica (PMR) 196
Powers 分類 151
PRECISE® 252
primary stroke center 30
PROactive 研究 263

PROGRESS 試験 261, 262
prothrombin time-international normalized ratio (PT-INR) 74, 104, 140-142, 177, 184, 204, 242, 244, 245, 401
proximal protection 法 118
pulmonary arteriovenous fistula (PAVF) 186
pure motor hemiparesis 129

R

Rankin Scale 43
re-build up 218, 397
RE-LY 試験 289
reliability 47
Rendu-Osler-Weber disease 186
reproducibility 47
responsiveness 47
retraction nystagmus 36
reversible cerebral vasoconstriction syndrome (RCVS) 168, 322
rFVIIa 291
Rho キナーゼ阻害剤 344
RNF213 遺伝子 216, 229
rostral ventrolateral medulla (RVLM) 384, 385
roving eye movement 36
rt-PA (recombinant tissue plasminogen activator) 24, 34, 99, 139, 140, 178, 184, 204, 288
rt-PA 静注［血栓溶解］療法 24, 34, 99, 139, 140, 178, 184, 204, 288
rt-PA 静注療法適正治療指針 102, 124, 132, 374
rt-PA 静注療法のチェックリスト 103

S

SAMMPRIS 117
sensitiveness 47
Shy-Drager syndrome (SDS) 86
skew deviation 36
small deep infarcts 379
small vessel disease 18
small-vessel occlusion 16
SOS-TIA 97
spectacular shrinking deficit 136, 141
Spetzler-Martin 分類 295
staged CAS 252
STICH 研究 286
STICH II 研究 286
stretch-resistance (SR) 機構 337
Stroke Impairment Assessment Set (SIAS) 43, 356
stroke scale 40-43
stroke-in-evolution 118

susceptibility weighted imaging (SWI) 60
SWIFT trial 111
symptomatic vasospasm (SVS) 341, 344, 345

T

t-PA (tissue plasminogen activator) 静注療法 24, 34, 123, 125, 132, 152-156, 204
thromboembolism 165
TIA クリニック 95, 97
TICI 分類 111
time of flight (TOF) 法 57
TIMI 分類 111
to-and-fro pattern 68
top of the basilar syndrome 137
transient ischemic attack (TIA) 64, 84, **92-97**, 113, 191, 241
TREVO 2 trial 111
Trial of ORG10172 in Acute Stroke (TOAST) 分類 **16, 17**, 93
――診断アルゴリズム 18
Trousseau syndrome 199, **207-215**, 390-393
type III aortic arch 336

U・V

UNRYU xp® 114
validity 47
VerifyNow® 74
Virchow's triad 240
Virchow の三原則 71
volume embolization ratio (VER) 337
volume isotropic turbo-spin-echo acquisition (VISTA) 383

W

Wallenberg syndrome 18
WASID trial 117
watershed infarction
 → borderzone infarction
what 経路 35
wide neck 型動脈瘤 339
Wingspan® 114, 115, 117

Y

YAMATO study 156

中山書店の出版物に関する情報は，小社サポートページを御覧ください．
http://www.nakayamashoten.co.jp/bookss/define/support/support.html

アクチュアル 脳・神経疾患の臨床

脳血管障害の治療最前線

2014年6月5日 初版第1刷発行 ©〔検印省略〕

シリーズ総編集 …… 辻　省次

専門編集 ………… 鈴木則宏

発行者 ………… 平田　直

発行所 ………… 株式会社 中山書店
〒113-8666　東京都文京区白山 1-25-14
TEL 03-3813-1100（代表）　振替 00130-5-196565
http://www.nakayamashoten.co.jp/

本文デザイン ……… 藤岡雅史（プロジェクト・エス）

編集協力 ………… 株式会社学樹書院

DTP作成 ……… 有限会社ブルーインク

装丁 ……………… 花本浩一（麒麟三隻館）

印刷・製本 ……… 図書印刷株式会社

Published by Nakayama Shoten Co., Ltd.　　Printed in Japan
ISBN 978-4-521-73445-3
落丁・乱丁の場合はお取り替えいたします

・本書の複製権・上映権・譲渡権・公衆送信権（送信可能化権を含む）は株式会社中山書店が保有します．

・JCOPY ＜（社）出版者著作権管理機構　委託出版物＞
本書の無断複写は著作権法上での例外を除き禁じられています．複写される場合は，そのつど事前に，（社）出版者著作権管理機構（電話 03-3513-6969，FAX 03-3513-6979，e-mail: info@jcopy.or.jp）の許諾を得てください．

本書をスキャン・デジタルデータ化するなどの複製を無許諾で行う行為は，著作権法上での限られた例外（「私的使用のための複製」など）を除き著作権法違反となります．なお，大学・病院・企業などにおいて，内部的に業務上使用する目的で上記の行為を行うことは，私的使用には該当せず違法です．また私的使用のためであっても，代行業者等の第三者に依頼して使用する本人以外の者が上記の行為を行うことは違法です．

アクチュアル 脳・神経疾患の臨床

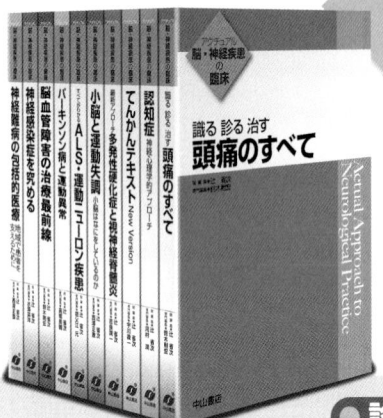

神経内科医としてのプロフェショナリズムを究める！

● 総編集
辻　省次
（東京大学教授）

- B5判／並製／各巻320〜500頁
- 本体予価9,500〜13,000円

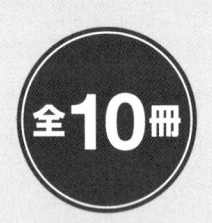

全10冊

● 診療上のノウハウを満載！
▶ 最新の進歩・知識の全体をバランスよくカバー．検査法，診察法，治療法はベーシックサイエンスを踏まえて記述．

●「考える力」をつける
▶ 実地臨床で必要とされる，患者の特徴（variance）を把握して最適な診療を進める考え方（individual-oriented medicine）を重視．従来の教科書的な記載以外の話題も盛り込んだ「ケーススタディ」「ディベート」などで，臨床の現場で本当に役立つ「考える力」を身につける．

● 視覚に訴える実用書
▶ 診断アルゴリズムをとりいれつつ，患者の特性に応じて使いこなせるよう，具体的な記述を目指しシェーマ，写真，フローチャートを積極的に収載．

大好評　刊行中!!

全10冊の構成と専門編集委員

タイトル	専門編集委員	定価
● 識る　診る　治す　頭痛のすべて	鈴木則宏（慶應義塾大学）	定価（本体9,500円＋税）
● 認知症　神経心理学的アプローチ	河村　満（昭和大学）	定価（本体10,000円＋税）
● てんかんテキスト New Version	宇川義一（福島県立医科大学）	定価（本体10,000円＋税）
● 最新アプローチ　多発性硬化症と視神経脊髄炎	吉良潤一（九州大学）	定価（本体11,000円＋税）
● 小脳と運動失調　小脳はなにをしているのか	西澤正豊（新潟大学）	定価（本体12,000円＋税）
● すべてがわかる ALS（筋萎縮性側索硬化症）・運動ニューロン疾患	祖父江元（名古屋大学）	定価（本体12,000円＋税）
● パーキンソン病と運動異常（Movement Disorders）	髙橋良輔（京都大学）	定価（本体13,000円＋税）
● 脳血管障害の治療最前線	鈴木則宏（慶應義塾大学）	定価（本体12,000円＋税）
○ 神経感染症を究める	水澤英洋（東京医科歯科大学）	
○ 神経難病の包括的医療　地域で患者を支えるために	西澤正豊（新潟大学）	

※配本順，タイトルは諸事情により変更する場合がございます．●は既刊．

中山書店　〒113-8666　東京都文京区白山1-25-14　TEL 03-3813-1100　FAX 03-3816-1015
http://www.nakayamashoten.co.jp/

Actual Approach to Neurological Practice